赵洪钧医书十一种

赵洪钧医学真传（续）
方药指迷

赵洪钧 著

学苑出版社

图书在版编目（CIP）数据

赵洪钧医学真传续：方药指迷/赵洪钧著 . —北京：学苑出版社，2019.10
（赵洪钧医书十一种）
ISBN 978-7-5077-5810-8

Ⅰ.①赵…　Ⅱ.①赵…　Ⅲ.①中医学-临床医学-经验-中国-现代
Ⅳ.①R249.7

中国版本图书馆 CIP 数据核字（2019）第 196088 号

责任编辑：黄小龙
出版发行：学苑出版社
社　　　址：北京市丰台区南方庄 2 号院 1 号楼
邮政编码：100079
网　　　址：www.book001.com
电子邮箱：xueyuanpress@163.com
销售电话：010-67601101（销售部）、010-67603091（总编室）
印　刷　厂：北京通州皇家印刷厂
开本尺寸：710mm×1000mm　1/16
印　　　张：26.75
字　　　数：438 千字
版　　　次：2019 年 10 月第 1 版
印　　　次：2019 年 10 月第 1 次印刷
定　　　价：78.00 元

出版说明

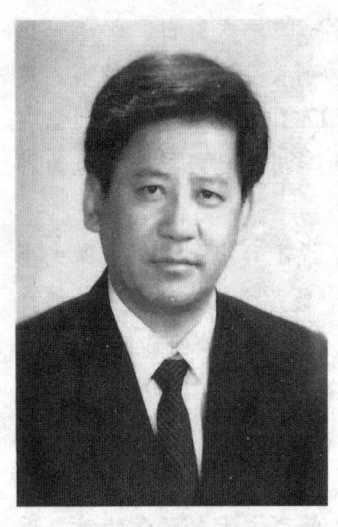

赵洪钧先生

"宁可架上药生尘,但愿世间人无恙。""不为良相,愿为良医。"自古以来,中国的医生都有一种普济苍生的大胸怀。每一个用心做医生的人,都值得人们尊敬。事实上,做好一个医生,很不容易,那是对一个人品德、悟性和毅力的极大考验。赵洪钧先生就是一位难得的好医生。

赵先生出生于1945年,1968年毕业于原第七军医大学,后长期在原籍做临床工作,直至1978年考取中国中医研究院首届中西医结合研究生。1981年研究生毕业后,在河北中医学院任教15年。1996年辞去教职,1998到2000年在英国行医一年半。后主要在故乡河北省威县白伏村应诊,诊务之余从事中医和中西医结合临床与基础理论研究。可以说半个世纪以来,赵先生不是在做临床,就是在做临床研究。传统中医讲究"半日临证,半日读书",赵先生可谓此中典范。和赵先生面谈出版事宜的时候,也可以感觉到他是一个快意恩仇的真君子。

近些年来,网上流传着一些关于赵先生的争议。比如先生当年因为论文《近代中西医论争史》引起争议,没有在中国中医研究院拿到硕士学位证。赵先生对于读经典的看法,对于某些中医人和中医书的看法,也引起了很多人的争议。在今天来看,这些事情都已成为过眼云烟,对于某些人和事来说,是非对错已经不重要,不过,学术上的论争,却可以继续,并且大家可以有理有据地一直辩论下去,这样才有利于学术的提升。

我们大家都知道,作为中医,著书立说是很不容易的。很多书稿,要么校释古文,要么汇集临床医案,而就某些学术问题,举例子,讲逻辑,

赵洪钧医学真传(续)

然后总结出自己观点的著作极为少见。赵先生的大多数著作观点鲜明,论据充分,发人深思,是中医书里的佳品。从赵先生的临床疗效和他的著作来看,赵先生可谓是"博古通今,医贯中西,学验俱丰"。这就是本社不计盈亏,出版《赵洪钧医书十一种》丛书的原因。好的著作,应当分享给读者,流传于后世。

以下简单介绍一下本套丛书11个分册:

《近代中西医论争史》是赵先生的处女作,也是他的成名作,更是近代中西医关系史的开山之作,填补了医学史研究的一大空白。此书一出版,好评如潮。在国内,该书被有关学界指定为研究生必须精读的书。美国著名汉学家席文教授(N sivin)为此书做了17页的英文摘要,刊登在《CHINESE SCIENS》1991年10月号。韩国学者李忠烈已经把此书译为韩文,正在出版中。

《内经时代》不但"笔酣墨畅,才气横溢,锐不可当"(周一谋先生语),而且被认为是"20世纪中医史上出现的少数几个奇迹之一"(郭文友先生语)。此书确有"一览众山小"的气概,给人以理性的震撼和启迪。台湾"中央"研究院语言历史研究所李建民研究员称此书"小景之中,形神具备","值得反复咀嚼",确实有益于"一切和《内经》打交道的人,更快、更好地把握《内经》"。

《希波克拉底文集》是赵先生的译著,是了解西方古典医学的第一手资料。希波克拉底是西方医学的始祖,西方第一部医学专著以他的名字命名为《希波克拉底文集》。

《中西医比较热病学史》也是开创性的工作,既有历史意义,也有重要的现实意义。作者通过对中西医热病的概念、诊治等方面的比较,探讨怎样使更多的临床医生能看病。

《伤寒论新解》展现了赵先生及其导师马堪温先生在逻辑学、科学学、伤寒学以及中西医结合方面的深厚功底。该书以全新的视角,提出了不少仲景学说的新观点。

《中西医结合二十讲》分析了涉及中西医结合的20个重大理论问题,理清了中医经典及其与旧学的关系,深化了中西医结合理论,并运用现代科学阐述了一些中西医结合的独到见解。该书内容或可对中西医结合的科研方法、政策制定等提供一些参考。

《医学中西结合录》是赵先生的临床佳作,其中验案近900例,涉及

出版说明

中西医内、外、妇、儿、五官、皮肤各科，是先生40年临床心血的浓缩。从中不难看出，作者在中西医理论和临床方面的深厚造诣，值得中西医临床工作者认真参考。

《赵洪钧临床带教答问》是赵先生40年中西医临床经验的总结，由临证真传和医理心典两篇组成，详述了先生临床诊疗感悟和在诊疗过程中遇到的医案的评述与分析，立论精辟，有重要的临证参考价值，是中医临床医师不可缺少的指导书。

《赵洪钧医学真传》浓缩了赵先生的医学思想。此书由博返约、授人以纲、示人以巧，殊为难得。内容分为理法传心和临床示范两部分，理法传心部分是作者多年来读书、临证、治学的感悟和真确心得；临床示范以内、外、妇各科分门别类收录病例，每种疾病虽用药不同而治病相同，以体现同病异治的特点。凡论深入浅出，言简意赅。

《赵洪钧医学真传续：方药指迷》是赵先生在中药和方剂方面的经验之作。正如先生所说："虽然不敢说，有关方药的拙见对后人很有帮助，但毕竟是我殚精竭虑，读书、临证五十年所得。把它们带进坟墓我心有不甘。"此中拳拳之心，很是感人。该书重点阐述作者临床最常用的中药60多种。介绍每一种方药，都是先略述其功效，接着列举较多的古今名医验案，进一步说明。这样就像跟着古今名医诊治疾病，临床经验少的人能够印象深刻，专家也能从中有所收获。

《赵洪钧医论医话选》为赵先生数十年来的各种医论医话的合集，有的讲解经典，有的论医学教育，有的谈医德医风，有的研讨医学史，内容丰富，观点独到新颖，可读性强。孟庆云老师称赞赵洪钧老师有史家的眼光和思维，令人境界超升；阐释的中西医学要蕴及其闪光点对读者有思路的启迪和激扬；勇于批判现实中的浊流和妄论，催人锐意进取。

这次《赵洪钧医书十一种》丛书的面世，得到了河北中医学院和各界朋友的大力支持，谨致谢忱。也欢迎读者诸君多提宝贵意见。

黄小龙

2019年7月

自　序

本书本来是《赵洪钧医学真传》（以下简称《真传》）的组成部分。惜乎未及写完这一部分，我突然于2011年春末罹患心肌梗死和焦虑症。侥幸不死之后，精力大减，于是静养半年多。此后虽然逐渐好转，但还是常常感到精力不佳。2012年勉强修改完《真传》的病理和临床部分，交给中国中医药出版社。2016年《真传》出版之后，我还是因为其中没有"方药指迷"部分感到遗憾。因为虽然不敢说有关方药的拙见对后人很有帮助，但毕竟是我殚精竭虑，读书、临证五十年所得。把它们带进坟墓我心有不甘。只是由于我的精力应付临床业务还感不足，于是拖延六七年未能动手续写。近来朋友和门人催促我写完"方药指迷"，于是停止临床集全力写作此书。

中医知识中，最使人感到迷惑的是方药部分——特别是方剂太多。

我在旧作《中西医结合二十讲》中说过：

在中医知识中，最令人感到庞大而无所适从的不是药物知识，因为药物的数目、特别是常用的药物数目有限。今高等中医院校中药学教材，虽然要讲近四百种药物，其中有将近一百种是不常用的。具体到一位临床医生，习惯用的药物大多在二百种左右，最常用的药物大约一百种。

到赵学敏为止，古代本草学共记载生药二千多种。其中包括谷子、高粱、水果、蔬菜和许多日用杂物。直到目前，见于记载的中药大约12000种。这么多药物，显然不是都在临床上较常使用过，或者要求医生今后都使用。从生药生产到临床使用，必须经过流通环节。实际上，1949年后曾经上市的中药材大约1000种，其中约300种交易量很小，它们越来越冷僻而大多退出市场。目前流通中的中药材种类趋于集中，大约600多种。中药药理研究应首先注重常用药，对临床医生来说，更是这样。一般说来，临床大夫能熟悉200多种药材的功用就可以了。

中医方剂则不然，有一本关于成药标准的书——《国家基本药物——

中成药》(国家药品监督管理局安全监管司和评价中心编 人民卫生出版社 2002年第1版) 所载成药就有1800种。这些显然都是复方,种类实在太多了。它们都曾经在市场上出现过。目前流通中的成药也在数百种,今后还必然有新的品种上市。只要新品种购入,就要求医生立即使用。目前推销"新药"的不正常做法,也促使大夫们大量使用口服的成药或静脉注射新制剂。

《中医方剂大辞典精选本》(南京中医药大学主编 人民卫生出版社1991年第1版) 共载方剂15430首。虽然是精选,方名却是连专家也不可能熟记的。

若宗看历代方剂,数量更多到了吓人的程度。明代中叶已有六、七万个。近来收集,大约十万。总之,中药的数目再多,也应该是有穷的,常用者更有限。反之,由于组合的灵活多样,方剂的数目几乎无限。学者怎样把握如此众多的内容呢?今方剂教材,载方约三百首,它们是否能大体代表十万方剂呢?

笔者告诉读者的捷径,就是本讲的题目:"方无穷而法有限"。

我很想让同道、特别是青年大夫把握最重要的方和药。本书就是把最常用的、特别是我略有浅见的药物和方剂交代一下。

药物方面,我年轻时常准备近200种。此后用药逐渐简化、集中。近20年来我使用的药物不足100种。最常用的大约50种。故本书只重点阐述50多种药物。我相信,掌握了这些最重要的药物,或者再自己稍微扩充一些,完全足以应付日常临床业务。如果掌握得好,不难成为一方名医。当然,如果有余力,还是掌握得越多越好。相信本书对掌握更多的药物也有帮助。

方剂方面则非常复杂,我将怎样交代最重要或最常用的方剂呢?

还是《二十讲》中那句话,即:"方无穷而法有限"。换句话说,就是要善于以法统方。

那么,"法"是怎么来的呢?

来自中医辨证,因为治法取决于辨出的证。

中医诊断有多少证呢?

今《中医证候规范》列出的有300种左右。

今《中医诊断学》教材所列约170种。

还是有点多。

自 序

如何进一步把握要点呢?

就是重点掌握最重要的证。

最重要的证有哪些呢?

我认为就是:阴阳、表里、虚实、寒热、燥(很少见)湿、气滞、血瘀、癥瘕、积聚等。

于是最重要的治病大法就是扶阳、滋阴、解表、通下、补益、攻表、温里、清解、润燥、除湿、理气、活血、化癥、消积等。

读者可能觉得我把中医的证治理论简化得太过,不足以把握药物和方剂。

其实,今《中药学》和《方剂学》就是主要用以上大法统帅有关知识的。对此有疑问者,翻一下教科书便能看出拙见不误。

还需说明,不是只有洪钧一个人这样看问题。

旧作《二十讲》曾经如下说:

总之,中医的方剂——即治病之法是对证的,但是,不要认为有十万方就有十万证。最基本的证,就是"阴阳寒热虚实燥湿逆陷瘀滞癥瘕积聚"共十四个。其中最重要的又是"虚实寒热"。于是,最重要的法就是攻补温清(洪钧按:攻法包括泻下、催吐和攻表)。

古时已有人抓住这个要领,故这里再次比较详细地把孙一奎的看法引出。他说:

"盖医难于认证,不难于用药。凡证不拘大小轻重,俱有寒热虚实表里气血八个字。苟能于此八个字认得真切,岂必无古方可循!即于十二经药性中,表里寒热温凉间,摘出治之,自然权变合宜,不失胜算。故古谓审证如审敌,知己知彼,百战百胜矣。"(韩学杰、张印生主编《孙一奎医学全书·赤水玄珠凡例》中国中医药出版社 1999年第1版 15页)

孙氏提出的八个证,和笔者说的十四证不很一样,但最重要的虚实寒热是共同的。

由孙氏的见解还能得出,不必迷信古方的结论。只要认清了证——即认得真切,自己根据药物的寒热温凉攻补等性质拟个方子,照样治好病。证认得准,药性吃得准,自己的方子,也能百战百胜。

其实,古人也不迷信古方,否则就不会有大约十万个后世方了。

当然,学习还是要从继承开始,重要的古方要记住一两百个。其中最典型的、亦即针对最基本的证的前人方,要真的弄清楚。做到这一点,临证时就能左右逢源。碰到古方所无的证，自己也能试着创造新方。

不知道读者是否认同以上拙见，特别是能否同意孙一奎的见解。我是同意的。即我在临床上也常常是认清证，而后自己遣药组方，而且一般不失胜算。

然而，本书比《二十讲》所说更简化，其中没有讲不大重要的润燥、化癥等。

有两种著作对本书的写作很有帮助。它们是杨鹏举主编《中医单药奇效真传》（学苑出版社，2005年第1版）和陶御风、史欣德主编《丽一选方治验实录》（人民卫生出版社，2011年第1版）。谨在这里对三位主编表示敬意。因为没有他们的著作，本书的写作将更加困难。

还需要说明的是，本书介绍每一种方药，都是先略述其功效，接着列举较多的古今名医验案，进一步说明。我觉得，这样就像跟着古今名医诊治疾病，对临床经验少的人能够印象深刻。专家也能从中有所收获。

有必要说一下此书的命名。由于它本来是《赵洪钧医学真传》的一部分，故取名《赵洪钧医学真传（续）方药指迷》。

至此，再重复上文说过的两句话：虽然不敢说有关方药的拙见对后人很有帮助，但毕竟是我殚精竭虑读书、临证五十年的经验所得。把它们带进坟墓我心有不甘。

在本书的写作过程中，门人王海印、姚宇军、汪海升、胡小忠、黄力、毛延升、梁小铁、李峰、谢锦峰、王瑞龙、章宦富、赵卫国和王瑞等给了我许多帮助。特别是梁小铁代我写了全部脚注，在此谨表谢意。

最后，本书必有不足之处，还请读者不吝赐教。

赵洪钧2018年冬于石家庄寓所

目 录

第一章 补益要旨 ... 1
- 第一节 理论要点 ... 1
- 第二节 补气要药 ... 12
- 第三节 补血要药 ... 55
- 第四节 补阳要药 ... 71
- 第五节 补阴要药 ... 77
- 第六节 补气要方 ... 82
- 第七节 补血要方 ... 107
- 第八节 气血双补要方 ... 114
- 第九节 补阳要方 ... 127
- 第十节 补阴要方 ... 131

第二章 解表真诠 ... 135
- 第一节 理论要点 ... 135
- 第二节 解表要药 ... 138
- 第三节 解表要方 ... 152

第三章 泻下原理 ... 186
- 第一节 理论要点 ... 186
- 第二节 泻下要药 ... 187
- 第三节 泻下要方 ... 195

第四章 温里心得 ... 207
- 第一节 理论要点 ... 207

第二节　温里要药 ………………………………… 209
　　第三节　温里要方 ………………………………… 222
第五章　清解要诀 …………………………………… 237
　　第一节　理论要点 ………………………………… 237
　　第二节　清解要药 ………………………………… 245
　　第三节　清解要方 ………………………………… 264
第六章　理气今释 …………………………………… 280
　　第一节　理论要点 ………………………………… 280
　　第二节　理气要药 ………………………………… 282
　　第三节　理气要方 ………………………………… 290
第七章　理血直解 …………………………………… 298
　　第一节　理论要点 ………………………………… 298
　　第二节　理血要药 ………………………………… 299
　　第三节　理血要方 ………………………………… 319
第八章　祛痰新说 …………………………………… 341
　　第一节　理论要点 ………………………………… 341
　　第二节　祛痰要药 ………………………………… 343
　　第三节　祛痰要方 ………………………………… 350
第九章　除湿秘要 …………………………………… 366
　　第一节　理论要点 ………………………………… 366
　　第二节　除湿要药 ………………………………… 368
　　第三节　除湿要方 ………………………………… 375
第十章　消导发微 …………………………………… 397
　　第一节　理论要点 ………………………………… 397
　　第二节　消导要药 ………………………………… 397
　　第三节　消导要方 ………………………………… 405
附录1　重点中药（66）索引 ………………………… 409
附录2　重点方剂（54）索引 ………………………… 411
附录3　关于方剂脚注中药量换算的说明 …………… 414
致谢 …………………………………………………… 416

第一章 补益要旨

洪钧非常重视虚证，于是，非常重视补益。故把"补益要旨"作为本书第一章。旧作《赵洪钧医学真传》云：极言之，无病不虚！故补益方药必然最常用。希望当代中医、特别是青年同道要掌握好补益方药。

第一节 理论要点

为了直入主题，论说简明，以下取问答方式阐述浅见。

问：大作《赵洪钧医学真传》很重视虚证，于是您应该很重视补益，是吗？

答：是的。有关详细拙见，请参看旧作。自然，也可以就此提问。

问：按照尊见，"虚证"最常见，于是"补益"方药，应该最常用，是这样的吗？

答：是的。不但据理推应该如此，深研经典和著名医家的学术思想也会得到这样的结论。

问：请举例说明，好吗？

答：先以《伤寒论》为例。该书第一方为桂枝汤。我曾经新解桂枝汤的功用为"补中益气"，见旧作《伤寒论新解》。于是，补中益气法就是伤寒第一法。不过，补中暗含甘温，故桂枝汤实际上是温补法。它的君药桂枝，必主温补。试统计《伤寒论》诸方，桂枝在113方中出现43方次，出现的频率仅次于甘草。联系到甘草首先也是补益药，它在《伤寒论》出现70方次，出现频率最高，则仲景重视，因而最常用补益方药无疑。总之，《伤寒论》很重视虚证，故仲景最多用补益方药。

其实，统计一下《金匮要略》诸方，也是甘草和桂枝出现的频率最高。足见仲景重视，因而最常用补益方药。

问：传统上不把桂枝归入补益药，您说它是温补药，有何根据？

答：查一下《神农本草经》，很容易发现，桂枝主治有"补中益气"四个字，故桂枝应属于补益药。其实，今中药教材关于桂枝的功效，也明确说桂枝"助阳化气"。助阳就是扶阳，故桂枝必然性温而补阳。化气就是促进气化，据此，桂枝显然有温补作用。

再看《伤寒论》诸药，其中出现频率最高的前五味，与桂枝汤全同，更说明仲景重视补益。

吴瑭著《温病条辨》，至今奉为温病圭臬。此书的第一方也是桂枝汤，足见温病家也把补虚放在第一位。

至于开温补派先河的李东垣，主张"脾胃内伤，百病由生"，就是认为最常见的病因是脾胃不足，于是非常重视补益脾胃。他创制的补中益气汤影响深远。

时贤陶御风、史欣德主编的《皕一选方治验实录》中，共载补中益气汤验案183案，为其他任何方剂所不及。可见，补中益气法最为后世医家喜用。

继李杲而起的温补学派，如他的弟子王好古、罗天益等都遵循他的思想多用温补。明代的薛己、孙一奎、赵献可、张介宾、李中梓乃至李时珍等，也无不提倡温补。

创制补阳还五汤的王清任，那样重用黄芪，也是重视大虚。

温补思想对临床各科及众多医家产生了深远影响，成为明清医学主要流派。如李士材之学一传至沈朗仲、马元仪，再传尤在泾，均系一代名医。又如清初之张璐，论杂病每取法于薛立斋、赵养葵、张景岳诸家方论。他如高鼓峰、吕留良、董废翁等医家，都不同程度地继承和发展了温补学派的学术思想。

简言之，到了清末，重视虚证，因而多用温补已经是多数著名医家的共识。当然，还没有达到我这么重视虚证、因而重视补益的程度。

问：从以上所答，可以看出，尊见所谓补益，更重视温补，是这样的吗？

答：是的。补益法虽然也包括滋阴，但是，最常用的补益法还是温补法。

问：那么，什么是补益法呢？

第一章 补益要旨

答：就是通过扶助正气而纠正虚证（即正气夺）的疗法。今教材说：补益法又称补法，指运用具有补益作用的方药，通过补养气血、滋阴扶阳，以达到扶佐正气，消除虚弱目的的治疗大法。

问：那么，补益法就是使用补益方药的治疗方法，是吗？

答：是的。无论从常识看还是从中医理论看，都只能这样理解。

问：今高等中医教材《中药学》，分补益药为补气药、补血药、补阴药、补阳药四类；《方剂学》分补益方为补气方、补血方、补阴（或滋阴）方、补阳方。另有同时补气、补血的气血双补之剂等。显然，临床中药学和方剂学的理论体系大体相同。如：补气方必然以补气药为主，补血方必然以补血药为主，以此类推。于是，一味人参也可以看作一个方子且用于峻补正气，这样理解正确吗？

答：完全正确。其实，众所周知，一味人参煎剂就叫独参汤，且用于正气大夺。

问：西医也有补益法吗？

答：显然有的。如低蛋白静脉输入白蛋白；严重贫血或大出血后输血；低血糖时给糖；低钠时补钠；低钾时补钾；脱水时补水；缺铁性贫血补铁，还有补充各种维生素、微量元素等，都是西医的补益或扶正法。不过，目前最常用、也最典型的西医补益法是输液、静脉营养和输血等。

简言之，到西医那里一看，几乎个个病人都在吊着瓶子，就知道输液这一补益手段使用多么广泛了。当然，输液涉及的理论问题比较复杂，时下的医生们对这种补益法用得是否恰当是另一回事。有兴趣的同道，最好参看旧作《医学中西结合录》和《赵洪钧临床带教答问》中都有的"输液要点"。

问：如何中西医结合地理解或把握补益法呢？

答：旧作《赵洪钧医学真传》的"一字真传"和"两字心法"中已经中西医结合地论述过这个问题。这里再略说几句。

补法、补益法或扶正法，是针对虚证或正气夺的疗法。弄清虚证或正气夺的概念，有助于更好的把握补益法。

旧作中，结合西医给出的虚证定义是：虚、正夺或正气夺指机体的物质基础和/或生理功能受到损害。这时在临床上就表现为虚证。于是补益法的定义应该是：补益法指给机体补充营养物质、能量或加强机体机能的治疗方法。

问：大著《赵洪钧临床带教答问》说过，"自西医看，所谓正气夺，一是机体的物质基础不足或受损；二是机体的机能（或功能）低下或受损。注意！二者居其一即属正气夺，二者并存（不少见）就更是虚。于是，西医说的一切营养不足或生命物质损失都是正气夺；一切内脏功能低下都是虚。即西医说的心、肝、脾、肺、肾、肠、胃、内分泌器官、脑和性器官等机能低下都是正夺。贫血、低蛋白、低血钾、低血糖和一切生命物质丧失，乃至一切营养不良都属于虚证也毫无疑问。"据此，如何更具体地说明补益法呢？

答：由此可知，西医治法中，一切给机体补充营养或生命物质的疗法都属于补益；一切加强机体机能或功能的疗法也无不属于补益。比如补充能量（或热量）、维生素、无机盐、微量元素、输血、给白蛋白、支持输液、静脉营养等都属于补益。

问：中西医的补益方法可以互相代替吗？

答：比较轻浅的证是可以的。比如，以乏力、食少、上腹饱满为主的脾虚，可以通过输液治愈，也可以口服中药煎剂或成药治愈。显然，这时的西医疗法很费事、病人很遭罪（每天输液多半天，不能活动）而且不经济。

假如脾虚比较严重，或脾肾两虚、或肺脾肾三脏俱虚，单靠西医手段就很难见效。当然，如果是严重的脱水，或患者完全不能进食水，就首先要依靠输液补益了。

现在有了肌内注射或静脉点滴用的，亦即中西医结合的、源于中药的补益制剂，无疑会取得更好的疗效。

问：中医补益有补气、补血、补阴、补阳等说，它们的具体含义如何呢？

答：对此本章将在相应节目论述，请参看本章下文。

问：先生认为，应该重点掌握哪些补益药和补益方呢？

答：我的看法和现行教材很接近，而且比教材所说更简明：

应重点掌握的补益药物有：

补气药：甘草、人参、党参、黄芪、白术、五味子、山茱萸、生山药、大枣；

补血药：当归、熟地、白芍、首乌、阿胶；

补阳药（主要补肾阳）：鹿茸、肉苁蓉、淫羊藿、补骨脂、蛤蚧；

第一章 补益要旨

补阴药（不限于补肾阴）：生地、沙参、麦冬、枸杞子；

应重点掌握的补益方剂有：

补气方：四君子汤、补中益气汤；

补血方：四物汤、归脾汤；

气血双补方：炙甘草汤、十全大补汤、逍遥散；

补阳方：四逆汤、肾气丸、右归饮；

补阴方：六味地黄丸、左归饮；

以下分别讨论补益要药和补益要方。

问：我们没有读过大作《赵洪钧医学真传》，不很理解你为什么如此重视虚证。请把大作的有关论述介绍一下好吗？

答：当然可以。下面附上旧作的有关论述。

附：一字真传——虚

我殚精竭虑从医近50年，自觉最重要、最扼要、最能提纲挈领的心得只有一个字——"虚"。

也可以改为两个字，即"正夺"。

或者改为三个字，即"正气夺"。

或者按近世习惯说法，称做"虚证"或"不足之证"。

至此，诸位已经明白，"虚"字在这里是"正夺""正气夺""虚证"或"正气不足"之意。

读书治学和临床经验都告诉我：病多虚证，人多虚人。

无论自中医看还是自西医看，不管病属内伤还是外感，包括内、外、妇、儿、五官等科，不必问患者是男女老幼，大略如此。

粗略估计，病以虚为主者在十之七八，兼有虚证且治疗中必须顾及者又有十之二三。

极言之：无病不虚！

听到这里，诸位很可能觉得闻所未闻，大惑不解而发问。

以下就诸位可能有的疑问设问回答。

问：中医传统理论中，最简明的辨证纲领是"八纲"，怎么到先生这儿成了一纲呢？莫非其他七纲在各种疾病中出现的频率只有十之二三吗？

答：我对"八纲"的详细见解，请参看旧作《中西医结合二十讲》的第十讲"西医要引进八纲"。其中明言："虚实寒热是最重要的中医病理概念。"又说："寒热与虚实相比，以虚实更重要。虚实二者，以虚更重要。"

总之，虽然"虚"不能总揽八纲，但它远比其他纲领证多见，更重要的是没有疑问。

问：尊见有没有中医经典依据呢？

答：愚见有明白无误的、充分的经典依据。令人奇怪的是，据我所知，两千多年来没有人认真推敲、从而真正读懂这几句医家非常熟悉的经文。

问：哪几句经文呢？何以见得它们支持尊见呢？

答：学过中医者大概无人不知"邪之所凑，其气必虚"（《素问·评热论》）这句经文。其含义是明白无误的，即：人之所以得病（被邪凑或受邪），就是因为（正）气虚。得病之后，自然不会不虚了——据理言应该更虚，因为不好想象，病人会更加正气充实。

《内经》又说："邪之所在，皆为不足"（《灵枢·口问》）。

这句话的含义更清楚：受邪者皆虚或皆有不足。

如果把疾病理解为人体受了损害，疾病都有"虚"更理所当然。

经典还从正面肯定，不虚者不得病，说："恬惔虚无，真气从之，精神内守，病安从来"。（《素问·上古天真论》）"卒然逢疾风暴雨而不病者，盖无虚，故邪不能独伤人。"（《灵枢·百病始生》）

遗憾的是，两千年来，没有人根据上述经文得出我这样的结论。

问：你是一看到上述经文就得出上述结论的吗？

答：大体如此。我年轻时读到"邪之所凑，其气必虚"，就想到：这不是说凡病人必虚吗？不过，那时不是很明确，也不很自信。因为，那时自己的理论知识和临床经验都比较少，不敢提出前人从来没有明确提出的见解。加之，对虚实涉及的逻辑问题不是很清楚，甚至潜意识地认为，虚实寒热出现的概率是均等的。于是，此前没有明确提出这个多数人初看很难接受的结论——尽管这不过是重复经典。

经过数十年的不断思索和实践，我终于确认，《内经》所说是正确的。两千年来，没有人像我这样强调虚的重要性，除了传统认识束缚和经验限制之外，还有逻辑思维方面的因素。

问：逻辑思维方面的因素，是什么意思呢？

答：比如，诸位听到我说"无病不虚"，很可能认为这是在说：病只有虚证。也很可能认为，虚的同时不会存在实证、热证、寒证等。其实不是此意。虚证为主或兼有虚证者虽然最常见，却不等于其他证型非常少见。虚证可以和任何证并存，也可以出现在任何层次或部位。当然，虚证比其他证型出现的概率都高得多是肯定的。

问：为什么虚证和实证可以并存呢？

答：虚是对正气状态的判断，实是对邪气状态的判断。于是，二者并存的情况很常见。可以说，实证都同时伴有正气夺，只不过当前以邪气盛为主要矛盾方面。

注意！这不等于说，绝大多数虚证也伴有邪气盛。

问：您的意思是说，正气夺者不能伴有邪气盛吗？

答：不是。正气夺同时伴有邪气盛的情况也不少见。如肝硬化腹水（中医称为水臌）、癌瘤消耗状态（中医视为大实有羸状）、慢性阻塞性肺气肿（中医视为肾不纳气）、肾功能衰竭（中医视为肾气大虚但水气壅遏）等即是。于是，正气夺同时邪气盛者无不是危重、危急情况。又，伴随明显正夺的邪气盛，一般是有形之邪。除上面提到的肝硬化腹水、癌瘤、肾衰之外，还有下面将提到的尿潴留和高年久病而便秘等。

其余有关八纲的逻辑分析，请参看附在旧作《伤寒论新解》中的"八纲辨证研究中的逻辑问题"。

问：生活常识能够帮助我们理解尊见吗？

答：支持愚见的生活常识大家太熟悉了。试看：

诸位一日三餐，说明诸位的身体一日三虚。

诸位每分钟要呼吸大约20次，说明诸位的身体每分钟约20虚。

诸位每天要睡眠8个小时左右，说明诸位的身体每天要花8个小时左右的睡眠补充精力（无疑属于正气）。

如果说把睡眠看作人体在进行补充有点勉强的话，每日多次进食水，每分钟20次左右的呼吸，是人体在进行补充则毫无疑义。

需要补充，无疑是有了不足，也就是有了正气夺。

把睡眠看作补益不是我的创论。下面还会讨论这个问题。

问：可否就大家熟悉的典型实证，说明此类证也大多伴有正夺并且治疗中也可以、或者最好、或者必须兼顾正夺呢？

答：可以。比如大承气汤证。此证固然是胃家有燥屎（还有热），而且用大承气攻下效佳。但须知，见此证大多是伤寒发病4、5日之后。患者食少数日，加之多次发热汗出，必已有正夺。此所以伤寒家主张"下不厌迟"（按：即慎用攻下之义）且少用一下再下之法。即便一下，亦偶有出现意外者。故使用大承气有不少禁忌。如脉数、脉涩等，实际上都是顾忌正夺太甚。其余禁忌不一一具体说明。

当然，可以同时输液扶正，于是大承气汤禁忌证（多是死症），大多不再属于禁忌。可见中西医结合必有更好的疗效。

尿潴留（中医称之为癃闭）也是这样。

潴留的尿固然是有形实邪，因而必须除掉，但是，造成尿潴留的原因最多见的是虚。比如目前常见的，西医说的前列腺增生肥大所致者，患者绝大多数是老年人，必然早有正夺。即便初始原因不是明显的正夺，一旦尿潴留，患者就减少或不能进食水，再加上坐卧不安、极其痛苦、无法入睡，时间稍长就会出现明显的正夺。于是，治疗时必须顾及正夺。比如，导尿的同时支持输液，就是古人没有的扶正手段。

再如肠梗阻（中医称为肠结），无疑大多数首先是实证。不去除梗阻的原因使肠管通畅，梗阻不可能好。但是，肠梗阻患者无疑都已经有了正夺。试想：不通畅的消化道，怎么能正常进食并吸收呢？不能正常进食、消化、吸收的人，怎么能不虚呢？至于较严重的肠扭转，导致大量呕吐和肠管内大量渗出，发生休克，就已经是危及生命的正夺。这种情况下，当务之急是纠正休克——快速扶正。当然，为了避免大段肠管坏死，还必须尽快手术。一旦休克纠正、甚至还没有完全纠正，正夺不太严重，患者可以耐受手术，立即手术。

问：当代理论物理学支持尊见吗？

答：当代理论物理学家、诺贝尔奖获得者薛定锷（E. Schrodinger 1887—1961）提出："生物赖负熵为生"或"生物以负熵为食"。然而熵增是宇宙的普遍规律。处在这个大环境中的生命，必然经常面临负熵不足——也就是中医说的"正夺"。试想，生命高度有序，智慧更是高度有序，熵增（即趋向无序）的宇宙中为什么会出现生命呢？为什么会进化出智慧呢？只能说：局部的、一定时间内的有序是可能的，但必须以其他地方的更大无序为代价。试想，人必须摄入食物获得能量，才能生存。这就要以动植物的死亡（熵增）为代价。万物生长靠太阳。动植物的有序是以太阳核反应的衰竭（熵增）或其他形式的熵增为代价。总之，人类这个居于食物链顶端的物种，这个有序度最高的物种，在对抗整个宇宙走向无序的过程中，必然总会感到不足。尽管生命和其中的顶尖物种人类，是自然进化出来的，但作为个体的人，必然不断地虚耗以致最后死亡。

第一章 补益要旨

问：当代医学不能很好地解释睡眠，即为什么人要花那么多时间睡觉。单单用躯干和四肢需要休息解释不通。说大脑需要休息似乎也勉强，特别是花那么多时间。把睡眠看作补益，可以得到当代理论物理学的支持吗？

答：可以。按照薛定谔的看法，维持或提高事物的有序度，要不断地消耗负熵。故秩序紊乱、不稳定，就是虚。睡眠就是人体中有序程度最高的中枢、又特别是其中的大脑皮层需要调整、恢复、稳定秩序。于是，睡眠就是人体在进行补益。

当然，从失眠会使人感到多么疲倦、劳累，乃至各器官功能紊乱或低下等，也能说明睡眠对人体是一种补益。

由此逆推，困倦等就是正夺或虚的表现。

于是，失眠必然导致正气夺，睡眠就是人体在补充正气。

问：按中医的本意，"邪之所凑，其气必虚"的邪，指的似乎是外感病因。即常说的外感六淫。于是，内伤病不适于尊见的推理。可以这样说吗？

答：习惯上或常人心目中的邪气，确实多指外感之邪，即常说的六淫（按：实则四淫，请参看《中西医结合二十讲》第八讲）。不过，这不等于说我的推理不适用于内伤。

实际上，早在孔夫子时代，气就有了精神、情志和心理的含义。他说："君子有三戒。少之时，血气未定，戒之在色；及其壮也，血气方刚，戒之在斗；及其老也，血气既衰，戒之在得。"（《论语·季氏》）

其中的气，就是指精神、情志或心理，还包括机体的一切其他机能。

所以，汉语早已把不利于健康的精神称作"歪风邪气"。比如，人们常说社会风气不好，某单位或团体内的气氛不正常，某人脾气乖戾等等。

总之，恶性情志或心理刺激也是邪气——和正气相对而且损害正气。我想诸位不难理解，每一次大怒、大惊恐、大悲、大忧思甚至大喜都导致机体高负荷、超负荷和内部紊乱。于是，情志过度，对机体会造成损害。

关于大喜也有害，可能需要略作解释。

比如体育竞赛夺冠、其他意外获大奖，甚至博弈获胜等，虽然属于喜事，却是剧烈的精神刺激。参加者常常为了追求这种刺激。这样的刺激，同样使机体高负荷或超负荷。这就是为什么年老体弱者，常常不能耐受这样的喜事。

所以，我早就说过，内伤病本质上都是虚证。尽管对躁狂型精神病，中西医都用峻法如大吐下、电休克、胰岛素休克、强镇静药等治疗，因而是按实证治，中医对此有气有余之说，但比较少见。实际上，这两种情况也已经有正夺，且终究会以正夺为主。

问：西医并无虚实之说，为什么自西医看也是病多虚证呢？

答：西医虽然不使用"虚"这个字眼儿，也没有虚实辨证的习惯，但是，它的许多病理概念和临床诊断，都很清楚地表示正气不足或"正气夺"，也就是属于中医说的虚证。

旧作《中西医结合二十讲》中说过："人体的一切组织受损、器官功能不全、营养物质不足和调控机制紊乱而见不足（洪钧按：必然会表现为不足）都属于'虚'……虚证必然远较实证多见……虚证可分为：营养不良性虚证、器官衰竭性虚证和调节紊乱性虚证。"

有关详细论述，请参看旧作。以下略作举例说明。

广义的营养不良，如热量摄入不足、维生素缺乏、微量元素缺乏、贫血、低蛋白、低血糖等，无疑都是虚证。内环境紊乱，如脱水、低钠、低钾、酸中毒、碱中毒也都是虚证。缺氧，显然也是虚。各系统或器官的功能减退或衰竭，如呼吸衰竭、循环衰竭（休克和急慢性心功能不全）、肾功能衰竭、肝硬化、肺心病、甲状腺机能减退，更是严重的大虚无疑。一切血管病导致的全身或局部供血不足，如急慢性心、脑、肾、肺、四肢、肠系膜血管病等，首先属虚。目前危害国人乃至全人类最厉害的高血压病，本质上也是虚证——对此将结合临床实例在本节和本书"内科摘要"中进一步说明。目前常见的糖尿病，是虚证大概没有什么疑义。老年病基本上都是虚证，也是应有之义。他如前列腺肥大，虚也；免疫机能低下，虚也；性功能减退，虚也；结核病，虚也；老慢支，虚。其实，凡慢性炎症，如慢性肠炎、慢性肝炎、慢性肾炎、慢性胃炎、慢性尿道炎、膀胱炎乃至慢性鼻炎、慢性结膜炎、慢性角膜炎、慢性泪囊炎等等一切慢性炎症，必因正夺较重所致。至于各种虚损，如大劳、大饥、久劳、久饥、妇女多产、久病失治、久立、久卧、久视乃至当今常见的椎间盘脱出或椎管狭窄所致慢性腰腿痛、颈椎病等自然属虚。各种外伤，也无不虚字当先。妇女产后、各种外科手术后必然有虚。

问：以上自西医看虚证，颇有启发。这是否中医的本意呢？

答：显然是的。近著《赵洪钧临床带教答问》说过："自西医看，所谓正气夺，一是机体的物质基础不足或受损；二是机体的机能（或功能）低下或受损。注意！二者居其一即属正气夺，二者并存（不少见）就更是虚。于是，西医说的一切营养不足或生命物质损失都是正气夺，一切内脏功能低下都是虚。即西医说的心、肝、脾、肺、肾、肠、胃、内分泌器官、脑和性器官等机能低下就都是正夺。贫血、低蛋白、低血钾、低血糖和一切生命物质丧失乃至一切营养不良属虚也毫无疑问。"

问：那么，是否把握住一个"虚"字，就无往而不利呢？

答：不能这样简单理解，因为它的意义是广泛而深远的。此说不仅在中医方面是空前的创论，而且同时从根本上提纲挈领地、融会贯通地结合了有关中西医理论。她不但吸纳了西医知识，把虚证深化、具体化，有助于更精确地认识虚证，治疗时针对性更强，而且特别有利于指导中西医结合治疗。总之，拙见不但集中西医两家之长，而且具有鲜明的独创性。

还有，把虚证概念引进西医也使西医受益。比如，认识到以上所说都是虚证，就会更重视西医的扶正，还会进而结合中医扶正，而不是像时下很多人那样，一味去邪或解决局部问题。总之，此说的理论和临床实践意义都是空前的。加之此说很容易把握，因而便于普及，其意义就更大了。

问：可否中西医结合地给虚证下一个比较准确的定义呢？

答：可以定义如下：

虚、正夺或正气夺指机体的物质基础和/或生理功能受到损害。这时在临床上就表现为虚证。

需说明，尽管机体的物质基础受损，必然损害生理机能，反之亦然，但还是同时从两个角度定义为好。因为在不少情况下，在现有检查手段范围内，一个方面的损害已很明显，另一方面的损害还可以是阴性。

另请注意，物质基础受损，不仅仅指贫血、维生素缺乏、热量摄入不足等这些微观构造的有序性受损，还包括机体的宏观有序性遭到破坏。最简单的如体表创口，关节脱位，较常见且典型的如二尖瓣狭窄、房间隔缺损、腹主动脉瘤等——西医称之为形态异常或病理解剖变化——它们无不导致不同程度的功能障碍，即无不属虚。

问：按照尊见，"虚证"最常见，于是"补益"方药——包括西医扶正手段——应该最常用，是这样的吗？

答：是的，不但据理推应该如此，深研经典和著名医家的代表作也会得到这样的结论。

第二节 补气要药

补气要药指最常用且疗效明显而可靠的补气中药。

自中医角度看,补气是什么意思呢?

首先要弄清什么是中医说的气。

多数读者会从气血关系理解,认为气与血相对。气为血之帅,血为气之母。补气就是强化统帅血液的功能。

这种理解是不全面、欠准确的。

为了比较全面、准确地理解气血,要知道《内经》中更多说"血气"(全书中共见约131次),而很少说"气血"(全书中共见约19次)。后世,特别是现代中医更多说"气血",很少说"血气"。这大概是更重视"气"的缘故。其实,"血气"和"气血"含义相同。

那么,血气是什么意思呢?

《内经》说:"人之所有者,血与气耳。"(《素问·调经论》)

可见,血指人体的血肉之躯,气指人体的生理功能——包括精神和心理。

其实,早在孔夫子时代,血气的含义即如上。

《论语》说:"君子有三戒。少之时,血气未定,戒之在色;及其壮也,血气方刚,戒之在斗;及其老也,血气既衰,戒之在得。"(《论语·季氏》)

注意!至今我们还常使用"血气方刚"这个成语。

总之,"血气"连写成为一个固定词,很重要。简明而且准确地解释"血气","血"指肉体,"气"指生理功能。

于是,补气就是强化机体的生理功能。

关于气的详细拙见,请参看旧作《中西医结合二十讲》第一讲:气和气化学说的当代阐释。

自西医角度看,补气是什么意思呢?

就是加强机体的机能或功能,增加机体的生理储备。比如强心、利尿、助消化、兴奋呼吸、增强肌肉力量、提高大脑及其他神经功能、增加免疫能力、促进生殖、提高性机能等即是。总之,笼统地说补气指强化一切机体机能或功能。对全身功能都有补益作用的补气药,大概只有人参和黄芪。其他的补气药则各有侧重。

或问：为什么后世中医更重视"气"呢？

答：我认为原因有二。其一是：功能相较于肉体更重要。其二是：补气较易，补血较难。于是，补气比补血更常用。

以下讨论的药物依次是：甘草、人参、党参、黄芪、白术、五味子、山茱萸、生山药、大枣。

一、甘草

甘草是中医最常用的药物。临床处方中，十之七八会有甘草。

古代本草学认为，甘草主治：

- 五脏六腑寒热邪气，坚筋骨，长肌肉，倍气力，金疮，解毒。久服轻身延年（《本经》）。
- 温中下气，烦满短气，伤脏咳嗽，止渴，通经脉，利血气，解百药毒，为九土之精，安和七十二种石，一千二百种草（《别录》）。
- 主腹中冷痛，治惊痫，除腹胀满，补益五脏，养肾气内伤，令人阴不痿，主妇人血沥腰痛。凡虚而多热者，加用之（甄权）。
- 安魂定魄，补五劳七伤，一切虚损，惊悸、烦闷、健忘，通九窍，利百脉，益精养气，壮筋骨（大明）。
- 生用泻火热；熟用散表寒。去咽痛，除邪热，缓正气，养阴血，补脾胃，润肺（李杲）。
- 吐肺痿之脓血，消五发之疮疽（好古）。
- 解小儿胎毒惊痫，降火止痛（时珍）。

今中药学教材把甘草归入补气药，说其功效为：益气补中，清热解毒，祛痰止咳，缓急止痛，缓和药性；或补脾益气，祛痰止咳，缓急止痛，调和诸药。

总之，甘草的功用首先是补益而且是补气药。

《本草纲目》载"弘景曰：人参为药切要，与甘草同功。"言下之意是，甘草的补益作用略同人参。可见，古人很重视甘草的补益作用。

关于甘草止咳、祛痰的功效，西医早就知道。至今甘草片很常用，数十年前更常用甘草合剂祛痰止咳。很多群众，都熟知甘草的此种功效。

甘草缓和药性的功效，古人称作"调和百药"，这可以在一定的程度上解释它非常常用但一般用量较小，以及它用于解毒。

古人也很重视甘草的消肿逐毒作用。《图书集成·医部全录》载有

"国老膏"谓其：

"治一切痈疽，能消肿逐毒，使毒不内攻。其效不可具述。

甘草大者二斤捶碎，河水浸一宿，揉令浆汁浓，去尽筋滓，再用绢滤过，银、石器内慢火熬成膏，用器收之。每服一二匙，无灰酒或白汤亦可。曾服燥药丹剂者，亦解之。本事方每甘草一斤，分作三服，温酒调下。今云一二匙，恐力少也。"

门人黄力在网上就此补充说："甘草可补虚，可缓急，可解毒。亦可调和百药、安和五脏。莫枚士《经方例释》以甘草汤开篇，以之为诸方之祖，颇具深意。现代研究认为，大剂量甘草有糖皮质激素样作用。以此推之，当知其有抗炎、抗过敏、非特异性抑制免疫及退热等多种药理作用。大剂生甘草治疗热毒之症，应当颇能迅速缓解症状。然而，终不利于病原体之消除。假设如此，国老膏治疗热毒疮疡，或可取效于一时，而终究无补于愈病也。此或后人少用之理欤？"

我又补充说：大剂量或长期使用甘草，它的皮质激素样作用就会突出，对缓解很多症状都可以有"惊人"的效果。古人不可能说清为什么，也不大可能认识到为什么症状缓解后会"反弹"。这大概是为什么"其效不可具述"的单方，如此简便廉验，为什么后人重复者极少。尽管如此，我还是希望当代中医，开展甘草治痈疽的研究。

《医学衷中参西录》中，记有一则饮甘草水过多导致全身水肿的案例，却做了难以接受的解释。这就是实验与经验的区别。

一味甘草，也是一个方子，见《伤寒论》甘草汤。

洪钧从网上查得，甘草有以下14种药理作用。

1. 具有很强的抗消化性溃疡作用。

2. 有突触后抑制作用，对胃肠平滑肌具有解痉作用。

3. 对肝脏有明显的保护作用，还有抗脂质氧化作用。

4. 有抗过敏作用，对吞噬细胞的功能可呈双向调节作用，也能增强特异免疫功能。

5. 有糖皮质激素样作用。

6. 有明显的抗炎作用。

7. 有镇静、解热、镇痛作用。还能提高听觉。

8. 对心脏有兴奋作用，增大心脏收缩幅度。还有抗心率失常及降血脂作用。

9. 有明显的抗菌、抗病毒作用,对艾滋病毒有破坏和抑制其增生的作用。

10. 通过作用于中枢神经而产生镇咳作用,也有一定的平喘作用。

11. 有抗肿瘤、抗氧化及抗衰老作用。

12. 对某些药物、食物、体内代谢产物及其细菌毒素所致的中毒都有一定的解毒作用。同时还有解毒增效作用。

13. 有明显的抗利尿作用,可抑制雌激素对未成年动物子宫的增长。

14. 在方药组合、配方、免疫中,均具有双向调节作用。

洪钧以为,以上作用,没有一种是可以忽略不计的。

问:甘草有这么多药理作用,它们之间有无自相矛盾的地方呢?或者说,用了某种作用,其他的作用是否会呈现毒副作用呢?

答:甘草的众多作用(注意!实际上不止14种)基本上没有自相矛盾的情况,反而常常可以互相协同。比如,它的镇咳、平喘就是互相协同。抗溃疡和止痛、解痉,也是如此。至于抗肿瘤、抗氧化、抗衰老、保肝、抗炎、增强免疫、兴奋心脏、抗菌、抗病毒等,更是对一切患者都有利。如果说它有副作用,只有糖皮质激素样作用有点问题。不过,此种副作用相当小。停药、减少用量或略作治疗会很快消除。比如下附案1治溃疡,每天甘草用量270克,连用40天,没有出现毒副作用。足见此药的毒副作用相当小。

以下举案说明单味甘草的作用。

案1:消化性溃疡

周某,男,40岁,有5年以上胃病史。经常胃区隐痛,嗳气,吞酸,间或吐饮,有轻微的上腹及背脊部压痛。曾解过黑便。每次症状发作时用制酸、镇痛剂等口服,仅暂时减轻痛苦。去秋发作严重,经对症治疗及服用中药多剂,病情如故。X线检查诊断为消化道溃疡,大便潜血试验阳性。患者即在家中服用甘草汤,每天用甘草总量270g,整根切片,加水1200~1500ml,用文火煎1~2小时,约煎至540ml为止。然后用纱布过滤即成。分3次服用。每天早、中、晚饭前半小时温服。疗程中忌刺激性食物,食盐以每日不超过5g为宜。每天1剂,连服40天,未加用其他药品。病员自觉服药后胃区渐舒,食欲转佳,疼痛、呕吐等症状消失。疗程结束后透视复查:未发现胃及十二指肠有任何实质性病变。(《中级医刊》1959年第1期)

洪钧按：消化性溃疡属于慢性胃病，患者必然正夺（主要是脾胃虚弱），用大剂单味甘草汤治之效佳，可以主要用甘草的补益作用解释。但其中机理似乎不全靠补益。除甘草止痛外，它还有对胃肠的安和作用。特别是由以下案9可知，甘草能促进溃疡愈合，故对消化性溃疡更有效。20世纪60年代，洪钧学医时，西医就有甘草制剂常规用于消化性溃疡。又从此案可知，甘草不怕用大量。不过，从下案可知，用小剂量也效果不错，故不建议治溃疡使用大剂量。

案2：胃溃疡（矢数道明医案）

43岁妇女，约自20天前食欲不振，心下部胀满痛苦、绞痛、嗳气、烧心、恶心，同时有肩酸腰痛，全身倦怠已极。不能食米饭，能吃辛辣味面条。于医院经X线检查，诊为胃溃疡，并疑有癌变，劝其尽早手术，并已安排病室床位。潜血反应强阳性，排黑便。脉弱，腹软弱凹陷，满腹有压痛。小野氏臀部压痛点强阳性。曾考虑小建中汤①、六君子汤②、平胃散③加减等。后来决定用甘草浸膏末，每次0.5g，1日3次。延期10天入院。在此期间服上药，胃部症状好转。服用两个月，经癌中心检查，已无手术之必要，可健康地工作。此种胃溃疡获得卓越效果之病例甚多。

附记：胃溃疡服用单味甘草煎剂、粉剂或浸膏末，可出现一时性浮肿。此者如前所述，乃甘草中有甘草黄甙及醋酸脱氧皮质酮作用，引起与肾上腺皮质激素类似之副作用。然而，使用甘草出现之浮肿容易消退。如甘草减量，或服用五苓散，大部数日即愈。（《临床应用汉方处方解说》）

洪钧按：由此案可知，甘草对消化性溃疡效果显著。我认为，此案使用小建中、六君子也效果不错，用黄芪桂枝五物汤④也应该效果满意。又，矢数道明先生是现代汉方名医，誉满日本。由此案及后附案11可知，其汉医造诣深厚。1990年，我赴日本出席第六次东方医学国际会议，曾蒙先生款待。他作报告时，大厅内挤满了人。

案3：身肿腹胀

门生李某言，曾有一孺子患腹疼，用暖脐膏贴之，后其贴处溃烂，医者谓多饮甘草水可愈。复因饮甘草水过多，小便不利，身肿腹胀。再延他

---

① 小建中汤：芍药、桂枝、炙甘草、生姜、大枣、饴糖
② 六君子汤：人参、白术、陈皮、半夏、茯苓、甘草
③ 平胃散：苍术、厚朴、陈皮、甘草、生姜、大枣（平胃散详见除湿方）
④ 黄芪桂枝五物汤：黄芪、桂枝、芍药、生姜、大枣

医治之，服药无效。其地近车站，火车恒装卸甘草。其姊携之拾甘草嚼之，日以为常。其肿胀竟由此而消。观此，则知甘草生用、熟用，其性竟若是悬殊。用甘草者，可不于生、熟之间加注意乎？（《医学衷中参西录》）

洪钧按："饮甘草水过多，小便不利，身肿腹胀"，可以用它的类肾上腺皮质激素作用（引起钠水潴留）解释。但是，此后常嚼甘草而肿胀消退，则与皮质激素样作用矛盾。张氏以为此系生熟甘草功用不同的缘故，其说待商。盖不能断言其所饮甘草水，用的是炙（熟）甘草。洪钧以为，或系甘草有不同品种，嚼服者没有皮质激素样作用而健脾作用较强，因而肿胀消退。对此，可以进一步研究。

案4：血小板减少性紫癜

何某，男，12岁，10天前齿龈出血，第3天开始四肢皮肤出现瘀点，伴少量鼻衄。头晕乏力，时有心悸，唇舌淡红，脉细缓。检：血色素$11.5g/L$，白细胞$7800/mm^3$，血小板2.4万$/mm^3$，出血时间7.6分钟，凝血时间2分钟。血块退缩不良，束臂试验（+），骨髓穿刺诊断为：血小板减少性紫癜。予甘草6g，水煎服，早晚各服1剂。连服34天，血小板计数升至11.4万$/mm^3$，瘀斑吸收，诸症消失。停药2个月后，血小板复降为5.7万$/mm^3$，又服甘草汤。从第3天起血小板上升至10.2万$/mm^3$，连服21天，病愈。随访5年未见复发。（《浙江中医杂志》1988年第2期）

洪钧按："头晕乏力，时有心悸，唇舌淡红，脉细缓"，是典型的虚证表现。故甘草补益可以部分解释此案。但是，常用量的单味甘草煎剂如此有效，似难单用补益解释。盖甘草的抗过敏（即抑制免疫）等作用也对此案有利。

案5：链霉素中毒

患者，男，53岁，1988年8月25日因慢性支气管炎伴发感染，肺气肿，肌注链霉素1周后出现口唇发麻，耳鸣，耳闭症状。又1患者，男，67岁，1988年6月28日因结核性胸膜炎，肌注链霉素1个月后出现眩晕、恶心，唇麻等症状。二者均考虑属链霉素中毒反应。分别给予生甘草15g，煎汁代茶频饮。2天后，上述症状均消失告愈。（《四川中医》1989年第4期）

洪钧按：此二案可用甘草的补益以及解毒等作用解释。

案6：婴儿夜啼

一邻里，诉其婴儿近七八日来，每晚11时许，啼哭不休，至黎明方止。白昼饮食、玩耍如常。小便黄赤，大便日1行，稍干。予以甘草6g，煎汤，少量多次分服。当天即效。(《河南省名老中医经验集锦》)

洪钧按：此案小便黄赤应属下部有火，甘草泻火而效捷。李时珍说，甘草"解小儿胎毒惊痫，降火止痛"。此案也可能通过此种机理。

案7：解毒

邹润庵治一人，暑月烦满，以药搐鼻不得嚏，闷极。遂取药四五钱匕服之，烦满益甚，昏不知人，不能言语。盖以药中有生半夏、生南星等物也。邹谓，南星、半夏之毒，须姜汁乃解。盛暑烦懑，乌可更服姜汁，势必以甘草解之，但其味极甘，少用则毒气不解，服至一二钱，不能更多。因此以甘草一斤蒸露饮之，饮尽而病退。凡病者畏药气之烈，恶药味之重，皆可仿此法。(《冷庐医话》)

洪钧按：此案正用甘草解毒，其补益作用也有益于病愈。邹氏用甘草，只敢用一二钱，说明他没有见过用大剂量甘草者。从案1可知，甘草不怕用大量。当然，如果一般剂量有效，用大剂量至少是浪费。上附案2，也是用甘草治消化性溃疡，用的就是小剂量，同样有效。

案8：悬痈

林判院康朝患此（谷道前后所生痈，谓之悬痈）。痈已破，服此药（用好粉甘草一两，四寸截断，以溪涧长流水一碗，井河水不可用，文武火慢慢蘸水炙至干后，炙水令尽，不可急性，擘甘草心，觉水润，然后为透，细锉，却用无灰酒二小青碗，入上件甘草，煎至一碗，温服之，一、二服便可保无虞）两服，疮即合，甚妙。(《是斋百一选方》)

洪钧按：凡疮疡迁延或破溃后日久不愈，必因气血不足。甘草补益且可治痈肿，故治此案效佳。下案略同此理。

案9：跨马痈

同邑郑拙言，学博风锵，性喜单方，言其经验最灵者有四。道光壬寅年，馆东平汪军门道诚家，粪门前肾囊后起一坚块，渐觉疼痛，虚寒虚热时作。案头有《同寿录》，检一方云：跨马痈初起，用甘草五钱，酒水各一碗煎服，如方服之，块渐软，次日略出清水，不数日痊愈。(《冷庐医话》)

案 10：截瘫后褥疮

某男，23 岁，因伤脐以下平面完全瘫痪，大小便失禁，进而出现褥疮，骶部疮呈椭圆形，面积约 13cm × 19cm，右臀部疮呈圆形约 5cm × 3cm。治法：清除坏死组织，后用 1% 的新洁尔灭液清洁擦拭创面，再用浸有甘草液（好甘草 200g 拍碎，加水 150ml 煎 30 分钟，去渣，盛于盐水瓶内，常规高压消毒）之纱布湿敷，包扎，每日换药 1 次。5～6 周后，两创面肉芽组织先后长平创口，肉芽组织新鲜，易渗血，无炎性分泌物。择期皮瓣转移术，褥疮治愈。（《甘肃中医》第 11 卷第 4 期）

洪钧按：甘草长肌肉，外用应有生肌之效，故可用于褥疮。但须知，截瘫（导致褥疮的原因）一般难愈。此案最后虽用"皮瓣转移术"治愈，但若截瘫不愈，还是容易复发。

案 11：胃痉挛剧痛（矢数道明医案）

22 岁男子，食深川名产蛤子饭后，发生腹痛。心下部剧痛，翻滚不安。附近内科医师因诊其脉沉伏，遂告以心脏衰弱，病情危笃。注射吗啡痛未止，再注射疼痛尤为剧烈，彻夜叫喊，闷乱不止。夜间注射吗啡亦无效。翌日正午出诊，脉沉伏而迟，舌苔黄，口臭，心下坚如石，在床上辗转反侧，呻吟不已。遂与中药大承气汤及紫丸，症状更为加剧。灌肠亦未排便，疑为肠梗阻。仔细考虑之后，甚为紧急，诊为甘草汤证。急以甘草 8g，加水 270ml，煎取 180ml，劝患者喝两口后，呻吟立止，呕吐亦停。继咽两口，闷乱消失，再喝两口痛除，数分钟后安宁入眠。腹硬缓解，患者昏昏沉睡。之后，用小建中汤，因排便和矢气而愈。（《临床应用汉方处方解说》）

洪钧按：西医多次注射吗啡未能缓解剧烈腹痛。矢数道明先生，开手使用大承气汤等，也加重。服用一般剂量甘草汤，覆杯而愈。甘草的缓急止痛作用，何其神哉！

二、人参

人参大补，尽人皆知。其中的药理，则比较复杂。

古代本草认为，

• 人参补五脏，安精神，定魂魄，止惊悸，除邪气，明目开心益智。久服轻身延年（《本经》）。

• 疗肠胃中冷，心腹鼓痛，胸胁逆满，霍乱吐逆，调中，止消渴，通血脉，破坚积，令人不忘（《别录》）。

- 主五劳七伤，虚损痰弱，止呕哕，补五脏六腑，保中守神。消胸中痰，治肺痿及痫疾，冷气逆上，伤寒不下食。凡虚而多梦纷纭者加之（甄权）。
- 止烦躁，变酸水（李杲）。
- 消食开胃，调中治气，杀金石药毒（大明）。
- 治肺胃阳气不足，肺气虚促，短气少气，补中缓中，泻心、肺、脾、胃中火邪，止渴生津液（元素）。
- 治男妇一切虚证，发热自汗，眩晕头痛，反胃吐食，疟，滑泻久痢，小便频数淋沥，劳倦内伤，中风中暑，痿痹，吐血、嗽血、下血，血淋、血崩，胎前、产后诸病（时珍）。

今高校《中药学》教材说：人参大补元气，补脾益肺，生津，安神。

现代药理证实：人参健脑、强心、扩血管、双向调血压、抗休克、保肝、促进蛋白合成、降血糖、消炎、抗应激、抗衰老、降血脂、抗动脉硬化、抗肿瘤、促造血。增强肾上腺皮质以及下丘脑－垂体－性腺轴功能。

洪钧认为，人参补五脏六腑，不是只补脾肺，也不是补脾肺心三脏，更不是专门补脾。后人注重人参补脾肺，不过是脾肺（即消化系统和呼吸系统）虚证更常见，因而这方面的经验积累较多而已。值得注意的是，现代人参药理研究，很少涉及人参对"肺"（呼吸）和"脾"（消化）的作用。其实，必然是因为其补益作用而对该两脏的虚证症状呈现双向调节。比如，人参既可以治腹泻，也可以治便秘；既可以止咳喘，也可以兴奋呼吸。当然，前提是均属虚证所致者。人参大补元气，不等于它只补和血相对的气。相对于血，气指统血功能；相对于宏观的血肉之躯，气指生理功能。宏观的血肉之躯，由细胞组成，故人参必然对细胞等微观构造有补益作用。人体的元气既包括血肉，也包括血肉之功能。没有脱离肉体存在的精神，也没有脱离血肉存在的生理功能。于是，补气之方药必然能补血，只是侧重不同而已。

张景岳视人参为药中四维之一。他对人参的看法略如拙见。谨把《景岳全书》中的主要有关见解附如下。

人参：（反藜芦）味甘微苦，微温，气味颇浓，阳中微阴，气虚血虚俱能补。阳气虚竭者，此能回之于无何有之乡；阴血崩溃者，此能障之于已决裂之后。惟其气壮而不辛，所以能固气；惟其味甘而纯正，所以能补血。故凡虚而发热，虚而自汗，虚而眩晕，虚而困倦，虚而惊惧，虚而短

第一章 补益要旨

气，虚而遗泄，虚而泻利，虚而头疼，虚而腹痛，虚而饮食不运，虚而痰涎壅滞，虚而嗽血吐血，虚而淋沥便闭，虚而呕逆躁烦，虚而下血失气等证，是皆必不可缺者。第欲以气血相较，则人参气味颇轻而属阳者多，所以得气分者六，得血分者四，总之不失为气分之药，而血分之所不可缺者，为未有气不至而血能自至者也。故扁鹊曰：损其肺者益其气，须用人参以益之，肺气既王，余脏之气皆王矣。所以人参之性，多主于气，而凡脏腑之有气虚者，皆能补之。

人参的现代药理研究结论，可一言以蔽之：强化或双向调节全身机能。如对血压，人参抗休克是升血压，但血压异常升高时它又可以使之下降。再如人参既可治多困、嗜睡，又可治失眠，即因其对大脑皮层的兴奋和抑制有双向调节功能。人参的主要药理成分是人参皂苷，现有多种注射剂。

以下列举单味人参验案并加上我的按语。

案1：流产血崩欲脱

召翁夫人，怀孕三月，胎动血崩发晕，促往视之。乃告翁曰："妊娠胎下血晕，已为重险。今胎未下而晕先见，倘胎下晕脱奈何？"翁嘱立方。予曰："血脱益气，舍独参汤，别无良药。"翁问："所需若干？"予曰："数非一两不可。"翁出取参。予闻房内雇妇私语："胎产服参不宜。"急呼之出，语曰："尔何知？勿妄言以乱人意。"少顷，翁持参至，予欲辞回，思适才闻雇妇所言，恐病人闻之疑而不服，岂不偾事，只得俟之。翁持参汤，予随入房，病人果不肯服，翁无如何。予正色言曰："性命安危，在此一举。今若不服此汤，胎下晕脱莫救。俗见胎产忌服人参，无非恐其补住恶露。在胎下后，犹或可言。今胎未下，与平常临产无异，岂平常临产可服参，今昏晕欲脱，反不可服乎。予治此证颇多，勿为旁言所惑。"病人释疑，一饮而罄。予曰："有此砥柱中流，大势可守，尚防胎下复晕，其参柤再煎与服为妙。"诘朝复诊，翁云："昨遵谕，仍将参柤煎服，薄暮胎下，恶露无多，晕亦未作。"（《杏轩医案》）

案2：流产血崩，气随血脱

冯某，31岁，1978年6月12日8时诊。已妊3个月，不慎跌倒，即感小腹隐痛、下坠、连及腰部，次日阴道出血点滴，持续不断。当地医生予安胎止血药治疗，效果不显。复因劳作，小腹疼痛加剧，阴道出血增多，随出血下一胎盘，阴道出血仍不止。并见面色苍白，头出冷汗，手足逆冷，眼黑头晕，神志恍惚，唇舌色淡，脉极细，摇摇无根，血压4/1.5kPa。中医诊断：产后血崩，证属气随血脱。急刺人中，又以红人参60g，切细急煎10分钟，取药汁频频服下。第2次煎10分钟，取药汁继续服用。到两小时，血压15.9/8.7kPa，阴道出血停止。追访3个月，患者体健无恙。（《河北中医》1992年第4期）

案3：产后血崩虚脱

李某，23岁，1988年1月21日3时诊。患者双下肢皮肤素有瘀斑及牙缝偶有出血2年。足月产，分娩顺利，胎盘完整。产后出血两小时不止，并感心慌头晕、眼黑、皮肤湿冷，很快转入昏不知人，脉微欲绝，血压0/0kPa。中医诊断：产后血崩，证属气不摄血，亡血虚脱。并以红人参30g，切细块，急煎顿服，再煎频服。服药后40分钟，神清厥回，阴道出血停止，血压14.9/9kPa。3个月后追访，身体健康。（《河北中医》1992年第4期）

案4：产后暴崩欲脱

张某，28岁，1985年2月20日诊。因产前过劳致纳食量少，兼产程36小时，分娩后胎盘完整，而阴道暴注出血不止，用缩宫药肌注，出血仍不止，复用纱条填塞止血，无济于事。患者面色苍白，头身冷汗，手足逆冷，不省人事。六脉微细无根，唇色淡白，血压0/0kPa。中医诊断：产后暴崩。证属大量失血损致阴阳，阴阳逆乱。急刺人中，并以红人参60g切细，煎取药汁频频灌服。服药后70分钟，阴道出血停止，厥回脉复，血压16/12.2kPa，转危为安。3个月后追访，母婴俱健。（《河北中医》1992年第4期）

案5：产后大出血休克

于某，32岁，1986年12月3日14时诊。足月产，分娩后阴道出血4小时，冷汗出，面白肢冷，心悸气短，头晕神昏，唇舌色淡，脉不应指。血压5.3/2kPa。诊断：产后血崩，证属气随血脱，气不摄血。急刺人中，并以红人参30g切细，急煎浓汤灌服。服药后50分钟，阴道出血停止，肢体转温，神清脉复，转危为安，血压16/10kPa。3天后，阴道排出胎膜约10cm×2cm 1块。2个月后追访，患者体健。（《河北中医》1992年第4期）

洪钧按：以上5案均系气随血脱，即西医所谓失血性休克。大出血不止或虽止而患者心慌气短、面色苍白、头出冷汗、手足逆冷、眼黑头晕、

第一章 补益要旨

神志恍惚，常人知道危在顷刻。患者面临死亡不言而喻。西医抢救此证有三要招：止血、输血或血液代替品扩容、正肾素等收缩周围血管。古代中医不可能有输血、正肾素等，止血法也不如催产素、麦角新碱、益母草流浸膏等方便且效捷。故古人的最佳选择，即使用人参等峻补之法，强化人体代偿功能。此法似不如以上所说西医疗法照顾周到，但是，以上西医方法的缺陷是：调动机体代偿功能不足。故当正夺严重且复杂时，单用西医疗法有时失败。这时中西医结合就是最好的选择。加之近年已有人参等补益药的注射剂推广使用，于是，新的人参给药途径扩大了它的应用范围。

又，据理言，大出血当以止血为先，而以上诸案并未使用止血药（或使用过而无效），可见人参可以止血。这种止血作用，是通过大补元气强化全身机能实现的。

或问：以上诸案是否可以在重用人参的同时，再加上其他补益、止血、活血药（如三七、云南白药等）治愈呢？

答：在重用人参的同时，再加上补益和止血、活血药，应该疗效更好。请参看旧作《赵洪钧医学真传》"女科略例"的有关验案。

案6：难产

催生如杻木饮、兔脑丸、通明乳香等法，俱不足存，只一味独参汤妙甚。余第四女难产一昼夜，服参半斤而生。（《冷庐医话》）

洪钧按：凡待产妇服用平补气血药均有益无害。临产或产程中大虚自然要用峻补气血之药。若用一味，首选人参，即独参汤。当然，重用人参的同时，再配伍其他补益气血之药，会照顾更周到。

案7：产后阳气不复濒死

余荆室素禀阳微，产后恶露亦少，忽而郁冒不知人。仆妇儿女环侍逾时，皆以为死，且唤且哭。余审视之，知其为阳气不复也，急以独参汤灌之乃苏，而其母家犹以为孟浪。甚矣邪说之害，良可叹也！（《温病条辨》）

洪钧按：仆妇儿女环侍逾时，皆以为死！可知即或未死，亦危重至极！此时灌独参汤犹以为孟浪，难怪黄泉路上颇多可回头、欲回头者而无人用独参汤施以援手也！

案8：产后暴盲

李某，女，23岁，1988年10月16日诊。4天前足月顺产一男婴，2天后开始哺乳。次日二目视力急剧下降，明暗不分，视无所见，瞳孔扩大，对光反应消失。伴见面色苍白，神疲乏力，自汗，舌淡，苔薄白，脉虚弱，诊为暴盲。嘱用红参5g，煎汤频服，最后嚼食红参，日1剂，并嘱其加强营养。2剂后精神好转，自汗减轻，继服4剂，视力基本正常：左1.0，右0.9，1星期出院。多次随访，未复发。(《四川中医》1992年第9期)

洪钧按：暴盲且瞳孔扩大，对光反应消失乃大虚危候。盖急性眼底出血所致之暴盲，不至于瞳孔扩大，对光反应消失。再参看面色苍白，神疲乏力，自汗，舌淡，苔薄白，脉虚弱，足可断为大虚。此所以独参汤有效且效捷。

案9：伤寒气微欲绝

一妪年七旬伤寒，初起头痛身痛，发热憎寒。医以发散，数剂不效，淹延旬日，渐不进食，昏沉，口不能言，眼不能开，气微欲绝。与人参五钱，煎汤徐徐灌之，须臾稍省，欲饮水。煎渣服之顿愈，又十年乃卒。(《续名医类案》)

洪钧按：七旬老妪伤寒日久不愈，竟至"不进食，昏沉，口不能言，眼不能开，气微欲绝"，一派大虚危候，独参汤峻补获救。

案10：阳虚发热

夏大儿年友，苏中陈雍喈，身热谵语，不甚辨人。太守荐苕溪陆祝三因赴补在京，邀柴诊视。其脉大而无力，此阳虚发热，拟用人参，陆惊而咋舌，以为断不可用。（柴）乃力任方从。一剂后身和。三剂热全退。调理月余而瘥。(《续名医类案》第1版，北京：人民卫生出版社影印，1957年)

洪钧按：单看"身热谵语，不甚辨人"，会想到大承气汤证或白虎汤证。但是不见大汗、大热、大渴、脉洪大等白虎汤证，也不见腹内结粪或转矢气等承气汤证，却脉大而无力（虚象），故柴氏力主用人参而获救。

案11：心动过缓、心悸胸闷，眩晕欲脱

潘某，女，32岁，工人。患者心悸胸闷，眩晕欲脱，呕吐频作已达3个月。曾在家乡医院治疗鲜效。今急诊来院，症见心悸胸闷，气短难以接续，畏寒身体颤抖，眩晕呕吐欲脱。查心音低弱难以听清，血压80/60mmHg。心电图显示：窦性心动过缓。血色素70g/L。腹软，无压痛。辨证属气血亏虚，心失所养。当即用葡萄糖、维生素等静脉给药，先救其急。同时用人参15g，水煎服。第2天停止输液，单用人参15g，煎服。5天后寒颤消失，心悸眩晕改善。嘱其每日嚼服人参5g，以善其后。(《江苏

中医》1992年第10期）

洪钧按：此案一派大虚危候，属休克前期。独参汤效佳，可知人参能抗休克，也能治疗心动过缓。

案12：Ⅲ°房室传导阻滞

刘某，男，39岁，住院号32798。患者于1985年2月4日凌晨胸闷、头昏、恶心，听诊：心率42次/分，心律不齐。心电图示：高度房室传导阻滞。住某医院安装临时起搏器，用激素、烟酰胺等治疗，心电图由Ⅲ°房室传导阻滞逐渐转为Ⅱ°或正常。病后34天～106天均在治病过程中再度出现Ⅲ°房室传导阻滞，经治疗后心电图一直呈Ⅰ°房室传导阻滞。专科会诊决定安装永久起搏器。7月23日转本院等待安装起搏器，当即投以人参3g，每天1次。服药1周，心电图明显好转，1个月完全恢复正常。多次复查心电图均正常。病后257天，临床观察3个多月未复发。（《江苏中医杂志》1986年第5期）

洪钧按：由此案可知，小剂量独参汤即对Ⅲ°房室传导阻滞有效。亦可知房室传导阻滞属于心气大虚。

案13：心绞痛

赵某，男，46岁，干部，患冠心病5年，常服用复方丹参片、冠心复苏丸、潘生丁及间断服硝酸甘油等药。心绞痛一直不能很好控制，自4月下旬加服参芦酒［参芦50g泡于500g白酒中，7～10天即可饮用，每天1～2杯（每杯约15～24g）］1个月后，自觉症状大为好转。心绞痛基本控制，未再用过硝酸甘油，苏合丸亦很少应用，且自感有益肾壮阳之功。（《北京中医》1986年第1期）

洪钧按：心绞痛系心肌缺血所致，必有心气、心血不足，故人参有效。洪钧亦有多次经验：大补气血，特别是人参对心绞痛疗效满意。又，据洪钧的经验，丹参常可破气。其表现是：面色苍白，全身乏力，心绞痛加重，故不主张冠心病等使用丹参片等。

案14：老年伤寒咳嗽

一男子50余岁，病伤寒咳嗽，喉中声如鼾。与独参汤一服而轻。再服而鼾声除。至三四服，咳嗽亦渐退，凡服参三斤而愈。（《名医类案》）

洪钧按：洪钧常嘱咐门人，治咳嗽、特别是咳嗽较久者（2日以上即属日久，咳嗽初起即予补益也有很好的效果）要重用补益方药，不宜专注止咳祛痰方药（可以同时用，但必须以补益为主）。门人谢锦锋就此来电邮如下供参考：

赵老师好！最近一切还好吗？

上次您跟我说过咳嗽以补益为主，我自己有过两次体会了。上次咳了好久，吃了好多止咳药，终不见好，后来吃十全大补丸而愈。前两天又咳了，我这次什么止咳药也不吃，只吃十全大补丸，结果一两天就好了！这种治疗思路确实比较少见，对赵老师也敬佩不已！

以前赵老师说准备写《方药指迷》，不知有没有着手写呢？好期待看到赵老师关于方药（包括西药）的专门著作。还有上次听赵老师说准备再写1000个医案，也希望早日看到。我感觉赵老师当前还是以著书为主，看病为辅。一个人能看的病有限，而把医术传授给更多的人，才能救治更多的病人。

案15：老年喘咳

内人年已花甲，素患痰咳，入冬又发，喘咳难止。投二陈汤，洞泄不止。余思良久，素体虚弱，元气亏损，复泄泻又亏其气，急投红人参30g，水煎急服，泄止喘平。（《河北中医》1990年第1期）

洪钧按：此案无疑是西医说的慢性支气管炎导致肺心病（近年更多称为慢阻肺），属于久咳大虚无疑，必须以补益为主治疗方效。此所以，此案急投红参30克而获捷效。

案16：肺心病心衰病危

王某，女，62岁，1990年10月诊。其人罹反复咳喘20余年，进行性呼吸困难6年。此次诊为慢性支气管炎、肺气肿、慢性肺源性心脏病伴心力衰竭（Ⅱ°）。给西药抗感染，解痉平喘，心痛定，吸氧等治疗，病情未得缓解。10月28日子时，病情加剧，发生神志昏蒙，循衣摸床。院方以"并发肺心病"向家属发出病危通知。遂于凌晨寅时自动出院，邀余往诊。诊见神志昏迷，目呆口干，右瞳孔散大，对光反射消失，气少息促，汗出如油，人中歪斜，小便失禁，喉间痰鸣，上肢尚温，下肢足跗逆冷，两脉虽滑但重按无力。余曰："此乃痰闭，阳气欲脱之证，治之非易。欲救则急当先吸去其喉间痰涎，畅其气道，再予吸氧，然后用别直参浓煎灌服救其脱。"当即取30ml针筒抽吸痰涎约15ml。见患者做一吞咽状，令将浓煎的6g别直参汤频频灌服，加鼻导管法供氧。4小时后呼之，神志略清，似有转机。其子又请某西医出诊，左上肢血压不能测到，断言"无法挽救"之。余当时也为之一惊，即切其左脉，的确不见应指，但右脉沉细无力。

观其神志较前转活。再令取别直参 10g，浓煎频灌，5 小时后神志渐清，左脉得起，人中歪斜随之好转。后经益气养阴，化痰醒神，配用西药抗炎、补液支持，终于得救，迄今情况良好。(《浙江中医杂志》1992 年第 9 期)

洪钧按：此案是慢阻肺心衰又休克，危在旦夕，已近于死，中西结合重用人参得救。

案 17：婴儿腹泻病危

谢某，男，6 个月。患儿腹泄多日，泻下水样便。当地医给予输液，肌注抗生素，服止泻药等中西药并进而罔效。家人遂邀钟师往诊。症见患儿神情淡漠，睡中露睛，四肢发凉，腹壁起皱襞而无弹力，自有微汗，息微音低，口唇淡白无华。钟师仔细辨证，认为患儿脾胃素虚，加之腹泻多日，所见一派泻利过损脾阳之候，症情险急。即投予石柱人参 3g（切片米炒），嘱炖汁少与之灌服。药后小儿安睡至当晚子时，即能醒目思乳，腹泻亦止。翌晨，患儿精神大振，想吃羹汤。复以参苓白术散①加白蔻仁 1 粒，藿香 2g，水煎服，连投两剂，调理自愈。(《新中医》1994 年第 6 期)

洪钧按：婴儿腹泻至"神情淡漠，睡中露睛，四肢发凉，腹壁起皱襞而无弹力，自有微汗，息微音低，口唇淡白无华"，已有严重脱水并休克前期。独参汤效佳，盖腹泻危重时尤需人参奏功。以下三案略同，不再加按语。

案 18：严重婴儿腹泻

一孩孟秋泄泻，昼夜十数度，医用五苓散②、香薷饮③、胃苓汤④加肉蔻，罔效。汪曰：此儿形色娇嫩，外邪易入，且精神倦怠，明是胃气不足，而为暑热所中。胃虚挟暑安能分别水谷？今专治暑而不补胃，则胃愈虚，邪亦著而不出。经曰：壮者气行则愈，怯者著而成病是也。令浓煎人参汤饮之，初服三四匙，精神稍回，再服半盏，泻稍减，由是继服数次，乳进而病愈。(《名医类案》)

案 19：顽固婴儿腹泻

张某，男，8 个月，1983 年 9 月 9 日就诊。患儿单纯性腹泻 5 个月，经多方治疗未愈。予以红参每天 3g，蒸汁口服，3 天后好转，6 天后痊愈。

---

① 参苓白术散：人参、茯苓、白术、山药、白扁豆、莲子、薏苡仁、砂仁、桔梗、甘草
② 五苓散：猪苓、茯苓、白术、泽泻、桂枝（五苓散详见除湿方）
③ 香薷饮：香薷、厚朴、白扁豆
④ 胃苓汤：苍术、厚朴、陈皮、甘草、猪苓、茯苓、泽泻、桂枝（平胃散+五苓散）

(《安徽中医学院学报》1989 年第 2 期)

案20：噤口痢濒死

吴又可治张德甫，年二十，患噤口痢，昼夜无度，肢体仅有皮骨。痢虽减，毫不进谷食。以人参二钱煎汤，入口不一时，身忽浮肿如吹气球，自后饮食渐进，浮肿渐消，肿间已生肌肉矣。(《续名医类案》)

案21：吐血重症

安(次)武(清)两县合并时，卫协开会，安次孙姓老医谈，伊以人参30g煎汤，治愈一吐血重症患者。吐血已数日，倾碗盈盆，止血药如棕炭、川军炭等药之无效，奄奄待毙，以人参汤饮之而止。(《医林锥指》)

洪钧按：急性重症吐血、便血，均可急服独参汤。

案22：重症肝炎全身衰竭

赵某某，男，46 岁。住院号22106。原有神经性厌食症，因外出疲劳，又饮食不洁，1 个月后，感全身困倦，饮食乏味，食后腹胀，尿短赤，肝功能异常。当地医院诊断为病毒性肝炎，住院治疗，但病情日见严重。转本院时，饮食不进，呕吐频繁，烦躁不安，骨瘦如柴，皮肤巩膜深度黄染。腹水(+)，肝上界六肋，肋下1cm，质Ⅰ°，叩痛(+)，黄疸指数120单位，谷丙转氨酶97单位，凝血酶原时间24秒。诊为病毒性肝炎乙型亚急性重型。予基本支持疗法，适当供应热量及小量血制品，保持水盐平衡。另外考虑到患者全身衰竭，治疗极为困难，同时给予独参汤回阳救逆，人参10g，浓煎分服，每天1 剂，1 周后病情减轻，半月后黄疸渐退，能进少量饮食；2 个月后，症状消失，能下床活动，精神良好，面色较佳，体重增加(患病极期体重为 43.5kg，出院时为 51kg，最高每日增加230g)，肝功能恢复正常；4 个月后痊愈出院休养，服参 2 个月，计量240g。(《中医百花园》第 2 版、《科学技术文献出版社重庆分社》1990年)

洪钧按：此案复杂且危重，但属于大虚无疑。中西医结合用独参汤效佳，可知人参对重症肝病也有突出效。

案23：低体重新生儿上感

江某，女，1982 年10月3日出生，系第 1 胎第 1 次生产，足月顺产，出生时体重2100g，西医诊断为"低出生体重儿"。母乳喂养。其母31 岁，孕期有高血压、浮肿病史。患儿出生后头发稀疏，满脸皱纹，十分消瘦，肋骨显露。1982 年10月21日初诊，患儿流涕打喷嚏，咳嗽痰鸣，多汗。

检查：体温36.6℃，呼吸平稳，咽部（-）两肺呼吸音粗糙，未闻及干湿性啰音。心（-），肝肋下1.5cm，脾未触及，肌肉松弛，皮肤弹性差。此系先天不足，腠理不固，风邪外袭所致。祛邪恐伤其正气，故先扶正。红参2g，隔水蒸汁10~15ml，连用2~3天而愈。又随访1年，一切正常。（《中医百花园》第2版《科学技术文献出版社重庆分社》1990年）

  洪钧按：低体重婴儿"头发稀疏，满脸皱纹，十分消瘦，肋骨显露"是严重的先天不足。单味人参效佳，可知人参既补先天，也补后天。

案24：神不守舍发狂

妇科郑青山，因治病不顺，沉思彻夜，兼受他医讽言，心甚怀愤。天明病者霍然，愤喜交集。病家设酌酬之，而讽者已遁，愤无从泄，忽然大叫发狂，同道治罔效。一日目科王道来往候，索已服未服等方视之，一并毁弃，曰：此神不守舍之虚证，岂豁痰理气清火药所克效哉！遂令觅上好上参二两，一味煎汤，服之顿安。三啜而病如失，更与归脾汤①调理而愈。（《续名医类案》）

  洪钧按：严重恶性精神刺激，也会导致严重正夺。此案恰如范进中举后发狂，是心气大虚致神不守舍，故独参汤效佳。

案25：大出血昏仆

一妇人，三阴交无故出血如射将绝，以手按其窍，缚以布条，昏仆不知人事，以人参30g，煎灌之愈。（《名医类案》）

  洪钧按：此案也是独参汤挽救气随血脱。洪钧以为"三阴交出血如射"并非无故。很可能患者有大隐静脉曲张，洪钧有此经验。

案26：频发晕厥

王某，女，21岁，1988年2月13日诊。诉自前年冬季开始，穿1种硬质高领衬衫。此后，每因转头、偏头、抬头而头晕目眩、面色苍白、四肢无力，汗出，眼前如飞蚊，随即倒地，瞳孔扩大，脉搏变慢。1987年10月在某医院诊为"颈动脉窦晕厥"，发作时用阿托品可缓解。此次因仰头稍久，晕厥复发，旁人呼余临场救治。上述诸症悉在，撬开双唇，见舌淡无血色，脉弱沉，重按脉止，血压6/2kPa即刻刺人中、涌泉，3~4分钟神苏，用独参汤（生晒参30g）频频灌服，2小时后如常，嘱用生晒参切

---

① 归脾汤：人参、黄芪、白茯苓、木香、当归、龙眼肉、远志、酸枣仁、甘草（炙）（归脾汤详见补血方）

片，口含嚼 3~5g。3 个月后，作颈动脉窦压迫试验阴性，无复发。(《四川中医》1992 年第 5 期)

洪钧按：患者是较重的虚弱体质，特别是低血压常诱发脑缺血晕厥。独参汤疗效满意，可知人参补五脏六腑，强化全身机能。

案 27：肺心病心衰并中毒性休克

金某，男，64 岁，住院号 4484。因肺心病心力衰竭，慢性支气管炎继发感染合并中毒性休克，于 1978 年 8 月 14 日入院。入院时畏寒微热，体温 37.3℃，胸闷气急，精神昏愦，呈半嗜睡状，两肺呼吸音粗糙，可闻少许湿啰音，呼吸 30 次/分，心率 96 次/分，心音较低，血压 10.7/6.1kPa，血白细胞 $1.7×10^9$/L，中性粒细胞 0.80。用西药抗菌、消炎、抗休克等治疗 5 天，病情未好转，休克未纠正，在西药抗休克药维持下，血压是 12.0/6.7kPa，因而加用生晒参 9g，3 剂。第 1 剂服后症情迅速好转，当晚血压上升，即停止输液。此后血压一直稳定，四肢温暖，诸症渐减至消失，8 月 29 日出院。(《绍兴中医药》1984 年第 1 期)

洪钧按：此案说明中西医结合的必要性，特别是加用独参汤抗休克效佳。

案 28：阴虚阳暴绝

一人久病滞下，又犯房事，忽发昏晕，不知人事，手撒目暗，自汗如雨，喉中痰鸣，如拽锯声。小便遗失，脉大无伦。丹溪曰：此阴虚阳暴绝也。令煎人参膏饮之，手动。又饮之，唇动。半夜后尽三盏，眼能动。尽三斤，方能言而索粥矣。尽五斤而痢止，至十斤而痊愈。(《顾松园医镜》)

洪钧按：久病滞下，慢性痢疾也，必然正气夺。惜乎不知持虚寡欲。于是房事之后，一派大虚危候，近于不治。盖阴虚阳绝近于死。此所以用人参膏三斤方能言而索粥矣。尽五斤而痢止，至十斤而痊愈。朱丹溪不喜补益，但此案先后用参至十斤，可见大虚危候非重用人参不可。

案 29：慢性疖肿

郑某，男，近年常患疖病，于 1975 年 9 月 28 日来诊。经查：颈项部有几处硬节未见脓点，局部红、肿、热、痛。遂外用人参膏（每年秋季采挖人参时，采集其茎叶及杂根，洗净，放适量水煎煮 1~2 次，去渣，合并滤液，再用文火煎至较稠浸膏，装入广口瓶中高压灭菌 30 分钟后，密封备用。使用时将浸膏涂于消毒好的厚纸上，贴敷患处，隔日换药 1 次）贴敷患处，经 3 次换药，未用其他抗菌药物，炎症消失。(《新医药学杂志》

1977年第2期）

洪钧按：此案是不严重的疮疡而且是外用人参浸膏，但足以说明治疮疡照样可以使用人参一味而效佳——只要是虚证。

或问：以上所列验案几乎无不是大虚危候，此时用人参或用大剂量单味人参很好理解。可是，按照您的见解，见虚证知道用补益法就是大方向正确。莫非虚人感冒这样的轻浅之疾，也可以单用人参一味且疗效好吗？

答：这是毫无疑问的，尽管多数学过中医的人，甚或所谓专家们，看到单用人参治感冒会大吃一惊。其实，古人治感冒不是根本不用人参。试看今方剂教材所列参苏饮①，方名就是人参打头。至于再造散②中，更是不但有人参，还有黄芪。可惜，大概因为这两个方子还同时含有其他药物，学过中医的人大多忘记了，原来感冒初起完全可以用人参和黄芪等。为说明这个问题，请看下案。

案30：门人虚劳感冒自用人参速效

2010年12月19日，门人黄力来信说：我近2个月因工作疲劳反复感冒。前一周（2010年12月12日）劳累一天后又感鼻塞，头胀，头痛，轻度恶寒，无汗，疲乏倦怠，心悸。当晚服用生晒参半支，晨起除鼻塞之外，其他症状基本消失。第二天服用补中益气丸，少许生晒参。第三天所有症状消失，精神好。服用补中益气丸至今，感觉体力较好，精神较2个月之前也更好些。如果不用补法，相信病情会进一步加重。

来信中还有按语说：中药抗菌、抗病毒作用都比较有限，故上方有效即因扶正。经云"邪之所凑、其气必虚"，可见外感病初起和后期，用补益法调动人体抵抗能力，应当适用于大多数情况。

然而，一位是中医研究生的网友QL（按：以上信件当时就上了我的博客"赵洪钧医学传心堂"，故有网友参加讨论）对此大惑不解。尽管如上所说，这本来是不该有的疑问。

QL问：可是，有外感的情况时，真的能用人参这样纯补的药吗？说实话，我从来没听说有中医大夫这么用的。真的！至少都要先驱邪。

以下是门人汪海升就此作答。

---

① 参苏散：人参、紫苏叶、茯苓、陈皮、半夏、木香、枳壳、干葛、前胡、桔梗、甘草（详见解表方）

② 再造散：人参、黄芪、川芎、熟附子、桂枝、芍药、细辛、羌活、防风、煨生姜、甘草（详见解表方）

海升答:"虚则补之"是《内经》的原文,也是常识即可理解的原则。但是,近年许多医生囿于闭门留寇之见,见虚证不敢补。尤其是遇见感冒,起手便是银翘、桑菊、柴胡之类,不但桂枝汤等伤寒方法少用,补中益气法更少用。尤可怪者,成药补中益气丸说明书竟然说:"感冒发热病人不宜服用",真是当代中医的悲哀。试看汤头歌云:"补中益气芪术陈,升柴参草当归身。虚劳内伤功独擅,亦治阳虚外感因。"可见,汪昂时代,用补法治疗虚人外感,还是医家常识。今日之中医"专家"无不数典忘祖矣。

案 31:重症冠心病

村民某女,80 岁时患典型心绞痛重症,曾两次住院确诊。因住院疗效不佳,均出院就诊于洪钧,用十全大补汤加味(同时用西药控制血压)迅速缓解。此后两年内严重发作 4、5 次,均用上方疗效满意。又半年后,突然严重发作濒危:剧烈胸痛,面色苍白,全身冷汗,呼吸困难,脉微细欲绝,危在顷刻。我已感到无望,遂令病家急煎红参 30 克频服。服汤后约 30 分钟诸证缓解。此后病家即遵嘱自购红参每日煎服 20 克左右,病情逐渐好转,渐至心绞痛不再发作。如此维持 4 年半(较轻时不是每天服红参),虽心绞痛消失,但全身情况日渐不佳。至 2018 年夏 86 岁时,因全身衰竭去世。4 年半中共服红参约 15 公斤。

洪钧按:由此案可知,人参对冠心病也疗效较好。当然,中西医结合尤其必要。此患者后来极可能有了心肌梗死(病家拒绝去医院检查确诊),也有心衰。我让她每天口服地高辛半片。患者只在最后半年多不能下床。

案 32:人参和我的冠心病

洪钧的心绞痛最早出现在 40 多岁,而后逐渐加重,从每年发作几次,到 60 多岁最严重时,每天发作数十次。但是,由于多次心电检查阴性,我也没有心衰,就没有服用过相关西药。我也不很相信那些西药的效果。只是,自五十多岁开始我经常嚼服红参片(每天 2、3 克到 10 克左右不等,有时用红参泡水代茶饮)并断续服用人参归脾丸。服用它们不是自觉地用来治冠心病,而是为了改善睡眠和精力。终于 66 岁时(2011 年)发生了心肌梗死(症状及心电图表现典型),还同时有焦虑症。我的心肌梗死不太严重,没有心衰,也没有严重的心律失常。焦虑症倒是比较痛苦。自病自医治疗了一个多月,焦虑症未能控制,终于按冠心综合征住了医院。医院给予常规服药之外,就是心导管治疗。第一次在某医院下支架失败,那里建议我做冠脉搭桥手术。家属把冠脉造影视频拿到北京某医院，那里的专家说，我的冠脉出现了较好的侧支循环。尽管如此，我还是做了冠脉（前降支第一穿隔支）支架。此后我的心脏功能一直不错，加之做了常规西医治疗，故病情缓解不全是支架的疗效。换言之，不放支架结果也可能差不多。住院期间我还是间断服用红参。出院后焦虑症不好，于是自己要求住进了某院神经科按焦虑症治疗。住院一个月焦虑症得到控制，于是出院静养半年多。当然，其间同时服用冠心病西药和抗焦虑药。可喜的是，两年后再查心电图正常。至今（2019年3月10日）洪钧仍常服单味红参，服用法，略如前。心绞痛发作大约每月一次。自觉体力、精神尚可。故总的来说，冠心病日渐好转。近四个月来，为撰写本书、《赵洪钧医论医话选》以及整理我的旧书稿，每天工作10小时以上，虽觉劳瘁，但可支持。

怎样解释这一结果呢？我觉得人参至少起了部分作用。因为由案31可知，人参对冠心病有效。其中的详细机理有待研究。

案33：人参安眠的亲身体验

1998年11月底，洪钧赴英国工作。出国前少不了一些准备和应酬，再加上追着太阳飞了10个小时，到达时又有朋友接待，难免劳瘁又兴奋过度。于是自觉倦怠、头昏、无力。可是，当地时间晚7点上床却睡不着，服了两片安定还是不能入睡。于是用滚开水泡红参大约30g，约半小时后一次服下。我原以为，要很晚才能入睡，干脆下楼和导师马堪温先生谈话。没想到，不到半小时，困得支持不住了。那种困是我很少有的，于是上楼一觉睡到次日早晨8点多。起床后，自觉完全恢复，时差一下子倒了过来。

不过，不要以为人参就是镇静、安眠剂。睡眠充足、精神好的时候，用上述剂量不会发困而是精神、体力更好。

又，我还多次因乏力、腹胀满服用人参归脾丸后，迅速排出较多的大便（不是腹泻）而感到腹内宽松舒适。这虽然是复方的作用，却足以证明，腹胀满不是只宜通腑气。人参对消化道也不是只抑制蠕动。

又，刺五加和人参是同科植物。它的补益作用、特别是调节神经略同人参。我曾经给患者刘某开刺五加片，他服两片就感到多困。又曾经给他输液用刺五加注射液，输液中即大睡，自称从来没有睡得那么好。

洪钧按：《皕一选方治验实录》一书中，载有独参汤验案19个，也属于单味人参验案。因上举人参验案已经很多，下面仅举其中一案。有兴趣者可查该书。

小儿惊啼发抽：（汪石山医案）

一儿初生，未满一月，乳媪抱之怀间，往观春戏。时风寒甚切，及回，即啼不乳，时发惊抽。始用苏合香，继用惊抽药，不效。汪曰：小儿初生，血气未足，风寒易袭，此必风邪乘虚而入也。风喜伤脾，脾主四肢，脾受风扰，故四肢发抽，日夜啼叫不乳。经曰：风淫末疾是也。其治在脾，脾土不虚，则风邪无容留矣。因煎独参汤，初灌二三匙，啼声稍缓，再灌三五匙，惊抽稍定，再灌半盏，则吮乳，渐有生意。（《名医类案·惊抽》卷十二）

洪钧按：初生小儿，感风寒而用独参汤，立竿见影。可见不必顾忌感冒初起用人参。

三、党参

党参是近代以来，中医最常用的补气药。

今中药学教材认为，党参：补脾肺气，补血，生津。

现代中药药理认为，党参能调节胃肠运动、抗溃疡、增强免疫功能；对兴奋和抑制两种神经过程都有影响；有降压作用，也有抗休克作用等。总之，党参的药理作用很广泛且都是中医说的补益作用。

洪钧以为，党参确实是比较平和且疗效可靠的补气药。它不像人参偶见燥热（由以上所举单味人参验案可知，极少见燥热），医家治非危重气虚证多乐于使用。

但读者须知，近代之前，并无异于人参的党参之说。即那时党参也是人参的一种且特受重视，尽管在生药学上党参和辽人参不属于一个科属。仲景时代的人参到底是党参或辽参（即今所谓人参）颇难确考。以下略摘《本草纲目》人参条下集解供好深思者参考。

【集解】《别录》曰：人参生上党山谷及辽东，二月、四月、八月上旬采根，竹刀刮，曝干，无令见风。根如人形者，有神。

普曰：或生邯郸，三月生叶小锐，枝黑茎有毛。三月、九月采根。根有手足、面目如人者神。

弘景曰：上党在冀州西南，今来者形长而黄，状如防风，多润实而甘。俗乃重百济者，形细而坚白，气味薄于上党者。次用高丽者，高丽地近辽东，形大而虚软，不及百济，并不及上党者。其草一茎直上，四、五叶相对生，花紫色。高丽人作《人参赞》云：三桠五叶，背阳向阴。欲来求我，榎树相寻。榎，音贾，树似桐，甚大，附广则多生，采作甚有法。今近山亦有，但作之不好。

恭曰：人参见用多是高丽、百济者，潞州太行紫团山所出者，谓之紫团参。

保升曰：今沁州、辽州、泽州、箕州、平州、易州、檀州、幽州、妫州、并州并出人参，盖其山皆与太行连亘相接故也。

珣曰：新罗国所产者，有手足，状如人形，长尺余，以杉木夹定，红丝缠饰之。又沙州参，短小，不堪用。

颂曰：今河东诸州及泰山皆有之，又有河北榷场及闽中来者，名新罗人参，俱不及上党者佳。春生苗，多于深山背阴，近漆下湿润处。初生小者三、四寸许，一桠五叶；四、五年后生两桠五叶，未有花茎；至十年后生三桠；年深者生四桠，各五叶。中心生一茎，俗名百尺杵。三月、四月有花，细小如粟，蕊如丝，紫白色。秋后结子，或七、八枚，如大豆，生青熟红，自落。根如人形者，神。泰山出者，叶干青，根白，殊别。江淮间出一种土人参，苗长一、二尺，叶如匙而小，与桔梗相似，相对生，生五、七节。根亦如桔梗而柔，味极甘美。秋生紫花，又带青色。春秋采根，土人或用之。相传欲试上党参，但使二人同走，一含人参，一空口，度走三、五里许，其不含人参者，必大喘；含者气息自如，其人参乃真也。

宗曰：上党者，根颇纤长，根下垂，有及一尺余者，或十歧者，其价与银等，稍为难得。土人得一窠，则置板上，以新彩绒饰之。

嘉谟曰：紫团参，紫大稍扁；百济参，白坚且圆，名白条参，俗名羊角参；辽东参，黄润纤长有须，俗名黄参，独胜；高丽参，近紫体虚；新罗参，亚黄味薄。肖人形者神；其类鸡腿者，力洪。

时珍曰：上党，今潞州也。民以人参为地方害，不复采取。今所用者皆是辽参。其高丽、百济、新罗三国，今皆属于朝鲜矣。其参犹来中国互市。亦可收子，于十月下种，如种菜法。

古今使用单味党参的验案极少。十多年前，同事杨鹏举先生纂《中医单药奇效真传》，遍搜之前的医籍，只发现下案。

重症经崩：霍某某，41岁，工人，1982年2月20日诊。月经过多2年，周期提前，经诊断性刮宫，病理报告为子宫内膜增生症。现症：月经来潮16天未净，经量甚多，伴见少气懒言，全身乏力，头晕目眩，腰酸腿软。脉细无力，舌质淡红。予单味党参6剂，每剂60g。服5剂后血止，症状好转，继服对症中药巩固疗效。此后每值经行服用党参，经后服用对症中药。3个月后，经量正常，症状全部消失，停药后1个月即受孕。(《浙江中医杂志》1986年第5期)

洪钧按：此案无疑属于虚证且脏腑气血均见不足，尤以气虚为主。大剂单味党参补气可统血故血止。加之其他中药调理，患者诸证悉退且怀孕。

四、黄芪

黄芪也是很常用的补气药，医家常常参芪并称。

《本草纲目》载黄芪主治：

•痈疽久败疮，排脓止痛，大风癞疾，五痔鼠瘘，补虚，小儿百病(《本经》)。

•妇人子脏风邪气，逐五脏间恶血，补丈夫虚损，五劳羸瘦，止渴，腹痛泄痢，益气，利阴气(《别录》)。

张元素说，黄芪治虚劳自汗，补肺气，泻肺火、心火，实皮毛，益胃气，去肌热及诸经之痛。黄芪甘温纯阳，其用有五：补诸虚不足，一也；益元气，二也；壮脾胃，三也；去肌热，四也；排脓止痛，活血生血，内托阴疽，为疮家圣药，五也。又曰：补五脏诸虚，治脉弦自汗，泻阴火，去虚热。无汗则发之；有汗则止之。

其实，张元素说的黄芪五种用途，无一不是用其补气。

今中药学教材称：黄芪健脾补中，升阳益气，益卫固表，托毒生肌。

现代药理认为，黄芪主要含苷类、多糖、黄酮、氨基酸、微量元素等。其药理作用广泛。主要是促进机体代谢，利尿，抗贫血，升高低血糖，降低高血糖，兴奋呼吸，增强和调节机体免疫功能等。

据洪钧所知，没有多少文化的养猪专业户，也知道用黄芪多糖，提高猪只的免疫力。凡我中医，不可不知黄芪的此种作用。

或问：人参(包括红参、生晒参、党参、西洋参等)、黄芪均可补气，二者有何异同呢？

答：洪钧以为，二者均可强化机体功能，但人参主要促进异化代谢，黄芪则主要促进同化代谢。二者对人体各系统均有增加生理储备的作用。人参对神经、循环、消化、呼吸、内分泌系统作用较大。黄芪则侧重补益消化、循环和泌尿系统。

问：生理储备是什么意思呢？

答：就是指一般情况下，机体有用不完的生理功能。比如，肝脏切除四分之三还可以维持肝功能。切除一个肾，人还可以正常生活。这说明一般情况下，人体有用不完的生理功能。心脏也是这样，休息时只用大约四分之一的心脏功能。跑百米或拳击家比赛中，就几乎用尽了心脏功能。可见，平时的心脏有很大的生理储备，以备强力劳作或其他危机情况时动用。

如果和机器类比，汽车维持怠速只需要很小的马力。油门开到最大，才用尽全部马力。故一般情况下，汽车的发动机储备有较大的功能。

危重病人大多有一个或多个器官（或系统）功能不足。这时用补气药，就是增加衰竭器官（或系统）的生理储备。

古今人均有单用、重用黄芪而获良效者。

以下13案无不是典型的虚证且有的危重。自西医看病种涉及呼吸、消化、泌尿各主要系统，以内科和妇产科为主。其中用量最大者为每日750g，最小者每日30g。总之都是重用单味黄芪奏效，足见黄芪补气的作用非常可靠，而且非常安全。以下诸案大多易于理解，仅选稍复杂者略加按语。

案1：肺痈破溃气虚

王某，男，36岁。高热咳嗽，痰稠黄，味腥臭，带有血丝。西医诊为肺脓疡。治疗后高热虽退，但仍有低热，余症未减，食欲不振，缠绵月余不愈。苔略黄稍腻，脉滑而弱。按肺痈破溃，气虚不愈论治。用生黄芪250g水煎服。连服5剂，胸闷减，黄痰少，饮食增。继服10剂，诸症悉除。（《辽宁中医杂志》1984年第10期）

洪钧按：肺痈破溃日久不愈，可以看作久败疮。黄芪善治此证。又，此案黄芪用量特大，可见此药很安全。

案2：虚人低热

宋某，女，15岁。几年来每逢夏季则低热，纳减形瘦，口渴多饮，面色淡黄而白，便溏，苔薄，脉细弱。予炙黄芪150g，水煎代茶饮，连服7剂，低热渐退，食欲增进，诸症悉平。此后每逢夏季未再发作。（《辽宁中医杂志》1984年第10期）

案3：中气下陷

沧州董氏女，年二十余。胸胁满闷，心中怔忡，动则自汗，其脉沉迟微弱，右部尤甚。为其脉迟，疑是心肺阳虚。询之不觉寒凉，知其为胸中大气下陷也。其家适有预购黄芪一包，俾用一两煎汤服之。其族兄某在座，其人颇知医学，疑药不对证。愚曰："勿多疑，倘有差错，余职其咎。"服后，果诸证皆愈。(《医学衷中参西录》)

案4：腹痛腹泻反复发作20余年

袁某，女，73岁，慢性腹痛腹泻反复发作20余年，饮食稍不慎即发。每次发作时粪便中有大量黏液，夹有不消化食物，肠鸣。肠镜检查无器质性病变，诊断为"过敏性结肠炎"。经常自服黄连素、氟哌酸，症状严重时输液治疗。平时大便不成形，纳呆腹胀，神疲乏力，面色㿠白，形体瘦弱，下肢肿胀，舌淡苔白，脉濡缓。辨证脾虚胃弱，治以温补脾胃，仍予以单味生黄芪50g，隔水炖服。连服半月后，患者大便成形，每日1次，排气增多，纳增，精神转振，下肢肿胀减轻。连续服用半年，腹泻未作。后经随访未再复发。(《福建中医药》1992年第5期)

洪钧按：此案属于典型的脾胃虚寒无疑。"经常自服黄连素、氟哌酸"，会加重虚寒且伤胃。单味生黄芪效佳，可见黄芪擅长温补脾胃。案5、6略同。

案5：中气虚损

张某，患慢性腹泻5年，每因感寒或进食油腻而复发，大便稀溏，或黏滞不爽，每天7~8次。肠鸣隐痛，胃纳不佳，苔薄，脉虚弱。此为中气虚损，不能运化水谷而致腹泻。予炙黄芪200g，煎水代茶饮。连服10剂腹泻止，大便正常。(《辽宁中医杂志》1984年第10期)

案6：脾胃虚寒

林某，男，31岁，胃脘反复闷痛10余年，伴嗳气，呕酸，平素喜热饮，得食疼痛稍缓，喜温喜按。饮食一般，二便自调，夜寐尚安，舌质淡红，苔薄白，脉细小。胃钡餐透视提示：十二指肠球部溃疡伴慢性胃炎。中医辨证为：胃脘痛（脾胃虚寒型）。治以温中健脾，散寒止痛，单用黄芪羊肉汤治疗。治疗方法：黄芪30g，羊肉150g。将羊肉洗净，切小块，加黄芪置于蒸罐内蒸熟或炖熟。1天1罐，1次或分成2次吃肉喝汤，1个疗程7天。连服2个疗程后，病情缓解。又服2个疗程巩固疗效，于12月4日出院。(《福建中医药》1992年第5期)

案7：全身肿胀并喘息

毛某，男，46岁，患慢性肾炎3年，曾用中西药物治疗，时好时坏。

近来四肢颜面浮肿，按之凹陷，胸闷，喘息不得卧，纳呆，脉沉而虚。此乃中气虚惫，无力行水，用炙黄芪250g，浓煎，每天3次。经服10余剂尿量递增，浮肿渐消。经调理月余，诸症尽除而愈，尿检正常。（《辽宁中医杂志》1984年第10期）

洪钧按："喘息不得卧"是肾不纳气，即西医说的心衰。故此案不仅有"中气虚惫"且证明黄芪可治心衰，自中医看即黄芪也可补肾。

案8：格林巴利综合症——大病后气虚

笔者1996年诊治一病人，主诉发热7天不退，继现全身四肢痛，痿软无力，不能站立，不能持碗进餐。西医诊断为格林巴利综合征。住院治疗2个月，中西药迭进罔效。因经济原因出院。患者神志清，语言利，唯语声低微，面色苍白，形体消瘦，乏力，气息奄奄。四肢肌肉对称性萎缩、松弛，需人搀扶方可缓行。舌质淡红，少苔，脉沉细无力。症属大病之后正气虚衰，肝阴不足，木少滋荣之象痱病也。拟用单味生黄芪100g水煎代茶饮之。3日患者手心、手背、手指均有汗出。坚持服3个月，诸症悉愈。唯行走动作缓慢。（《中医杂志》1997年，第6期）

洪钧按："语声低微，面色苍白，形体消瘦，乏力，气息奄奄，四肢肌肉对称性萎缩、松弛，需人搀扶方可缓行"乃一派气虚之象，故单用、重用黄芪有效。

案9：全身肿胀气喘病危

患者王某，夏秋间忽患肿胀，自顶至踵肿甚，伴气喘声嘶，大小便不通，危在旦夕。令用黄芪4两，糯米一酒盅，煎一大碗，用小匙逐渐呷服，服至盏许，气喘稍平。即于一时间服尽。移时小便大通，排出尿量许多，肿胀减轻。继续服用上方，黄芪减为一两。除脚面仍肿，其他部位浮肿已消失。后因他医投以除湿猛剂而致气绝将亡，又以此法救之，后服黄芪至数斤，脚面浮肿亦除。（《冷庐医话》）

洪钧按：此案全身肿甚，应系西医所谓肾炎所致，且有心衰。大剂黄芪效佳，即因其对心肾都有强化功能之效。

案10：全身肿胀并流产

患者，肿胀脱胎，以黄芪4两，糯米一酒盅，煎一大碗，服之而愈。（《冷庐医话》）

案11：肿胀、气喘、危在顷刻

观察之弟辛木部曹楣，谓此方（黄芪四两，糯米一酒盅，煎一大碗）

治验多人。先是嫂吴氏，患子死腹中，浑身肿胀，气喘身直，危在顷刻。余兄遍检名人医案，得此方遵服，便通肿消，旋即生产。因系夏日，孩尸已烂成十数块，逐渐而下，一无苦楚。(《冷庐医话》)

洪钧按：此案亦系西医所谓心衰，足证黄芪有强心之效。

案12：产后极虚肿胀

一妇人，产后肿胀，腹大如鼓。云初起于腹，后渐及通体，按之而软，诸医以为是水胀也；皮不起亮光，以为是气胀也；而皮不过急，以为是血鼓也。云产下后，恶露极旺，上法治之皆无效果，反而气紧加甚。今气喘，舌淡红，脉近芤，初按之急甚，重按极虚。余思之良久无法，后忆及《冷庐医话》有治产后肿胀，用生黄芪30g煎汁，煮糯米半杯，成粥，淡食。依法治之，5日霍然若失。(《范文甫专辑》)

洪钧按："今气喘，舌淡红，脉近芤，初按之急甚，重按极虚"显然是产后大虚之候。自西医看极可能是轻度心衰。单味生黄芪疗效甚佳，可知黄芪有强心之效。

案13：消渴

《绍兴医学报》载有胡适之者，以勤力用功过度，得消渴证，就治于京都协和医院，西医云是糖尿证，不可为矣。胡君归，殊焦灼。盖因西医果素有名，信其言之必确也。其友谓可请中医一治。胡谓中医无科学系统，殊难信用。友曰，此证西医治已来年，与其坐以待毙，曷必不屑一试也。胡勉从之。中医至，诊毕曰，此易事也，可服黄芪汤，若不愈唯我是问。胡服后，病竟霍然愈。后西医闻之，托人介绍向中医取所用黄芪化验，此时正在化验中也。(《医学衷中参西录（中册）》)

洪钧按：此案记述不全面，盖胡氏当年所患以下肢肿胀为主。此公就诊于中医陆仲安，服参、芪、归、地等大剂复方而愈。此事见于近代多家医刊，而均不甚详确。加之胡氏当年日记缺失，难以确考。但他多次就诊于陆氏且服参、芪、归、地等大剂复方而愈属实。可惜，胡氏不念中医所赐，却积极支持批判中医。由此可见胡氏之为人。

洪钧又按：以上分别讲述了人参和黄芪的补益作用，为加深读者的认识，再把旧作《医学中西结合录》中的一段文字略做修改附在下面。

附：参芪并论说补气

参指人参、西洋参和党参。芪指黄芪。

今人参、洋参都是栽培品种，野参几乎无人用。仲景时代的人参，可能是今党参的野生品种。

李时珍时代，人参已经有人工栽培。那时还没有西洋参（原产地在北美洲的五加科植物），也没有人工栽培的党参。

目前，最常用的参是人工栽培的党参。其次是人工栽培的人参——李时珍称之为辽参。

金元之前，医家对人参的重视远远超过黄芪。那时也不强分补气和补血。

黄芪的补气作用特别受到重视，始于易水学派，特别是创制补中益气汤的李东垣。不过，直到李时珍，他虽然把黄芪放在《本草纲目·草部》第二位（前三位依次是甘草、黄芪、人参），还是不认为黄芪的补气作用可以和人参并列。

李时珍认为，人参"治男妇一切虚证"，即它不是只补气。按中医概念分析，血属于气，故补气药可以补血。

当代中医都知道参芪是补气药，而且是最重要、最常用的补气药。

若问：它们分别补什么气？何时必须用参而不必用芪？何时必须用芪而不必用参？何时最好二者同用呢？

当代中药教材，未能提纲挈领地交代古人的看法。

关于参芪的当代药理研究结论非常多，至今也不能给如何临床应用这两味药一个简明实用的答案。

我的看法如下：

所谓补气，有三方面意义。即：①强化机体异化代谢功能②促进消化吸收——加速补充营养物质之气③促进生成生命物质——强化同化代谢。

②本来包括在①当中。由于人体获得供能物质的自然途径只有消化吸收，把②独立。

参具备上举①②③方面作用，但作用③较弱。

芪的作用主要是③，且很强。

于是，为了达到目的①、②或①＋②必须用参而不必用芪；此外最好参芪同用。

比如，治疗典型的能量代谢低下，如西医所谓甲状腺机能减退，必须用参而不必用芪。治疗典型的生命物质不足，如低蛋白（必兼有其他严重营养不良）、贫血和中医说的血虚、痈疽久败疮等，优先用芪，但参芪同用更好。

又须知,大虚危候必须用参而且要用大剂量。黄芪也用于大虚,却不足挽救危候。它用于补益目的时,不必使用大剂量。补阳还五汤大量用黄芪是它可以调整血压且改善脑供血。

为了加深理解如何用参芪补气,再中西医结合地略说几句。

一切生命活动——包括消化吸收,都是耗能的,所以,一切生命活动不足,首先要用参。这就是为什么《本草经》说:人参"补五脏"。《名医别录》说:人参"主五劳七伤""补五脏六腑"。李时珍说:人参"治男妇一切虚证"。

如果从气血角度分析,上举作用①是强化异化代谢之气化;作用②是通过促进消化补充营养物质之气;作用③就是补血。

不过,今教材更重视人参的补脾作用,说"人参是补脾要药"。此说不确。

人参可以补脾是不错的。比如,四君子汤和参苓白术散之所以益气健脾,补中益气汤之所以补脾胃气虚,主要是其中的人参能够强化消化吸收,从而促进补充供能物质。

但是,一定要知道,人参可以补一切脏腑之气。它是第一补益要药,而不仅仅是补脾要药。四君子、参苓白术和补中益气的作用也不限于补气健脾。

因此,尽管传统用于补肾气的方子金匮肾气丸、右归饮等方法中没有人参,我用此类方法时常常加用党参或人参。治疗心气虚、肺气虚、肝气虚(今少见此说)需要用参也不言而喻。

人参既可以补后天,也可以补先天。大虚危候,尤其要重用参。

以西医而言,消化机能不足,中间代谢低下,乃至一切器官机能不足,都优先用参。

黄芪的主要作用是强化中间代谢的同化过程,即把消化吸收的物质变为人体的生命物质,如蛋白(包括多数酶、抗体等)、血球和其他组织等。

这就是为什么,《本草经》说:[黄芪]主治"痈疽久败疮""补虚"。《名医别录》说它"补丈夫虚损,五劳羸瘦……益气,利阴气"。张元素说它"治虚劳自汗,补肺气……实皮毛,益胃气"。

参芪补益为西医强壮、兴奋剂所不及的是:适应症和安全范围都很广。它们既可用于低代谢率的虚证,也可以用于高代谢率的虚证。既可用于大虚危候,更常用于慢性虚证。既可用于失眠,也可以用于多睡。既可用于肠蠕动过快导致的腹泻，也可以用于胃肠张力不足导致的腹胀。既可用于低血糖，也可用于糖尿病。只要在中医辨证属于气虚，用之即效。比较大量地使用——比如60克左右，也不会像麻黄素、咖啡因或甲状腺素过量那样出现中枢过度兴奋或高代谢率。

当然，参芪也不能随意使用。中医说的实火、胃腑积聚等典型实证和气郁、气滞、气逆等非典型实证，用参芪都宜审慎。即便是虚证，大量长期使用人参也会出现抑郁等不良后果。

近来，参芪都有了单味的静脉注射剂，当代中医应该积极并善于使用它们。

五、白术

古人认为，白术主治：

- 风寒湿痹，死肌痉疸。作煎饵久服，轻身延年不饥（《本经》）。
- 主头痛，消痰水，逐皮间风水结肿，除心下急满及霍乱吐下不止，暖胃消谷嗜食（《别录》）。
- 除恶气，弭灾（弘景）。
- 主大风痹，心腹胀痛，水肿胀满，除寒热，止呕逆下泄冷痢（甄权）。
- 治筋骨软弱，癖气块，妇人冷气癥瘕，山岚瘴气温疾（大明）。
- 明目，暖水脏（完素）。
- 除湿发汗，健胃安脾，治痿要药（李杲）。
- 散风益气，总解诸郁（震亨）。
- 治湿痰留饮，或挟瘀血成窠囊，及脾湿下流，浊沥带下，滑泻肠风（时珍）。

今中药学教材说，白术的功效是：健脾益气，燥湿利尿，止汗，安胎。

现代中药药理认为，白术对肠管活动有双向调节作用，有强壮作用，还有促进蛋白质合成作用等。

洪钧以为，白术对消化系统的补益作用最强。

至此，我想略说一下白术的安胎作用。

古代本草学没有提及白术的安胎作用，那么，此说是怎么来的呢？我认为，主要是张仲景曾经用此药养胎。其法见于《金匮要略》妇人妊娠病脉证并治第二十。方剂是白术散。组方为：白术，芎䓖，蜀椒三分（去汗），牡蛎。（制作法及加减略）。

此方是否可以养胎呢？我认为可以，但不是最好的选择。下文讲补中益气汤时，会提及补中益气汤是安胎之圣药。故洪钧以为，安胎的最好选择就是平补气血。

又，仲景治胎动（即先兆流产）最常用的药物是芎䓖，故川芎不必视为妊娠禁忌。

以下列举单味白术11验案。

案1：心气不宁

景州夔典言：少尝患心气不宁，稍作劳则似嗷嗷动。服枣仁远志之属时作时止，不甚验也。偶遇友人家扶乩，云是纯阳真人。因拜乞方。乩判曰："此证现于心，而其原出于脾，脾虚则子食母气故也。可炒白术常服之。"试之果验。（《阅微草堂笔记》下卷十四）

洪钧按：此案颇涉神秘，但略有理。盖白术健脾而安心神也。

案2：脾虚血弱

一产妇腰痛腹胀善噫，诸药皆呕，立斋以为脾虚血弱，用白术一味炒黄，每剂一两，米泔煎饮时匙许，四剂后渐安，百余剂而愈。（《古今医案按》）

洪钧按：脾虚自宜用白术健脾，脾健而血得生故治血弱。白术又治风寒湿痹，故腰痛得愈。

案3：食土证

张某，男，38岁，工人，1963年4月10日就诊。主诉去年得食土证，无痛感，就是不思食，逐渐消瘦，四肢酸重无力。每天必吃黄土块（火炕、灶堂黄土块）3次，每次吃1碗，如果不吃心里难受，口甜，身沉，口出异味。颜面苍白，精神倦怠，舌质淡，苔白厚而滑，脉弦而有力，寸尺弱。病属脾运失职，不能制湿，湿郁中焦之故。治以强脾燥湿法。处方：黄土炒白术500g，轧成细面，每次服6g，日3次，白开水送下。忌食瓜果腥冷食物，服1剂而愈。（《老中医经验汇编》）

洪钧按：食土证不甚少见，作者以为是"脾运失职，不能制湿，湿郁中焦"，故单味白术效佳。

案4：泄泻半载

一妇人年三十许，泄泻半载，百药不效，脉象儒弱，右关尤甚，知其脾胃虚也，俾用生白术轧细焙熟，再用熟枣肉六两，和为小饼，炉上炙

干,当点心服之,细细嚼咽,未尽剂而愈。(《医学衷中参西录》)

案5:幼儿腹泻

张某,男,13个月。腹泻1周,大便始为不消化食品,饮食尚可,未曾用药治疗。继则出现水泻,日10~20次,腹痛多啼,夜卧不宁,不思乳食,小便短少,无发热,遂来本院,予庆大霉素静滴及补液治疗,未见疗效。又予阿托品脐周封闭,腹痛消失,但水泻仍日10余次。治疗方法:焦白术30g,研末,加水300ml,煎取100ml,纱布过滤,取40ml,保留灌肠,每天1次。排出少许黑色块状物,小便增加。次日巩固灌肠1次,腹泻立止。(《河北中医》1991年第5期)

洪钧按:上二案均属脾虚泄泻,治此证是白术的强项。

案6:便秘并月经不调

胡某,女,23岁,便秘已有2~3年,需7~8日方解1次,干结如球状。平素自觉腹胀,纳食欠佳。月经不调,1个月两行,脉细弦,苔薄白。证属脾胃虚弱,津液不足,运化失职所致。予生白术300g,研粉成极细末,每次10g,每日3次。服药10日,排便改善为1~2日1解,便质变软,腹胀已消,纳谷增香。继服10日,大便正常,每日1行,余症皆除。更予10日量,以资巩固。(《浙江中医杂志》1990年第8期)

案7:便秘并月经不调

患者杨某,女,39岁,1992年10月16日就诊。便秘2年,3~5日1次大便,大便干硬、排泄艰难,伴有月经量多,经期长,神疲,纳差。面色萎黄,毛发、皮肤枯燥无华,舌淡苔少,脉细数。给予生白术60g煎服,每日1剂。服用3剂后排出软便;将白术减为50g又用3剂,大便已不干燥。(《四川中医》1994年7月)

案8:便秘

某女,19岁,学生。便秘数年,屡服增液润下之品而便秘如故。诊见:面色萎黄,口吐清涎,如泉不断,苔白腻,脉缓。此脾土虚寒,运化失职,升降失调,津液上溢而不下达,肠中失润。治宜健脾助运,予生白术30g,开水冲泡,1日数饮,每日1剂,3日后,大便如常,口中清涎大减。添加干姜6g,党参15g,连服2周病愈,未复发。(《四川中医》1992年第6期)

洪钧按:上三案病理略同。由此可知白术既长于治腹泻,也可以治便秘而证属脾虚者。后天之本强健,其余相关症状自愈。由此可知见便秘不可一概治以攻下或润下。

案9：风湿性周身痛

李某，男，30岁。患风湿性周身痛、腰痛已10年，久治不愈。后用白术（白术30g，用烧酒适量煎），治愈。（《中医灵验方》）

案10：久服白术长寿

康斋弟壬申冬遇绍城俞宝山老医云：顷有台老友相访，年已117岁。渠之所以得此大寿者，久服白术之功耳。叩其服法，以白术40斤，切片，冰糖4斤，入瓦罐内煮干，晒之，久蒸久晒，约得8斤。日嚼数片，以供1年之需。此人已服至60余年，其子80余岁，亦服之，甚健。考《神农本草经》有术作煎饵，久服轻身延年之语，询不诬也。（《闲斋笔记》卷九）

洪钧按：此案颇可供今日重养生者借鉴。

案11：脾胃虚寒，流涎不断

汪某，男，4岁。患儿周岁后常流口水，近年加重，不思饮食，虽经多方求医，无明显好转。观其口角流涎不断，渍湿胸前衣襟，下嘴唇溃烂。此属脾胃虚寒。投生白术10g，切细放碗中加水至半碗，蒸后常饮。1剂患儿小便增多，食欲增强，4剂痊愈。（《辽宁中医杂志》1986年第8期）

洪钧按：白术正治脾胃虚寒，故效如桴鼓。

六、五味子

五味子是很重要的中药，也是我很喜欢用的补气药。

今中药学教材，或把五味子归入收涩药。我认为，最好把它看作补气药。试看教材说，此药应用于：1. 久咳虚喘；2. 自汗，盗汗；3. 遗精，滑精；4. 久泻不止；5. 津伤口渴；6. 心悸，失眠，多梦。其中没有一种不是虚证。显然应该把五味子视为补益药。

或问：那么，五味子补益什么呢？

答：今中药教材说，五味子的功效是：收敛固涩，益气生津，补肾宁心。显然，此药可以补气且补肾。

或再问：收敛固涩，不是收涩之意吗？

答：此说很勉强。比如，久咳虚喘，不宜于收涩。津伤口渴，更不宜固涩。治遗精，滑精，是补肾的结果。久泻不止，需要的是健脾补肾。总之，收敛固涩之说，站不住脚。

盖此中固涩之说，来自五味子味酸。倘酸味即主收敛，则山楂味尤

第一章 补益要旨

酸,何以不收敛?

再看《本草纲目》载,五味子主治:

- 益气,咳逆上气,劳伤羸瘦,补不足,强阴,益男子精(《本经》)。
- 养五脏,除热,生阴中肌(《别录》)。
- 治中下气,止呕逆,补虚劳,令人体悦泽(甄权)。
- 明目,暖水脏,壮筋骨,治风消食,反胃霍乱转筋痃奔豚冷气,消水肿心腹气胀,止渴,除烦热,解酒毒(大明)。
- 治喘咳燥嗽,壮水镇阳(好古)。

可见,古人从未言及五味子的固涩作用。《本经》把它的"益气"作用放在第一位。《别录》也首列其养五脏,故五味子首先是补益药。

至此可以说,把五味子归入收涩药,毫无道理。

五味子有南北之分,以北五味子为佳。

读者须知,直到清代,五味子还很贵重。那时一次用量一般为几粒,多者也不超过20粒。

数十年前,西医有五味子糖浆,用于治疗神经衰弱。

现代研究发现,五味子含有挥发油、有机酸、鞣质和维生素等。它对神经中枢有双向调节作用,还有降压、利胆、保肝、提高免疫、抗氧化、抗衰老等作用。

洪钧只查到单味五味子验案一案如下。

烦渴多饮:王某,女,20岁,1985年4月20日初诊。证见烦渴多饮,口干舌燥,尿频,形体消瘦,舌边尖红,苔薄白,脉洪数。嘱用五味子120g,放入250g醋中浸泡12小时,然后取出五味子在适量面粉中拌匀,再放入锅中微火加热炒焦,放入瓶中随时取用。口服1日3~4次,1次3~5粒。治疗8天后,诸症悉除。1年后随访无复发。(《河南中医》1987年第3期)

洪钧按:此案可证实,五味子有生津止渴作用。其实,这也是补益作用所致,即益气生津,与人参益气生津作用略同。

为进一步说明五味子的补益作用,在此附上洪钧的一个验案。此案不是单用五味子,而是在复方中较大剂量使用。

高年尿失禁:姐丈李SG,91岁,任县人,1997年深冬初诊。

姐丈一向勤劳体健,一年前在我的支持下做了白内障手术。术后还可以做些轻微劳动。近年来常有小便不畅,此次则完全尿失禁。自己用一个瓶子接着尿，难免尿床。时值深冬，严寒加之睡眠不好，迅速衰弱，已经无力坐起。如此高年病危，外甥接我去看。查其神志尚清，他人扶起仍可坐着，每餐可喝稀粥一大碗。小腹空虚，无尿潴留。脉象细弱，舌润苔厚。血压正常。处理如下：

①用一个安全套接上一根输液管垂至床边，通入一个输液瓶。这样就不必病人自己接尿，也不会再尿床。（洪钧按：现在的医院里，已有专用的接尿设备，不必再临时制作。）

②服中药煎剂如下：

党参15g，黄芪20g，白术10g，五味子20g，金樱子10g，附子10g，山萸肉20g，桂枝20g，茯苓15g，生山药20g，熟地20g，当归10g，柴胡5g，升麻4g，陈皮10g，川朴5g，枳实5g，甘草5g，生姜20g。常规水煎日一副。

我只去看过一次，上方没有再加减。姐丈恢复很快，一周后即可自理生活。此后又存活3年。据外甥说，好几个类似病人，抄去上方照用都好了。

洪钧按：姐丈如此高年及其一系列表现，无不说明此证是五脏俱虚。只是尿失禁比较痛苦，才以此为主诉求治。治此证应该用十全大补加味，特别照顾脾肾。自西医看，也是多器官、多系统功能严重衰退，故只能大补。

七、山茱萸

今中药学教材或把山茱萸归入收涩药，实则其补益作用更应该受到重视。

古代本草学认为，山茱萸主治：

- 心下邪气寒热，温中，逐寒湿痹，去三虫。久服轻身（《本经》）。
- 寒热疝瘕，头风风气去来，鼻塞目黄，耳聋，下气出汗，强阴益精，安五脏，通九窍，止小便利。久服明目强力长年（《别录》）。
- 治脑骨痛，疗耳，添精髓，止老人尿不节，治面上疮，能发汗，止月水不定（甄权）。
- 暖腰膝，助水脏，除一切风，逐一切气，破癥结，治酒渣（大明）。
- 温肝（元素）。

今教材说，山茱萸的功效是：补益肝肾，收敛固脱。

现代研究认为，山茱萸有强心，升压，拟制血小板聚集，抗血栓形成，降血糖，增强免疫等作用。

张锡纯先生很喜欢使用、重用山茱萸。此药经其发扬得到近现代中医重视。以下摘《医学衷中参西录》对此药的阐述供参考。

山萸肉味酸性温。大能收敛元气，振作精神，固涩滑脱。因得木气最浓，收涩之中兼具条畅之性，故又通利九窍，流通血脉，治肝虚自汗，肝虚胁疼腰疼，肝虚内风萌动，且敛正气而不敛邪气，与他酸敛之药不同，是以《神农本草经》谓其逐寒湿痹也。其核与肉之性相反，用时务须将核去净。近阅医报有言核味涩，性亦主收敛，服之恒使小便不利，椎破尝之，果有有涩味者，其说或可信。

山茱萸得木气最浓，酸收之中，大具开通之力，以木性喜条达故也。《神农本草经》谓主寒湿痹，诸家本草，多谓其能通利九窍，其性不但补肝，而兼能利通气血可知，若但视为收涩之品，则浅之乎视山茱萸矣。

以下列举了用山萸肉救脱者6案。所谓脱证属于西医所谓休克（有的可能是低血糖症）。其主要表现为：心慌气短，大汗淋漓，四肢逆冷，面色苍白，脉微欲绝或无脉，患者自觉不支。此种休克不属于冷休克的四逆汤证，不是西医所谓中毒性休克，自然也不是失血性休克。

或问：此类证可否使用人参呢？

答：自然可以。上文讲人参曾列举多例类似验案，请回头参看。只是因为张锡纯先生特别推崇用山茱萸，近现代中医受他的影响较大。

以下列出的6个验案都是使用山茱萸救脱，无不神验。不再一一加按语。

案1：外感痰喘愈后脱证

一人年四十余，外感痰喘，愚为治愈。但脉浮力微，按之即无。愚曰："脉象无根，当服峻补之剂，以防意外之变。"病家谓病人从来不受补药，服之则发狂疾，峻补之药，实不敢用。愚曰："既畏补药如是，备用亦可。"病家依愚言。迟半日忽发喘逆，又似无气以息，汗出遍体，四肢逆冷，身躯后挺，危在倾刻。急用净萸肉四两，爆火煎一沸，即饮下，汗与喘皆微止。又添水再煎数沸饮下，病又见愈。复添水将原渣煎透饮下，遂汗止喘定，四肢之厥逆亦回。（《医学衷中参西录》）

案2：伤寒愈后脱证

某患者，于孟冬得伤寒，调治10余日，表里皆解。忽遍身发热，顿饭顷，汗出淋漓。若是者两昼夜，及至，汗出如洗，目上窜不露黑睛，左脉

微细模糊,按之即无。急用山萸肉60g煎服,热与汗均愈其半,调整3日痊愈。(《中医杂志》1983年第6期)

案3:产后脱证

湖北天门县崔某来函:张港朱某之儿媳,产后角弓反张,汗出如珠,六脉散乱无根,有将脱之象,迎为诊治。急用净萸肉二两,俾煎汤服之,一剂即愈。(《医学衷中参西录》)

案4:伤寒误汗脱证

王某,男,61岁,干部,夙患痨症,治2年,尚未痊愈,间有咳嗽,动则气喘,体弱易汗,面色㿠白,倦怠嗜睡。时值深秋,罹染流感,恶寒发热口干,咽干,求治于某医。辨为风寒感冒,肺气失宣,拟麻黄汤之剂。药后汗出不止,声短息微,精神疲惫,心悸头晕,四肢逆冷,脉大无力,测血压1.2/0.7kPa,诊为脱汗。急为山萸肉120g如前述法(单味山萸肉90~120g,加水300ml,武火急煎,取汁100ml。再将药渣如上法煎取100ml,混匀,首服1/3药量。余药视病情好转情况分多次服用,病愈则止。)煎汁,首服半量,余药每隔4小时分2次饮下。半日后,神满气爽,四肢转暖,汗出减少,血压升高至正常,后用加减葳蕤汤①调治而康。(《中医单药奇效真传》)

案5:久病初愈行房脱证

陈某,男,31岁,农民。患者久病初愈,即行房事,未终,即感心慌气促,汗出淋漓,被褥皆湿,头昏心悸,舌质深红,脉搏细数无力,面色苍白。病势危急,急邀余诊治。测血压1.1/0.8kPa,辨证属精气双亏,急取山萸肉100g如前述法(单味山萸肉90~120g,加水300ml武火急煎,取汁100ml。再将药渣如上法煎取100ml,混匀,首服1/3药量。余药视病情好转情况分多次服用,病愈则止。)煎取药汁尽饮,半小时许,症状有所好转,取药煎汁,隔3小时分2次饮完,半日许,上症基本消失,血压升到正常。(《中医单药奇效真传》)

案6:大吐泻后脱证

秦某,男21岁,学生,暑天饮冷,呕吐大作,半日内呕吐4~5次,并泻下10余次。延余诊治时,呼吸急促,面色苍白,汗出肢冷,病势危急,测血压1.1/0.75kPa,脉搏细疾,诊为脱症。急予山萸肉100g,水煎

---

① 加减葳蕤汤:生葳蕤(玉竹)、白薇、淡豆豉、生姜、桔梗、甘草、大枣、薄荷

频饮，半日症状基本消失，血压上升到正常。后用藿香正气丸调治而愈。（《中国中医急症》）

洪钧按：此案可用四逆汤，但山萸萸似乎疗效更好。

八、山药

《本草纲目》载，山药主治：

• 伤中，补虚羸，除寒热邪气，补中，益气力，长肌肉，强阴。久服耳目聪明，轻身不饥延年（《本经》）。

• 益肾气，健脾胃，止泄痢，化痰涎，润皮毛（时珍）。

今中药教材说：山药补脾胃，益肺肾。

现代药理研究认为，山药双向调整胃肠道动力，增强免疫，降血糖，降血脂，抗衰老。

洪钧以为，山药补中益气主要是健脾补肾。其健脾主要是减缓消化道蠕动同时帮助消化吸收。其补肾接近西医的强心作用。

张锡纯先生也很重视故喜用生山药，他拟有"一味薯蓣饮"就是单方。以下谨摘《医学衷中参西录》中"山药解"供参考。

山药：色白入肺，味甘归脾，液浓益肾。能滋润血脉，固摄气化，宁嗽定喘，强志育神，性平可以常服多服。宜用生者煮汁饮之，不可炒用，以其含蛋白质甚多，炒之则其蛋白质焦枯，服之无效。若作丸散，可轧细蒸熟用之（医方篇一味薯蓣饮后，附有用山药治愈之验案数则可参观）。

请看以下单味山药验案。

案1：肺结核并发症

兰某，男，27岁，1988年2月8日初诊。3个月来感觉疲劳，气短，无力。20多天前开始出现全身不适，畏寒发热，午后为甚，伴咳嗽少痰，胸痛，食欲不振，身倦无力，消瘦。某医院按"肺部感染"给予青霉素注射多日未见好转。发热、咳嗽、胸痛加剧，午后热甚。后经西医检查诊断为："急性粟粒性肺结核合并肺部感染"，拟抗痨、抗感染、对症支持疗法，并应用清热养阴之中药17天，未见寸效。经用生山药120g煎水当茶频服，1日1剂，并常规应用抗痨药，停用抗生素。用药第2天体温开始下降，3天后正常，精神转佳，续用8天，症情好转，诸症消失。1个月后随访，病情稳定，已能参加体力劳动。（《四川中医》1990年第6期）

洪钧按：中医称肺结核为痨病，盖患此病者无不是虚劳，不宜用清热养阴之剂（没有加重就不错了）。结合西药抗痨，加用单味山药效佳，足

证山药补气之功颇佳。

案2：温病大便滑泻喘息迫促

一人，年四十余，得温病十余日，外感之火已消之八九。大便忽然滑下，喘息迫促，且有烦渴之意。其脉甚虚，两尺微按即无，亦急用生山药六两，煎汁两大碗，徐徐温饮下，以之当茶，饮完煎渣再饮。两日共用山药十八两，喘与烦渴皆愈，大便亦不滑。（《医学衷中参西录》）

洪钧按：此案已呈休克前期，单味山药如此效佳，说明此药亦可抗休克。

案3：淋巴结核伴喘嗽

直隶青县张某某来函：侄女某，已于归数载，因患瘰疬成痨，喘嗽不休。或自汗，或心中怔忡，来函索方。余揣此系阴分亏损已极所至。俾先用一味薯蓣饮，每日用生山药四两，煮汁两大碗，当茶频频温饮之。不数剂，喘定汗止，咳嗽亦见轻。继又兼服薯蓣粥，作点心用之，渐渐痊愈。（《医学衷中参西录》）

洪钧按：此案亦属痨病，用单味山药治愈，足见痨病当首选温补法治疗。

案4：顽固腹泻

邹某，男，2岁，1991年6月7日诊。便稀薄已11天，夹不消化食物及少许黏液，日10余行。曾服复方新诺明、泻痢停、双氢克尿塞、654-2等药，病情无好转。伴见食欲不振，面色萎黄，舌淡苔白，脉缓而弱，指纹色淡。大便细菌培养和霉菌检查均为阴性。遂用山药轧成细末，过细箩，取粉50g左右，加适量凉水调匀，煮沸成糊状，加少许白糖。日服5次，每次5匙。3天后泻次减少，5天后治愈。随访4个月，未复发。（《浙江中医杂志》1992年第7期）

洪钧按：此案属于脾胃虚寒，单味山药速愈，可见山药有参、术之效。案5、6、7、8机理略同。

案5：顽固腹泻

患者，男，6个月。腹泻时轻时重2个月，大便每天5、6次，质稀色黄，时带黏液。曾口服乳酸菌素片、复方新诺明、黄连素、吡哌酸，又用推拿方法等均无明显疗效。伴有食欲差，腹胀，烦躁，四肢微凉，面色苍白、消瘦。予山药粉10g口服2天，大便成形。（《山东中医杂志》1995年第4期）

案6：顽固腹泻

一妇人，年三十余，泄泻数日不止，病势垂危，请人送信于其父母。其父将往瞻视，询方于愚。言从前屡次延医治疗，百药不效。因授以山药煮粥方，日服3次，两日痊愈。又服数日，身亦健康。（《医学衷中参西录》）

案7：顽固腹泻

李某，男，3岁，1989年10月4日就诊。腹泻20天，日行10余次。大便稀薄，食后即泻，完谷不化，时有腹胀隐痛，喜按，纳食不香。曾服多种药物罔效。且面色萎黄，神疲体倦，形体消瘦。舌淡苔白，脉缓而弱，指纹色淡，隐现于风关。治宜健运脾胃以升清阳而止泻。予薯蓣粥（取生山药500g，白糖30~50g。先将山药轧成细末，过细箩，取出药粉50g左右。置搪瓷缸内加适量凉水调匀，放置火上加热，时时搅拌，待煮2、3沸后即成稀糊状，加少许白糖。日服4~5次，每次4~6药羹匙。）2天后腹泻次数明显减少，纳食大增。5天后症状全部消失，大便检查一切正常。随访半年，安然无恙。（《浙江中医杂志》1991年第2期）

案8：噤口痢，水浆不入

陈庆长知县名祖永云：项守宫南康，其子年十许岁，患噤口痢，水浆不入者数日，唯能进药。同官家有方书，载一治法，试用之，一服而痢稍疏，三服遂索粥饮，顿食半盏许，自是痢止而安。其法用干山药一半炒黄色，一半生用，研为细末，米饮调下。（《是斋百一选方》）

案9：糖尿病

王某某，男，39岁，患消渴症已7~8个月。治法将山药蒸熟，每次饭前先吃药150~200g，然后再吃饭。如法治疗20多天，痊愈。（《中医验方汇选》）

洪钧按：此案说明山药可以降血糖。

案10：子痫

一娠妇，日发痫风。其脉无受娠滑象，微似弦而兼数。知阴分亏损，血液短少也。亦俾煮山药粥服之即愈。又服数次，永不再发。（《医学衷中参西录》）

洪钧按：此案颇难用西医解释。盖子痫（重度晚期妊娠中毒的表现之一）患者必有血压高，多数也有较重的水肿，而此案均不见。

案 11：产后大喘大汗身热劳嗽

一妇人，产后 10 余日，大喘大汗，身热劳嗽。医者用黄芪、熟地、白芍等药，汗出愈多。后愚诊视，脉甚虚弱，数至七至，审证论脉，似在不治。俾其急用生山药六两，煮汁徐徐饮之，饮完添水重煮，一昼夜所饮之水，皆取于山药中。翌日又换山药六两，仍如此煮饮之。3 日后诸病皆愈。（《医学衷中参西录》）

洪钧按：大喘、大汗、脉甚虚弱，数至七至，一派大虚危候。"似在不治"之证，竟用单味山药治愈，足见此药的补益功效极宜重视。

九、大枣

古代本草学认为，大枣主治：

- 心腹邪气，安中，养脾气，平胃气，通九窍，助十二经，补少气、少津液、身中不足，大惊四肢重，和百药。久服轻身延年（《本经》）。

- 补中益气，坚志强力，除烦闷，疗心下悬，除肠澼。久服不饥神仙（《别录》）。

今中药学教材谓，大枣的功效是：补中益气，养血安神。

现代研究认为，大枣含有机酸，苷类，生物碱类，黄酮类，糖类，维生素类，氨基酸及微量元素等。有增强肌力，增加体重，增加胃肠分泌，保肝，抗过敏，镇静催眠等作用。

洪钧以为，大枣补益作用广泛，既是药物又是食品，非常安全。其补益作用基于健脾或补中益气，适应症极广。凡虚证，只要没有明显的腹部胀满都可以用。

谨列举单味大枣验案 4 案如下。

案 1：食少消瘦

邑中友人赵某，身体素羸弱，年届五旬，饮食减少，日益消瘦，询方于愚。俾日食熟大枣十枚，当点心用之。后年余观其面貌，较前丰腴若干。（《医学衷中参西录》）

洪钧按：慢性虚弱、年高，除食少外无特殊不适，治宜健脾或补中益气为主且应缓图。日食大枣，即是食补。

案 2：友人亲验

吃红枣约三个月，每天两次，每次一把，约十五个左右。先用热水洗净，略泡一下，变得软一些。之后，蒸一下，呈紫红色，枣肉呈糖化状态。注意不要用水煮，以免营养成分溶到水中。现在身体有如下变化：一是大便由不成形变为正常；二是面部和手变得红润，手上的老年斑，变成浅色并变软；三是血压正常，脉搏原来五十来次，现在超过六十次，搏动有力；四是过去操作电脑两小时，小腿和脚出现浮肿，现在这种现象消失。为解决大便不正常问题，曾服过丽珠肠乐，开始有点效果，后来无效。在这期间曾服过加味逍遥丸十盒，此外没有用过其他药物。所有这些现象是不是吃红枣的结果？（2010年老朋友李QL来信）

洪钧按：这位老友吃大枣时已经80岁。他的亲身体验结果不仅证实了前人的记载，还说明大枣不仅仅能健脾。

案3：顽固腹泻

刘某，女，4岁。腹泻（水样便）10多天，每日数十次，经中西医多方治疗均无效，终日靠输液维持生命。后以大枣数枚，烧焦后研末。红糖、白酒适量，混合放在碗中用火燃烧以火自灭为度。将经燃烧过的酒糖放水锅中炖煮，然后跟大枣末混合备用。每次服1～2匙，日服数次。该患儿服此方1次即愈。（《广西中医药》1980年第2期）

洪钧按：大枣虽然能安中健脾，但是，熟大枣不是很容易消化，故对腹泻严重的患者，用大枣宜烤焦存性，而后研末服。

案4：白细胞和血小板减少

魏某，女，42岁，1985年6月2日就诊。经常头晕心悸、口苦咽干、劳则病加。体虽丰腴，但倦怠神差，双下肢有紫斑数块，无痒痛感，已半年不愈，月经愆期。1980年以来白细胞计数常在5.0×10^9/L以下。经中西药治疗自觉症状虽有缓解，但白细胞及血小板数值终难上升。时下，苔薄白，质淡红润，六脉濡数。证属心脾两亏，营血虚损。嘱每天将生大枣当点心常服之，共服大枣10kg后，头已不晕，食欲增进，自感精力充沛，下肢紫斑已消失。近3个月来月经正常，经量适中，经期由原1周转至3～4天。1985年9月20日查血：白细胞7.1×10^9/L，血小板73×10^9/L，红细胞及白细胞总分类亦趋正常，诸恙若失，则病愈耳。（《四川中医》1986年第9期）

洪钧按：按中医理论，此案利用了大枣健脾进而统血的功能。

第三节 补血要药

问：什么叫补血呢？就是补益血管内的红色液体吗？

答：不是。补血的概念远远大于补益血管内的液体。上一节补气药中已经简单交代过。补气指补益全身生理机能；补血就是补益全部血肉之躯。一般地说补血，就是对五脏六腑、肌肉、皮肤、毛发、感觉器官、性器官乃至骨骼都有补益作用。自然，其中包括补益血液之血。

问：补血药只补益血肉之躯，对机体功能毫无补益作用吗？或者说补气药只能补气，补血药只能补血吗？

答：显然不能这样简单而绝对地理解。因为没有脱离肉体的功能，也没有毫无功能的活的肉体。故二者——气和血——是对立统一关系。换言之，补气药必然能在一定程度上补血，补血药也能补气。

常识即可帮助我们理解这个问题。

比如，饥饿时没有力气。饥饿严重时会头晕眼黑、心慌、出汗、站立不稳、自觉不支，就是全身气虚严重。吃一顿饱饭或者输液给足葡萄糖等，就来了精神和力气，头晕眼黑等症状消失。这就是吃饭或输液给肉体补充了营养物质，因而恢复了（也是补益）肉体的功能。

问：可否举一个临床例子说明以上尊见呢？

答：当然可以。比如低血糖时，就会出现上举严重饥饿时的症状。再严重的会昏迷、抽风乃至死亡。这时快速补充谷气（静脉推注50%的葡萄糖）一般会在几分钟之内完全缓解。须知，发作性低血糖症不是很少见。其中大多不是糖尿病患者（糖尿病患者出现低血糖情况更严重）。这些人经常随身带着饼干等，发作时坐下来吃一把就会缓解。当然，吃一块熟红薯或熟山药等也能缓解。我推测，独参汤等峻补（补气）之剂对低血糖也有效，因为它足以快速动员机体的其他物质转化为葡萄糖。但是，既然有进食、口服或静脉推注葡萄糖这样简便廉验的办法解决问题，就不需要多花钱、多费时费事，使用独参汤或一味薯蓣饮等中医补气方法了。

总之，补气和补血是对立统一关系。补血药和补气药不过是各有侧重而已。

再问：可以再进一步细致地说明补血是补充了什么吗？

答：单就中医理论，有关概念到气血为止。即气血之下再没有更细致的概念了。虽然还有补脏腑之说，也是补益脏腑的气血。故进一步讨论必须结合西医理论。本章开头有简单的说明，再摘在下面以免读者翻检之劳。

西医说的一切营养不足或生命物质损失都是正气夺，一切内脏功能低

第一章 补益要旨

下都是虚。即西医说的心、肝、脾、肺、肾、肠、胃、内分泌器官、脑和性器官等机能低下就都是正夺。贫血、低蛋白、低血钾、低血糖和一切生命物质丧失乃至一切营养不良都属于虚证也毫无疑问。

问：可以举例说明中医也有补益西医所谓糖、蛋白质、维生素等药物吗？

答：可以。比如，小建中汤中有胶饴（即饴糖），就是快速补糖；大枣含果糖、维生素等；阿胶含蛋白质和氨基酸等。至于当归生姜羊肉汤的羊肉，自然足以补充蛋白质。神曲中则富含因而足以补充维生素 B 族。很多酸味果类药如山楂等含维生素 C。苍术中则富含维生素 A。

其他补益方药，自然还能补充机体需要的其他营养物质，只是可惜，今《中药药理学》和方剂学等有关研究，还不足以详细阐释有关问题。

以下逐一列举主要补血药。

一、当归

谚云："十个方子九当归"，故此药是极常用的中药。至于当归药名的由来，《本草纲目》当归【释名】中说：古人娶妻为嗣续也，当归调血为女人要药，有思夫之意，故有当归之名。正与唐诗"胡麻好种无人种，正是归时又不归"之旨相同。

古代本草学认为，当归主治：

• 咳逆上气，温疟寒热洗洗在皮肤中，妇人漏下绝子，诸恶疮疡金疮，煮汁饮之（《本经》）。

• 治头痛，心腹诸痛，润肠胃筋骨皮肤，治痈疽，排脓止痛，和血补血（时珍）。

今中药教材谓，当归：补血调经，活血止痛，润肠通便。

现代药理研究发现，当归促进造血，抗血栓，降血脂，抗心肌缺血，抗心律失常，扩张血管，降血压，双向调节子宫平滑肌，增强免疫。

洪钧以为，当归传统上被看作"补血圣药"。若选一味药补血，要首选当归。《金匮要略》中就有当归、生姜、羊肉汤。若选两味，则选当归、黄芪。《兰室秘藏》当归补血汤只用当归、黄芪两味。故无论西医所谓贫血、还是中医所谓血虚，施治都应该首选当归。而且，一切血虚，除非有中满和泻泄，都要优先选用当归。至于月经不调，习惯上更是首选当归。四物汤这个著名的局方，就是以当归为君。但要清楚，中医所谓补血，不仅指补益中西医说的血液，而是有助于促进一切生命物质的生成，即加强中间代谢的全部同化过程。换言之,"补血"远远大于"促进造血功能"。简明的理解"补血",就是补血肉。一切营养不良或消耗导致的羸弱、消瘦,乃至体内一切有形物不足(如各种组织缺损、低蛋白等)都应该优先使用当归补益。

然而,《景岳全书》说:"补血以熟地为主,而芎、归但可为之佐。……诸经之阴血虚者,非熟地不可。"可见,张氏以为熟地的补血作用比当归更大。对此,将在下文讲熟地时,略做探讨。此处从略。

请看以下单味当归验案。

案1:月经过少

一少妇,身体羸弱,月信一次少于一次,寝至只来少许,询问治法,时愚初习医,未敢疏方,俾每日常用当归八钱煮汁饮之,至期来经水遂如常。由此可知,当归生血之效也。(《医学衷中参西录》)

洪钧按:身体羸弱的少妇,月经量越来越少,用当归一味速效,足见当归可以生血。其实不仅生血液之血,而是改善了全身营养状况。

案2:上消化道出血

孟某,男,54岁。患者有十二指肠球部溃疡史,此次因黑便半个月加重3天而收住院。入院后曾用止血敏、八号止血粉、安络血、白药精、紫珠草溶液及输液输血等治疗,出血仍未止。住院当天解黑便5次,质稀,量约300ml。大便潜血试验强阳性,血红蛋白70g/L,红细胞2.3×10^{12}/L。入院后用单味当归粉治疗,每次4.5g,每天3次,翌日大便成形,但仍为黑色。第3天大便隐血呈阴性,1周后出院。(《辽宁中医杂志》1982年第6期)

洪钧按:消化性溃疡出血半月余,先后用多种止血药不效。后用单味当归速效,可见当归有止血之效。

案3:尿血

一人年四十余,得溺血证。自用当归一两酒煮饮之而愈。后病又反复,再用原方不效,求为诊治。愚俾单用去皮鸦子五十粒,冰糖化水送下而愈。后其病又反复,再服鸦胆子方两次无效,仍以酒煮当归饮之而愈。夫人犹其人,证犹其证,从前治愈之方,后用之有效有不效者,或因血证之前后凉热不同也。(《医学衷中参西录》)

洪钧按:此案先后使用单味当归和单味鸦胆子有效、有不效,可以从正邪角度理解。单味当归乃偏于扶正——补血、止血;单味鸦胆子乃专注

祛邪——祛湿热。同一症状在不同的时期可以是正夺为主，也可以是邪盛为主。故看似不相干的两种疗法，可以用于同一人、同一症状而有效、有不效。

案4：当归注射液封闭

董某某，男，42岁，农民。1973年7月16日来我院就诊。患者在6月底开始感到张口时，左侧颞颌关节疼痛，不能吃硬东西，并在大张口时有弹响，在当地治疗无效。过去有偏左侧咀嚼习惯，口内无异常。给50%当归注射液1ml关节囊内注射。8月4日复诊痊愈。（《新医学》1977年第7期）

洪钧按：此案是当归注射液用于局部且不是大病，但效果良好足示当归有活血、消炎（活血即可消炎）、止痛之功效。

二、熟地黄

熟地也是很常用的补血药。明代大医张景岳特别喜用、重用熟地。人称张熟地。他对地黄的见解应该超过常人。景岳又把熟地视为药中四维之一（其余为人参、大黄、附子），特别重视，为此，先把《景岳全书》中有关地黄的论述（包括生地黄）附在下面。

附：张景岳论地黄

生地黄，味苦甘，气凉。气薄味厚，沉也，阴也。鲜者更凉，干者微凉。能生血补血，凉心火，退血热，去烦躁骨蒸，热痢下血，止呕血衄血，脾中湿热，或妇人血热而经枯，或上下三消而热渴。总之其性颇凉，若脾胃有寒者，用宜斟酌。

熟地黄，味甘微苦，味厚气薄，沉也，阴中有阳。[本草]言其入手足厥阴、少阴经，大补血衰，滋培肾水，填骨髓，益真阴，专补肾中元气，兼疗藏血之经。此虽泛得其概，亦岂足以尽是之妙。

夫地黄产于中州沃土之乡，得土气之最厚者也。其色黄，土之色也。其味甘，土之味也。得土之气，而曰非太阴、阳明之药，吾弗信也。惟是生者性凉，脾胃喜暖，故脾阳不足者，所当慎用。至若熟则性平，禀至阴之德，气味纯静，故能补五脏之真阴，而又于多血之脏为最要，得非脾胃经药耶？且夫人之所以有生者，气与血耳。气主阳而动，血主阴而静。补气以人参为主，而芪、术但可为之佐；补血以熟地为主，而芎、归但可为之佐。然在芪、术、芎、归，则又有所当避，而人参、熟地，则气血之必不可无。故凡诸经之阳气虚者，非人参不可；诸经之阴血虚者，非熟地不可。人参有健运之功，熟地禀静顺之德。此熟地之与人参，一阴一阳，相为表里，一形一气，互主生成，性味中正，无逾于此，诚有不可假借而更代者矣。

凡诸真阴亏损者，有为发热，为头疼，为焦渴，为喉痹，为嗽痰，为喘气，或脾肾寒逆为呕吐，或虚火载血于口鼻，或水泛于皮肤，或阴虚而泄利，或阳浮而狂躁，或阴脱而仆地。阴虚而神散者，非熟地之守不足以聚之；阴虚而火升者，非熟地之重不足以降之；阴虚而躁动者，非熟地之静不足以镇之；阴虚而刚急者，非熟地之甘不足以缓之。阴虚而水邪泛滥者，舍熟地何以自制？阴虚而真气散失者，舍熟地何以归源？阴虚而精血俱损，脂膏残薄者，舍熟地何以厚肠胃？且犹有最玄最妙者，则熟地兼散剂方能发汗，何也？以汗化于血，而无阴不作汗也。熟地兼温剂始能回阳，何也？以阳生于下，而无复不成汗也。然而阳性速，故人参少用亦可成功；阴性缓，熟地非多难以奏效。而今人有畏其滞腻者，则崔氏何以用肾气丸而治痰浮？有畏其滑湿者，则仲景何以用八味丸而医肾泄？有谓阳能生阴，阴不能生阳者，则阴阳之理，原自互根，彼此相须，缺一不可，无阳则阴无以生，无阴则阳无以化，故《内经》曰：精化为气，得非阴亦生阳乎？孰谓阳之能生，而阴之不能长也。

又若制用之法，有用姜汁拌炒者，则必有中寒兼呕而后可；有用砂仁制者，则必有胀满不行而后可；有用酒拌炒者，则必有经络壅滞而后可。使无此数者，而必欲强用制法，是不知用熟地者正欲用其静重之妙，而反为散动以乱其性，何异画蛇而添足。

今人之即欲用之补阴，而必兼以渗利，则焉知补阴不利水，利水不补阴，而补阴之法不宜渗。即有用之补血，而复疑其滞腻，则焉知血虚如燥土，旱极望云霓，而枯竭之阳极喜滋。设不明此，则少用之尚欲兼之以利，又孰敢单用之而任之以多？单用而多且不敢，又孰敢再助以甘而尽其所长？是又何异因咽而废食也。嗟！嗟！熟地之功，其不申于时用者久矣，其有不可以笔楮尽者尚多也。予今特表而出之，尚祈明者之自悟焉。

《本草纲目》载，熟地主治：

- 填骨髓，长肌肉，生精血，补五脏内伤不足，通血脉，利耳目，黑须发，男子五劳七伤，女子伤中胞漏，经候不调，胎产百病（时珍）。
- 补血气，滋肾水，益真阴，去脐腹急痛，病后胫股酸痛（元素）。
- 元素曰：地黄生则大寒而凉血，血热者须用之；熟则微温而补肾，血

第一章 补益要旨

衰者须用之。又脐下痛属肾经，非熟地黄不能除，乃通肾之药也。

•好古曰：生地黄治心热、手足心热，入手足少阴厥阴，能益肾水，凉心血，其脉洪实者宜之。若脉虚者，则宜熟地黄，假火力蒸九数，故能补肾中元气。仲景八味丸以之为诸药之首，天一所生之源也。汤液四物汤治藏血之脏，以之为君者，癸乙同归一治也。

•时珍曰：按王硕《易简方》云：男子多阴虚，宜用熟地黄；女子多血热，宜用生地黄。又云：生地黄能生精血，天门冬引入所生之处；熟地黄能补精血，用麦门冬引入所补之处。

•虞抟《医学正传》云：生地黄生血，而胃气弱者服之，恐妨食；熟地黄补血，而痰饮多者服之，恐泥膈。或云：生地黄酒炒则不妨胃，熟地黄姜汁炒则不泥膈。此皆得用地黄之精微者也。

今教材以为熟地的功效是：补血，滋阴。

现代药理研究认为，熟地有强心，利尿，降血糖，降血压等作用。

洪钧以为，现代研究对熟地的认识更本质。比如，经方炙甘草汤[①]和金匮肾气丸[②]（后世方济生肾气丸、八味地黄丸、桂附地黄丸略同）的功效都只能用强心作用来解释。

洪钧按：至此我想到西医用洋地黄（又称毛地黄）强心。盖洋地黄与中药地黄是近亲，二者在药理方面应该有关系。我曾经在英国行医一年半。英国人常把洋地黄作为美化环境的盆景，于是我有机会多次观察那里的洋地黄。英国地黄与中药地黄外观酷似，只是植株较矮小，叶子上的刺较粗。其花也酷似中药地黄。中药地黄的叶子则满布白色细毛。

洋地黄的强心成分是洋地黄毒贰（地高辛），其中含量甚高。我年轻时还在使用洋地黄叶片（即干洋地黄的叶子压成片剂），一次服用一克即可中毒（强心即用其毒性成分）。中药地黄的叶子显然没有这样的毒性。否则我们的古人不会未能发现其药物作用，因中国古人尝试药物的勇气很少见。

然而，中药地黄用的是地黄根。其中是否含有洋地黄毒贰不能断言。但熟地也有强心作用无疑。它常常用量很大却从无中毒报道，故可肯定其中即便有毒贰，含量也很小。所以，用大剂量时强心作用才明显。所谓大

---

① 炙甘草汤：炙甘草、人参、生地黄、桂枝、阿胶、麦门冬、麻仁、生姜、大枣（详见气血双补方）

② 肾气丸：熟地黄、茯苓、附子、桂枝、山茱萸、薯蓣、牡丹皮、泽泻（详见补阳方）

剂量指30克左右。

至此,还不容易解释熟地黄的补血和滋阴作用,为此我在网上查到熟地的化学成分如下:

熟地黄含较少量的环烯醚萜类成分,已分离得到:益母草甙(leonuride)、桃叶珊瑚甙(aucubin)、梓醇(catalpol)、地黄甙(rehmannioside) A、B、C、D,美利妥双甙(melittoside),地黄素(rehma – glutin) A、D,地黄氯化臭蚁醛甙(glutinoside)等。又含单萜成分:焦地黄素(jioglutin) A、B、C,焦地黄内酯(jioglutolide)、焦地黄呋喃(jiofuran),地黄苦甙元(rehmapicrogenin)等。又含氨基酸,其组成与干地黄比较,不含赖氨酸(lysine)且含量均相应减少。也含糖类,其中单糖的含量比鲜地黄中多2倍以上。另含三羟基 – β – 紫罗兰酮(trihydroxy – β – Ionone)二羟基 – β – 紫罗兰酮(dihydroxy – p – Ionone)、野菰酸(aegineticacid)、5 – 羟基野菰酸(sec – hydroxyaeginetic acid),琥珀酸(succinic acid)、5 – 氧脯氨酸(5 – oxoproline)、5 – 羟甲基糠酸(5 – hydroxymethylfuroic acid)、尿嘧啶(uracil)、尿核甙(uridine)等。又从石油醚提取物中分离得到:亚油酸(linoleic acid)、棕榈酸(palmitic acid)、硬脂酸(stearic acid)、花生酸(arachidic acid)、山嵛酸(be – henic acid)、十五酸(pentadecanoic acid)、棕榈油酸(palmitoleic acid)、肉豆蔻酸(myristic acid)、十九碳酸(nonadecanOic acid)、二十碳酸(heneicosanoic acid)、十七碳酸(margaric acid)。

可见,熟地的化学成分很多。其中,有强心作用的成分可能是地黄甙和地黄苦甙元。其滋阴和补血作用可能主要靠氨基酸类,糖类。

总之,熟地的滋阴作用很广泛。其中包括补血,因为气属阳而血属阴。不过,熟地的化学成分和作用还有待研究。

又,旧作《医学中西结合录》中,曾经论述当归和熟地的异同,附在下面供参考。

附:归地并论说补血

李时珍之前,补血首选当归,故《本草纲目》引韩愁语:血药不容舍当归。

我认为,当归作用非常广泛。所谓补血,不仅指补益中西医说的血液,而是有助于促进一切生命物质的生成,即加强中间代谢的全部同化过程。

第一章 补益要旨

谚云：十个方子九当归。考诸古今处方，当归出现的概率虽然不会达到90%，却是最常用的补益药之一，使用频率和参芪不相上下。它补血又活血，传统上认为是"补血圣药"。故若选一味药补血，古人首选当归。《金匮要略》中就有当归生姜羊肉汤。若选两味，则选当归、黄芪。《兰室秘藏》就有当归补血汤——只用当归、黄芪两味。故无论西医所谓贫血、还是中医所谓血虚，施治都应该首选当归。而且，一切血虚，除非有中满和泻泄，都可以优先选用当归。至于月经不调，习惯上更是首选当归。

四物汤这个著名的局方，就是首选当归补血。

或问：四物汤中还有川芎、白芍和熟地。就补血而言，三者中哪一味更重要呢？

我的看法是：熟地更重要。

古人云：川芎为血中之气药。古今中医很少说它有补益作用（李时珍说：血虚宜之），而是典型的活血化瘀药，足见它不重在补血。

今中药教材把白芍归入补血药，谓其收敛肝阴以养血，此说待商。因为白芍不是收敛肝阴，而是缓肝急。它的补血作用，就是通过补阴作用实现。

熟地的补益作用则毫无疑问。它的补血作用应该略同甚或超过当归。

经方肾气丸，就是以干地黄为君。

或问：肾气丸用于补肾，后世从无异议。至张景岳又创左归、右归，以壮水、益火为要义，为什么尊见以为熟地略同当归而补血呢？

答：张景岳所谓补阴，即广义的补血。李时珍的看法也支持拙见。他说：[熟地]"填骨髓，长肌肉，生精血，补五脏内伤不足，通血脉，利耳目，黑须发，男子五劳七伤，女子伤中胞漏，经候不调，胎产百病"。

可见，一切精血、肌肉不足，都可以用熟地。如果和人参对看，则人参强化全身之气化，熟地补全身之精血。张景岳制两仪膏，就是用人参、熟地两味。此方由"药中四维"的两维组成，是气血两补、阴阳同补的最有效配伍。

只是，需要再次说明，中医所谓补血，不限于治疗出血、血虚或西医说的贫血，而是在解决这些问题的同时"填骨髓，长肌肉，生精血"，即为全身增加物质基础。

或问：现代中药药理研究结论，是否支持以上见解呢？

答：实验证实了当归、熟地"促进造血功能"的作用，只是如上所说,这样证实只从字面上理解的"补血",因而是不完整的。"补血"远远大于"促进造血功能"。简明的理解"补血",就是补血肉。

实验证实熟地的其他作用相当多。我认为,"增强免疫功能"也属于"补血"。

以下试举单味熟地验案3案。

案1:痰嗽碍卧

张某之母久患痰嗽碍卧,素不投补药。孟英偶持其脉曰:"非补不可!"予大剂熟地黄,一饮而睡。(《王孟英医案》)

洪钧按:"痰嗽碍卧"就是肺心病右心衰竭的表现。大剂熟地黄一饮而睡,说明熟地纠正了心衰。

案2:劳喘不能卧

邻村李某,年七旬,劳喘甚剧,10年未尝卧寝。俾每日用熟地煎汤当茶饮之,数日即安卧。其家人反惧甚,以为如此改常,恐非吉兆,而不知其病之愈也。(《医学衷中参西录》)

洪钧按:劳喘10年未尝卧寝(即不能躺下睡觉),是典型的心衰表现,可断定是肺心病心衰。单味熟地有效,可知地黄确有强心之效。熟地之强心作用尤其明显。看来,强心毒苷并非洋地黄独有。不过,用熟地强心,最好用量大一些——20~30克。试看案1予大剂熟地黄,一饮而睡,此案则数日安卧,可知此案用量较小。

案3:亲服熟地经验

洪钧年轻时读《景岳全书》,见他喜用、重用熟地,颇不解其理。于是亲煎熟地二两(约60克)一次服下卧床。约20分钟后自觉心跳有力但心率不快。正常人在休息状态下,是感觉不到心跳的。我的这次亲身体会,足以证明熟地有强心之效。如此便可理解,张氏喜用熟地之理。盖张氏每于热病初起即用熟地,这是加速循环故能同时调动机体抗病能力。此理与麻黄汤有异曲同工之妙。

三、白芍

白芍是很常用的补血药且不限于补血。

《本草纲目》载,白芍主治:

- 邪气腹痛,除血痹,破坚积,寒热疝瘕,止痛,利小便,益气(《本经》)。
- 通顺血脉,缓中,散恶血,逐贼血,去水气,利膀胱大小肠,消痈肿，时行寒热，中恶腹痛，腰痛（《别录》）。

•治脏腑壅气，强五脏，补肾气，治时疾骨热，妇人血闭不通，能蚀脓（甄权）。

•女人一切病，胎前产后诸疾，治风补劳，退热除烦，发背疮疥（大明）。

•泻肝，安脾肺，收胃气，止泻利，固腠理，和血脉，收阴气，敛逆气（元素）。

•理中气，治脾虚中满，心下痞，胁下痛，善噫，肺急胀逆喘咳，太阳鼽衄目涩，肝血不足，阳维病苦寒热，带脉病苦腹痛满，腰溶溶如坐水中（好古）。

•止下痢腹痛后重（时珍）。

今中药教材谓，此药的功效是：养血敛阴，柔肝止痛，平抑肝阳。

现代研究发现，白芍可以强化免疫、抗炎、解痉。

洪钧以为，白芍的现代药理比较清楚。

我们的古人早就知道白芍可以治腹痛。《本经》所载白芍的第一功用就是主治：邪气腹痛。这就是用它的解痉作用。

《伤寒论》有桂枝去芍药汤，也有桂枝加芍药汤。为什么一加一减呢？就是前者腹胀满，而后者有腹内急痛。腹胀满是肠胃平滑肌扩张，腹内急痛是肠胃平滑肌痉挛。

读者必知，西医治腹痛，用颠茄或阿托品（颠茄的成分之一）。其机理是舒张痉挛的胃肠平滑肌。只是，颠茄和阿托品毒副作用较大，特别是常见口干等。用量较大时，还会中毒，还能诱发青光眼，故缺点太多。白芍则没有这些毒副作用。

《伤寒论》有芍药甘草汤，经文如下：

伤寒脉浮，自汗出，小便数，心烦，微恶寒，脚挛急，反与桂枝汤，欲攻其表，此误也。得之便厥，咽中干，烦燥，吐逆者，作甘草干姜汤与之，以复其阳。若厥愈、足温者，更作芍药甘草汤与之，其脚即伸。若胃气不和，谵语者，少与调胃承气汤。若重发汗，复加烧针者，四逆汤主之。

芍药甘草汤方[*]

白芍药四两　甘草四两

右二味㕮咀，以水三升，煮取一升半，去滓，分温再服之。

经文中的"脚挛急"就是脚部骨骼肌痉挛——必有疼痛，看来芍药也可以缓解骨骼肌痉挛而止痛。

我认为，白芍既可缓解平滑肌痉挛，即可降血压。此所以白芍可以平抑肝阳。

此外，白芍还有较温和的润肠作用，即《别录》所谓"利膀胱大小肠"。有人用生白芍15g即可腹泻。加之其微寒，对脾胃虚寒者最好用炒白芍。

洪钧未查到单味白芍验案，谨以芍药甘草（只用芍药、甘草两味）汤验案代之。

案1：胃脘痛（张耀卿医案）

邱某，男，50岁，工人。初诊：1961年5月26日。

腹痛有年。近两月来，病势剧烈，一日数发，得食则减。此肝郁化热，燥热伤阴。所以迭服甘温香燥之剂，痛势依然绵延不止。证之脉来弦滑，弦乃肝旺，滑属痰瘀之明证。苔边薄腻，中光而燥。今拟酸甘化阴之治。

杭白芍一两，生甘草三钱。四帖。

二诊：5月30日。前进酸甘化阴之剂，胃脘疼痛大减。舌苔黄腻而燥，中扪之无津，胃阴已伤。再拟芍药甘草汤柔肝缓中之治。

杭白芍一两，生甘草三钱。三帖。

三诊：6月2日。脘痛渐稀，势亦轻微，纳食渐香，大便如常。面色亦转红润。苔边薄腻，中尚干燥，脉濡软。前方已获效机，原方续进可也。

炒白芍一两，生甘草三钱。五帖（带回）。（《内科临证录》）

洪钧按：此案应是消化性溃疡。自中医看是"肝郁化热，燥热伤阴"。治以芍药甘草汤，疗效尚可。

案2：转筋脚挛急（刘渡舟医案）

贾某，男，53岁。

诊查：症见左腿肚子经常转筋，发作时聚起一包，腿疼不能伸直。同时，患侧的大脚趾向足心处抽搐。切其脉弦，视其舌红而少苔。

辨证：阴血不滋，筋脉挛急而脚挛急。

处方：白芍24g，炙甘草12g。

连服药四剂，病不再发。（《中国现代名中医医案精华》）

洪钧按：此案是典型的芍药甘草汤证。群众称之为"转筋"或"转腿肚子"，因为小腿肚的肌肉——腓肠肌痉挛最常见。此证也可以发生在四肢和躯体他处，有时很频繁，很痛苦。我每治以芍药甘草汤与逍遥散合剂，无不效捷。记得洪钧在英国行医时，有一中年男子患此病求治，我给他开的就是逍遥散与芍药甘草汤合剂，一诊即愈。又家兄亦曾患此症，也是如上处理即效。为说明中医治此证有效，以下再附上洪钧的一个病案。

顽固抽筋

刘YG，男，45岁，威县西徐村人，2015年5月6日初诊。

经常好抽筋数年，近2月加重。先是腓肠肌痉挛，近2月波及胫前肌群和双手。痉挛大多发生在夜间，近来白天也发作。又食后饱胀，睡眠不佳。小便多黄。一般情况可。脉洪大。血压100/76mmHg。处理如下：

陈皮15g，桂枝15g，当归12g，白芍25g，川芎8g，熟地20g，五味子8g，山萸肉6g，茯苓15g，白术10g，党参15g，黄芪20g，怀牛膝25g，香附6g，生牡蛎30g，生三仙各15g，生甘草15g。常规水煎日一剂。

人参健脾丸12克，日2次；逍遥丸6克，日2次。

5月20日再诊：肌肉痉挛完全停止，脉象也大好。守前方巩固。

按：肌肉痉挛主要还是因为失养，即气血不足。脉洪大，血压不高还偏低，也是主虚。上方是一派补益而重用白芍、甘草。芍药、甘草两味治肌肉痉挛脚痛，见于《伤寒论》。

案3：胃痉挛（吉原南峰医案）

一青年，患肋膜炎，接受内科医生治疗。某日于该处诊治时，当场卒发胃痉挛，随即注射镇痛剂，但全然无效，彻夜痛苦不休，于诊室至翌朝。以手触之，胃痛更剧。不得已乘出租汽车回家，于室内疼痛难忍，坐卧不安，毫无办法。其妻哭泣来谈。于是投与芍药甘草汤。煎之服后不到五分钟痛止。午后家属来报，已在院内高兴地散步。（《临床应用汉方处方解说》）

洪钧按：急性胃痛，很考验医生。严重胃痛彻夜不缓解，医生情何以堪。服芍药甘草汤，覆杯而愈，足见汉方神效。

四、何首乌

首乌也是较常用的中药。

古代本草学认为：首乌味甘性温无毒，茯苓为使。治五痔腰膝之病，冷气心痛，积年劳瘦痰癖，风虚败劣，长筋力，益精髓，壮气驻颜，黑发

赵洪钧医学真传(续)

延年,妇人恶血瘘黄,产后诸疾,赤白带下,毒瓦斯入腹,久痢不止,其功不可具述。

今教材说,首乌的功效是:补肝肾,益精血,润肠,解毒。

现代研究发现,首乌可以降低胆固醇、强心、促进肠蠕动,升高血糖等作用。古人有《首乌传》叙其疗效颇神,但未能得到后世重复。

粗查载籍,仅见单味首乌验案一案如下。

神经衰弱:王某,女,21岁,干部。因写作工作较多,疲劳致神经衰弱,失眠入睡困难,烦躁,每晚仅睡3~4小时,伴有发昏,疲乏。检查无阳性体征。用何首乌注射液治疗,每日1次,每次4ml,14天后睡眠正常,每晚能睡7~8小时,伴发症状亦随之缓解。随访1年睡眠情况良好。(《中草药通讯》1974年第5期)

洪钧按:此案可能主要通过首乌的补益作用奏效,不知可重复性如何。为说明,首乌的作用值得重视,把我的一次验附在下面:

附:失代偿肝硬化长期生存:贾XB,威县贾庄人,1988年34岁时因为病重,首次请出诊。

简单病史是:近二年来5次发作上消化道大出血和腹水。因为家住县医院附近,每次都及时住院抢救。这次大出血发生于出院不久,不但再没有住院治疗的经济力量,对医院也丧失了信心。

诊断毫无疑问,就是肝硬化门脉高压导致上消化道出血和腹水。患者明显贫血、腹水,并有轻度黄疸,偶尔还有短暂的肝昏迷。幸而还可以少量进食,不算完全没有希望。但我很没有信心。因为患者早年丧父,有三个孩子,又这么年轻,条件太差了。于是告诉为他取药的他舅父,患者预后不好。其实,家属也知道患者随时可能死亡。不过,我向患者详细解释了养生要点,说明不如此则治疗无效,暂时有效也会复发。患者服用中西药物大约一个月,再无消息,我以为已经病故。

不料,1993年初夏一天,患者亲自骑自行车登门。此行主要不是为了求治,而是告诉我这几年的情况以便进一步咨询。

原来,上次我的治疗效果也不满意。虽然没有再出血,腹水却越来越重。后来完全不能翻身,腹围近2米。他自知极可能不起,让母亲和妻子准备敛服。

他说:听了您的嘱咐,我想开了。寿衣是我亲眼看着做的,对死亡已经没有恐惧。寿衣做好后,还在家属帮助下勉强试了试。但是,一天不死，我就坚持治疗。因为按处方取药不经济，我就反复琢磨您的方子，同时参考中药书。最后，我选了3味药，坚持服用。这3味药是茯苓、熟地和首乌。5年来基本没有间断，病情日渐好转。进食逐渐正常，腹水逐渐减少，再没有发生大出血。体力逐渐好转，从完全不能起床，到可以骑自行车。您看！我可以自己来看您了！

这时患者的大体情况如下。

面色萎黄略苍，中等消瘦，精神尚可，脉象略见细弱，舌质稍淡，苔白略厚。没有黄疸，有中等量腹水。可见轻度腹壁静脉怒张，腹部柔软，无压痛，可触及多数散在的、可移动的小包块。

显然，肝硬化没有好，门脉高压还存在。但是，和5年前相比，好多了。像他的病情和条件，能存活这么长时间，而且不断好转，在我的经验中是仅见的。

如何解释呢？

首先就是患者"想开了"。其次才是他选择的3味中药确有疗效。

患者腹内的小包块是什么呢？

我想有两种可能。一是腹腔内的静脉怒张，宽大而且增厚的静脉壁摸起来像是包块。二是腹内发生肝脏组织代偿性增生。他的病情长时期逐步好转而且稳定，应该与这种增生有关。后一种解释可能更有道理，但没有书本依据。

总之，如此严重的病情能够存活这么久，而且不断好转，决定因素是患者有一个良好的心理状态。

我再次说明上述养生要点，又给他推荐了三味药。前两种是黄芪、当归，可以和那3味药同时服，可以煎服，可以泡服，也可以服散剂。第三种是三七，可以间断服三七粉。

后来得知，1997年雪波45岁时死于大呕血。从首次呕血开始，算来他活了12年。这是很少见的，因为一般此证平均存活不足5年。

洪钧按：读过本案后，希望读者记住。除心态好之外，该患者就长期坚持服用熟地、首乌、茯苓得以长时间存活。其中最可能有效的是熟地、首乌。至于而这两种何者更重要，我还没有很成熟的见解。但至少能说明首乌有效。

五、阿胶

阿胶是较常用的补血药，传统上也认为是补血圣药，不少群众饵食其养生。

古人认为，阿胶主治：

- 心腹内崩，劳极洒洒【音藓】如疟状，腰腹痛，四肢酸痛，女子下血，安胎。久服轻身益气（《本经》）。
- 丈夫小腹痛，虚劳羸瘦，阴气不足，脚酸不能久立，养肝气（《别录》）。
- 坚筋骨，益气止痢（《药性》）。
- 止泄痢，得黄连、蜡尤佳（苏颂）。

疗吐血衄血，血淋尿血，肠风下痢。女人血痛血枯，经水不调，无子，崩中带下，胎前产后诸疾。男女一切风病，骨节疼痛，水气浮肿，虚劳咳嗽喘急，肺痿唾脓血及痈疽肿毒。和血滋阴，除风润燥，化痰清肺，利小便，调大肠，圣药也（时珍）。

今教材认为，阿胶的功效是：补血止血，滋阴润肺。

现代研究发现，阿胶能促进红细胞生成，增加血红蛋白，疗效优于铁剂。

洪钧以为，阿胶主要是驴皮的分解产物，其中必然含有多种氨基酸和胶原纤维等营养物质。应该比西医曾经常用的水解蛋白，所含营养成分更全面。其中的辅料，也提供糖和脂肪。

粗查医籍，有以下单味阿胶验案。

案1：支气管扩张症吐血

杨某某，女，42岁，1983年8月15日初诊。患支气管扩张症半年余。近日咳吐鲜血加重。乏力，胸中烦热，失眠，脉数，经多药治疗效果不佳。服用蛋清阿胶汤：鸡蛋清2个，阿胶6g，将阿胶烊化加蛋清调匀。每天3次，连用3天，咳血已止，诸症消失。随访至今未见复发。（《吉林中医药》1986年第1期）

洪钧按：此案及下案均可用阿胶止血解释。

案2：膀胱癌尿血

患者，女，82岁，1990年9月22日就诊。尿血1年，淋沥不尽，轻者尿色淡红如洗肉水，重时尿如酱油样，甚至有血块堵塞尿道，小便不能自解。尿常规检查红细胞（＋＋＋）。西医诊断为"膀胱癌"。予以阿胶30g，隔水炖溶化服用，每日1剂。5天后尿血止。而后隔日服用1次巩固。（《新中医》1995年第2期）

洪钧按：阿胶止住了膀胱癌长期顽固尿血，虽然不能愈病，主要症状缓解也颇有功。

案3：手足抽搐

刘某，女，46岁，1977年9月10日住院。该患者自1950年由于生气和惊吓，开始知觉异常，四肢发麻，刺痛，进而手足搐搦僵直，各关节屈曲痉挛，严重时全身骨骼肌、平滑肌均呈痉挛状态，且呼吸困难，日渐加重。1960年经某医院确诊为甲状旁腺功能低下。经用钙剂、中药等多种治疗，只能缓解。查体：耳勃氏现象及涅斯提克氏现象均呈阳性。实验室检查：血 Ca^{2+} 5.0mg/L。

治疗方法，用阿胶15g。每天2次内服，服药后自觉舒适，3天后手足及全身不抽搐，步态恢复正常。渥斯提克氏现象弱阳性，多年无月经，现又来潮，共服2000g，临床治愈出院。(《辽宁医药》1979年第2期)

洪钧按：此案不能用阿胶功效解释。洪钧以为，患者所患应系歇斯底里。症状缓解并痊愈应系住院安抚的结果。

案4：产后抽搐

一妇人，产后七八日发抽搐，服发汗之药数剂不效，询方于愚。因思其屡次发汗不效，似不宜再发其汗，以伤其津液。遂单用阿胶一两，水溶化，服之而愈。(《医学衷中参西录》)

洪钧按：此案颇难解释，大概因阿胶补益血之阴分而抽搐停止。

第四节 补阳要药

问：补阳要药是什么意思呢？

答：就是最重要因而最常用补阳药物。

问：补阳是什么意思呢？

答：补阳又称扶阳、助阳，即扶助阳气的意思。

问：一般说的阴阳，如何中西结合地理解呢？

答：《内经》说："阳化气，阴成形"。(《素问·阴阳应象大论》) 于是，阳促进化气，阴促进成形。从西医角度看，阳促进异化代谢功能；阴维持同化代谢功能。同化和异化是新陈代谢的两种形式。同化是把消化后的营养重新组合，形成机体生命物质和贮存能量的过程。异化是生物的分解代谢，是生物体将体内的大分子转化为小分子并释放出能量的过程。从植物神经功能角度看，交感兴奋，异化代谢加速，故交感属阳；副交感神经兴奋，则同化代谢加速，故副交感属阴。人体在正常情况下，功能相反的交感和副交感神经处于相互平衡制约中。机体处于紧张活动状态时，交感神经活动起着主要作用。于是，当机体处于静息或睡觉时，副交感起着主要作用。

中西医结合地说阴阳，简单讲到这里。有兴趣者请参看西医生理书。旧作《中西医结合二十讲》第一讲，对阴阳有详细论述。读者可以参看。

问：扶助阳气的药物有哪些呢？

答：最一般意义上讲，凡温热药都有扶助阳气的作用。故凡温热药都可以算作补阳药物。

问：最典型的补阳药是什么呢？

答：最典型的补阳药是附子、肉桂、干姜等。

问：本节就是交代附子、肉桂等药物吗？

答：不是。

问：为什么呢？

答：因为今《中药学》教材把附子等归入"温里药"，是其中专门一章。为了照顾习惯且尽量避免标新立异，故附子等不在本节交代。

问：那么，本章所谓补阳药是什么意思呢？

答：本节所谓补阳药都是补肾阳的药物。

问：本节将交代那些药呢？

答：本节要交代的药物有：鹿茸、淫羊藿、肉苁蓉、补骨脂、蛤蚧共5味。

问：这5味药之间没有区别吗？

答：有区别。其中鹿茸、淫羊藿主要强化性功能。其余主要是补肾纳气。

以下开始讲本节要交代的补阳药。

一、鹿茸

古代本草认为，鹿茸主治：

- 漏下恶血，寒热惊痫，益气强志，生齿不老（《本经》）。
- 疗虚劳，洒洒如疟，羸瘦，四肢酸疼，腰脊痛，小便数利，泄精溺血，破瘀血在腹，散石淋痈肿，骨中热疽，养骨，安胎，下气，杀鬼精物，久服耐老。不可近丈夫阴，令痿（《别录》）。

- 补男子腰肾虚冷，脚膝无力，夜梦鬼交，精溢自出。女人崩中漏血，赤白带下。炙末，空心酒服方寸匕（甄权）。
- 壮筋骨（《日华》）。
- 生精补髓，养血益阳，强筋健骨，治一切虚损，耳聋目暗，眩晕虚痢（时珍）。

今中药学教材说，鹿茸的功效是：补肾阳，益精血，强筋骨，调冲任，托毒疮。

洪钧以为，鹿茸和人参相比，前者补气不如后者。但其益精血作用则长于人参。

洪钧未查到单味鹿茸验案，谨以鹿角胶一案代之。但须知，不少患性功能减退者，自己服用鹿茸有效。可惜医家少记载。

头痛不寐：周某，女，35岁，患头痛、不寐半月余。其症右侧卧则左侧头痛，左侧卧则右侧头痛，仰卧则前额痛。冷汗出，腰酸痛，白带甚多，如涕如唾，月经量极少，面白无华，唇淡不荣。脉沉弱无力，两尺尤甚。此为肾精大亏，冲任虚损之候。经云："任脉为病，男子内结七疝，女子带下瘕聚""冲为血海，任主胞胎"。冲任亏虚则经量少而白带多。肾主骨，生髓，通于脑。肾精不足则髓海空虚，是故偏左而右侧痛，偏右而左侧痛。法当直补其肾，嘱其每日炖服鹿角胶5钱，勿须再用他药。经治10日，头痛即愈。余症亦有好转。（《李继昌医案》）

洪钧按：主诉是头痛不寐，但李氏没有按一般头痛不寐治。必然是更重视"冷汗出，腰酸痛，白带甚多，如涕如唾，月经量极少，面白无华，唇淡不荣，脉沉弱无力，两尺尤甚。"断为"肾精大亏，冲任虚损之候"，于是单味鹿角胶有效。或问：此证可否使用十全大补汤？我认为也会有效。

二、淫羊藿

临床上使用淫羊藿，常常用于强化性功能和生殖功能。

古人认为，淫羊藿主治：

- 阴痿绝伤，茎中痛，利小便，益气力，强志（《本经》）。
- 坚筋骨，消瘰赤痈，下部有疮，洗出虫。丈夫绝阳无子，女人绝阴无子。老人昏耄，中年健忘。一切冷风劳气，筋骨挛急，四肢不仁。补腰膝，强心力（大明）。
- 时珍曰：淫羊藿能益精气，真阳不足者宜之。

今教材说此药的功效是：补肾壮阳，祛风除湿。

现代研究发现，此药能增强下丘脑－垂体－性腺轴及性腺轴、胸腺轴等内分泌功能。其提取液能影响"阳痿"模型小鼠 DNA 合成，并促进蛋白质合成等。

洪钧对此药没有特殊心得，也没有查到单味淫羊藿验案。

三、肉苁蓉

古代本草认为，肉苁蓉主治：

- 五劳七伤，补中，除茎中寒热痛，养五脏，强阴，益精气，多子，妇人癥瘕。久服轻身（《本经》）。
- 除膀胱邪气，腰痛，止痢（《别录》）。
- 益髓，悦颜色，延年，大补壮阳，日御过倍，治女人血崩（甄权）。
- 男子绝阳不兴，女子绝阴不产，润五脏，长肌肉，暖腰膝，男子泄精、尿血遗沥，女子带下阴痛（大明）。

此药常用于治疗：肾阳亏损，精血不足，阳痿早泄，宫冷不孕，腰膝酸痛，痿软无力，也用于津枯便秘。

今教材说其功效为：补肾助阳，润肠通便。

现代研究发现，此药有激活肾上腺释放皮质激素的作用，可增强下丘脑－垂体－卵巢的促黄体功能等。

洪钧曾经较长时间泡服肉苁蓉代茶饮，发现此药有温和的润肠通便作用。

以下列举单味肉苁蓉验案。

案1：大便燥结

一老人大便燥结，胸中作闷。仲淳曰：此血液枯槁之候。用肉苁蓉三两，煎汤顿饮，大便通，胸中快然。（《顾松园医镜》）

洪钧按：由此案可知，单味肉苁蓉用于通便需要较大剂量。

案2：食少不知饥多年

张某，52岁，纳少不知饥多年，时感脘部灼热痛，不吐酸，不嗳气。数月前经胃电图、胃镜检查示慢性浅表性胃炎。用中西药治疗，初期症状有好转，后效果不显。形瘦色坏，脘部按之稍痛，脉弦数，苔薄白，舌质红微干。辨证为水亏火旺，肝气犯胃。治宜崇本抑末。遂取肉苁蓉若干，洗净、晒干为末，每次服5g，1日3次。服用500g后，食欲大振，脘部灼痛已除，并告意外收获，10余年阳痿已愈。遂投原方500g，如前法，再服

1个月，巩固疗效。(《中医杂志》1989年第6期)

洪钧按：由此案可知，肉苁蓉有较广泛的补益作用。补肾阳治阳痿是其一端。

案3：尿频10年

患者袁某，男，79岁，尿频10余载。10年来小便频数，意出急欲解，以夜间为甚。四肢厥冷，腹痛如凉水浇。西医检查未发现器质性病变。取肉苁蓉15g，清水洗净，与粳米30g煮熟，加适量葱、姜、盐、味精，傍晚1次服完。治疗4个月，尿频基本消失，他症亦无。随访1年未复发。(《浙江中医杂志》1995年第2期)

洪钧按：尿频和阳痿有密切关系，二者均系肾阳不足，故单味肉苁蓉治高年尿频有效。

四、补骨脂

《本草纲目》载，补骨脂主治：

- 五劳七伤，风虚冷，骨髓伤败，肾冷精流，及妇人血气堕胎（《开宝》）。
- 男子腰疼，膝冷囊湿，逐诸冷痹顽，止小便，利腹中冷（甄权）。
- 兴阳事，明耳目（大明）。
- 治肾泄，通命门，暖丹田，敛精神（时珍）。

今教材说，补骨脂的功效是：补肾壮阳，固精缩尿，纳气平喘。

现代研究发现，此药能改善心肌缺血，扩张支气管，还有增强免疫和抗衰老作用。

以下列出单味补骨脂验案。

案1：尿床

刘某，女，14岁，患夜尿症11年，经中西医药多次治疗无效。嘱取单味补骨脂适量放锅内炒15分钟，至发出爆声，取出研细末备用。每晚睡前用温开水吞服3g，1周后不再尿床，巩固治疗1周痊愈，随访半年未复发。(《实用中西医结合杂志》1992年第5期)

案2：尿床

张某，男，10岁，平时营养不好，身体消瘦，但饮食正常，经检查亦无其他疾病发现，体温37.3℃。睡眠中经常遗尿，如遇身体疲劳，遗尿次数增多。令取补骨脂炒药末，日服2次，每次服8分，连服6天，再未发生遗尿。(《新中医》1976年第1期)

洪钧按：上两案均属尿床症，此症的病理是肾阳不足，故单味补骨脂有效。

案3：特发性白细胞减少

刘某，男，42岁。主诉周身乏力2个月余，伴饮食减少，容易疲劳，头晕目眩，畏寒。素有口腔小溃烂，咽部常常疼痛红肿。以往一贯体健。体检无特殊阳性体征发现。血象：白细胞2900/mm³，中性粒细胞66%，淋巴细胞34%，血红蛋白13g/L。诊断为特发性白细胞减少症。经用维生素B_4、维生素B_6、鲨肝醇等多种方法治疗2个月未见好转。试用补骨脂丸（将补骨脂微炒，研为细末，炼蜜为丸，每丸重约2钱。每服1~3丸，每日3次，盐开水送下，或将其粉1钱，盐开水冲服。每4周为1个疗程。如效果不显可停药10天，再开始第2个疗程）1个疗程后，症状消失。查血，白细胞6700/mm³，中性粒细胞65%，淋巴细胞32%，嗜酸性粒细胞3%。继用上药巩固疗效。（《新医学》1975年第10期）

案4：白细胞减少症

李某，男，28岁，干部，1个月前患"菌痢"，经用氯霉素等药物已愈。近来四肢无力，极易疲劳，嗜睡，畏寒，有时咽痛。体检：未发现阳性体征。血象：白细胞2700/mm³，中性粒细胞64%，淋巴粒细胞36%，血红蛋白14g/L。诊断为白细胞减少症。可能为氯霉素所致。给予补骨脂丸，1个疗程后症状大减，复查白细胞7400/mm³ 粒细胞、中性粒细胞66%，淋巴细胞32%，嗜酸性粒细胞2%。嘱继用上药巩固疗效。（《新医学》1975年第9期）

洪钧按：上两案均属白细胞减少，单味补骨脂有效，说明补肾阳可以促进白细胞生成。

五、蛤蚧

不少慢性支气管炎患者，服用蛤蚧。这是用此药的补肾纳气作用。

《本草纲目》载，蛤蚧主治：

- 久咳嗽，肺劳传尸，杀鬼物邪气，下淋沥，通水道，开下石淋，通月经，治肺气，疗咳血（《日华》）。
- 肺痿咯血，咳嗽上气，治折伤（《海药》）。
- 补肺气，益精血，定喘止嗽，疗肺痈。补肺虚劳嗽有功。时珍曰：昔人言补可去弱，人参羊肉之属。蛤蚧补肺气，定喘止渴，功同人参。益阴血，助精扶羸，功同羊肉。近世治劳损痿弱，许叔微治消渴，皆用之，俱取其滋补也。刘纯云：气液衰、阴血竭者，宜用之。何大英云：定喘止嗽，莫佳于此（时珍）。

现代研究发现，蛤蚧有雄激素样作用，还有抑制免疫的"适应原"样作用等。

洪钧未查到单味蛤蚧验案，盖因为医家极少单用，而群众单用未见记载。

第五节　补阴要药

问：补阴是什么意思呢？

答：一般说的补阴，指和补阳相对。即促进形体（包括微观物质如机体内的大分子）生成，还包括滋补阴液。

问：如此说来，当归促进造血不是也算补阴么？

答：是的，因为气属阳而血属阴。但促进造血比泛泛而言的补阴更具体，故应该单独列出。这样就加深了对补阴的认识。

问：既然补阴和补阳相对，你说温热药都多少有补阳作用，那么，寒凉药都可以补阴吗？

答：不是。比如黄连、黄芩、黄柏等是清热药。它们没有补益作用。至于生大黄等寒下药，更不属于补阴。但黄连、生大黄等均有克伐阳气的作用是肯定的。

问：本节所讲的补阴药是什么意思呢？

答：主要是滋养阴液的药物。

问：本节将介绍那些药物呢？

答：这里只讲生地黄、沙参、麦冬和枸杞子四味药。

以下逐次讲解。

一、生地黄

今《中药学》教材或把生地黄归入"清热凉血药"，但也承认它的养阴作用。其中说，生地的功效是：清热凉血，养阴生津。

现代研究发现，此药有降压、镇静、抗炎、抗过敏作用，还有强心、利尿和增强免疫力的作用。

以下列出单味生地验案。

案1：久生疮疖

刘某，男，25岁，全身接连不断地生疮疖已2年，经注射青霉素，内服中药未能彻底治愈。取生地30g，新鲜瘦猪肉30g，加水适量同煮或蒸。煮（蒸）到猪肉熟后，将药、肉及汤顿服，亦可分几次服完，每日1剂。经用上方治疗，共服生地3斤，病愈。随访3年未见复发。（《广西中医药》1981年第4期）

洪钧按：此案取效盖因生地久煮即如熟地，加之猪肉同服，于是补益作用较强，提高了患者的抗感染能力。

案2：衄血

宋汝州牧因验尸，有保正赵温，不诣尸所。问之即云：衄血已数斗，昏困欲绝。遂令人挟掖以来，鼻血如檐溜。平日所记治衄数方。即合药治之，血皆冲出。谓治血莫如地黄，遣人寻生地黄得十余斤，不暇取计，因使之生吃，渐及三四斤，又以其滓塞鼻，须臾血止。（《普济方》引《朱氏集验方》）

洪钧按：此案衄血应系血热之故。生地凉血故治此证有效。又此案用的应该是鲜地黄，故可取汁。不及取汁，生吃三四斤，用量很大。此说明用生地黄很安全。

案3：慢性结膜炎

一人患眼疾，每睡起则眼赤肿，良久（却）愈，百治莫效。师曰：此血热，非肝病也。卧则血归于肝，热血归肝，故令眼赤肿也。良久却愈者，人卧起血复散于四肢故也。遂用生地黄汁，浸粳米半升，渗干，曝令透骨干。三浸三干，用瓷瓶煎汤一升令沸，下地黄米四五匙，煎成薄粥汤，放温，食半饱后，饭一二盏即睡，如此两月遂愈。（《名医类案》）

案4：吐血

张杲娣吐血，有医者教用生地黄自然汁煮服。日服数升，三日而愈。（《名医类案》）

洪钧按：以上三案均靠生地的凉血作用奏效，盖均因血热而上涌。

二、北沙参

古时并无北沙参、南沙参之说。沙参又名羊乳。

《本草纲目》载，沙参主治：

- 血积惊气，除寒热，补中，益肺气（《本经》）。
- 疗胃痹心腹痛，结热邪气头痛，皮间邪热，安五脏。久服利人。又云：羊乳主头眩痛，益气，长肌肉（《别录》）。

•去皮肌浮风，疝气下坠，治常欲眠，养肝气，宣五脏风气（甄权）。

•补虚，止惊烦，益心肺，并一切恶疮、疥癣及身痒，排脓，消肿毒（大明）。

•清肺火，治久咳肺痿（时珍）。

今教材谓，此药的功效是：养阴清肺，益胃生津。

现代研究发现，沙参有降低体温、镇痛、抑制免疫、强心等作用。

洪钧以为，阴虚远较阳虚少见。即便是多数医家认为有阴虚的肺结核，也是多气虚，不宜以沙参为主药治之。胃病也是如此，除非胃阴虚典型，不宜以沙参为主治疗。

洪钧未查到单味沙参验案，可见此药的疗效不很受重视。

三、麦冬

麦冬比较常用。如生脉饮只用人参、麦冬、五味子三味。不少人自己购买生脉饮当保健品服用。经验所及，生脉饮疗效不突出。

麦冬全名麦门冬。《本草纲目》载：

•心腹结气，伤中伤饱，胃络脉绝，羸瘦短气。久服轻身不老不饥（《本经》）。

•疗身重目黄，心下支满，虚劳客热，口干燥渴，止呕吐，愈痿蹶，强阴益精，消谷调中保神，定肺气，安五脏，令人肥健，美颜色，有子（《别录》）。

•去心热，止烦热，寒热体劳，下痰饮。久服轻身明目。和车前、地黄丸服，去温瘴，变白，夜视有光（藏器）。

•治五劳七伤，安魂定魄，止嗽，治肺痿吐脓，时疾热狂头痛（大明）。

•治热毒大水，面目肢节浮肿，下水，主泄精（甄权）。

•治肺中伏火，补心气不足，主血妄行，及经水枯，乳汁不下（元素）。

可见古人更重视此药的补益作用。

今教材谓，麦冬的功效是：养阴生津，润肺清心。

洪钧未能查到麦冬单味验案。

四、枸杞子

弘景曰：俗谚云：去家千里，勿食萝摩、枸杞。此言二物补益精气，

赵洪钧医学真传(续)

强盛阴道(洪钧按:即强化性功能)也。

《本草纲目》载:枸杞子坚筋骨,耐老,除风,去虚劳,补精气(孟诜)。主心病嗌干心痛,渴而引饮,肾病消中。(时珍)

今中药教材说,枸杞子的功效是:滋补肝肾,益精明目。

现代研究发现,此药能促进并调节免疫功能;可提高睾酮水平,起强壮作用。另有促进造血、升白细胞、抗衰老、保肝等作用。

目前有不少人以枸杞子养生,或泡水代茶饮,或煮入稀饭,或与肉类同煮。

以下列举单味枸杞子验案。

案1:心中发热

愚自五旬后,脏腑间阳分偏盛,每夜眠时,无论冬夏,床头置凉水一壶。每醒一次,觉心中发热,即饮凉水数口,至明则壶中水所余无几。惟临睡时,嚼服枸杞子一两,凉水即可少饮一半,且晨起后觉心中格外镇静,精神格外充足。(《医学衷中参西录》)

洪钧按:此案可用枸杞子滋阴作用解释。

案2:高血压头痛目眩

武某,男,48岁,干部,1989年6月3日就诊,门诊号2871。主诉:头痛目眩反复发作7年余,加重3个月余。患者有高血压病史7年,常服用复方降压片、复方丹参片、地巴唑等。血压常在20~20.5/12~14kPa间波动。1989年5月27日心电图示左心室肥大。血脂分析示:总胆固醇6.3mmol/L,甘油三酯1.4mmol/L。近3个多月,患者因出差频繁,劳累过度致头昏目眩加重。两颧潮红,饮食尚好,大便干结2~3日1次,小便如常,舌质红,苔薄黄,脉弦。《内经》云:"诸风掉眩,皆属于肝"。患者病程已久,肝阳本亢,耗伤肝阴,清宫失养,则见头昏目眩。嘱其进低脂饮食,勿劳累,饮用枸杞酒[干枸杞子200g,洗净,煎碎,放入细口瓶内,加60度白酒约300ml,瓶口密封。每天振摇1次,1周后即可开始饮用,边饮边添加白酒(约20ml)。每天晚餐或临睡前饮用10~20ml]。5个月后追访患者,头晕目眩基本消失,已停服复方丹参片、复方降压及地巴唑等。配合口服地奥心血康0.2g,每天3次,现在血压稳定在18~20/11.5~12kPa间。(《全国首届中药方剂开发应用学术研讨会论文集》1992年11月)

洪钧按:高血压最常见的症状就是头痛、头晕、目眩。此案应是肝肾阴虚型高血压，故滋补肝肾的枸杞子有效。

案3：腰肌劳损

马某，男，60岁，干部，1992年3月21日就诊，门诊号6304。主诉：腰酸、腰痛2年余。2年前患者有腰扭伤史，2年多来患者常觉腰酸、腰痛，经骨伤科检查，诊为腰肌劳损。腰椎摄片未见明显异常。曾先后用过补肾壮骨丸，外敷许氏伤膏，腰酸、腰痛时有减轻。因长期服药患者食欲不振，要求调换服药剂型。观其舌质红，苔少，脉细弦，综合病史，本证显然为肾气不足，腰腑失养。遂予枸杞子酒长期饮用。半年后其子来告，患者腰酸、腰痛已2个月未发。（《全国首届中药方剂开发应用学术研讨会论文集》1992年11期）

洪钧按："肾气不足，腰腑失养"，故枸杞子酒有效。

案4：不育

李某，男，28岁，于1979年11月4日初诊。自述婚后5年未育，查精液常规：成活率为25%，计数2400万/ml，活动力弱。枸杞子每晚15g嚼碎咽下，连服1个月为1个疗程，一般精液常规转正常后再服药1个疗程，并戒房事。12月7日查精液成活率62%，活动力一般，计数7200万/ml。再服枸杞子500g，于次年11月21日生一男婴。（《新中医》1988年第2期）

洪钧按：由此案可知，枸杞子补肾可提高精子数目和质量，因而用于男性不育。

案5：外用治对口疮

潘某某，女，43岁，颈后生一对口疮，周围红肿，直径约5cm，疼痛不止，畏寒发热。予枸杞子30g，热水浸透与鲜猪肉90g，均切碎，混合捣成泥状（或绞肉机内绞2遍），摊于患处，包扎固定；每4~6小时更换1次药泥。1小时后疼痛大减，敷药3次后脓水流出甚多，嘱再敷药时留1小孔以便流脓。连敷3日，痛肿消退，7日而愈。（《中医杂志》1985年第5期）

洪钧按：此案系外用枸杞子，其理按现有知识颇难解。

第六节 补气要方

本节将介绍四君子汤和补中益气汤。由于单味药和复方的补气作用并无本质区别，故不再讨论补气理论要点。

一、四君子汤①（白术汤）

此方又名白术汤，是典型的补气方剂。其中四味药均有补气作用，以人参、白术为主。

今方剂教材谓，此方的功效是：益气补中，健脾养胃。

简言之，教材限定此方只对脾胃有补益作用。

洪钧以为，此说待商。本章第二节讲人参时说过："人参补五脏六腑，不是只补脾肺，也不是补脾肺心三脏，更不是专门补脾。后人注重人参补脾肺，不过是脾肺（即消化系统和呼吸系统）虚证更常见，因而这方面的经验积累较多而已。"故凡用人参的方剂都是五脏皆补。

教材连人参补肺的作用也不承认，故认识不全面。只是，方中的白术重在补脾，故此方对消化系统的补益作用最强。原名白术汤，可能是最初以白术为君。

此方首见《圣济总录·水肿门·水气遍身肿满》说"治水气，渴，腹胁胀满，白术汤方"。可见，此方最初是治水气遍身肿满的。到《和剂局方》才说到它"温和脾胃"的作用。

以下试举本方验案。

案1：发热谵语（龚廷贤医案）

一仆人，五月间病热口渴，唇干谵语。诊其脉细而迟。用四君子加黄芪、当归、芍药、熟附子。进一副热愈甚，狂言狂走。或曰附子差矣。诊其脉如旧，仍增附子进一大服，遂汗出而热退，脉还四至矣。（《万病回春·发热》卷三）

洪钧按：此系现存用四君子加味治热病的最早记载。加味后颇接近十全大补汤。又加了附子，无疑是大补且热之剂。今人见此证必不敢用此方。四君子原方也会不敢用。即便是伤寒家也很可能用清热之剂。温病家

---

① 四君子汤：白术、赤茯苓（去黑皮）、人参、甘草（炙）各等分。每服二钱，水一盏，煎至七分，温服（《圣济总录》/《和剂局方》）

【按：1钱≈4g】

会以为病在气分，必然清热。

我则以为完全可用此方，盖我主张热病初起即可大补。

那么，此病的要害在哪里呢？

关键是"脉细而迟"主虚寒。这样的脉象显然不宜用寒凉药清热，更不宜用白虎汤①清热或大承气汤②攻下。按伤寒法也没有用白虎或承气的指征。

或问，此证自西医看是什么病呢？

我以为很可能是西医说的肠伤寒。此病的典型表现之一是"相对缓脉"，即脉率与体温不相应——高热时应该脉数。

或再问，如此说来，此证用此方就是最佳选择吗？

此事可以再斟酌。但从效果看用此方的效果不错。

案2：胃脘痛，不耐攻（朱丹溪医案）

一老人，心腹大痛，昏厥，脉洪大，不食，不胜一味攻击之药。用四君，加川归、沉香、麻黄，服愈。（《名医类案·心脾痛》）

洪钧按：心腹大痛应该是气血瘀滞或寒凝夹食积。据此可以使用理气活血消食法，也可以使用槟榔四消丸③之类。但年老不耐攻击，于是朱丹溪用了四君子加味。当归、沉香可以理气止痛。但使用麻黄洪钧亦不解何意。脉洪大一般属实。但老人有高血压者常见洪大脉，可以属虚。朱丹溪即按虚证治。一服而愈说明用药无误。

案3：痰喘（陈三农医案）

一人极言痰气作楚，喘急而不能食，遍身作痛，服清气化痰药，无异服水，何也？曰：岂止无益，反受害矣。肥人气居于表，中气必虚，脾弱不能胜湿，气虚不能健运，是以多痰而喘。以四君子加南星、半夏，佐以姜汁，数剂而愈。（《续名医类案·喘》卷十四）

洪钧按：单从气虚脾弱看，四君子补脾，故四君子治此案有效。然而，此案的主证是"痰气作楚，喘急而不能食"。自西医看必是肺心病心衰。

---

① 白虎汤：知母、石膏、甘草（炙）、粳米（详见清热方）
② 大承气汤：大黄、厚朴、枳实、芒硝（详见泻下方）
③ 槟榔四消丸：槟榔、厚朴、枳实、山楂、麦芽、橘皮、青皮、木香、香附、砂仁、二丑、大黄、黄芩、芒硝

或问，如此说来不是该用小青龙①或金匮肾气丸吗？为什么用四君子加味有效？

请读者回头参看人参和小青龙，盖人参亦可纠正心衰。小青龙治此证之理亦请回头参看。

案4：多年泄泻（北山友松医案）

熊野之岩手氏，患泄泻（水泻样下利）已多年。腹胀，颜面不华，体瘦衰弱已极，与诸药不愈。诊脉涩弱，故与四君子汤50余日，后加陈皮、木香，全然奏效。（《临床应用汉方处方解说》）

洪钧按：此案正面使用了四君子益气补中、健脾养胃的作用。或问：此案可否使用参苓白术散或补中益气汤？我认为完全可以。

案5：内伤发热（李中梓医案）

程幼安，食少腹闷，食粥者久之，偶食蒸饼，遂发热作渴，头痛呕逆。或以伤寒治之，或以化食破气之药投之，俱不效，势甚危。诊之曰：脉无停滞之象，诊之软且涩，是脾土大虚之证也。法当以参术理之。众皆不然。李曰：病势已亟，岂容再误。遂以四君子汤加沉香、炮姜与之，数剂而减，一月而安。（《续名医类案·内伤》卷十）

洪钧按："脾土大虚之证"，故当用四君子。然发热必因为感寒，故此证乃脾虚兼外感风寒。故凡虚人外感，均可用四君子。或问，此证只有脾虚吗？我认为，食少日久，必有全身虚弱，但以脾虚为主。

案6：崩漏（蒋仲方医案）

毛氏妇经来淋沥不已，已经三月。凉血、止血之药服至五六十剂罔效，而口干唇燥愈甚。脉来微涩，询其大便必泻，果然。即以四君子汤加熟附、炮姜、熟地、血余，二剂而止。盖寒客于中，火浮于上，脾虚而不摄血，故淋沥不止也。（《续名医类案·崩漏》卷二十三）

洪钧按：月经淋沥不止并非少见。凡此证属虚无疑。或因劳累，或因恶性精神刺激，或系虚弱体质。故治此证当补。请参看洪钧旧作《医学中西结合录》和《赵洪钧医学真传》中有关医案。蒋氏断此证为脾虚，故用四君子汤加味。

案7：内伤发热伴腹痛胀（岳美中医案）

庄某，女性，患长期低烧症，于7月24日就诊。低烧37.5℃，脉微

---

① 小青龙汤：麻黄、桂枝、芍药、五味子、干姜、甘草（炙）、半夏、细辛（详见解表方）

数，舌布薄白苔，腹时时胀痛。认为是脾虚之候，以四君子汤加山药与之。一周后复诊，低烧腹胀均减，间旬而两症均愈。

久热不退之症，治之极难见效，低烧在38℃上下者，也不易治愈。此症多属于脾阴不足，如庄氏之低烧有腹胀痛。予《和剂局方》四君子汤加山药，间旬而两症均愈。（《岳美中中医案集》）

洪钧按：长期低烧比较常见。多数是感冒好转后迁延（治疗不当之故）。凡此证无不属虚且以脾虚为主，故需治以补益。拙案请参看旧作。我一般不照用四君子，而是多用十全大补加味。自然，只要重视补益即可效果良好。此所以岳氏用四君子加味有效。至于岳氏以为此系脾阴不足则待商。洪钧以为，系久病阴阳俱虚而以阳虚为主。

案8：婴儿不食乳（大塚敬节医案）

3个月男婴儿，2周前因不食乳，渐次消瘦。小儿科未确诊何病。腹诊，脐下塌陷且无力。无下利及呕吐。与四君子汤，2~3日食欲增进，吸乳旺盛。（《临床应用汉方处方解说》）

洪钧按：大塚敬节为近代日本著名汉医。此案属虚甚明，且应系脾虚，故四君子效佳。

案9：产后下利，身热神昏（丁叔度医案）

诊一产后病人，神昏不识人，舌苔黑滑，脉洪大，沉取乃空，大便日夜30余行，泻利兼见。神昏舌黑，脉洪大似有热也，然舌黑而滑，脉大而空，下有泻利，身有大热。此乃阴盛格阳。如用白虎及苦寒药，下咽必死。遂立一方，系大剂四君子加黄芪15g、白芍10g、肉桂3g、熟附子3g。

一剂服后泻止多半，表热亦少退，服两剂症又大轻，三剂而神清识人。后又连用甘温、辛热十余剂，热退利止而愈。（《津门医粹》）

洪钧按：案中说理颇详，必然是虚寒重症。由此可知，虚实寒热之辨的重要性，不再按中医说理。那么，自西医看此案是什么病呢？显然是产后痢疾。此病看西医，必用抗生素（无不苦寒）或者再输液。如此，也可能治好。但高热神昏数日，医家必然大动干戈。如大用肾上腺皮质激素，必然误事。丁氏用药一派甘温、辛热，必须心中有数。

案10：小儿低热，日久不退（岳美中医案）

1967年曾有一女孩，6岁，患低烧不退症，半年之久，住某医院3月余，凡西药之退热之剂无不历试，而未能获效，到我院小儿科求诊。我与赵锡武医师同被邀会诊，认为小儿系稚阳之体，多脾阴不足，久热更有所

损耗。共商予四君子汤加山药滋脾阴，不数剂而热平。（《岳美中医案集》）

洪钧按：此案与案7略同，不再详细说病理。只是，岳氏以为属于脾阴虚待商。盖假如是阴虚，岂可服用一派甘温之剂。

案11：痔疮脱肛（北山友松医案）

纪州毛利氏，患痔疮已多年，肛门溃烂，时时出脓，恶臭味甚。颜面萎黄，肢体倦怠。诸药试之无效，求治于余。与四君子汤加黄芪、槐角，服及百余剂痊愈。同上之纪州之本间氏，患痔脱肛，疼痛严重，用四君子汤亦痊愈。（《临床应用汉方处方解说》）

洪钧按：痔疮多年属于久疮，必然属虚。此二案之脱肛又有中气下陷。必须用大补气血、补中升陷之剂。北山氏用四君子加黄芪实为卓识。盖黄芪治久败疮且升中气也。其实，凡补气药均可升举中气，惟黄芪特受重视耳。或问，四君子不补血，我认为加上当归、白芍、熟地等效果更好。

以上不惮烦列举11案不同病种。读者不难从中加深理解补益法的重要性。又可知，四君子不仅仅补脾胃。

二、补中益气汤①

时贤陶御风、史欣德主编之《疕一选方治验实录》载此方验案183案，为其他任何方剂所不及，可见此方最受古今医家重视。

此方乃金代名医李杲创立，看来李氏已经流芳百世。

然而，关于此方的理论还有待阐述。

旧作《医学中西结合录》第十七章为：补中益气治百病。谨把全文附在下面。相信她对读者认识补中益气汤略有裨益。

附：补中益气治百病

【理论说明】

补中益气汤是易水学派著名传人李东垣发明的名方，见其书《内外伤辨惑论》和《脾胃论》。

我很喜欢使用补中益气法，特别是补中益气丸很经济、口感又比较好，用得很多。在我诊务繁忙的那几年，常常每天给十个以上的病人开补

---

① 补中益气汤：黄芪（劳役病热甚者一钱）、甘草（炙）各五分，人参（去芦）、升麻、柴胡、橘皮、当归身（酒洗）、白术各三分

水二盏，煎至一盏，早饭后温服（《内外伤辨惑论》）

【按：1钱≈4g；1分≈0.4g】

第一章 补益要旨

中益气丸，而且几乎无不奏效。门人常问我：先生为什么能用补中益气治百病呢？

这就是本文题目的由来。

治百病者，治很多种病也。因为很多种病都可以因为中气不足引起。

欲知补中益气为什么能够治疗很多种疾病，先须知道补中益气的道理。

"补中益气"四个字中，"补"和"益气"的含义很清楚，就是补益正气。从这个意义上说，凡正气不足，都可治以补中益气法。此所以补中益气能治百病之一。

然而，补中益气显然是为了补益中气。什么是中气呢？

"气"与血相对。如何理解"气"，详细解释见旧作《中西医结合二十讲》第一讲。先说"中"。中者，相对于"外"。中医分人体为中外。"外"指皮毛、肌肤、躯壳、四肢、感官等；"中"就是体内的一切脏腑。于是，一切脏腑之气虚，用补中益气法都应该有效。此所以补中益气法能治百病之二。

更准确地理解"中"，需引用一句经文："根于外者，名曰神机；根于中者，名曰气立"。这句《素问·五常政大论》中的话，大概源于道家。古人把生命现象分为两类，"根于外者"指植物。它们吸收营养的"根"在体外。动物则相反，它们吸取营养的"根"在体内。

所以，后世中医把"中"的含义特化，即指动物的消化系统。中医称为脾胃。于是，特别重视脾胃的李东垣，发明补中益气法就是情理之中的事。

不过，李东垣使用补中益气汤，不是用于治杂病。他自己怎样就此说理，见下文。

常识告诉我们，脾胃为后天之本。这是李东垣的话（按：原话是"人以胃气为本"，见《脾胃论》），意思是动物离开母体之后，无不靠脾胃维持生命。脾胃一虚，全体皆虚。所以，补中益气可以治疗多数虚证——不仅中气虚，也不仅脏腑虚。此所以补中益气能治百病之三。

总之，补中益气法的适应证极广。

具体说补中益气法有哪些适应证呢？列举如下：

1. 症有虚象：或乏力、或头晕、或多汗、或心下空、或久泻、或尿频非因实热、或胀满而无实证之脉舌象、或常恶风且易感冒。若有气短感而断非西医所谓气管炎或心肺功能不全所致,则最为典型,即中气下陷证。

2. 形有虚象:或面色㿠白、或苍白、或萎黄、或体胖而气不足、或消瘦而气不足、或语怯等。(按:形本来属于"证",这里特别列出,与"症"区别)

3. 脉有虚象:或弱、或细、或数、或弦、或芤、或略大,或兼有二、三脉象。

4. 舌有虚象:或嫩、或淡、或瘦、或胖大、或多齿痕、或兼有二三舌象。

无论何种疾病,只要具备上述四方面脉证之二,便是补中益气适应证。

读者或问:按照以上尊见,只要具备上述脉证,不必问内伤、外感都可以用补中益气法吗?

答:这本来是不必回答,也不应该有的疑问。

但是,补中益气法关乎中医的重大理论。甘温除热、升阳举陷、大气下陷以及近数十年治内脏下垂等都源于补中益气。今人更多用其治内伤病,甚至只知道它治内伤。

因此,有必要专门就此方治"虚人感冒",说一下它的来历,和"补中益气汤"治热病的理论问题。

目前最常见的热病是感冒。凡虚人感冒,无论是否用其他中药或西药,笔者常用补中益气法。如此用药,恢复必快,从未见因此而病情复杂者。

然而,如果看一下最新的补中益气丸说明书。"注意事项"的第一点是:"本品不适用于恶寒发热表证者"。第二点是:"不宜和感冒类药同时服用"。

如此说来,外感初起(自然包括感冒)忌用补中益气法。

说明书和拙见完全不相容。如果拙见正确,当代中医界和中药界对此法的认识就都是错误的。

其实,补中益气治虚人感冒,并非笔者的特识。发明此方的李东垣就是用它治热病的,而且是李氏治热病的第一方。

笔者关于热病初起治法的昔日拙见,请看旧作《伤寒论新解》中的"桂枝汤新解"和"麻黄汤新解"。

简单说来,"桂枝汤"的功用就是:补中益气。

第一章 补益要旨

只是，这仍不足说明，李东垣的"补中益气汤"也是为"表证"而设，而且是为了治表虚。

为此，把此方的来历，以及李东垣的理论说明和用法的原文引如下："脾胃之证，始得之则气高而喘，身热而烦，其脉洪大而头痛，或渴不止，皮肤不任风寒而生寒热。盖阴火上冲，则气高而喘，身烦热，为头痛，为渴，而脉洪大；脾胃之气下流，使谷气不得升浮，是生长之令不行，则无阳以护其荣卫，不任风寒，乃生寒热，皆脾胃之气不足所致也。

然而与外感风寒所得之证颇同而理异。内伤脾胃，乃伤其气，外感风寒，乃伤其形。伤外为有余，有余者泻之；伤内为不足，不足者补之。汗之，下之，吐之，克之，皆泻也；温之，和之，调之，养之，皆补也。内伤不足之病，苟误认作外感有余之病而反泻之，则虚其虚也。《难经》云：实实虚虚，损不足而益有余，如此死者，医杀之耳！然则奈何？曰：惟当以甘温之剂，补其中，升其阳，甘寒以泻其火则愈。《内经》曰：'劳者温之''损者温之'。盖温能除大热，大忌苦寒之药泻胃土耳。今立补中益气汤。

补中益气汤

黄芪（劳役病热甚者一钱）、甘草（炙）以上各五分，人参（去芦）、升麻、柴胡、橘皮、当归身（酒洗）、白术，以上各三分。

右件㕮咀，都做一服，水二盏，煎至一盏，去渣，早饭后温服。如伤之重者，二服而愈，量轻重治之。

立方本指夫脾胃虚者，因饮食劳倦，心火亢甚，而乘其土位，其次肺气受邪，需用黄芪最多，人参、甘草次之。脾胃一虚，肺气先绝，故用黄芪以益皮毛而闭腠理，不令自汗，损其元气。上喘气短，人参以补之。心火乘脾须炙甘草之甘以泻火热，而补脾胃中元气；若脾胃急痛并大虚，腹中急缩者，宜多用之。经云：'急者缓之'。白术苦甘温，除胃中热，利腰脐间血。胃中清气在下，必加升麻、柴胡以引之。引黄芪、人参、甘草甘温之气味上升，能补胃气之散解而实其表也。又缓带脉之缩急。二味苦平，味之薄者，阴中之阳，引清气上升也。气乱于胸中，为清浊相干，为去白陈皮以理之，又能助阳气上升，以散滞气，助诸甘辛为用，口干嗌干加干葛。……或曰：甘温何能生血？曰：仲景之法，血虚以人参补之，阳旺则能生阴血，更以当归和之。少加黄柏以救肾水，能泻阴中之伏火。如烦犹不止，少加生地黄补肾水，水旺而心火自降。如气浮心乱，以朱砂安

赵洪钧医学真传(续)

神丸镇固之则愈"。

"四时用药加减法"(洪钧按：即不同季节、有不同兼证时使用补中益气汤加减法。文甚长，从略)

以上引自《内外伤辨惑论》。《脾胃论》无"立方本指"，其余略同。其实，方前的理论说明更是"立方本指"。现"本指"重在说明为何这样遣药组方。

洪钧以为，包括李东垣在内，古往今来关于补中益气法治热病的理论说明，都不能令人满意。

为此以问答方式说明如下：

问：李氏创此方的本意到底是治外感，还是治内伤呢？

答：按李氏本意，是治内伤。只是这种内伤，表现为热病。

他说："脾胃之气不足所致……与外感风寒所得之证颇同而理异。内伤脾胃，乃伤其气，外感风寒，乃伤其形。伤外为有余，有余者泻之；伤内为不足，不足者补之。汗之，下之，吐之，克之，皆泻也；温之，和之，调之，养之，皆补也。""内伤脾胃，乃伤其气"就是"补中益气汤"的立方依据。

问：那么，李氏所治是单纯内伤吗？

答：显然不是，而是有寒热、身热、头痛、喘、渴、恶风寒等典型热病表现的病证，见以上引文第一段，不重引。但须知，李氏认为，这种热病的始因是脾胃内伤。治疗时只能补，不能攻；只能温，不能清。

问：那么，此方所治是表证呢还是里证呢？

答：既然李氏认为病因内伤起，补中益气治的就是脾胃气虚(按：还包括肺气虚，见上引立方本指)，即治的是里。不过，这不等于此方不宜于表证。李氏用此方所治的就是表虚证。故他说："脾胃一虚，肺气先绝，故用黄芪以益皮毛而闭腠理，不令自汗，损其元气。"

李氏在"加减法"中更说："以手扪之，而肌表热者，表证也。只服补中益气汤一二服，得微汗则已。非正发汗，乃阴阳气和，自然汗出也。"

可见，补中益气正对表虚证。

总之，如果一语中的，此方治的是虚人外感初起。更确切地说是治脾胃虚人外感初起。这种外感的主要矛盾方面是脾胃虚。

问：李氏"用黄芪以益皮毛而闭腠理，不令自汗"，又称："只服补中益气汤一二服，得微汗则已。非正发汗，乃阴阳气和，自然汗出也。"此

第一章 补益要旨

说有理吗？

答：如果认为自汗是表虚之故，表虚是"肺气先绝"，肺气先绝又是因为脾胃虚，李氏之说就完全无懈可击。

然而，"用黄芪以益皮毛而闭腠理，不令自汗"，没有经典依据。于是，后人大多不理解此种治法。

问：表虚自汗不是腠理疏吗？这时"益皮毛而闭腠理，不令自汗"，不是完全正确吗？

答：我完全同意李氏的见解，而且认为，这是关于表虚证治疗原理的最本质、最圆满的认识。

不过，古代伤寒家，见发热有汗，除非漏汗不止，不是先止汗。即便桂枝法，多数古人和不少当代人，也认为是发汗法。于是，很难接受李氏的见解。

试看，当代医家、病家见发热就希望而且设法尽快发汗。发热略久——比如半天——无汗，即感恐慌。此所以皮质激素和解热西药被广泛滥用。

故请读者记住：尽管不是发热无汗的时间越长越好，却不必见发热即发汗。汗多确实是"损伤元气"。但只要不见昏迷、抽搐等危急情况，热病就应该让它热上一两天。正邪相争必有发热，不发热就是正不与邪争。表证阶段，发热是好现象。即便是骤然腾热甚或寒战，也不宜以退热为首务。

表虚证大多发热不剧，服药后半日内，比服药前热稍高，也应视为佳兆。

问：李氏说："《内经》曰：'劳者温之''损者温之'"。他引的经文有据吗？

答：这八个字见于《素问·至真要大论》，李氏所引是对的。有人说："损者温之"，应是"损者益之"。但今通行本《素问》同李氏所引。

问：李氏说："温能除大热"，怎样理解呢？

答：这就是后世说的"甘温除热"或"甘温除大热"。补中益气汤中的药物，除了升柴，都性温或甘温。故"甘温除热"法的创始人就是李氏。代表方就是补中益气汤。李氏还有"调中益气""清暑益气""升阳举经"等方，组方略同补中益气。即都是"甘温除热"的。

不过，所谓"甘温除热"，不是因为补中益气汤中的参、芪、归、草等能直接除热，而是它们辅助正气与邪战，邪去即热退。只是，李氏没有说到这一层。

问：李氏此法前无古人吗？

答：就理论认识而言，可以这样说。即此前从来没有人，如此明白无误地表达过。不过，李氏也不是空绝依傍。桂枝汤就是以温补为用的，桂枝更是性甘温。李氏就是从桂枝汤和小建中汤悟出的甘温除热。试追寻桂枝的功用到《神农本草经》，就很容易发现"补中益气"四个字。

问：凡热病或大热均可用补中益气或甘温除热法吗？

答：显然不是。补中益气既然是补法，适应证就是虚人、虚证。热病初起的虚证，必然是虚人的表虚证，最宜于用此法。

问：如此说来，补中益气汤不是该归入解表方了吗？

答：按李氏的本意，自然应该如此。然而，1949年后的方剂教材，从来不把此方列于解表方中。今方剂教材中虽然有扶正解表法，却不列此方，也几乎无人知道，补中益气法的发明者是用它治热病初起虚证的，即治所谓伤寒表虚。补中益气法治表证，就是扶正解表。今人也少用扶正解表法。

问：按照尊见，毕竟如何判定虚人感冒呢？

答：遵循上文所述补中益气法的适应证即可。不过，李东垣对此有很详细的论述。以下特别把"辨劳役受病表虚不作表实治之"前半录出：

"或因劳役动作，肾间阴火沸腾，事闲之际，或于阴凉处解脱衣裳，更有新浴，于背阴处坐卧，其阴火下行，还归肾间，皮肤腠理极虚无阳，但风来为寒凉所遏，表虚不任其风寒，自认为外感风寒，求医解表，以重绝元气，取祸如反掌"。

由此可知，东垣所谓表虚，不仅仅根据有汗无汗，脉紧脉缓。他说的"劳役受病"和"脾胃内伤"发热，也不是没有受风寒。故凡气虚体质者感冒，即可用补中益气法。即便不是气虚体质，凡感冒前有劳倦或饮食不周等因素，即可使用此法。只是按照拙见，桂枝汤之用，也是补中益气，故我常用桂枝汤和补中益气汤合剂。

问：可否就尊见给读者一个最简明且提纲挈领的说明呢？

答：拙见在《中西医结合二十讲》中表达如下：

在人体正气、微生物和六淫这三个制约外感病的因素中，中西医认识各有长短……中医辨证，始终抓住正邪斗争状态不放。当正夺为疾病的主

第一章 补益要旨

要矛盾方面时,辨证论治必然更有效……严格而言,中医治外感的病因疗法,只有补虚一法。

自然,上述拙见不仅限于表虚。

只是,也请读者记住:正夺为主时,也不排除使用西医的病因疗法,补中益气法中虽然已有升柴,也可以再加连翘、黄芩等,但不要喧宾夺主。

【验案举例】

案1:久用补中益气体质改善

赵某,女,61岁,威县辛庄村人,2006年10月31日初诊。

12年前,患者在侍奉病重的母亲时,我发现她的血压为250/150mmHg。于是,立即做抗高血压西医治疗。此后,一直服用复方利血平、心痛定等。但是,患者是中气不足的体质,经常感冒而且迁延不愈。每年因感冒就诊多次,需服用补中益气和桂枝汤合剂方愈。二年前,她问我可否预防感冒。我告诉她服用补中益气丸和金匮肾气丸。先连续服用一个月左右,而后可间断服用。也可以每天各服一丸,或者略感精力不佳即连续服几天。就这样,近二年没有就诊。此次因为不严重的头晕就诊。一进诊室就见她气色比二年前大好,体型也比那时精干。过去,她经常面色苍白、虚肿,口唇青紫,说话气不足。对面坐即可闻及她微喘。现在面色略见红润,口唇虽不比常人,但不再明显青紫。她自觉精神、体力均比二年前大好。目前的症状主要是头痛头晕,重时有恶心。脉象略见弦滑,舌象正常。血压140/100mmHg。可见,不但全身情况改善,血压也在临界水平。

患者说,过去很少头痛头晕,包括血压很高的那一次,也不头晕。处理如下:

川芎10g、怀牛膝15g、黄芪20g、葛根20g、红花5g、五味子10g、钩藤20g、菊花20g、当归10g、白芍15g、茯苓10g、甘草3g。常规水煎日一副。

金匮肾气丸9g,日3次;补中益气丸9g,日3次。

11月7日:家属来取药,说头痛、头晕均明显好转。

案2:久用补中益气与桂枝汤合剂

梁某,女,36岁,本县干部,2001年8月5日初诊。

感冒一周,在城内就诊服西药多种病益重。目前汗出不止,畏风、畏寒、头痛、骨头痛，面色苍白虚肿。脉象沉弱稍数，舌淡苔白。诊为桂枝加附子汤证，开原方3剂。

8月11日再诊：出汗停止，面容仍见虚胖，但颜色好转，舌象可，脉象仍见沉弱。又自觉小便频数，略有尿急感。原方去附子，加党参10g、黄芪15g、五味子10g、黄柏10g，同时用增效联磺，病愈。

此后，又多次感冒，或可服成药恢复。但是，每年至少有2~3次必须服中药大体如上法方可恢复。如：

2003年7月22日：尿频欲复发，同时有尾骨前下坠感，稍劳益重。脉象沉弱。为开补中益气汤加黄柏，同时服补中益气丸、金匮肾气丸。连服12剂方愈。

2004年3月27日就诊：感冒后，服他医的中药3付不愈，自觉口出热气，但怕风，无发烧，脉弱无根，头痛。处理如下：

桂枝20g、白芍15g、党参10g、黄芪15g、当归10g、附子8g、干姜5g、五味子10g、茯苓6g、陈皮10g、甘草5g、生姜20g。常规水煎日一副。

补中益气丸9g，日3次；藿香正气水1支（10ml），日2次。

煎剂实则桂枝加附子汤、补中益气汤合剂加减。

3月30日再诊：仍然恶风、出汗、骨头痛，脉象细弱似无。上方服至4月3日，症状基本消失。

此后，患者常服补中益气丸，感冒次数减少，或感冒也较轻。同时应其要求，将桂枝汤①、桂枝加附子汤②和补中益气汤三方抄给她。告诉她感冒初起即用桂枝汤。2剂不愈，即用桂枝汤、补中益气汤合剂。若误用发汗成药出现初诊时的情况，即用桂枝加附子汤、补中益气汤合剂。此后，至2006年底因消化不好再次就诊，称一直断续服用补中益气丸，每感冒先用桂枝汤，没有出现过迁延不愈的情况。

案3：体质性中气不足

村人赵某，母亲高而瘦，本人不算高瘦，但切脉查舌均见虚象。每过劳或心情不畅，即感气短乏力。每用补中益气丸一二日，症状即消失。

他的姐姐，即案1，不赘。

---

① 桂枝汤：桂枝、芍药、甘草（炙）、生姜、大枣（详见解表方）
② 桂枝加附子汤：桂枝、附子、芍药、甘草（炙）、生姜、大枣

第一章 补益要旨

他的外甥，新婚时有阳痿且2年不育，用补中益气丸不但阳痿好转而且妻子迅速怀孕生子。后来即自备并常用此药。自购不知多少，我给他开的至少200丸。

他的长子，20多岁，不是高瘦体质，而脉舌有虚象。结婚前后，常感精力不佳，并有失眠。每次发作，用补中益气丸即效。

案4：大气下陷证

大约1984年，本村村民赵某之妻，因气短乏力2月余多方治疗不效求治。患者年约50岁，略胖，面色晄白，脉弱而略数。听其心肺正常，故气短断非心肺功能不全所致。当即开补中益气煎剂原方一副。约2小时后，赵某来找，表情紧张。问有何事？原来是他的妻子服下汤药不久，自觉豁然病愈。但药方被卫生所留下，请再开一纸，以备不时之需。此后，患者服丸药即可见效，唯不如汤药效捷。

从此，我常用补中益气法治大气下陷。拙见以为，补中益气法治大气下陷较之张锡纯先生的升陷汤并无逊色。锡纯先生每于用黄芪的同时用知母。其说以为，黄芪性热，需加用性寒之知母。其实，中气不足或大气下陷者每易出现寒象寒证。其热证亦属虚热，此所以东垣用补中益气法治热病，至今有甘温除热之说。即一般不必顾忌虚人内伤用补中益气法而热盛。

案5：慢性口腔溃疡

只用成药时，笔者多不做文字记录，已记不清多少次用补中益气法治疗慢性口腔溃疡——包括所谓白塞氏综合征。虽然不是每用必然速效，有时还加用其他中西药，但多数疗效满意。比如下案：

患者女，15岁，中学生，其母为李寨中学教师，她就在该校读书。1993年就诊。

口腔溃疡反复发作二年余，多方治疗不效。或偶尔好转，不久复发。此外无明显不适。察患者面色萎黄，脉象细弱略数，舌胖而嫩。舌沿等处有散在的溃疡。

处方：补中益气丸9g，日3次；力勃隆4片，日3次。

服上方一周口腔溃疡消失，嘱继续服药一个月。一年后，其母陪同其外祖母就诊，说其女的口腔溃疡再没有反复。

这个患者同时用了力勃隆，这也是我很喜欢用的。它是铁剂、肝制剂和维生素的复方，既经济效果又可靠。比近年广告上大肆吹嘘的所有

"新"的补血药效果都好而且副作用（主要是胃肠反应）小。可惜，此药太便宜，最近市场上供应不足。

案6：可疑白塞氏综合征

王 JL，女，43 岁，威县油坊村人，1995 年 7 月 25 日初诊。

左腮内臼齿咬合处反复糜烂溃疡一年余，久治不效。伴有左半头面疼痛，又偶有外阴疱疹瘙痒。食少，体瘦，乏力，面白，语怯，脉滑数，舌淡紫，苔白厚。

与补中益气汤与生脉饮合剂，同时服用补中益气丸，3 天后明显好转，6 天后溃疡和其他症状消失。

案7：肛门坠胀

赵某，男，60 岁，威县时家庄人，2000 年 9 月 12 日初诊。

肛门坠胀不适伴尿道不适 2 月余，逐渐加重。正在按痔疮、前列腺炎治疗。用马应龙痔疮膏等无效。一般情况可，脉象略见洪滑，血压 120～110/80mmHg，舌稍大，苔黄。

开补中益气汤加大云、生地、连翘、枳实，同时服补中益气丸、金匮肾气丸。一周后症状消失。

案8：尿频尿失禁

凡老年或虚人排尿不畅（如所谓前列腺肥大），无论是否出现尿潴留并留置导尿管，都应该同时服用补中益气丸和金匮肾气丸，见泌尿系统疾病中的尿路病。

中老年妇女多见"一咳嗽就尿裤子"的尿失禁，治疗方法同上。较轻时，单用补中益气法，多数效果也很好。

青少年或儿童的慢性尿频、尿失禁（包括夜间尿床）十九属于中气并肾气不足，故也是补中益气法的适应证。请看下案。

关某之子，7 岁，威县彩寨村人，2004 年 5 月初诊。

关某患丙肝，经治恢复很快。一次他顺便提及儿子自幼几乎每天尿床，而且白天尿频，问有无好办法。恰好他正在服用补中益气丸，即告知让儿子服用必效。但母亲溺爱孩子，长期未服。后来患儿随父亲来看病，即当面嚼服补中益气丸和金匮肾气丸。患儿见无痛苦难咽情状，即可自己嚼服。但在家仍不是坚持每天服用。即便如此，疗效也很好。大约一个月后，关某复诊时，称患儿尿床基本痊愈。

又，此前患儿玩耍很泼，但食欲不佳，因而消瘦且多汗。夜间睡觉很死，催其小便时十次有九次叫不醒。服上方后，诸症悉去。

按：儿童服药不可强灌，否则，即便是白糖，儿童也会以为是黄连而哭闹拒服。最好的办法是大人先当面服用，示以"味道颇佳"。多数儿童见状即可服用。许多哺乳期的婴幼儿，服过我开的中药煎剂或成药，即先教给父母如何让孩子服药。

补中益气丸和金匮肾气丸的口感都比较好，诱导如上，多数儿童可顺利服用。犬子的犬子刚满2周岁时，就常常"偷吃"上述成药，虽呵斥不肯放下。但是，还是有的成年人不能服大蜜丸。此乃天性使然，颇难纠正。

案9：青年尿频并阳痿

王ZG，男，21岁，威县东郭庄人，2004年11月19日初诊。

患者为塔吊司机，自称近一年来尿频至10多分钟一次，在塔吊上颇不方便。虽然尿频，并无尿疼尿血。多次去医院就诊，化验小便大体正常。又称，近一年多来阴茎很少勃起。其人发育营养可，脉象略见弦滑，舌象无大异常。患者未婚，否认冶游史。于是开补中益气丸、金匮肾气丸各9g口服日3次。5天后证大减。

案10：胃下垂饱满

此类患者，十九食欲不佳。稍多食、甚或进食很少即感饱满，故无不消瘦，有时兼有其他内脏下垂。略通中医者即知此证可用补中益气法。

自西医看，此类患者不但胃属于无力型，其他空腔器官以及有关韧带也多松弛，故可有其他内脏下垂。总之，是平滑肌张力不足之故。

拙见以为，补中益气法可增加平滑肌张力。

但是，多数情况下治胃下垂只用补中益气法不是很好，最好略加理气药物。

比如下案。

患者郭某，女，48岁，威县北郭庄人，1997年4月10日初诊。

面黄肌瘦，脉象细弱，舌瘦而淡。自幼食欲不佳，近年来食欲益差且多感饱胀，故消瘦加重。因虚弱无力，几乎不能做日常家务。曾两次做钡餐造影，诊为胃下垂。处方如下：

黄芪15g、党参10g、当归10g、白术10g、陈皮8g、升麻4g、柴胡4g、川朴5g、枳实5g、炙甘草5g。常规水煎日一副。

上方是补中益气汤原方加川朴、枳实。其理论是在增加胃肠平滑肌张力的同时，增加蠕动的频率和幅度。

服上方 1 剂，症状明显减轻。续服 5 剂后，改用补中益气丸 9g，日 2~3 次，香砂养胃丸 6g，日 2~3 次。数月之后，其夫就诊，称患者病情稳定，体质好转。嘱其断续服用成药，每欲反复，积极服用。

由于此病多为遗传或体质因素所致，病程多已很长，让比较严重的胃下垂患者恢复如常人很困难，必须嘱咐患者注意调摄，主要是少量多食，不可劳累。

案 11：胃下垂术后不愈

王某，女，58 岁，威县北马庄村人，1995 年 7 月 19 日初诊。

患慢性"胃病"十余年，曾诊为"胃下垂"。前年病情加剧。头背攻胀难忍并头晕，失眠，严重乏力。于是，上年正月手术。术后无明显改善。即仍有食后不适，左上腹痛和上述症状，服中西药物多次不效。语怯，二便可，体瘦，神可，脉象细弱、舌淡、苔黄白厚润，无明显贫血。血压 115/85mmHg。处方如下：

党参 15g、黄芪 20g、陈皮 10g、茯苓 10g、白术 10g、当归 10g、柴胡 5g、升麻 3g、桔梗 8g、五味子 15g、文术 5g、香附 10g、红花 5g、三仙各 10g、甘草 5g、川朴 10g。常规水煎日一副。

补中益气丸 9g，日 2 次；越鞠保和丸 6g，日 2 次。

7 月 21 日再诊：腹痛、睡眠、脉象好转，语怯消失，舌象略如前，头晕似稍加重。上方去升麻加山萸肉 8g。

8 月 15 日 3 诊：诸症悉减，仅有脐左小痛。一般情况好转，脉仍有弱象。血压 110/70mmHg。

按：胃下垂和上消化道溃疡稍重时，患者常常夜间胀满疼痛厉害，这时往往攻头、攻脊背（"攻"——使之憋胀、疼痛之意）。患者常不能安卧，需要坐着自己按摩以减轻不适，所以睡眠不好。胃病而攻头，是因为大脑得不到足够的营养，攻后心是由于胃和后心的感觉神经同在相应脊髓节段的缘故。

案 12：中气不足型劳损

李某，女，43 岁，威县方家营村人，2005 年 8 月 24 日初诊。

自述头晕、头空、头沉 20 余日不愈。此前亦不时如此，但稍轻。食欲不佳，腿酸、乏力。有明显劳累因素。面色略显苍白，脉象细弱。舌淡，多齿痕，苔白略厚。处理如下：

党参 10g、黄芪 15g、白术 5g、苍术 5g、茯苓 10g、五味子 10g、当归 10g、白芍 15g、川芎 10g、熟地 15g、桂枝 20g、甘草 5g、生姜 20g、三仙各 10g、柴胡 5g。常规水煎日一副。

补中益气丸 9g，日 3 次；人参健脾丸 6g，日 3 次。

当年患者没有再诊。

2006 年 3 月 27 日再诊：称上年就诊一次即大好。近日又感乏力、气短并胸腹满闷。脉舌象等略如前。仍守上方。

案 13：足部老溃疡

陈某，女，21 岁，威县王王目村人，2001 年 5 月 29 日初诊。

患先天性双足内翻，需扶杖步行。右足外侧趾掌关节处有一 2cm×3cm 大小的老溃疡（按：长期压迫缺血坏死所致），近来渐大，并有双下肢水肿。患者已婚，有一女。其他一般情况可，脉舌象大体正常。处方如下：

补中益气丸 9g，日 3 次；人参健脾丸 12g，日 3 次。

力勃隆 4 片日 3 次（饭后服）。

6 月 14 日再诊：病情无明显改善。上方加鱼肝油丸 1 粒日 3 次。

7 月 11 日三诊：溃疡明显变小，下肢水肿消失。

案 14：脾虚体弱

贺某之母，35 岁，2006 年 10 月 21 日陪同贺某求治慢性鼻炎，主动提及 13 年前服补中益气丸而体质大好。当时她也是陪同别人来看慢性鼻炎，顺便切脉。那时她体瘦、乏力，食少且大便勤。又新婚不久，精力益感不佳。服补中益气丸之后，食欲改善，大便正常，不再乏力，体重迅速增加。

案 15：久泻

本村村民赵某，男，69 岁，2007 年 3 月 7 日就诊。

患者是强壮体质，一向食欲好且体力好。3 月前，因饮食不周、受风寒等腹泻下利。开始服西药有效，但反复发作。近一月来服西药无效且食欲渐差，又明显消瘦。听说我回籍，立即就诊。脉有弱象，舌淡。处理如下：

补中益气丸 9g，日 3 次；香砂养胃丸 6g，日 3 次。

数日后见患者，说服上方次日腹泻即止，食欲完全恢复。

以上是旧作《医学中西结合录》中"补中益气治百病"全文。其中列举验案 15 个。为帮助读者深刻理解补中益气汤，再引前人的验案。

案1：伤寒下后错语（万密斋医案）

沈天禄病伤寒，下后病不解，身无大热，不惺惺（洪钧按：不清醒之意）。医者但云谵语，以证论之，乃错语也。缘汗下之后，元气未复，神识不清耳。与补中益气汤去升、柴，加麦冬、生地、熟附子，一服而愈。（《续名医类案·伤寒》卷一）

洪钧按：此系伤寒误下，病情颇重。盖误下是重虚其虚，致正气大夺。补中益气汤加减一服而愈，足见此方神效。

案2：鼻衄如注（杨乘六医案）

施鸣玉衄血如注，三日半不止，凡止衄方法，并无一应。气息欲绝，脉之虚大而缓，面色萎黄，舌嫩黄而胖。知其四肢疲软，浑身倦怠，动辄嗜卧者，非朝伊夕也，询之果然。而衄起之故，缘自钟溪归家，一路逆风，操舟尽力，不及达岸即衄，至今第四日矣。病人中气大亏，本不足以摄血，复因劳力太甚，重伤胃络。胃络阳络也，阳络伤则血出上窍，胃脉络鼻，所以血出鼻孔也。乃用补中益气汤加炒黑干姜，一剂而衄止；去干姜加白芍、五味子数剂，而从前诸证渐除。（《续名医类案·衄血》）

洪钧按：关于何以衄血，案中自中医角度阐述颇详。西医耳鼻喉科治此病止血或较快，但不能详细说明其机理。盖不能说顽固大衄血纯粹是局部问题。但无论如何，大衄血四日，必气血大虚。此所以补中益气汤加味效佳。

案3：尿血（高辉远医案）

胡某，女，28 岁，1992 年 4 月 10 日初诊。

患者间断性尿血 4 年余，加重 1 个月。发病以来，溺血时发时止，过劳后更易复发。西医检查确诊为：慢性尿路感染。长年间断续服用复方新诺明、吡哌酸等药物，或口服八正散①、小蓟饮子②等中药之剂，未能收效。终日抑郁，苦恼不堪。近 1 个月因劳累后小腹坠胀，尿血复发。小溲微有淋沥不爽，伴有气短懒言，身倦乏力，头昏欲寐，故延邀高师会诊。观舌质淡红，苔白，脉虚软。化验尿常规：红细胞满视野，白细胞 8~10。

---

① 八正散：车前子、瞿麦、萹蓄、滑石、山栀子仁、甘草（炙）、木通、大黄（详见除湿方）

② 小蓟饮子：生地黄 24 克、小蓟 15 克、滑石 15 克、木通 6 克、淡竹叶 6 克、炒蒲黄 9 克、藕节 9 克、当归 6 克、栀子 9 克、炙甘草 6 克

高师辨析为病久伤脾，脾虚气陷，摄血无权而致尿血症，治拟益中升阳为主，兼以养阴清热之法。药用：

生黄芪10g，白术10g，太子参10g，升麻3g，柴胡3g，当归10g，陈皮3g，炙甘草5g，知母6g，黄柏5g。每日一剂，分2次服。

10剂后尿血偶见，小腹坠胀减轻。仍有气短懒言，身倦乏力，头昏不适。守方再进6剂，诸证较前好转，舌脉同前。改投补中益气丸，每日2次，每次6克，温开水冲服。

停汤剂改丸药二十天，精神复振，症状消失，尿常规正常。高师嘱咐患者禁劳累，定期门诊复查观察。嗣后随访，病愈未发。(《高辉远临证验案精选》)

洪钧按：此证的西医诊断明确：慢性尿路感染。病发4年，每劳累即犯，是正夺无疑。此类证单用西药疗效不好。中医治以补中益气加味效佳。但须知，病已多年，不可期以数日彻底解决问题。八正散是清热除湿之剂，不宜于虚人。

案4：温病久热不退（万友生医案）

谭姓男，1944年7月间，患温病久热不退，经用三仁汤①合黄连解毒汤②加减治疗多日，病无进退，仍温温发热，神疲肢倦，少气懒言，不思饮食。当时认为，这是温病常见证，并不在意，仍守原方以化湿清热。

一日患者忽然倦卧不语，久不清醒，呼之虽有时能答，但声音低微，听不甚清，家人惶急。我诊其脉不微细，四肢尚温，即安慰病家，不必惊慌。因思此证当是由于太阴湿困日久，损伤脾气，中气下陷，清阳不升所致。必须及时升补中气，防止其进一步陷入少阴（年前我母患湿温病久，就是因为太阴气虚失补以致阳虚陷入少阴而未能挽回的，沉痛教训，记忆犹新）。乃毅然投以甘温除热的补中益气汤方一剂，立即煎成，缓缓喂服。

一剂服尽，患者逐渐深深入睡，呼之不应，家人更加惶恐。我细审其神态安舒，呼吸调匀，脉虚缓而毫无急疾之象，乃嘱咐病家切勿呼唤，让其静卧以养元神。良久，患者醒来，知饥索食，家人喜给稀粥一碗，食后精神顿爽，自云，我的病好了。原方再进一剂，身热全退，食增神旺，调理而愈。(《万友生医案选》)

---

① 三仁汤：杏仁、生薏仁、白蔻仁、飞滑石、白通草、竹叶、半夏、厚朴
② 黄连解毒汤：黄连、黄柏、黄芩、栀子（详见清热方）

洪钧按：由此案不难看出伤寒家与温病家，温补派与攻下派的区别。病人已经大虚，还是使用化湿清热，以致患者几死。又可知补中益气汤用之得法，效如桴鼓。盖万氏之母死于误治，此中切肤之痛令人感慨。伤寒家见脉微细，但欲寐，即属少阴，不可不知。但此案，断不可用四逆汤等。

案5：痢后水肿（薛己医案）

儒者杨文魁，痢后两足浮肿，胸腹胀满，小便短少。用分利之剂，遍身肿兼气喘。余曰：两足浮肿，脾气下陷也；胸腹胀满，脾虚作痞也；小便短少，肺不能生肾也；身肿气喘，脾不能生肺也。用补中益气汤加附子而愈。半载后因饮食劳倦，两目浮肿，小便短少，仍服前药顿愈。（《内科摘要·脾肾亏损小便自遗淋涩等症》）

洪钧按：薛己乃著名温补医家。他对此案的中医解释颇周到。倘简而言之，属痢疾后脾肺肾三脏俱虚。故补中益气汤加附子效佳。

案6：胎动下血（程杏轩医案）

昔闻先辈云：补中益气汤乃安胎圣药，余未深信。乾隆癸丑秋，某妇怀孕数月，腰腹俱痛，恶漏行多，势欲下坠，诸药不应。投以此方，加阿胶即安，后屡用皆验。缘方中有参芪归术培补气血，妙在升柴二味升举之力，俾胎元不至下陷，然后补药得以奏功。血热加黄芩，血虚加地黄尤妙。（《杏轩医案》初集）

洪钧按：程杏轩是学验俱丰的医家，早先也不知道补中益气汤为安胎圣药。洪钧以为，此方的升举作用首赖参芪，盖升柴不和补气药一起用则无升举作用。试看小柴胡、升麻葛根均不见升举作用可知。

案7：中风（薛立斋医案）

薛立斋治一人，年六十余，素善饮酒，两臂作痛。服祛风治痿之药，更加麻木发热，体软痰涌，腿膝拘痛，口噤语涩，头目晕重，口角流涎，身如虫行，痒起白屑。立斋曰：臂麻体软，脾无用也。痰涎自出，脾不能摄也。口斜语涩，脾气伤也。头目晕重，脾气不能升也。痒起白屑，脾气不能荣也。遂用补中益气汤加神曲、半夏、茯苓。三十余剂，诸症悉退。又用参术膏而愈。（《古今医案按卷一·中风》）

洪钧按：薛氏论此案，完全以脾虚为说。盖因其尊信李东垣，好用补中益气汤。疗效颇佳，只能说其见解无误。

第一章 补益要旨

案8：中风（薛立斋医案）

秀才刘允功，形体魁伟，不慎酒色。因劳怒头晕仆地，痰涎上涌，手足麻痹，口干引饮，六脉洪数而虚。薛以为肾经亏损，不能纳气归源而头晕，不能摄水归源而为痰，阳气虚热而麻痹。虚火上炎而作渴。用补中益气合六味丸①，治之而愈。其后或劳役。或入房。其病即作。用前药随愈。（《古今医案按卷一·中风》）

洪钧按：补中益气汤亦治肾经亏损，可见它不仅补益脾胃。

案9：半身不遂（王竹西医案）

宪幕顾斐斋左半身并手不遂，汗出神昏，痰涎上涌。王竹西用参芪大补之剂，汗止而神思渐清，颇能步履。后不守禁，左腿自膝至足肿胀甚大，重坠如石，痛不能忍。其痰甚多，肝脾肾脉洪大而数，重按则软涩。立斋朝用补中益气汤加黄柏、知母、麦冬、五味，煎送地黄丸；晚用地黄丸料加知、柏，数剂诸证悉退。但自弛禁，不能全愈耳。（《古今医案按·伤寒》卷一）

洪钧按：半身不遂也大多可以使用补中益气法，不可不知。

案10：休息痢（喻嘉言医案）

喻嘉言治周信川。年七十三岁，平素体坚，不觉其老。秋月病痢，久而不愈。至冬月成休息痢，昼夜十余行，面目浮肿，肌肤晦黑。喻诊其脉，沉数有力。谓曰：此阳邪陷入于阴之证也，当用逆流挽舟法，提其邪转从表出，则趋下之势止而病可愈。于是以人参败毒散本方煎好，用浓被围椅上坐定，置火其下。更以布条卷成鹅蛋状，置椅褥上殿定肛门，使内气不得下走，方以前药热服。良久又进前药，遂觉皮间津津微润。再溉以滚汤，教令努力忍便，不得移身。如此约二时之久，病者心躁畏热，忍不可忍，始令连被带汗，卧于床上。是晚止下痢二次，以后改用补中益气汤，不旬日而全愈。（《古今医案按·痢》卷三）

洪钧按：休息痢即经常发作的痢疾。此证较难治。盖久痢正气夺也。喻氏先用人参败毒散，后用补中益气。总之是补益为主。

案11：发热吐血（薛立斋医案）

薛立斋治一童子，年十四，发热吐血。薛谓宜补中益气以滋化源，不信，用寒凉降火，愈甚。始谓薛曰：童子未室，何肾虚之有？参芪补气，

---

① 六味[地黄]丸*：地黄、茯苓、山茱萸、山药、丹皮、泽泻（详见补阴方）

奚为用之？薛曰：丹溪云，肾主闭藏，肝主疏泄。二藏俱有相火，而其系上属于心。心为君火，为物所感则易动。心动则相火翕然而随。虽不交会，其精暗耗矣。又精血篇云：男子精未满而御女以通其精，则五脏有不满之处，异日有难状之疾。遂用补中益气及地黄丸而瘥。（《古今医案按·血证》卷四）

洪钧按：发热吐血，或系痨病。必须按虚证治，且需阴阳同补。此所以"用补中益气及地黄丸而瘥"。

案12：便血（薛立斋医案）

一妇但怒必便血，寒热口苦。或胸胁胀痛，或小腹痞闷。薛曰：此怒动肝火而侮土。用六君子加柴胡、山栀而愈。用补中益气、加味逍遥二药，乃不复作。（《古今医案按·下血》卷四）

洪钧按："怒动肝火而侮土"，致使中气受损，故补中益气汤加味效佳。

案13：发热恶风（项彦章医案）

项彦章治一人，病发热、恶风自汗，气奄奄勿属。医作伤寒治，发表退热而益剧。项诊其脉，阴阳俱沉细，且微数，以补中益气进之。医曰：表有邪而以参芪补之，邪得补而愈甚，必死此药矣。项曰：脉沉，里病也；微数者，五性之火内煽也；气不属者，中气虚也，是名内伤。经云：劳者温之，损者益之。饮以前药而验。（《古今医案按·伤寒》卷一）

洪钧按：前医作伤寒治，使用的大概是桂枝汤，不能算是错误，但不如补中益气效捷。

案14：发热，身体略痛（虞博医案）

一人年四十五，正月间，路途跋涉劳倦，发热，身体略痛而头不痛。自以为外感，而用九味羌活汤①三帖，汗出热不退。前后又服小柴胡汤②五六帖，热愈甚。经八日，延虞诊视。至卧榻前，见煎成汤饮一盏在案。问之，乃大承气汤，将欲饮。切其脉，右三部浮洪、略弦而无力。左三部略小，亦浮软不足。虞曰：汝几自杀。此内伤虚证，服此药大下，必死。伊曰：我平生元气颇实。素无虚损证，明是外感无疑也。虞曰：将欲作阳明内实治而下之欤？脉既不沉实，又无舌干潮热谵语等证；将欲作太阳表实

---

① 九味羌活汤：羌活、防风、苍术、细辛、川芎、香白芷、生地黄、黄芩、甘草
② 小柴胡汤：柴胡、半夏、人参、黄芩、甘草（炙）、生姜、大枣

治而汗之欤？脉虽浮洪而且虚，又无头痛脊强等证。今经八日，非表非里，汝欲作何经治之乎？伊无以答。乃用补中益气汤加附子大剂与之，是夜连进二服。天明往诊，脉略平和。伊言尚未服，仍谓前效，欲易外感退热之药。虞曰：前药再饮二服，不效当罪我。又如前二服，脉证俱减半。伊始曰：我几误矣。去附子，再煎二帖与之，热退气和而愈。但体犹困倦如前，服前药二十余帖，始得强健。（《古今医案按·伤寒》卷一）

洪钧按：由此案可见，壮实人劳累后感寒亦可见虚证。无论是否误治，均可服用补中益气。

案15：房劳后，自汗发热（汪石山医案）

汪石山治一少年，房劳后，忽洒洒恶寒，自汗发热，头背胃脘皆痛。唇赤舌强，呕吐，眼胞青色。医投补中益气，午后谵语恶热。小便长。初日脉皆细弱而数，次日脉浮弦而数。医以手按脐下痛。议欲下之。汪曰：此疫也，疫兼两感。内伤重，外感轻耳。脐下痛者，肾水亏也。若用利药，是杀之也。兹宜合补降二法以治，用清暑益气汤①，去苍术、泽泻、五味，加生地、黄芩、石膏。服十余帖而安。（《古今医案按·瘟疫》卷二）

洪钧按：瘟疫也可以使用补中益气法。清暑益气汤是补中益气法的变法。

案16：内有火邪（周慎斋医案）

一人七月病上辰昏晕，下午不言，昏睡一日不醒，人叫不应。身凉不食，不寒不热。皆曰阴证，议用理中、四逆。周慎斋诊其脉，沉小带伏。曰：内有火邪也，故小便一二日不解。延至夜不醒，周曰：此真火也。其妻曰：前日房事，如何是火？周曰：夜有房事，内虚又劳热甚。夫干热从虚入，则阴气将绝，以水救之则可。取冷水一桶，饮至五碗，病者曰渴。饮至七碗，大汗如雨，病者曰饿，吃粥一碗。用补中益气汤加炮姜、泽泻，温中泻冷水而愈。（《古今医案按·火》卷二）

洪钧按：由患者大量饮水，大汗如雨可知，患者必正在发烧且即将出汗。用补中益气汤加味，不过是治内伤。

案17：热极似寒（周慎斋医案）

一妇六月卒死，遍体俱冷，无汗。六脉俱伏，三日不醒，但气未绝

---

① 清暑益气汤：人参、黄芪、当归、五味子、白术、苍术、升麻、泽泻、神曲、橘皮、青皮、麦门冬、炙甘草、黄柏、葛根。

耳。众用四逆、理中，亦不能纳。四日后，慎斋诊之，仍无脉。念人一二日无脉立死，今三日不死，此脉伏也，热极似寒耳。用水湿青布放身上，一时身热。遂饮冷水五六碗，反言渴。又一碗，大汗出。后用补中益气加黄柏。十帖愈。(《古今医案按·火》卷二)

洪钧按：此案也是患者正在发烧。持续四日不醒，是正气不足。故发烧持续3日体温未达到顶点。饮水时体温已经达到顶点，故饮水6、7碗，大汗出。此时仍当用补中益气汤。

案18：久疟（薛立斋医案）

薛立斋治一产妇，患疟久不愈，百病蜂起。其脉或洪大，或微细，或弦紧，或沉伏，难以名状。用六君子加炮姜，二十余剂，脉证稍得。又用参术煎膏，佐以归脾汤百余剂而痊。又治一妇久疟，形体怯弱，内热晡热，自汗盗汗，饮食少思，月事不行。服通经丸，病益甚。此因虚而致疟，因疟而致经闭。用补中益气汤及六味丸，各百余剂。疟愈而经行矣。震按：药已对病，尚百余剂始愈。设医者拿不定，则见异而迁病者。信不真则半途而废，必至前功尽弃。因知虚证用补，慎毋欲速。(《古今医案按·卷三·疟》)

洪钧按："此因虚而致疟，因疟而致经闭。用补中益气汤及六味丸，各百余剂。疟愈而经行矣。"是此案的说理要点。虚证用补，慎勿欲速，并非确见。盖虚证病初用补即可速效。待至百病蜂起，即宜缓图。盖全体皆虚，不易数日奏功。

案19：伤风咳嗽气喘（薛立斋医案）

薛立斋治鸿胪苏龙溪，患伤风，咳嗽气喘，鼻塞流涕。用参苏饮一剂以散寒邪，更用补中益气汤以实腠理而愈。后因劳怒仍作，自用前饮，益甚。加黄连、枳实，腹胀不食，小便短少；服二陈①，四苓②，前证愈剧，小便不通。薛曰：腹胀不食，脾胃虚也；小便短少，肺肾虚也。悉因攻伐所致。投以六君③加黄芪、炮姜、五味，二剂诸证顿退，再用补中益气汤加炮姜、五味，数剂痊愈。(《名医类案·伤风》卷一)

按：薛氏为温补学派著名传人，他治外感很喜欢用补中益气法。以此案而言，初用参苏饮（木香、紫苏、干葛、半夏、前胡、人参、茯苓、枳

---

① 二陈汤：陈皮、半夏、茯苓、甘草（详见祛痰方）
② 四苓汤：茯苓、白术、猪苓、泽泻
③ 六君汤：人参、白术、茯苓、甘草、陈皮、半夏

壳、桔梗、甘草、陈皮等共为粗末,每服四钱)就有补益之意。不过,不如补中益气更典型。复发后患者自用的方药虽非大苦寒破气,却非全力温补。最后还是重用温补治愈。

案20：感冒虚证（江应宿医案）

宿（洪钧按：即《名医类案》作者江瓘之子江应宿,亦系当时名医）曰：余每治伤风外感而无内伤者,但用九味羌活汤、参苏饮,无不立愈。予自感冒,必补中气而外邪始解。可见人之禀赋万有不齐,岂可一例表散！今观薛案与余元气弱者吻合,于此虚实可见。(《名医类案·伤风》卷一)

洪钧按：可见正气不足之人外感初起即宜补,可通用补中益气法。

以上列举拙案及前人使用补中益气汤共35案。病种涉及内、外、妇、儿、五官各科。若撮其要,无不是脏腑气虚或气血均夺。由此不难理解,补中益气汤不仅仅补中气,升阳举陷。读者或嫌验案太多,须知张锡纯先贤解生石膏一味药即列举36案,此后其关于石膏药理的见解方为中医界接受。其实,如前所说,《皕一选方治验实录》载补中益气汤案183。上举诸案不过是摘其扼要、明白者引出。

第七节 补血要方

补血要方指最重要因而最常用的补血方剂。实际上,本节就讲四物汤和归脾汤两个方子。

第二节已经说过："血指肉体,气指生理功能"。故补血就是补益血肉之躯。它远远大于补益血液。换言之,血虚不仅仅指血液有不足。第三节还说过："没有脱离肉体的功能,也没有毫无功能的活的肉体,故二者——气和血——是对立统一关系。总之,补气药必然能在一定程度上补血,补血药也能补气"。所以,补血方剂必然也能在一定程度上强化机体的功能。

一、四物汤①

四物汤为现代医家最熟悉的补血方剂。它首见于《仙授理伤续断方·

---

① 四物汤：白芍药、当归、熟地黄、川芎各等分,每服三钱(《仙授理伤续断方》)
【按：1钱≈4.1g】

医治整理补接次第口诀》。其中说:"四物汤,凡伤重,肠内有淤血者用此"。可见最初是用它活血化瘀的。

今方剂教材谓,此方的功用是:补血调血。又说:"本方是补血调经的主方"。此处调经有待商榷,盖它的调经功用是整个肉体得到补益的必然结果。请看验案。

案1:贫血(大塚敬节医案)

32岁妇女,主诉长期持续性痔出血,现严重贫血,耳鸣,短气。用本方(连珠饮:茯苓5g,桂枝4g,当归、川芎、芍药、地黄、白术各3g,甘草2g)1个月后,贫血减轻,耳鸣已止。(《临床应用汉方处方解说》)

洪钧按:洪钧未查到,国内中医用此方治贫血的验案。大塚氏大概把此方理解为可以补血液。但他用的连珠饮是四物汤加味。效果尚佳。又须知,日本汉医常用小剂量。

案2:心功能不全伴贫血(矢数道明医案)

植某,男性,64岁,初诊日期为1963年12月。

主诉约半年前出现心下痞满,胃肠消化不良,无食欲感,颜面苍白,且现黄疸色,大便色黑味浓。贫血明显,心动悸,呼吸困难严重,背中痛,心下与脐周围痛时发,颜面浮肿,大便3日一行。内科治疗心脏、肝脏和胃肠均未获效,心动悸和喘息,仍使其难受。营养尚可,但颜面为黄疸色,脉弦有紧象,时来结代,舌无苔,心音不齐而亢进,腹肌紧张,压之敏感。肝脏虽不肿大,但心下痞满,压之痛,血压200/100mmHg。

投以连珠饮(见上案),连服20日,心下痞满,背中痛,心动悸,喘息大部已消,食欲增进。40日之后,黄疸色退净,血压170/90mmHg,颜面浮肿消,身形轻快,异常高兴。又续服几剂,痊愈。(《临床应用汉方处方解说》)

洪钧按:此证颇复杂且较重,自西医看有贫血、高血压、心力衰竭,肝功能受损。食欲不佳及消化不良必然随之出现。四物汤加味效佳,必然是在纠正贫血的同时改善了心功能和肝功能。

案3:高血压(矢数道明医案)

60岁妇女,贫血性瘦型体质。主诉周身疲软,肩酸痛,不眠。1年前血压升高,180/100mmHg,经治持续不降。投与八物降下汤(当归、芍药、川芎、地黄各4g,黄柏2g,黄芪3g,钩藤3g,杜仲3g),周身疲乏完全消失,睡眠安宁,肩酸痛愈,颜面转佳,病症均已祛除。血压降至150/

90mmHg 上下。(《临床应用汉方处方解说》)

洪钧按：由此案可见，四物汤加味可降血压。其中四物汤起主要作用。

案4：经闭（龚廷贤医案）

徐宪副妾，患经闭。七八月来，渐觉黄瘦，腹中左右块如鼓，发热面赤，不思饮食。诊之，六脉微涩，此血枯气郁也。以四物汤加香附，丹皮、白术之类，十数服，又加桃仁、红花，数服，下血块许多乃愈。(《续名医类案·经水》卷二十三)

洪钧按：患者的闭经是全身严重营养不良的结果。故四物汤加味纠正了严重营养不良，即补益了全身血肉。"腹中左右块如鼓"应该是淤血。四物汤对此也有效。加之加味香附、桃仁、红花，效果更好。白术之用乃健脾胃也。

案5：小儿痘后便秘（夏禹铸医案）

同邑绅徐梅宣公郎，痘后四十日，大便闭有七日。他医以承气汤单授之。余舅氏时在徐宅，力荐请余。往视之日，血虚至极。幸未通利，通则不可药矣。梅宣且幸且疑。硬用四物汤一服，便出乃溏粪，带白色。梅宣拍案叫绝曰：一望即知，神何至此！前庸手几败乃事。此望色审窍，知非肺热之一验也。(《幼科铁镜·大便不通》卷五)

洪钧按：当归、白芍均有温和的通便作用，但此案不仅仅是用其通便。盖补血之剂改善了小儿的全身功能。须知，种痘恰如患了一场不轻不重的热病。患儿必有气血不足。此所以若投大承气汤必然病危。

案6：小儿瘦弱发热（夏禹铸医案）

余会试都门，有粤东臬司张玉川乃媛，年十三岁，身极瘦弱，每食仅能一茶盅许，终日微微烧热，下午加甚。都中医俱作童痨治，不效。延余一望，知为血虚。血虚必肠胃无滋，以致窄狭，故不能多食。用四物汤加厚朴、橘红，服十剂，兼用熟大麦米为饭，半月愈。此望色审窍知血虚烧热之一验也。(《幼科铁镜·烧热》卷二)

洪钧按：患者营养不良极严重，此所以急需补血肉也。或问：可否使用健脾开胃之剂？我认为，必须加上四物汤方可。大补气血亦可。

案7：胎漏（任贤斗医案）

王宗绪之妻，怀孕五六个月，间下血水，此漏胎也。其人食强神健，举动快捷，脉六至有力。夫食强者脾健，神健者气足，脉有力者孕娠最宜。本似无病，何致漏胎？惟举动轻快，乃阳火之象，必有内热迫血漏下。与四物汤加黄芩、阿胶，七八剂漏止胎安。凡胎不安者惟气虚、脾虚者最多，若火热者却少。余经医四十年，因火者只此一个。(《瞻山医案·安胎》)

洪钧按：此案使用的大体是常规安胎之剂，其中用的清热药，还不如胶艾四物汤①多，不必视为有火。我治先兆流产必用四物，但要加上补气药。请看旧作《医学中西结合录》和《赵洪钧医学真传》。

古今四物汤验案甚多，仅举以上7案。读者必可从中看出，此方不仅仅治血液之血虚，而是能补益全部肉体。至于用此方纠正了心衰，说明它也有强心功能。此外还能健脾胃。

二、归脾汤②

此方首见于《正体类要·方药》。其中说："归脾汤，治跌扑等症，或思虑伤脾，血虚火动，寤而不寐，或心脾作痛，怠惰嗜卧，自汗盗汗，大便不调，或血上下妄行，其效甚捷"。

其实，此方乃气血双补之剂。

今方剂教材谓，此方的功用是：益气补血，健脾养心。

此方是很常用的方剂，是治疗心脾两虚的名方。所谓心脾两虚，即因劳心、劳力过度所致。盖心主思虑，脾主肌肉。此类证很常见，读者应熟悉此方。凡见思虑或劳累过度，见心悸怔忡、健忘失眠、体倦食少，或妇女月经紊乱，即应使用此方。对较严重者，要加上人参或党参。

以下举案说明。

案1：吐血（李中梓医案）

唐主政劳心太过，因食河鲜，吐血有痰，喉间如梗，日晡烦热。喜其六脉不数，惟左寸涩而细，右关大而软，思虑伤脾也。以归脾汤大料，加丹参、麦冬、生地，二十剂证减六七，兼服六味丸三月，遂不复发。(《续名医类案·吐血》)

---

① 胶艾四物汤：阿胶、艾叶、当归、白芍、熟地、川芎、蒲黄、黄连、黄芩、生地、栀子、地榆、白术、甘草

② 归脾汤：白术、当归、白茯苓、黄芪（炒）、龙眼肉、远志、酸枣仁（炒）各一钱，木香五分，甘草（炙）三分，人参一钱

上，姜、枣水煎服（《正体类要》）

【按：1钱≈3.7g；1分≈0.37g】

第一章 补益要旨

洪钧按：凡因劳累过度者，无论兼证如何，均可投以归脾汤。倘有血症，尤宜使用此方。

案2：便血不寐（李翼农医案）

何某，男63岁，初诊：1949年9月10日。

主诉：烦热经旬，夜不能入寐，口不甚渴，饮食甚少。小便微黄，大便色黑。

诊查：舌色淡而有红粟粒，脉虚小，右关无力。颌下人迎脉动，胸前见出疹，色白而粒小。

辨证：白疹下血，脾虚不能统血。

治则：补脾益气摄血。

处方：大山抄参3g（另炖和服），天生术12g，北黄芪24g，当归15g，远志9g，熟枣仁6g，橘红3g，炙甘草9g，上肉桂1.5g，生姜4.5g，大枣肉15g。

服上药后是夜安睡，明早白疹出多，精神尚可，大便之淤血出少。继用前方出入五剂，白疹色泽光亮圆满，大便之淤血不见，后调补而康。（《中国现代名中医医案精华》（五））

洪钧按：诊为脾虚不能摄血，故归脾汤效佳。至于白疹，也会因为补益而出，盖邪热随疹而出也。

案3：撞伤后遗便血（李斯炽医案）

李某，男，50岁，干部，1970年11月3日初诊。

病员几月前因翻车撞伤，致肝脾破裂，流血颇多，送至某医院抢救，经采取各种止血措施及输血后，暂时转危为安。但大便一直带血，长期不愈。来就诊时，见病员精神萎靡，少气乏力，语音低微，面色㿠白。其家属说：病员饮食甚少，思睡而难入睡，时感心中悸动不安，记忆力锐减。诊得脉象细数，舌质淡红，舌苔花薄。……用此方（归脾汤）加止血药以治之。

党参15g，黄芪15g，白术9g，当归9g，茯神9g，远志肉6g，木香6g，炮姜6g，大枣3枚，槐花9g，酸枣仁9g，龙眼肉9g，炙甘草3g，乌贼骨15g。四剂。

11月24日二诊：续服上方八剂后大便中已无隐血。精神转好，饮食增进，睡眠亦改善。但说话仍少力气，语言甚低。再用培补气血，少佐止血药以巩固之。

潞党参 15g，黄芪 15g，制首乌 12g，熟地 12g，白芍 12g，炒白术 9g，茯苓 9g，芡实 12g，山药 12g，广木香 12g，炮姜 6g，莲子 12g，甘草 3g。四剂。

上方加减，续服数十剂，病员自觉力气大增，眠睡均好，记忆力逐渐恢复，说话音量高。在家休养了一段时间后，就上班工作。随访至 1978 年 3 月，他自觉强健如昔。只在过于劳动后，微感周身疼痛，余无异常。（《李斯炽医案》第二集）

洪钧按：如上所说，归脾汤最初就是治疗跌扑损伤的，故对车祸受伤后便血有效。

案 4：胃痛（李中梓医案）

一人将应试，八月初五心口痛甚，致不能饮食。李诊之，寸口涩而软。与大剂归脾汤，加人参三钱，官桂一钱。彼云：痛而骤补，实所不敢，得勿于场期碍乎？李曰：弟能信而服之，可以无碍。若投破气之药，其碍也必矣。遂服之，不逾时而痛减，更进一剂，连饮独参汤，场事获竣。（《续名医类案·心胃痛》）

洪钧按：李中梓是著名的温补学派医家。但急性胃痛用归脾汤，常人难解。盖患者即将应试，必然思虑过多，此所以此方效佳。观其续用独参汤，必然是确认为心脾两虚。盖从脉寸口涩而软得知。

案 5：厌食（薛己医案）

一妇人年三十余，忽不进饮食，日饮清茶三五碗，并少用水果三年余矣。予以为脾气郁结，用归脾加吴萸，不数剂而饮食如常。（《内科摘要·脾胃亏损吞酸嗳腐等症》卷上）

洪钧按：脾气郁结，也可用归脾汤。此案可能是神经症。不进饮食三年余，必然气血大虚。

案 6：不寐（吴少怀医案）

张某，男 28 岁，干部，1961 年 10 月 23 日初诊。

病史：久患失眠，时有腹泻。现少眠，多梦，气短，消瘦，饮食欠佳，四肢酸软，体倦乏力，大便稀薄，日 2～3 次，小便清，面少华。

检查：舌苔薄白，质淡红，脉沉细软，两寸细弱。

辨证：心脾两虚，气血不足。

治则：养心脾，以生气血。拟归脾汤加减。

方药：炙黄芪 9g，茯苓 9g，沙参 9g，生白术 9g，制远志 4.5g，当归

第一章 补益要旨

9g，龙眼肉6g，炒枣仁9g，丹参9g，炒谷芽6g，合欢皮6g，炙甘草4.5g。水煎服。

连服7剂，诸证减轻。改服归脾丸，巩固疗效。(《吴少怀医案》)

洪钧按：此案说理颇圆满，方药中最好加人参或党参。

案7：多寐（席梁丞医案）

徐某，男，30岁，初因感冒头痛眩晕，潮热胃胀。前医连投大柴胡汤①以清热和里，服后热退便通，本属合理。迨后疲倦多寐，而整日昏睡，长达月余。于1941年初秋邀诊。患者静卧沉睡，且无躁动，叫则即醒，问话能答，饮食如常，但必随时叫喊，随时手摇，否则不过片时，即入酣睡。诊脉虚大，舌质淡，舌根一侧白腻，余处无苔。依脉证因果全面分析，乃长夏感冒，受暑伤湿。湿困脾阳，暑伤正气。证属心脾阳虚，肺气不足，阴盛阳虚所致。治当益气强心，健脾渗湿。方用人参归脾汤加减试治。

处方：高丽参，黄芪，当归，茯苓，桂圆肉，菖蒲，木香，白术，甘草，生枣仁，炙远志。二剂。

服一剂后，昏睡减轻，不叫自醒，能自动饮食，询问家事等。二剂服后，白天已不嗜睡，饮食起居，接近正常，惟感起则头晕乏力，脉虚大转弦，舌苔同前。再以原方连投二剂，不数日精神体力逐渐恢复。(《著名中医学家学术验案》)

洪钧按：原案处方无分量。此案颇周祥。但病初前医用大柴胡不妥。盖大柴胡有通下之力，致使正气受损。其实，此案只要使用补益气血之剂即有效。

案8：眩晕（姜春华医案）

徐某，男，60岁。

初诊：患者头晕，面色苍白，瘦削，纳差，少寐，舌质淡，脉弱。治宜补益心脾。

处方：黄芪9g，党参9g，白术9g，当归9g，茯神9g，枣仁9g（打碎），龙眼肉15g，远志6g，广木香4.5g，炙甘草4.5g。

按：此案眩晕属心脾两虚。归脾汤既可补血安神，又可益脾气而滋化源，为心脾同治之良方。笔者随访二年，头晕未发。(《内科名家姜春华学

---

① 大柴胡汤：柴胡、黄芩、芍药、半夏、枳实、生姜、大枣

术经验集》)

洪钧按：姜春华先生为学验俱丰且颇开明的医家，他多年致力于中西医结合。1983 年曾为旧作《近代中西医论争史》赐序。转眼之间，先生已辞世 30 年，洪钧颇感慨。

以上列举归脾汤验案 8 案，读者必可看出，此方为治心脾两虚的良方。凡见食少、乏力、心悸、睡眠不佳等，即可使用。据洪钧的经验，加上人参或党参疗效更好。

第八节　气血双补要方

气血双补即是字面之意，即方中同时使用补气和补血药。本节就讲炙甘草汤、十全大补汤和逍遥散三方。

一、炙甘草汤（复脉汤）

今教材谓，此方的功效是：益气养血，滋阴复脉。

炙甘草汤首见《伤寒论》。经文如下：

伤寒脉结代，心动悸，炙甘草汤之。

炙甘草汤方

甘草四两（炙），生姜三两（切），桂枝三两（去皮），人参二两，生地黄一斤，阿胶二两，麦门冬半升（去心），麻子仁半升，大枣十二枚（掰）

上九味，以清酒七升，水八升，先煮八味，取三升，去滓，内胶烊消尽，温服一升，日三服，一名复脉汤。脉按之来缓，而时一止复来者，名曰结。又脉来动而中止，更来小数，中有还者反动，名曰结阴也；脉来动而中止，不能自还，因而复动，名曰代阴也。得此脉者，必难治。

【按：1 两（3 帖/1 帖）≈13.8g/4.6g；麦门冬半升≈45g/15g；麻仁半升≈53g/18g】

读者首先应该注意的是：方中生地黄用量特大（一斤）。补血药中讲熟地时，曾言及其强心作用，故此方必然能强心而治心衰。西药洋地黄治心衰的同时即可减慢心率，并可纠正心律不齐。脉结代就是心律不齐。心动悸一般有心律过快。但此方较洋地黄等更好，因为它在纠正心衰的同时益气养血。只是须知，此方也不是只治心衰和脉结代。洪钧坚信，中西医结合地治疗心衰，疗效更好。

第一章 补益要旨

我在英国时,有一英国助手问我:脉结代该用何方?她记得《伤寒论》中有一方,一时忘记。可见外国人学中医不久即知此方,凡我中医不可不知此方。

或问:炙甘草汤中,为什么不用熟地而用生地黄呢?生地黄也有强心之效吗?

答:仲景时代还没有熟地。生地黄在《伤寒论》中只出现一次,即见于此炙甘草汤。此所谓生地黄应系鲜地黄。《金匮要略》中地黄出现的次数较多,也只有生地黄和干地黄。今所谓生地黄实则干地黄。地黄不论生熟,都有强心作用。生地黄的强心作用可见于今中药教材。熟地的强心作用,反而不见于今中药教材。可见教材有缺陷。

请看以下验案。

案1:心悸气短(邢锡波医案)

王某,女,43岁,干部。

病史:素有神经衰弱之证,如活动略多便心悸气短,倚伏而不敢动。后由于工作稍累,睡眠少,不得休息,病发较前加重。口干气短,足面微肿,身倦无力,饮食减少,脉每7~8次一停,且细弱无力。

证属:心肾虚损,脉络失养。治宜:养阴益气,通脉复阳。

处方:炙甘草15g,麦冬15g,生地15g,天冬15g,生山药12g,阿胶10g,人参6g,紫油桂3g,生姜3g。

连服三剂,心悸减轻,气觉充畅,脉象亦由结代而变为虚软。后以此方加养血之品调理而愈。(《邢锡波医案集》)

洪钧按:此案亦很可能有心衰,方中生地应该用量再大一些。

案2:心动悸,脉结代(岳美中医案)

王某,男性,患心动悸症,脉小弱无力,两腿酸软,予以炙甘草汤。

炙甘草12g,桂枝9g,生姜9g,酸枣仁9g,人参6g,阿胶6g,生地黄48g,大枣10枚(掰)。以水4盅,酒3盅,先煮八味,取2盅,去渣,纳阿胶化开,分2次温服。(下略)

4剂而两腿觉有力,再4剂而心动悸基本消失。

洪钧按:此案是典型的"见此证,用此方",即照背仲景法。原案下有很长的按语。其说略谓:此方以炙甘草为君,当用大量(其实岳氏用量12克,不大)此说不确。盖此方惊人之处,即生地黄用至一斤。故虽以炙甘草名方,其要药乃生地黄和人参。读者但知此意,见心衰知道用大剂地黄和人参即可。自然，甘草也有较弱的强心作用。

案3：汗证年久，目视昏糊（姚和清医案）

周某，女，68岁，初诊于1955年6月20日。

自汗盗汗年久，稍劳即汗出津津，心烦闷热，怔忡失眠，口渴，肢体疲惫乏力。近则目视昏糊，睛酸干涩。盖汗为津液，心阴不足，虚阳僭上，故而闷热汗出；久汗亡阴，阴液大亏，目失所荣，是以双目内障昏花，视物不明。舌淡，脉虚细。宜先止汗，同时补益心阴而归明于目。甘麦大枣汤①，五剂（以后又连服五剂）。

三诊：汗止，心中烦热亦除，怔忡失眠减少，惟目视仍昏。脉虚软，心血不足可知。当养阴复脉，大补气血。炙甘草汤，七剂。

以后连服两月，目之视力大为增进。（《姚和清眼科证治经验与验案》）

洪钧按：炙甘草汤实则大补气血之剂，故可以止汗，也可以治视力不佳。惟生地用量极大，是此方的要点。

案4：风心病心律失常（门纯德医案）

胡某，女，43岁。

患者心悸气短，心烦失眠，关节痛日久。近日因劳累病势加重。医院诊断为风心病，心律不齐。视其面色晄白，神疲懒言，动则心悸短气更甚，口唇发紫，舌红少苔，脉沉涩而结。此为心阴、心气、心血、心阳皆虚之证。

处方：炙甘草9g，小红参6g，生地30g，麦冬12g，阿胶9g（烊化）麻仁9g，桂枝6g，生姜9g，红枣8枚。水煎服。

三剂后不见其功。继以首法首方。

连用十剂，心悸、短气、失眠渐消，精神日增，其脉已复平和，时仍有结。后以炙甘草汤与桂枝芍药知母汤②交替服用，心律恢复正常，已能上班工作。（《名方广用》）

洪钧按：风心病房颤，是绝对心律不齐（即脉见结代）最常见且最典型的病种。故炙甘草汤有效。倘中西医结合治疗，则疗效更好。只是，此病心律恢复至完全正常很难。故只要心衰恢复，即属满意。

---

① 甘麦大枣汤：甘草、小麦、大枣。
② 桂枝芍药知母汤：桂枝、芍药、知母、麻黄、附子、白术、防风、生姜、甘草。

第一章 补益要旨

二、十全大补汤① (十全散)

十全大补是个很响亮的名字。她是四君子汤＋四物汤＋黄芪＋肉桂组成。其功效必然是大补气血。今方剂教材谓，此方的功用是：温补气血。主治：气血不足，虚劳咳嗽，食少遗精，脚膝无力，疮疡不敛，妇女崩漏等。其实，诸多主治，都是气血不足所致。四君、四物，都偏温，再加上肉桂，更是温补。

洪钧很喜欢使用十全大补汤，而且常常再随证加上其他补药如五味子、山药、山茱萸、大枣等。我用此方，每以桂枝代肉桂，同时加用陈皮稍微理气。只要是气血两夺，从未见补益太过而出现不良反应者。如果说有，那就是少数人服药后可有一两日轻度腹泻。出现此反应，不必担心。一是此种腹泻毫无痛苦，二是患者痊愈更快，即可以把它看做是正常反应。这里先附上我的一个验案。

肺心病病危一诊即愈

刘SC，男，70岁，威县辛庄村人，2005年1月31日病危请出诊。

简单病史如下：

咳嗽、气短，冬天加重10余年。一个月前因感冒、发热咳嗽气短加重，在本村治疗数日益重，遂住县医院。住院一周，热退，但严重虚弱，继续治疗一周不见好转，院方告病危且谓无有效措施，于是出院。出院后继续输液8日，一直按医院的处方大量使用皮质激素、抗生素、速尿和高渗盐水，日趋加重。

患者的儿子请我出诊时，颇无耐心。他的意思是：已经做了充分的西医治疗，一切后事准备就绪，请我去看不过是面子上好看。甚至露出我去不去都无所谓的口气。于是我非去不可。

患者很消瘦（注意！肺心病而消瘦，比肥胖者预后好）可以左侧卧，不能自述病史。肺心病心衰很典型。近日进食很少。脉象沉细略数，舌瘦苔少。血压100/80mmHg。体温不高。处理如下：

党参10g，黄芪15g，茯苓10g，半夏8g，陈皮15g，五味子10g，生山药15g，桂枝15g，附子6g，白芍12g，当归10g，熟地10g，川朴5g，枳

---

① 十全大补汤：人参（去芦）、白术、白芍药、白茯苓、黄芪、川芎、干熟地黄、当归（去芦尾）、桂（去皮）、甘草（炒）各等分

每服三钱，姜3片，枣2个，水一盏半煎八分，不拘时候温服（《传信适用方》）

【按：1钱≈4.1g】

实 5g，三仙各 10g，生姜 20g，大枣 7 枚（掰），枸杞子 10g，生甘草 5g。常规水煎一日 2 付或 2 日 3 付。

按：方中较十全大补少白术、川芎，加上更好。

3 日后无消息，又未见患者嫁在我村的姑娘去吊唁，我颇不解。数月后得知，患者服药后即大好。

2005 年春节前后，我在石家庄赶写《中西医结合二十讲》，患者再次病情危重，找我的门人看。门人电话问我治则，仍告知如上，结果再次迅速大好。患者至 2007 年仍存活。

这样的经验，颇令人感慨。

他的女婿后来告诉我：患者服上方之始要腹泻 2、3 次，但立即自觉舒适，诸证悉退。他认为我开的中药是泻下剂——群众称之为"打药"。其实，上方一派大补，只不过同时有理气药和较大剂量的桂枝。服此方可以有一两次稀便，但不会大泻下，也不会有腹痛。见这种腹泻不必顾虑。

读者可能以为，上方药味太多，实际上只有三仙、大枣可有可无。

以下列举前人的验案。

案 1：厥证（汪石山医案）

一人，年逾七十，忽病瞀昧。但其目系渐急，即合眼昏瞆，如瞌睡者。头面有所触，皆不避。少顷而苏。问之，曰不知也。一日或发二三次。医作风治，病转剧。汪诊其脉结止，苏则如常，但浮虚耳。曰：此虚病也。盖病发而脉结者，血少气劣耳。苏则气血流通，心志皆得所养，故脉又如常也。遂以十全大补汤，去桂加麦冬、陈皮而安。三子皆庠生，时欲应试而惧。汪曰：三年之内，可保无恙，越此非予之所知也。（《古今医案按·厥》卷三）

洪钧按：此案很危重。患者一阵阵昏迷，同时脉结代，乃气血大虚欲绝之候。照用十全大补汤原方也会效佳。

案 2：吐血（龚廷贤医案）

一男子，鳏居数年，素勤苦，劳则吐血，发热烦躁。服犀角地黄汤①，气高而喘，前病益甚更遗精白浊。形体倦怠，饮食少思。脉洪大，举按有力。服十全大补汤，去桂加麦冬、五味子、山药、山茱萸陈皮而愈。（《寿世保元·吐血》卷四）

---

① 犀角地黄汤：犀角、生地黄、牡丹皮、芍药

第一章 补益要旨

洪钧按：犀角地黄汤是凉血方剂，不宜于气血大夺。去桂枝是因为有人说此药对血症不利。此案使用补益气血之剂，即可有效。

案3：便血（萧京医案）

陈克元，年二十八，元气虚寒，面青白，肢体频冷，呕痰饱胀，小便清利，患大便下血，数月不出，脉沉伏如无，重按著骨，方见蠕动。曰：脉证相符，此脏气虚寒血脱也。以十全大补汤，去川芎、白芍，加附子、炮姜，少佐升麻。

服四剂，便血顿止。若以此属热，妄投寒剂，必无生矣。（《续名医类案，下血》卷十二）

洪钧按：诊为虚寒血脱，故用十全大补加减。去川芎是此药活血，去白芍是此药偏寒，加附子等是针对虚寒。

案4：胃脘痛（王肯堂医案）

王金坛曰：余读中秘书时，馆师韩敬堂先生，常患膈痛。……一日，劳忍饥，痛大发，亟邀予至卧房。问曰：晨起痛甚，不得待公。服家兄药。药下咽，如刀割，痛益甚不可忍，何也？予曰：得非二陈、平胃、乌药、紫苏之属乎？曰：然。曰：是则何怪乎其增病也。夫劳饿而发，饱逸则止，知其虚也。饮以十全大补汤，一剂而痊。（《古今医案按·心脾痛》卷七）

洪钧按：此案有饥饿痛，进食可缓解，可能是消化性溃疡。不宜使用二陈、平胃等理气化痰药。服十全大补汤一剂病愈，可见凡气血不足，均可服之。

案5：痢疾（陈自明医案）

一妇人，病痢疾，越四十日，服诸药不愈。召诊之，六脉沉弱。大凡下痢之脉，宜沉宜弱。但服十全大补汤，姜、枣煎成，加白蜜半匙，再煎数沸，服之而愈。（《续名医类案·痢》卷八）

洪钧按：慢性痢疾，无不属虚，可服十全大补汤。当然，服用补中益气汤也可。服用四君子、归脾汤加味、人参养荣汤①等也无不可。我见此证，很可能用补中益气汤加减。为此，附上我的一案。

附：痢疾反复2月余

闫BS，男，28岁，威县时庄人，1996年5月18日初诊。

---

① 人参养荣汤：人参、黄芪、白术、茯苓、甘草（炙）、当归、芍药、熟地、陈皮、桂心、五味子、远志

痢疾反复发作 2 月余。服 PPA、甲硝唑、苯乙哌啶、黄连素有暂效，但服药 3 次即恶心不能食。大便每日 3 次，里急后重，带有红白黏液且多泡沫。一般情况好，脉可，舌淡胖，苔黄厚。处理如下：

白芍 15g，木香 5g，连翘 15g，黄柏 10g，黄连 5g，苍术 10g，乌药 8g，茯苓 10g，川芎 10g，三仙各 10g。常规水煎日一副。

补中益气丸 9 克，日 3 次。

5 月 22 日再诊：大便次数正常，无里急后重，仍有少量黏液。守前方。

2007 年，患者因为神经官能症就诊，称上次两诊即愈，而后再未犯痢疾。

案 6：疟疾（汪石山医案）

一人年近三十，形瘦淡紫，八月间病疟。汪诊之，左脉颇和而馼，右脉弱而无力。令用清暑益气汤加减服之，觉胸膈痞闷，遂畏人参。更医，作疟治，而疟或进或退；服截药，病稍增。延至十月，复请汪诊。脉皆浮小而濡，带数，右手则尤近不足。曰：正气久虚，邪留不出，疟尚不止也。宜用十全大补汤减桂，加茯苓，倍参。服之，渐愈。（《名医类案·疟》卷三）

洪钧按：凡久疟，皆宜使用补药。这就是扶正祛邪。盖疟疾反复寒热出大汗，必然气血不足。

案 7：内伤发热（薛己医案）

下堡顾仁成，年六十有一，痢后入房，精滑自遗，二日方止。又房劳感寒，遂发寒热，右胁痛连心胸，腹痛，自汗盗汗如雨，四肢厥冷，睡中惊悸，感觉下陷如坠，遂至废寝。或用补药二剂益甚。脉浮大洪数，按之微细。此属无火虚热，急与十全大补加山药、山茱、丹皮、附子一剂，诸证顿愈而痊。（《内科摘要·肾虚火不归经发热等症》卷上）

洪钧按：诸多症状服十全大补加味一剂顿愈，足见此方治虚热等有卓效。

案 8：虚损（细野史郎医案）

43 岁妇女，素体虚弱，产五胎，每次产后均恢复不良，贫血且严重衰弱。现症由 4~5 年前开始。夜难入眠，易疲乏，嗜卧。时有动悸、眩晕，腹痛，腰以下冷如浸冷水中，即使盛夏亦不脱袜。严重时即意识障碍。腰痛，两腿似神经痛。脉沉而小，三部九候肾脉皆虚，命门火衰。腹壁微软，心下喜按，正中线无力而软，但触上部如火筷子直下而硬。此乃脾胃虚与肾虚之谓也。用黄芪建中汤①合当归芍药散②料加干姜、八味丸料均无效。改用十全大补汤加附子，意外好转，继服数月，身体完全恢复健康。（《临床应用汉方解说》）

洪钧按：此案一派大虚，必须用十全大补。只补脾肾照顾不够周到。日本汉医有腹诊。全腹软弱，属于虚证。如火筷子者，乃患者瘦弱，腹直肌僵硬之故。

案9：劳瘵（龚廷贤医案）

一人，足热口干，吐痰头晕，服四物、黄连、黄柏，饮食即减。用十全大补加麦冬、五味子、山药、山茱萸而愈。（《寿世保元·劳瘵》）

洪钧按：此案不便肯定是肺痨，但补益气血确实可治愈部分肺结核。服黄连、黄柏饮食即减，是二者苦寒伤胃之故。

案10：术后流脓不止（高桥道史医案）

52岁妇女，肠梗阻术后，流脓液4个月不止。中等身材，精神尚好，但贫血，脉沉微细而迟。由脐下至阴阜，一直线之刀痕，在拆线痕迹处，流出脓液与浆液，周围浸润。曾考虑以千金内托散③、缓痃汤④等，因其虚劳，气血不足，故投与十全大补汤。

服药后，日渐好转。2个月后不再流脓液，3个月颜面转佳，恢复健康而痊愈。（《临床应用汉方解说》）

洪钧按：大手术后切口感染流脓4个月，必然气血大虚。千金内托散可能有效，但不如十全大补更好。为此，附上拙案二例。

附1：肠梗阻术后切口感染

韩YX，男，79岁，威县王王目村人，1994年8月11日初诊。

患者的肠梗阻是我出诊诊断的。病家听取我的意见急症住院。院方的医生见患者年高，对手术犹豫不决。我书面告知主管医生，患者是低位梗阻，可以肯定没有肠管坏死。患者已经服用自备的峻攻丸药三次无效，再保守治疗不大可能有效。终于手术。

---

① 黄芪建中汤：黄芪、桂枝、芍药、炙甘草、生姜、大枣、饴糖

② 当归芍药散：当归、芍药、川芎、茯苓、白术、泽泻

③ 千金内托散：人参、当归、桔梗、连翘、甘草、川芎、青皮、陈皮、赤芍、瓜蒌、天花粉、金银花、厚朴、防风

④ 缓痃汤：柴桂干姜汤（柴胡、桂枝、干姜、栝楼根、黄芩、牡蛎、甘草）加鳖甲、芍药

术中发现梗阻是回盲部肿瘤所致,只做了捷径吻合。由于肠管内还存有部分峻攻的丸药,术后 24 小时即腹泻 3 次。但是,术后第 7 天发生切口感染。由于高度怀疑肿瘤是恶性的。这时院方和病家都对继续治疗失去信心。又住了 3 天就出院了。再次请我出诊(即 11 日)。

切口已经拆线,除腹膜外,全部因感染裂开。病家和患者都很恐慌。我说问题不大,照我说的做,可保 20 天左右愈合。

局部处理就是大块纱布盐水湿热敷。每天 3~4 次,每次 30 分钟左右。我当场示范如何做,以后都是病家自己做的。

全身处理方面,由于患者可以进食,没有再输液。只服上面提到的那个通用的中药方。即黄芪 15g,党参 10g,当归 15g,白芍 10g,川芎 10g,熟地 15g,茯苓 10g,白术 6g,陈皮 10g,半夏 10g,桂枝 15g,红花 5g,甘草 5g。常规水煎日一副。口服补中益气丸 9 克,日 3 次。

如上处理 3 周,感染切口果然愈合。

患者又活了 3 年,其间还可以做轻体力劳动。

附 2:胃切除术后切口感染 2 年余不愈

褚 CH,男,56 岁,威县褚家庄人,2003 年 2 月 24 日初诊。

2 年多前,胃切除术后切口感染一直不愈。7 个月前,再次切开缝合,结果再次感染,至今不愈。患者面色萎黄苍白,身体消瘦,神情恐惧。脉象细弱略数,舌淡苔白略厚。切口在剑突下正中,局部瘢痕凹陷,周围皮肤变黑,组织僵硬范围约两侧各 8cm。上端有一窦道,塞着塑料管。自称近数月来,每天用溶有庆大霉素的生理盐水溶液冲洗。又,因为反复发烧,2 年多来已经记不清多少次静脉滴注大量各种昂贵的抗生素,但毫无疗效。最近去医院就诊,经治医生提出第三次手术。他十分恐惧,听说笔者善治疑难病症,专程就诊,恳请救治。

这是个相当简单的感染切口。但是,由于处理不当,如此长期不愈合,给患者造成的肉体、精神痛苦以及经济负担相当惊人。

患者是一个颇善经营的人,2 年多来花去了大部积蓄——总花费超过 5 万元,而且生意完全停止。同时,不但自己无一日不担心病情恶化,而且举家恐慌。由于压力很大,寝食不安,日见消瘦。他以为必然还要大费周折,对下述处理将信将疑。处理是:

①立即拔出引流管,不再做任何引流,更不必冲洗,只需坚持局部热敷。盛满烫水的输液瓶外裹上湿毛巾可以热敷半小时以上。每天至少 3 次。

第一章 补益要旨

②口服中药煎剂下方日一剂。

黄芪15g，党参10g，当归15g，白芍10g，川芎10g，熟地15g，茯苓10g，白术6g，陈皮10g，半夏10g，桂枝15g，红花5g，甘草5g。常规水煎日一副。

③口服补中益气丸9克，日3次。

如上处理10日，切口周围硬化组织范围明显缩小，窦道仍有少量稀薄脓液流出，但再没有发烧，食欲明显改善，精神体力好转。一个月后，窦道愈合，硬化组织完全变软，皮肤色泽接近正常。

不久，患者先后丧母、丧兄。因悲痛、操劳和暂停治疗，窦道再次破溃。仍然处理如前，迅速愈合。又2月后，他陪同其他患者就诊时，已经神清气爽，面色光泽，窦道再没有破溃。

或问：此前什么处理不当？

答：一是感染之初，前医必然填塞过紧，否则不会最后形成窦道。二是长期局部使用抗生素，致使肉芽老化。三是总是塞紧窦道，脓液引流不畅，致使反复高烧。四是很可能全身和局部都用过皮质激素，这不但对切口不利，溃疡病患者尤其不宜使用。

总之，此前的一切处理都是错误的。当初不作任何处理，感染切口也早就愈合了。

案11：股骨头坏死（刘渡舟医案）

关某，男，12岁，住河北易县，1994年1月26日初诊。

患儿两年前左侧髋关节特痛，经当地医生针灸治疗未效。近半年来，疼痛加重，左腿无力，走路跛行，大腿向外侧活动受限，特来京诊治。X线诊断为"左侧股骨头无菌性坏死"。患儿体格瘦弱，面色苍白。舌质淡，苔薄白，脉弦细。辨证为气血两亏，肾气不足而使骨骼失养所致。治则：益气补血填精。为疏十全大补丸加味。

当归15g，白芍15g，熟地30g，川芎12g，党参12g，茯苓20g，白术10g，炙甘草10g，肉桂3g，黄芪20g，鹿角胶10g。

服药十四剂，髋关节疼痛减轻。家长欣喜，要求带药回家治疗，遂用上方加补骨脂10g，枸杞10g，又服二十剂，嘱服完后复诊。家长述一直按上方服药，现行走正常，髋关节已不痛。X线检查左侧股骨头未见异常，遂告病愈。（《刘渡舟临证验案精选》）

洪钧按：十全大补加味治愈股骨头坏死，实属难能。盖此案属于气血

赵洪钧医学真传(续)

两亏也。

三、逍遥散①

洪钧把此方归入气血双补之剂，绝大多数读者大概会觉得闻所未闻。但我还是认为，拙见很有道理。为此，不妨先看看逍遥散的药味组成。

甘草，当归，茯苓，芍药，白术，柴胡，生姜，薄荷。

其中列于首位的是甘草。它首先是补益药且是补气药，应该没有疑问。

当归是第二味药，它能补血，不需要再说。

茯苓也有补益作用，请看第九章有关论述。如果仔细想想，四君子汤、参苓白术散和肾气丸都用此药，茯苓有补气健脾肾的作用当无疑义。

芍药、白术二者，前者补血，后者补气，也在本章讨论过。

就是柴胡，也有补益作用。试看现代研究发现，此药有增加蛋白质生物合成、还能增强免疫力，显然属于补益作用。

生姜、薄荷在此方中不太重要，但至少生姜有利于补益。

读者可能还不大愿意接受拙见。我们且看看，此方的出处如何说。

逍遥散首见于《太平惠民合剂局方》，其中关于它的功用和主治如下说：

"治血虚劳倦，五心烦热，肢体疼痛，头目昏重，心忡颊赤，口燥咽干，发热盗汗，减食嗜卧，及血热相搏，月水不调，脐腹胀痛，寒热如疟。又疗室女血弱阴虚，荣卫不和，痰嗽潮热，肌体羸瘦，渐成骨蒸"。

以上所说，显然都是虚证。

读者可能会问：上文不是首先说逍遥散治"血虚劳倦"吗？

我觉得，既然方中有甘草、白术，说此方同时补气毫不勉强。

由于今方剂教材一般把此方归入"和解剂"，读者印象最深的是其"疏肝解郁"作用，可能把"健脾养血"作用都忘掉了。

养血自然能治血虚（即血弱），健脾则必然通过白术、甘草的补气作用实现。只是方中没有参芪，《局方》和后人不强调此方的补气作用。我则认为这是一种较大的疏忽。

读者会问：莫非疏肝解郁，也离不开补益吗？

---

① 逍遥散：甘草半两（微炙赤），当归（去苗，锉，微炒）、茯苓（去皮，白者）、芍药（白）、白术、柴胡（去苗）各一两

每服二钱，水一大盏，生姜一块，薄荷少许，同煎至七分，热服（《和剂局方》）

【按：1两≈39.6g；1钱≈4g】

第一章 补益要旨

我觉得上文已经基本上说清了这个问题。这里再说几句。

所谓肝郁，是指患者精神抑郁。此类患者，必多见"减食嗜卧"。时间略久，必然气血不足。至于疏肝，就是缓解精神抑郁。如果患者有两胁胀痛或如《局方》所说"脐腹胀痛"，白芍、当归就是为此而设。

至于此方的来路，前人多以为脱胎于张仲景四逆散、当归芍药散。此说有一定道理。

总之，最好把逍遥散看作气血双补之剂。

或问：假如逍遥散是气血双补之剂，可否用此方时加上参芪呢？

答：我认为加上最好，特别是最好加上党参或人参。

以下列举此方验案。

案1：久病气血虚（洪钧门人医案）

昨天（2010-02-14）是农历2010年元旦，有弟子来拜年相见甚欢。席间弟子某问及下案。他说：

一位老病人介绍他的妻妹就诊。这位妻妹在邢台上班，患病已经3、4个月。开始主要症状是腹痛、乏力。在邢台看中西医多次，曾经在市人民医院做心电图、胸部X光照片、纤维胃镜、肝功能等检查，没有明确诊断。3、4个月来中西药物从未间断，不但毫无疗效，反而腹痛加重，食欲益差，特别是又添上了头晕、心慌、失眠多梦。其人体型中等，面色略黄，精神忧郁。脉见不足，舌淡苔薄黄。于是我想给她开中药煎剂，没想到她拒绝服煎剂，说服煎剂太多了，闻到药味就想吐。想给她开西药，她也拒绝，说服了那么多西药总是加重。不得已给她开了逍遥散颗粒。她当即尝了尝口感不错，于是一下子取了一个月的药。此后数月没有再诊。不久前他的姐丈来诊，才知道疗效出奇：她服药一周症状消失，又服药两周一切大好。还剩了一周的药她很宝贝，送给了她病情略同的母亲。老太太服药后也迅速大好。怎么这种不起眼的成药有这么好的疗效呢？

这时我问：据你所知，逍遥散的功效是什么呢？

答：当代方剂教科书上说它：疏肝解郁，健脾养血。属于调和肝脾之剂。

我：教材所说大体不错，但和古人的认识还是有些差距。你知道此方的出处和最初方义吗？

答：不清楚。请先生讲解。

我：此方最早见于《局方》。其中说此方：

治血虚劳倦，五心烦热，肢体疼痛，头目昏重，口燥咽干，减食嗜卧，及血热相搏，月水不调，脐腹疼痛，寒热如疟。又疗室女血弱阴虚，荣卫不和，咳嗽潮热，肌体羸瘦，渐成骨蒸。

总之是治血虚所致诸证，即它主要是补益之剂。它对食少、乏力、脐腹疼痛也有效更是古人早就肯定的。当归、白芍都对腹痛有效。你认为此案有虚证吗？

答：由其脉象可以肯定属虚。又，久病多虚，加之她长期食少、不眠自然以虚为主。不过，当初我只从脉象判断她有虚象，又见她神情忧郁，就想到用此方给她解郁，没有想到逍遥散原来也是补益之剂。莫非郁证多虚吗？

我：是的。所谓肝郁自西医看大多是心情不畅。此案没有述及不良精神刺激，但她久病不愈本身就会精神抑郁。我相信她的发病原因就以不良精神刺激为主。至于此类患者基本上都有虚证，你已经结合此案认识很好了。你认为此证有无气虚呢？

答：按说应该有，因为血与气是对立统一关系。故血虚稍重，必同时有气虚。反过来也是如此。即气虚较重时也会有不同程度的血虚。

我：现在你对此方对此案为什么疗效很好还有疑问吗？

答：大体上涣然冰释。但还是不很明白为什么此方治好了患者的头晕、心慌、失眠等。

我：上已述及，此方是养血之剂。盖养血就是养心。心即西医所谓大脑。头晕就是脑缺血所致。大脑供血不足，自然可以失眠多梦。此所以此方同时治好了患者的头晕、心慌、失眠多梦。当然，此方也有补气药，白术、甘草两味就是补气。故最好把此方看作气血双补之剂。于是开煎剂时最好再加上参芪。

案2：腹胀食减（郑重光医案）

沈涛祖母，年七十余，自上年患腹胀满，医以臌胀治之，服沉香、郁金、香附等药，数十剂，病转剧，脾滞腿肿食减。诊之，左关脉洪，右关弦紧。此肝木乘脾之象也。先用逍遥散加川连、吴茱萸，连进三剂，胀减泻止，饭食顿加。复用归芍六味，调理而痊。（《续名医类案·肿胀》卷十三）

洪钧按：七十多岁的人，久病食少，腹泻，必然属虚。加之误用理气之剂，必有气虚。作者虽然辨证为"肝木乘脾"，但从气血辨证必然是气血俱虚。故用逍遥散加味效佳。洪钧以为，方中加上参、芪、芎、地等疗效更好。

案3：慢性肝炎（张蓋梅医案）

欧阳某，男，29岁。初诊：1959年2月26日。

主诉：右胁疼痛反复发作一年余。

病史：1957年5月患无黄疸型传染性肝炎。因肝功能起伏，有时正常，有时异常，先后住某医院二次，并赴外地疗养。近来肝功能突然恶化，白球蛋白倒置，蛋白电泳丙种球蛋白升高，谷丙转氨酶升高，右胁剧痛，体力衰弱，来本院治疗。检查发现肝于肋下一指半，有压痛，质中等硬，脾未触及，腹部无移动性浊音。

诊断：慢性肝炎

医案：右胁疼痛，脘腹胀闷，纳呆泛恶，体力衰弱。脉弦细，苔薄腻。肝郁气滞，横逆犯胃。方以疏肝理气，健脾和胃。

柴胡2.5g，当归9g，白芍9g，党参8g，丹皮9g，白术9g，茯苓9g，枸杞子9g，炙甘草3g。四剂。

疗效：此后，即以上方加败龟板9g，炙鳖甲9g等出入。十余剂后体力渐复，又调理一段时间后，肝功能恢复正常，较长时间比较稳定。以后恢复了工作。（《张蓋梅医案》）

洪钧按：此案的西医诊断明确。肝功能不好，故必然有食少不适。患者体力衰弱，必然是虚证且气血俱虚。断为肝气犯胃也可以。但不如断为气血俱虚更简明。方中用了党参、白术、炙甘草等，就是补气。当归、白芍则补血。前文讲人参时，有人参单味治重症肝病，疗效甚好。故使用逍遥散是最好加上人参或党参。洪钧以为，此案最好再加上当归、川芎，那样就略同十全大补汤。

第九节 补阳要方

前文已经言及，此处所谓补阳指补肾阳，非四逆汤等回阳救逆之意。本节只讲肾气丸和右归饮两方。

赵洪钧医学真传(续)

一、肾气丸①

此方首见《金匮要略》，是近2000年来一直颇受医家重视的名方。又名金匮肾气丸。后世八味丸、桂附八味丸、济生肾气丸等，均由此方加减而成。

由方名可知，此方就是补肾气而且重在补肾阳。

今方剂教材谓，此方的功效是：温补肾阳。

肾阳不足的主要表现是：腰痛脚软，下半身常有冷感，少腹拘急，小便不利或尿频，舌质淡而胖，脉虚弱而尺脉沉微，及阳痿遗精，痰饮，呼吸困难，消渴等。

以下列举此方验案。

案1：胁痛连腰脊（刘默生医案）

诸葛子立，胁痛连腰脊，不能转侧，服六味（洪钧按：即六味地黄丸或汤）加杜仲、续断不效。或者以为不能转侧，必因闪挫，与推气散转剧。刘诊之曰：脉得弦细乏力，虚寒可知。与生料八味丸加茴香，四剂而安。（《续名医类案·胁痛》卷十八）

洪钧按：即或系闪挫（即腰肌劳损），肾气丸也有效，只是最好加上少量活血药如当归、川芎、红花、牛膝等。

案2：腰痛（温载之医案）

署忠州刺史李蓉洲，因壁间取物，转身腰即疼痛。自以为闪折。即用七厘散②外揉内服，愈见痛不可当。又延外科诊治，用通气活血之剂，以致身为罄折，偻不可伸。延余诊视，审其两尺浮空，乃肾命大亏之象，并非闪折而成。遂用金匮肾气汤，两剂而愈。（《温病浅说温氏医案·腰痛》）

洪钧按：由此案可知，肾命大虚必须治以大补肾气。肾命即肾和命门。

案3：喘咳气短（赖良蒲医案）

李某，男，42岁，萍乡人。

症状：一九三九年春，气短不能接续、频吐白沫，掌心发热，下肢骨

---

① 肾气丸：干地黄八两、薯蓣四两、山茱萸四两、泽泻三两、茯苓三两、牡丹皮三两、桂枝、附子（炮）各一两

炼蜜和丸梧子大，酒下15～25丸，日再服（《伤寒论》）

【按：1两≈13.8g；5丸≈2g】

② 七厘散：血竭、乳香、没药、红花、儿茶、冰片、麝香、朱砂

节疼痛，舌苔白腻，脉沉而弱。

诊断：下元衰惫，肾不纳气。

疗法：议用加味金匮肾气丸，以温肾纳气。

怀山药四钱，云茯苓四钱，熟地黄八钱，山萸肉三钱，丹皮二钱，泽泻二钱，五味子一钱，怀牛膝三钱，附片三钱，肉桂一钱。水煎服，十剂而安。(《浦园医案》)

洪钧按：此案是典型的肾不纳气，肾气丸治之颇效。读者当需切记。

案 4：久咳喘发作（俞长荣医案）

王某，男，63 岁，干部，1977 年 2 月初诊。

咳喘近 20 年，从 1960 年起逐渐加重，于寒冷季节发作较频。近十余日咳喘频发，胸闷气急，气短，动则尤甚，以致不能平卧，上楼困难。痰多，含有大量泡沫。舌体较胖，边红苔白，脉短。

处方：熟地、山药、茯苓各 15g，丹皮、泽泻、枸杞、附子、葶苈子各 9g，胆星 6g，肉桂心 3g（另冲）。服五剂。

3 月 11 日复诊：咳喘已显著减轻，胸闷基本解除。痰亦相应减少，但微感口干，仍偶有气短。脉舌同前。上方减附子为 6g，肉桂为 1.2g，加葫芦巴 9g，续服五剂，诸证解除。(《俞长荣论医集·临床研究》)

洪钧按：此案应系慢性支气管炎或哮喘。较久的此病很难根治，但肾气丸有效是肯定的。或问：可否使用小青龙汤？我认为可以，但最好加用肾气丸诸药。同时服用肾气丸亦可。我常嘱咐慢性支气管炎或哮喘患者，间断服用肾气丸。

案 5：小便时闭时遗（吴孚先医案）

曹庶常小便不通，多服分利之药，遗尿一夜不止，继而仍复秘塞，点滴不行。此利药太过，肾气亏极，急用补中益气汤送服肾气丸，遂愈。(《续名医类案·小便秘》卷十三)

洪钧按：患者必是老人，此证即西医所谓前列腺肥大所致。我也常使用补中益气汤加肾气丸治此证，经验中无无效者。如果有尿潴留较重，即需同时用导尿管保留数日。

案 6：小便不禁（李中梓医案）

张方伯夫人，患饮食不进，小便不禁。李曰：六脉沉迟，水泉不藏，是无火也。投以八味丸料，间进六君子加益智仁、肉桂，二剂减，数剂瘳。(《续名医类案·小便不禁》)

洪钧按：此案系脾肾大虚，故投以八味丸料，间进六君子等。

以上列举肾气丸验案6案，约已说明了问题，谨供读者参考。

二、右归饮①

此方乃明代大医张景岳所创。其说谓：右肾主阳，左肾主阴。此方补右肾故补肾之真阳。适应症颇多。他又说："如阳衰气虚，必加人参以为主。盖人参之功，随阳药则入阳分，随阴药则入阴分，欲补命门之阳，非加人参不能捷效"。

今方剂教材谓，此方的功效是：温肾填精。

以下试举验案两例。

案1：小儿痿证（程杏轩医案）

临兄女三岁，右肢痿软，不能举动，医作风治。余曰：此偏废证也。病由先天不足，肝肾内亏，药当温补。若作风治，误矣。临兄曰：偏废乃老人病，孩提安得患此？予曰：肝主筋，肾主骨，肝充则肌健，肾充则骨强。老人肾气已衰，小儿肾气未足，其理一也。与右归饮，加参、芪、鹿角胶，数十服乃愈。（《杏轩医案》初集）

洪钧按：因案中信息不足，不好断定此证是西医的什么病。但疗效满意，我们只好按中医理解此病。

案2：肾盂肾炎（岳美中医案）

于某，女性，46岁，江苏人，干部。于1963年11月发病，开始时，低烧，多汗，尿频，每夜多至十几次，少则4～5次，无尿道热痛感。腰痛，四肢颜面轻度浮肿。化验检查：尿中多数红白细胞，蛋白阳性，两次出现管型，多次尿培养未发现细菌。第一小时血沉20～30mm。放射科检查：右侧输尿管狭窄，原肺部结核已硬结，部分纤维化。曾采用中西药进行多次治疗，至今年7月复查，尿中仍有少数细胞微量蛋白。肾盂造影发现输尿管狭窄已消失。说明肾盂炎症存在，肾结核暂不能排除。

1964年8月5日来京就治，自述：经长期治疗，服过大量中西药物，症状虽有所减而不显。现在仍感腰部酸痛，且畏冷，不欲久坐。溲频，多汗，全身无力，晨起尤甚。上肢腹中酸胀，胃纳不佳，夜寐较少。惟所苦

---

① 右归饮：熟地二三钱（或加至一二两），山药（炒）二钱，山茱萸一钱，枸杞二钱，甘草（炙）一二钱，杜仲（姜制）二钱，肉桂一二钱制，附子一二三钱。

水二盅，煎七分，食远温服（《景岳全书》）。

【按：1两≈36.9g；1钱≈3.7g】

者，上午颜面阵阵潮热。此时心中烦闷不适，曾服黄芪复合剂多日，汗虽稍止，颜面潮热未减。诊其脉，浮而无力，左关微浮弦，舌净无苔，左边红紫。观病人脉浮而无力，多汗，一身酸软，上肢浮肿等，均为气虚象，复方黄芪似属合拍，但以前长期与服，其效不显，应细探讨其病情，方能立法遣方，即所谓治病必求于本。《难经》谓：脐下肾间动气者，人之生命也。人身之五脏六腑，四肢百骸，莫不赖以进行正常工作。今于某之病，当为肾阳不充。肾阳不充则虚阳上越，……因病属肾阳上越，当温养命火，补肾纳气，可用金匮肾气丸。但景岳右归饮尤佳……

8月12日二诊：患者述药后颜面潮热已豁然痊愈，从未再发，汗出减，小便通畅，其他症状亦有所减轻。药证合拍，其效验真如桴鼓之应。由于前方既有效，当加重温阳之品，以期根治，故于前方加炮附片6g，增五倍剂量制成丸药服之。

水为阴邪，肾为水火之脏，水气病，影响命门较甚，故余每取温阳强肾之法治疗慢性肾脏病患，在稳定期常服，能收显著效果。(《岳美中医案集》)

洪钧按：此案颇长，但文字不敢恭维。说理亦颇繁琐。观其未用人参，可知其未读景岳之书。读者但知肾阳虚，可用右归饮即可。

第十节 补阴要方

此节所谓补阴，一指补肾阴，二指滋阴降火。以下只讲六味地黄丸和左归饮。

一、六味地黄丸[①]

此方为宋代名医钱乙所创，乃肾气丸减桂附而成。主治："肾怯失音，囟开不合，神不足，目中白睛多，面色㿠白"等。由此可见，此方亦可补阳。

今方剂教材谓，此方的功效是：滋阴补肾。

肾阴虚和肾阳虚的临床表现酷似，惟肾阴虚可见骨蒸潮热，舌红少苔。

[①] 六味地黄丸：熟地黄八钱、山萸肉、干山药各四钱，泽泻、牡丹皮、白茯苓（去皮）各三钱，上为末，炼蜜丸如梧子大，空心温水化下三丸（《小儿药证直诀》）

【按：1钱≈4g】

请看验案。

案1：鼻衄（张仁锡医案）

新隶吴秀成亦患鼻衄，旬余矣，遍求方药无效。时余初游善地，尚未著名，以许衡如荐就诊于余。余曰：是非错经妄行，乃阴虚格阳之重候。宜益火之源，以消阴翳，庶几有济。用六味地黄汤加肉桂、怀膝两剂而衄止。（《清代名医医话精华张希白医话精华》）

洪钧按：鼻衄者大多血有虚热，故六味地黄效佳，加牛膝是引血下行。

案2：足根痛（严苍山医案）

程翠玲，女，62岁。

初诊：右足跟疼痛不能履地，脉象尺部虚，苔薄白，口中干，他无所苦。足跟为肾脉所起，当与六味地黄汤加味治之。

大生熟地各9g，建泽泻9g，粉丹皮6g，白茯苓9g，怀山药9g，川怀牛膝各9g，汉防己6g，炒川柏9g，炙龟板30g（先煎）。

二诊：肾阴不足，右足跟作痛，进六味地黄法加味，服后即效，行履渐觉自如。（《内科名家严苍山学术经验集》）

洪钧按：足跟痛不少见，读者可以一试。

案3：喘急多痰（李中梓医案）

朱太学喘急多痰，可以坐不可以卧，可以伏不可以仰，惶急求治。李曰：两尺独大而软，为上盛下虚。遂以地黄丸一两，用桔梗三钱，枳壳二钱，甘草一钱，半夏一钱，煎汤送下，不数剂而安。（《续名医类案·喘》）

洪钧按：此证逞典型的心力衰竭表现，故六味地黄丸亦可纠正心衰。读者或谓地黄用量太小，须知小剂量亦往往有效。试看地黄丸丸剂，其中诸药总含量不过5g，亦往往效果明显可知。

古今医家用六味丸验案很多。上三案已足以说明问题，故不再举。

二、左归饮①

和右归饮一样，左归饮也是明代大医张景岳创制的，见《景岳全书·新方八阵·补阵》他说："此壮水之剂也，凡命门之阴衰阳胜者，宜此方。

---

① 左归饮：熟地二三钱（或加至一二两），山药二钱，枸杞二钱，炙甘草一钱，茯苓一钱半，山茱萸一二钱（畏酸者少用之）

水二盅，煎七分，食远服（《景岳全书》）

【按：1两≈36.9g；1钱≈3.7g】

第一章 补益要旨

此一阴煎、四阴煎之主方也。"又说："凡命门真阴亏损,虽有寒邪不可攻者宜此。"总之是补益之剂。倘谓补阴与补气截然两途则其说待商。

今方剂教材谓,此方的功效是:养阴补肾。

以下略举此方验案,具体说明此方的功用。

案1:发热谵妄(杨乘六医案)

陆氏子病感证,发热咳嗽,气短如喘,发散转甚,痰涌如潮,谵妄撮空。脉之轻按满指,重按则空,面色㿠白,眼眶宽大,神水散漫,舌苔嫩黄,中间焦燥,两手振掉。证由气虚致感,误用峻表,致阴被劫而将亡,阳无附而欲脱,非救阴摄阳不能挽也。乃用左归去茯苓加人参、五味子,大剂浓煎,服讫即睡。六时许方寤,则身凉嗽止,喘定痰消。继以生金滋水饮①一剂,养荣汤四剂全瘳。(《续名医类案·温病》卷三)

洪钧按:此案乃误用峻表(洪钧按:大概是麻黄汤)所致的阴将亡而阳欲脱。自西医看很可能是重症流感或肺炎。患者已经脱水,故眼眶宽大(即眼球下陷)。左归饮加减一剂大好,可见凡虚重必须大补。至于是否必用左归,我看不一定。补中益气汤也很可能疗效满意。试看杨氏以为"证由气虚致感",则补气有何不可。或问:此病到底是伤寒还是温病,我觉得还是伤寒。即便是温病,初起也应该用补益法。

案2:崩漏(郭梅峰医案)

李某,中年女教师,体质素弱,平时过劳致心脾虚损。一时血失统宰,经漏十余天,血量越来越多,有血崩之势。脉芤无力。郭谓血海空虚,需防冲气内逆。经云:"阴虚阳搏谓之崩",非峻补真阴不可,且兼扶养心脾,勿滥用芎、归辛窜,方得平秘之效。投左归饮加鹿角、柏仁、莲肉、胶艾,三剂痊愈。(《著名中医学家的学术经验》)

洪钧按:洪钧治经崩从未用过左归,而是使用十全大补或归脾汤,从未见过无效者。试看第二节讲人参时,有多例独参汤治气随血脱效捷。故凡此类证但须大补气血(酌加止血药)即效。左归饮不过是用熟地、山茱萸等补益。

案3:小儿伤寒,目窜手搐(朱世阳医案)

五岁患感证,初起脉细数。予以清解方与之,因其子不肯服药,少尝遂止,渐见目窜手搐。医者皆曰慢惊矣。诊之,口渴,舌燥无苔,大便不

---

① 生金滋水饮:生地、丹皮、当归、白芍、人参、麦冬、白术、甘草

通。乃曰：此伤寒败证也。缘禀赋阴亏，故初起即脉来细数，兹已危极。急与左归饮去茯苓加花粉、天冬治之，便润而安。复调补正气而愈。(《诚求集·慢脾风》)

洪钧按：此案不过是高热引起的抽风，虽系急症，危险不大。总之，不是败证。盖退热即可缓解。朱氏既以为是伤寒，初起不宜予以清解。知道用左归饮加减，再调补正气，可谓知过必改。

要言之，无论伤寒、温病初起，见虚证即可用左归饮补益。左归饮补益与参芪补益也不是截然两途。

第二章　解表真诠

外感初起恰当治疗很重要，误治会加重病情，变证多端，很难收拾。又，解表涉及重大理论问题，故我把解表方药作为本书第二章。

第一节　理论要点

问：大作《医学中西结合录》中说："没有专门的解表药，也没有专门的解表方。表证也没有特定的治法。"为什么本章名为"解表真诠"呢？这是否意味着您改变了看法呢？

答：我仍然认为："没有专门的解表药，也没有专门的解表方。表证也没有特定的治法。"本章标题，是为了照顾大家的习惯而且方便查找教科书等对照。为加深诸位对这个问题的认识，下面再扼要重复一下旧作的核心内容。

解表问题涉及重大理论，传统影响根深蒂固，故比较复杂。这里只说要点。

我的看法是：没有专门的解表药，也没有专门的解表方。表证也没有特定的治法。传统上说的治病八法中，至少汗、温、清、补、和五法都可以治表证。至于用什么法，遣什么药，基于对表证的进一步辨证。

问：那么，为什么很久以来就有解表药和解表方呢？

答：解表药和解表方来自表证概念。表证和解表之说始自《伤寒论》，故有关理论源远流长。

然而，即便保存表证概念，也不能说有专门的解表药和解表方。

由于读者习惯于旧说，看到上面这几句话必然不解，甚至以为是咄咄怪事。

中药学各论开头就是众多的解表药，方剂学各论开头就是众多的解表方，怎么会没有专门的解表药和解表方呢！

为此，进一步说明如下：

假如认为有专门的解表药和解表方。那么，言下之意就是：这些药和方①只能用于解表；②不能用于非表证；③此外的方和药不能解表。情况显然不是这样。

比如，桂枝汤这个中医第一方，在仲景书中就同时用于太阴病和妊妇不能食等。方中的桂枝、芍药、生姜、大枣、甘草，应用范围之广，更是医家共知的。

再如，今方剂教材说麻黄细辛附子汤可以解表。那么，为什么细辛和附子不属于解表药呢？

再如，再造散的前两味药是黄芪、人参，其中还有附子、川芎等，为什么解表药中没有人参、黄芪和川芎呢？

读者可能拿温病方法支持旧说，实际上也站不住脚。

比如，李时珍称连翘为"疮家圣药"，今中药教材把它和金银花一起归入清热解毒药，为什么重用二者的银翘散成了"辛凉解表方"呢？

再如，桑叶味甘苦，为什么桑菊饮也是"辛凉解表方"呢！

其实，生活常识也告诉我们，没有专门的解表方药。

比如，喝一大碗热面条儿，再温覆取汗也治伤寒初起，如何认识这个解表药或解表方呢？莫非热面条儿的功用不是疗饥、补充热量而是解表吗？那样，没有表证时，不是不能吃面条儿了吗！

今中药教材把解表药，分为发散风寒药和发散风热药。读者可能拿古人认为，表证需要发散的看法为旧说辩护。然而，如果表证需要的就是发散，桂枝汤中为什么还要用芍药、大枣和甘草就无理可说，且不说桂枝辛甘发散之说是否无可怀疑。

更难解释的是：《伤寒论》中同时用桂枝汤治太阴病。张仲景还用桂枝汤治妊妇不能食、口渴等，而且是仲景治妇人妊娠病的第一方，见《金匮要略·妇人妊娠病脉证并治第二十》。

如果说辛温药的发散作用有经验基础的话——这种认识基于吃生姜等辛辣食物时多见出汗——辛凉药的发散作用只能是想象的。实际上，桑菊、银翘等也没有什么辛味。

尤其说不通的是：假如表证最需要发散，就不应该有再造散和麻黄细

第二章 解表真诠

辛附子汤这种扶正（按：准确地说，麻黄附子细辛汤是扶阳解表法）解表方。

如此说来，到底怎样治表证呢？

很简单，就是要进一步辨明寒热虚实。

证属寒，用温法，代表方如桂枝汤、九味羌活饮等；证属热，用凉法（即小清热法），代表方如桑菊饮、银翘散、小柴胡汤等；证属中气虚因而表虚，用补中益气法，代表方如桂枝汤、补中益气汤等；证属阳虚，用扶阳法，代表方如麻黄细辛附子汤等；证属气虚，用扶正（即补益）法，代表方如再造散等；证属实，用汗法（即攻法），代表方如麻黄汤等。

总之，只有表证的诊断不能据以施治，只有再辨出寒热虚实（有时也要辨阴阳）才能定出治则。治则不能变，遣药组方有多种选择。所以，麻黄汤、桂枝汤、银翘散、桑菊饮之外，前人还创立了不少解表方。从理论上讲，可以成百上千。

最后，表证是什么意思呢？

按伤寒理论就是邪在表。这个表包括皮毛，也包括头颈、躯干、四肢。按温病理论，是邪在肺（叶天士说："温邪上受，首先犯肺"），再通过肺合皮毛联系到卫。

问：西医能够接受中医的表证概念吗？或者说，可否中西医结合地说明表证呢？

答：西医可以勉强接受表证概念。比如，各种感染性疾病，特别是最多见的感冒和流感，初发病时，病原体就在身体的表浅处。最常见的"上呼吸道感染"，意思就是疾病还没有波及内脏——特别是肺。而绝大多数感染性疾病、特别是其中的传染病，起病多类似上感。

总之，中西医结合理解表证，就是热病初起，疾病还很轻浅，病原体或外邪，还没有侵袭到内脏时的反应状态。

之所以有众多解表方，是因为古人创制这些方剂时用于伤寒初起——那时叫解表。后人勉强把此说搬到温病，并且把其中的君药或出现概率较高的药说成解表药。

问：麻黄汤不是比较峻烈吗？为什么它也用于伤寒初起呢？

答：麻黄汤确实比较峻烈，如果说有解表方，此方可以勉强算一个（桂枝汤不属于汗法）。不过，把此方看作发汗法可能更好。旧作《伤寒论新解》中有"麻黄汤新解"，旧作《中西医结合二十讲》中有"中药药理学应说清中医特色"。两文都详细阐述了麻黄汤和麻黄药理，大家可以参看。下面讲麻黄和麻黄汤时还会交代有关理论。

重要理论问题不妨多重复、强调。下面先交代几句要点。

麻黄汤中的麻黄确实比较峻烈，但麻黄汤证是正气未夺而邪气盛（寒重）。这时用麻黄汤，就是大力鼓舞未夺的正气与邪气激战，力争一战而解决问题。按仲景法，麻黄汤一般不可一用再用，不过，自西医角度看，麻黄并非很峻烈。加之麻黄汤中还有桂枝、甘草扶助正气，发汗后表实不解，连续使用此方的情况也不是很少见。

第二节 解表要药

解表要药指最常用的解表药。以下重点交代的药物依次是桂枝、麻黄、荆芥、防风、生姜、葛根、柴胡等。

一、桂枝

今中药教材有的说桂枝"发汗解表，温经通阳"，也有的说桂枝"发汗解肌，温通经脉，助阳化气"。

我认为，教材之说除"温通经脉，助阳化气"有道理外，其余均大误。

我们不妨先看看，古人如何讲桂枝的主治。

《本草纲目》载，桂枝主治：

•上气咳逆结气，喉痹吐吸，利关节，补中益气。久服通神，轻身不老（《本经》）。

•心痛胁痛胁风，温经通脉，止烦出汗（《别录》）。

•去冷风疼痛（甄权）。

•去伤风头痛，开腠理，解表发汗，去皮肤风湿（元素）。

•泄奔豚，散下焦血，利肺气（成无己）。

•横行手臂，治痛风（震亨）。

简言之，《本经》完全没有提及桂枝的发汗解肌作用，反而提到它"补中益气"。直到金代张元素才说它"开腠理，解表发汗"。其说影响至今。

那么，桂枝的功用到底是什么呢？

我认为，桂枝首先是一味补益药，或者说它是一味温补药。它的主要

第二章 解表真诠

功用是补中益气，还有温阳作用。否则就不能解释为什么桂枝汤治表虚寒证。桂枝汤证的病理，就是虚而且寒。盖伤寒初起无不属寒，桂枝汤证又见虚。

旧作《伤寒论新解》反复论述桂枝汤之功用为"补中益气"，其中的君药桂枝也必然首先补中益气。对看《神农本草经》，说明拙见是对的。

至于其余的功效，如《本草经》所谓："上气咳逆结气，喉痹吐吸"，应该是桂枝可以扩张支气管。今教材所谓"温经通阳"，则是拿来了《别录》的"温经通脉"之说。

早在 20 世纪 20 年代，著名药理学家陈克恢就对肉桂（我认为桂枝和肉桂的药理没有本质区别）进行了比较彻底的研究。他发现，肉桂的主要有效成是桂皮醛。该成分能促进胃肠蠕动，因而有健脾胃作用。温经通脉，助阳化气则是通过强心、促进血液循环作用实现的。这样我们才可以理解，为什么仲景用桂枝甘草汤（只有桂枝、甘草两味）治疗"发汗过多，其人叉手自冒心，心下悸，欲得按者"。

近代以来，又有不少人研究桂枝药理，可惜头绪纷乱且互相矛盾。网上可以查到不少文章，本节不再交代。

以下试举几例桂枝单味验案，看看是否必须重视桂枝的补益作用。

案 1：治经崩而心悸、尿频等

黄某，女，46 岁，体质素弱，有月经量多史。此次月经量如崩，心悸短气。投归脾汤加固涩之属，2 剂无效。患者自述心悸惊恐，时觉气从胸中上冲咽喉，上下无时。时而症状消失，时而又发，痛苦难言。少腹下坠，伴尿频、尿急，继而四肢瘫软无力，面白肢冷。诊其脉，左寸关微结，舌淡苔薄白。手书桂枝 12g，嘱其煎水当茶饮，时啜一两口。一剂尽，小便数行，少腹下坠、心悸惊恐、气上冲咽喉诸症尽除。继服归脾汤加味而愈。（《辽宁中医杂志》1986 年第 8 期）

洪钧按：此案乃大虚之证无疑。自中医看是气血大虚，以心肾虚为主。自西医看已有轻度失血性休克。服桂枝 12 克一剂大好，足见桂枝有补益之效。

或问：既然是大虚，为什么初"投归脾汤加固涩之属 2 剂无效"？

答曰：初投归脾汤无误，但不如加上桂枝更好。试看最后还是"服归脾汤加味而愈"，提示此前单味桂枝效佳也不完全是桂枝之功。

案2：治歇斯底里

一妇人，年二十余，因与其夫反目，怒吞鸦片。已经救愈，忽发喘逆，迫促异常。须臾又呼吸顿停，气息全无，约十余呼吸之顷，手足乱动，似有蓄极之势，而喘复如故。若是循环不已，势近垂危。延医数人，皆不知为何病。后愚诊视其脉，左关弦硬，右寸无力。精思良久，恍然悟曰：此必激怒肝胆之火，上冲胃气。夫胃气本下行者也，因肝胆之火冲之，转而上逆。逆气上干，填塞胸膈，排挤胸中大气，使之下陷。夫肺悬胸中，须臾无大气包举之，即须臾不能呼吸，此呼吸顿停所由来也（此理参观升陷汤后跋语方明）。迨大气蓄极而通，仍上达胸膈，鼓动肺脏，使得呼吸、逆气遂仍得施其撞击，此又病势之所以循环也。《神农本草》载，桂枝主上气咳逆、结气、喉痹、吐吸（吸不归根即吐出），其能降逆气可知。其性温而条达，能降逆气，又能升大气可知。遂单用桂枝尖三钱，煎汤饮下，须臾气息调和如常。夫以桂枝一物之微，而升陷降逆，两擅其功，以挽回人命于倾刻，诚天之生斯使独也。然非亲自经验者，又孰信其神妙如是哉！（《医学衷中参西录》）

洪钧按：此案是典型的歇斯底里大发作，又称癔病。张锡纯先生所记病史颇典型而详细，只是他对病理和治法的解释太过繁琐。今可一言以蔽之：怒则气逆，惊则气乱，气逆且乱必致大虚而已！盖夫妻反目，大怒气逆；怒吞鸦片，必兼惊恐而气乱。持续既久（已经延医数人，至少已经发病一天不愈），势近垂危。如此反复躁动，呼吸时停时喘不已，患者必不能进食，必然大虚。

或问：西医谓此症可诱导治愈，中医治此证可以使用甘麦大枣汤、逍遥散，也可以针刺、按摩治愈。莫非均属补益之法么？

答：甘麦大枣汤、逍遥散、针刺、按摩等治此证有效，大体上也属于补益之法。至于诱导，指痛斥其夫使其怒气得出，同时温言软语安慰之，则是心病心医的扶正祛邪法。盖怒气消散，去邪也！温言软语安慰，扶正也！

至此我们要知道，严重恶性精神刺激——夫妻反目致吞鸦片自杀必然是生了大气——会导致严重内伤。于是必须按虚证治。

案3：亲服桂枝体会

洪钧曾经于无病时，单煎桂枝30克，一次服下。约半小时后，自觉舒适，精力略佳。约3小时后大便一次，不成形，但无痛苦。下次饭前较平时饥饿，进食略多。这一亲身体会虽不能完全证实桂枝的功用，但桂枝有促进胃肠蠕动，健脾胃的作用得到证实。

二、麻黄

今教材每把麻黄作为第一味解表药，说麻黄的功效是：发汗解表，宣肺平喘，利水消肿。

不能说教材所说不对，但今《中药学》和《中药药理学》教材未能满意的说清麻黄的药理。故下文直接交代近现代麻黄研究结果。

麻黄是现代研究最彻底的中药。它的主要有效成分是麻黄碱和伪麻黄碱。麻黄碱的结构式酷似肾上腺素，故其药理作用也酷似肾上腺素，只是略为温和。

肾上腺素是拟肾上腺素药，关于它的详细药理请参看西医药理书。

简言之，肾上腺素使人体处于应激状态。这时表现为，一切异化代谢过程加速。如心跳加速且有力，血压和血糖升高，呼吸急促，骨骼肌、心肌和肺内血管以及支气管扩张，体力暴增，机体反应敏锐，瞳孔散大，汗腺分泌抑制，皮肤及平滑肌内脏血管收缩，就像仇人见面分外眼红或常人遇见紧急、危险情况时的状态。据此不难理解，麻黄禁用于体育竞赛且被视为毒品。

麻黄或麻黄素的功用，就是使人体处于比较温和的应激状态。

据此，中医使用麻黄（以麻黄汤为代表），就是利用其拟肾上腺作用，紧急调动机体的一切抗病能力与邪气斗争。

然而，中西医界至今未能满意地解释，麻黄为什么用于伤寒初起，因而解不通麻黄汤证治法。

旧作《伤寒论新解》有"麻黄汤新解"，《中西医结合二十讲》中有"中药药理学应说清中医特色"。该两文在2万字以上，难以在此详细交代。感兴趣者请参看旧作。

简言之，麻黄（和麻黄汤等）不能直接发汗而是能抑制汗出。它的发汗作用是，紧急调动机体的一切抗病能力与邪气斗争，因而促进机体快速产热的结果。在产热和发汗的背后，是麻黄强化了机体消灭病原体的能力，于是加速病愈。

至于麻黄和副肾素一样用于止喘，已经是很多病人的常识。其原理就是麻黄扩张了痉挛的支气管。

麻黄还用于治疗急性肾病水肿。即《金匮要略》中重用麻黄的越婢汤，治疗风水证。其效颇佳，惜乎近数十年颇遭医界遗忘。望有志发扬中医者进一步研究应用。

麻黄还用于滴鼻收缩鼻甲黏膜血管治鼻塞。它至今还是防治脊髓麻醉血压下降的常规用药。

国人使用麻黄的历史很久远，很可能早在史前就发现了此药。新疆考古曾发现，一具大约五千年前的女尸在棺材中手握麻黄。无论如何，古人发现此药不易。为了尊重传统，下面引出《本草纲目》中的麻黄主治要点。

•中风伤寒头痛，温疟，发表出汗，去邪热气，止咳逆上气，除寒热，破癥坚积聚，赤黑斑毒。不可多服，令人虚（《别录》）。

•治身上毒，风痹，皮肉不仁，主壮热温疫，山岚瘴气（甄权）。

•通九窍，调血脉，开毛孔皮肤（大明）。

•去营中寒邪，泄卫中风热（元素）。

•散赤目肿痛，水肿、风肿，产后血滞（时珍）。

早在20世纪20年代，陈克恢就比较彻底地研究了麻黄，且在此基础上发明了众多的西药。网上比较容易搜索到有关内容，请读者自己搜索阅读。

以下举两例单味麻黄验案。

案1：支气管哮喘

王某，女，6岁，患支气管哮喘2年。此次发病5天，呼吸困难，双肺闻及哮鸣音，经用氨茶碱等止喘药治疗未获效。告之用炙麻黄1两，水煎2次，药汁混合后，加入白糖1两，待冷后频服，每日1剂，分6~8次服完，1剂痊愈，经观察半年，未见复发。(《赤脚医生杂志》1978年第3期)

洪钧按：此案诊断明确，按说用小青龙汤（其中有麻黄）疗效最好。今单味麻黄一击奏效，足见麻黄治支气管哮喘疗效如神。

案2：麻黄汤证兼大便不通

一人患喉肿痛，食不得下。身热头痛，大便不通。医之论纷然。皆谓热，当服凉剂。有一善医云：脉紧数，是感寒气所致。众医不从。善医者曰："我有法，验得寒热……"就浴室中服麻黄一服，须臾大汗出，大便通，即时无事。(《名医类案》)

洪钧按：身热头痛，脉紧数，无汗，是比较典型的麻黄汤证。惟兼见大便不通是表里俱实。按说可用防风通圣散。此善医者令患者于浴室中服麻黄，一服大汗出，大便通，病愈。可见单味麻黄亦有时可代替麻黄汤。在浴室中服用则强化了麻黄的作用。此案大便不通应不严重，故可随表解而通。

三、荆芥

荆芥也是比较常用的解表药。

今《中药学》教材说其功效是：发散风寒，止血。

现代研究认为，本品能增加汗腺分泌，有微弱的解热作用。此外还对多种病原微生物有抑制作用，还能缩短出血时间。

洪钧颇少用荆芥，故没有亲身经验，但我对以上所说增加汗腺分泌，解热，抑制病原微生物等作用表示怀疑。盖研究者有意从西医药理角度证实中医用法无误，难免掺入主观因素。

洪钧以为，凡温热药均可用于伤寒初起，盖其证属寒是也。

洪钧只查到单味荆芥验案一案。

鼻塞，咳嗽：朱某，女，4个月。鼻塞、咳嗽、睡眠不安3天，经用中西药疗效不佳。乃用清洁的棉花制成长方形小包放入荆芥，加固后塞在患儿前胸6小时（用量一般为：周岁以内为5~10g，1周岁以上酌增），诸症消失而愈。(《浙江中医杂志》1990年第5期)

洪钧按：关于单味荆芥，我只查到此案一案，惜乎是外用。此案应系外感初起。但四个月的婴儿外用荆芥有效，也有助于说明此药治伤寒初起的作用。

四、防风

李时珍说：防风乃除风去湿仙药。刘河间创有防风通圣散①治伤寒初起表里俱实，即以防风为君。

《本草纲目》载，防风主治：

- 主大风，头眩痛恶风，风邪目盲无所见，风行周身，骨节疼痹，烦满。久服轻身（《本经》）。
- 胁痛胁风，头面去来，四肢挛急，字乳，金疮内痉（《别录》）。
- 治三十六般风，男子一切劳劣，补中益神，风赤眼，止冷泪及瘫痪，

---

① 防风通圣散：防风、川芎、当归、芍药、大黄、薄荷叶、麻黄、连翘、芒硝、石膏、黄芩、桔梗、滑石、甘草、荆芥、白术、栀子

通利五脏关脉，五劳七伤，羸损盗汗，心烦体重，能安神定志，匀气脉（大明）。

•治上焦风邪，泻肺实，散头目中滞气，经络中留湿，主上部见血（元素）。

•搜肝气（好古）。

今教材说防风的功效是：祛风解表，胜湿止痛，止痉。

现代研究认为，防风有解热、抗炎、镇静、镇痛、抗惊厥、抗过敏等作用。

下面列举单味防风验案2案。

案1：芫花中毒

一人误服芫花15g，急下日80余次，初便后皆血，腹中绞痛，急延余救治。余亦甚急，一时无解救之法。忽忆及《阅微草堂笔记》中记载：防风可解芫花之毒，用防风30g，研细末，开水吞下。如法服之，甫咽下，觉咽喉中如麦黏住，作痒。而泻下、绞痛即止。奇矣。（《范文甫专辑》）

洪钧按：此案如此捷效，说明防风解芫花毒作用可靠。又可知范氏博闻强记。

案2：信石中毒

有一合家患疹者，诸医用硫黄等治之更甚。见其家水缸盖上，多晒制信石。先生曰："合家吃此水乎？"答曰："不差。"据此认为系信石毒，从皮肤外达，惟防风可解，遂以独味防风9g煎服，果得愈。（《范文甫专辑》）

洪钧按：注意到病家水缸盖上多晒信石，说明范氏临证颇细心。

五、生姜

《论语·乡党第十》中说，[孔子]进餐"不撤姜食"。可见生姜是那时最重要的佐餐品，是中国传统文化的一个小代表。至今生姜仍然是很常用且药食兼用的药物。洪钧以为，姜的原产地即在中国。英语中的ginger显然是姜的音译。

生姜属于温热药无疑。其出汗作用（因辛辣刺激而出汗）也无可怀疑。所谓发散作用，盖因凡辛热药均可助阳并刺激血液循环，使全身、特别是体表供血改善。

《本草纲目》载，生姜主治：

•久服去臭气，通神明（《本经》）。

第二章 解表真诠

- 归五脏，除风邪寒热，伤寒头痛鼻塞，咳逆上气，止呕吐，去痰下气（《别录》）。
- 去水气满，疗咳嗽时疾。和半夏，主心下急痛。又汁和杏仁作煎，下一切结气实，心胸拥隔冷热气，神效。捣汁和蜜服，治中热呕逆不能下食（甄权）。
- 散烦闷，开胃气。汁作煎服，下一切结实，冲胸膈恶气，神验。姜屑，和酒服，治偏风（孟诜）。
- 破血调中，去冷气。汁，解药毒（藏器）。
- 干生姜治嗽温中，治胀满，霍乱不止，腹痛，冷痢，血闭。病患虚而冷，宜加之（甄权）。
- 除壮热，治痰喘胀满，冷痢腹痛，转筋心满，去胸中臭气，狐臭，杀腹内长虫（张鼎）。
- 益脾胃，散风寒（元素）。
- 肺经气分之药，能益肺（好古）。
- 解菌蕈诸物毒（吴瑞）。
- 生用发散，熟用和中。解食野禽中毒成喉痹。浸汁，点赤眼。捣汁和黄明胶熬，贴风湿痛甚妙（时珍）。

今《中药学》教材称，生姜的功效是：发汗解表，温中止呕，温肺止咳。此说有常识经验基础，可以接受。只是现代研究认为，生姜还可以刺激唾液和胃液分泌，故有助消化（即健脾胃）的作用。我认为此说有理。

《本草纲目》又载：生姜嚼之，亦同半夏煎服，乃呕家圣药。故应特别重视生姜的止呕作用，因为顽固的呕吐患者必然不能进食，在没有支持输液手段时往往危及生命。

《金匮要略》有小半夏汤，只用半夏、生姜两味，具有很可靠的止呕作用。其中还有生姜半夏汤，治似呕不呕，似哕不哕，用量与小半夏不同①。

目前已经少见严重胃病导致的顽固呕吐，如消化性溃疡引起的幽门梗阻和顽固慢性胃炎。但严重的早孕反应（恶阻）很常见。我治此证必用生姜、半夏。经验中没有无效者，而是大多速效。当然不完全是生姜的作用。对此有兴趣的读者，请参看旧作《医学中西结合录》和《赵洪钧医学

---

① 小半夏汤：半夏1升、生姜半斤；生姜半夏汤：半夏半升、生姜1斤。

真传》中的有关验案。

我还认为，凡用温补法都最好加上生姜。

为说明生姜、半夏治呕吐很有效，谨把小半夏加茯苓汤（半夏、生姜、茯苓三味）一案附在下面。

附：小半夏加茯苓汤验案

东洋野津猛男曰：英国军医官阿来甫屡屡吐，绝食者久矣。其弟与美医宁马氏协力治疗之，呕吐卒不止，乞诊于余。当时已认患者为不起之人，但求余一决其死生而已。美医宁马氏等遂将患者之证状及治疗之经过，一一告余。余遂向两氏曰：余有一策，试姑行之。遂辞归检查汉法医书，制小半夏加茯苓汤，贮瓶令其服用。一二服后奇效忽显，数日竟回复原有之康健。至今半夏浸剂，遂为一种之镇呕剂，先行于医科大学，次及于各病院与医家。（转引自《医学衷中参西录·半夏解》）

读者须知，在没有支持输液手段时，顽固呕吐日久不愈，就是危及生命的大证。此案就是当时的美国医生认为无望时才寻求日本汉医一试的。换言之，就是"死马当作活马医"，没想到"马活了"。由此足见，理论固然重要，经验更不能忽视，治好病才是"硬道理"。

现代研究还认为，生姜能兴奋血管运动中枢、呼吸中枢、心脏，升高血压。可见生姜有较广泛的补益作用。至于它的抑菌作用则不很可靠。

以下列举单味生姜验案共十五案。其中只有个别验案事涉神秘，不太可信。但总的来说可以证明生姜的止呕，止咳，解半夏、南星毒作用。不再一一加按语。

案1：治咳嗽

一人事佛甚谨，适苦嗽逾月，夜梦老僧呼谓之曰："汝嗽只是感寒，吾有方授汝，但用生姜一物，切作薄片，焙干为末，糯米糊丸芥子大，空心米饮下三十丸。"觉如其言，数服而愈。（《夷坚志再补》）

案2：慢性支气管炎

刘某，男，教师，河北无极人，患有慢性支气管炎17年，每当天气较冷，病情加重，咳嗽痰喘不已，胸闷憋气，甚为难受，经多方治疗效果不大，后用鲜姜西瓜饮（西瓜一个约2000g，鲜姜200g，将西瓜一端切成一个三角形洞，把瓜瓤挖出一部分，把姜切成薄片，放进挖出的瓤内，然后一起放进洞内，再把三角形的瓜块堵上，放在铝锅内蒸半小时。瓜内勿进水。趁热将瓜吃掉，姜可只咽汁，一起吃了更好，冬病夏治，疗效显

著。），一个夏天用了3次，至今5年未犯。（杨清山供稿）

案3：呃逆

冯某，男，57岁，有心脏病史。1983年5月6日因患心功能不全并慢性尿毒症伴呃逆不止住院治疗。住院后因呃逆一症西药治疗无效，邀中医诊治。取生姜（选用新鲜多汁之品）1块，洗净后切成薄片。用1片放入口中咀嚼，边嚼边咽姜汁，咀嚼3片后呃止。（《新中医》1985年第2期）

案4：呃逆

罗某，男，39岁，1987年11月4日在省建工医院做乙状结肠癌根治术。术后第2天发生呃逆，持续10多分钟，大汗淋漓，痛苦难忍。曾用阿托品、麻黄素肌注，胃管抽气无效。次日用鲜姜敷穴（治疗方法：取双侧内关、足三里穴。4片鲜姜厚0.5cm。用拇指重按摩穴位有酸、胀、麻感后，把姜敷于穴上用胶布固定，呃逆时重压姜片。1～2天换1次姜），呃逆即止。（《云南医药》1991年第6期）

案5：眩晕呕吐

佟某，女，43岁，原有内耳眩晕史。1982年7月24日，因劳累突发眩晕呕吐频繁发作，投西药降颅压、脱水、镇静止呕不效。8月1日晚求诊。10分钟左右呕吐1次，饮水即吐，眩晕不能起床，行立则欲仆地，脉象沉迟而弱，舌淡苔白，一派虚寒之征。遂用生姜1块（约10g）纳嚼后咽下。服后呕吐即止，眩晕顿减，后嘱其休息调养，未服他方别药，3日后饮食如常，眩晕未再发作，能参加正常劳动。（《四川中医》1985年第4期）

案6：晕车

某某，男，45岁，每次乘坐汽车，虽服苯海拉明、晕海宁仍然频频呕吐。笔者嘱用下法，日乘300公里均无不适。

治疗方法：生姜20g，捣烂如泥状，外敷内关、神阙（肚脐）以伤湿膏固定即可。（《四川中医》1989年第7期）

案7：南星中毒

患者，男，5岁，误食家人采掘的生南星，当即口流涎水，手抓舌体，口唇、舌及下脸部即刻肿大，面色苍白，哭叫不停，声音嘶哑。用大量生姜捣汁，不停地灌入病孩口中，令其含服、漱口，并用生姜渣外擦口唇及四周皮肤，肿胀即刻缓解。1小时后，病孩不再哭叫，症状消失。（《浙江中医学院学报》1985年第5期）

案8：南星中毒

患者，男性青年，于1961年2月7日急诊入院。主诉：神昏不语已2小时。于2小时前采集野生植物时，误食天南星球茎一口（约2×2cm），嚼后咽下，不久舌麻舌痛，说话不清，呕血半小碗，跑回本单位后即神志模糊，不能应对而入院。以往无昏厥史。体检：体温36.5℃，脉搏46次/分，血压116/84~70mmHg，呼吸20次/分。神志浑浊，闭目不语，握拳，不断瞬目。口仅能半开，舌轻度浮肿，苔白腻，口腔黏膜无糜烂，心肺阴性。膝跳活泼，无阳性病理反射。白细胞10350/mm^3，中性粒细胞82%。治疗：即鼻饲25%生姜汤60ml，以后每3小时灌鲜姜汁5ml。两小时后，吐出白色黏性物十余口，便能翻身摇头。四小时后能低吟。翌晨能坐起，作简单耳语，自进流食。但以后的一个半月，始终只能说二、三字之耳语。令其说话时，呈欲言不能之尴尬表情。整天以字条答复问题，记述自己咽痛，胸骨后痛与上腹痛。听力正常。词意多颠倒重复。五官科数次检查，喉头舌水肿，声带不麻痹。于病程的第17天吞钡检查，见食管上段有一处1cm内压性憩室。神经科会诊，疑为癔症，转某院作电休克8次，语言机能完全恢复。（《中医杂志》1962年第11期）

案9：半夏中毒

《唐小说》云：崔魏公暴亡，太医梁新诊之曰："中食毒也。"仆曰："好食竹鸡。"新曰："竹鸡多食半夏苗也。"命捣姜汁灌之，遂苏。（《本草纲目》）

案10：蛔虫性肠梗阻

李某，男，7岁，阵发性腹痛伴恶心、呕吐、不排便、排气已2日，于1969年12月5日入院。体温37℃，急性痛苦状，眼球轻度内陷，皮肤弹性欠佳，呈Ⅰ~Ⅱ度脱水貌。腹平软，脐周有肠型，触及蜡状索条肿块。印象：蛔虫性肠梗阻。入院后服姜蜜（治疗方法：用鲜生姜、蜂蜜各60g，将鲜生姜去皮、洗净、捣烂、挤汁，混入蜂蜜中调匀，分4等份，分4次口服，每半小时服1份，年龄幼小者可酌情减少，合剂制成后须及时热服，加热或制成后超过24小时疗效不佳。服药后6小时内不能饮水或吃其他食物。服药后最好不漱口，以口中带有辣味为佳。）合剂。服2次后症状消失，入院6小时后开始排蛔虫，至入院12小时内共排蛔虫2次，呈团状。住院7天，痊愈出院。（《赤脚医生杂志》1975年第3期）

案 11：遍身做痒

一小儿遍身作痒，以生姜捣烂以布包擦之而止。(《名医类案》)

案 12：瘢痕疙瘩

孙某，女，21 岁，右手背近腕部患瘢痕疙瘩 5 年。常因奇痒刺痛而影响睡眠及工作。即取鲜姜 250g 捣碎，用布包拧取姜汁盛杯内，再用 10% 盐水 1000ml 洗净患处，擦干，然后用棉棒蘸姜汁反复涂搽，到姜汁用完为止，每周 1 次。1 周后痒痛消失，2 周告愈。追访 2 年余未复发。(《四川中医》1987 年第 5 期)

案 13：雀斑

仇某，男，33 岁，干部，患面部雀斑 10 余年，经医院多方治疗效果不佳。后用生姜酊（鲜姜 50g，去掉杂质洗净，待晾干后装入瓶中，然后加入白酒或 50% 酒精 500ml，加盖密封浸泡 15 天即可）外擦治疗半个月，面部色素逐渐变浅。继续治疗半个月后，雀斑完全消退，无其他痕迹。2 年后随访未见复发。(《新疆中医药》1988 年第 2 期)

案 14：满面俱黑

浙人王夫人忽面上生黑斑数点，日久满面俱黑，遍求医治不效。忽遇一草泽医云："夫人中食毒尔，某治之，一月平复。"后觅其方，只用生姜一斤，切碎研汁，将滓焙干，却用姜汁煮糊丸。问其故，曰："夫人日食斑鸠，盖此物日尝食半夏苗，是以中其毒，故用姜以解之。"(《医说》引《名医别录》)

案 15：半夏中毒

天童寺一小和尚，忽患音哑不能言，以手指喉、抚胸，作无奈何状。先生问其同来和尚，答曰："此小和尚上山看笋，见山中鲜草、鲜果必欲食。"先生即推知为误食生半夏中毒所致，遂以生姜 9g，白蜜两匙，煎汤服之，3 服而瘥，5 服而愈。(《范文甫专辑》)

六、葛根

此药也是比较常用的解表药。

《本草纲目》载，此药主治：

- 消渴，身大热，呕吐，诸痹，起阴气，解诸毒（《本经》）。
- 疗伤寒中风头痛，解肌发表出汗，开腠理，疗金疮，止胁风痛（《别录》）。
- 治天行上气呕逆，开胃下食，解酒毒（甄权）。

赵洪钧医学真传（续）

- 治胸膈烦热发狂，止血痢，通小肠，排脓破血。敷蛇虫啮，毒箭伤（大明）。
- 杀野葛、巴豆、百药毒（之才）。

今《中药学》教材说其功效是：解肌退热，透疹，生津止渴，升阳止泻。

现代药理研究发现，此药能增加心脑供血，降压，还有明显的解热作用等。

洪钧年轻时，喜用葛根、连翘等治感冒，至今也常用于高血压和脑供血不足。粉葛根在唐代及以前曾经是食品，至今还有葛根粉，故此药很安全。

我未能查到单味葛根验案。谨把《诗经·采葛》附在下面。

彼采葛兮，一日不见，如三月兮！

彼采萧兮，一日不见，如三秋兮！

彼采艾兮，一日不见，如三岁兮！

由这首表达爱情的诗足以证明，采葛是《诗经》时代很常见的采集劳动。粉葛是那时的食品之一。其纤维用于织布穿衣。故牡丹的品种之一叫做"葛巾紫"。总之，古人认识葛根是长时期在生产劳动得到的。艾和萧也是这样。

七、柴胡

柴胡是很常用的药物且不限于解表。

谚云：柴胡、黄芩，退热如神。故柴胡是很可靠的退热药。早已有柴胡注射液，用于退热。

《本草纲目》载，柴胡主治：

- 主心腹肠胃中结气，饮食积聚，寒热邪气，推陈致新。久服轻身明目益精（《本经》）。
- 除伤寒心下烦热，诸痰热结实，胸中邪逆，五脏间游气，大肠停积水胀，及湿痹拘挛，亦可作浴汤（《别录》）。
- 治热劳骨节烦疼，热气肩背疼痛，劳乏羸瘦，下气消食，宣畅气血，主时疾内外热不解，单煮服之良（甄权）。
- 补五劳七伤，除烦止惊，益气力，消痰止嗽，润心肺，添精髓，健忘（大明）。
- 除虚劳，散肌热，去早晨潮热，寒热往来，胆瘅，妇人产前、产后诸

第二章 解表真诠

热，心下痞，胸胁痛（元素）。

•治阳气下陷，平肝胆三焦包络相火，及头痛眩晕，目昏赤痛障翳，耳聋鸣，诸疟及肥气寒热，妇人热入血室，经水不调，小儿痘疹余热（时珍）。

今《中药学》教材说，柴胡的功效是：解表退热，疏肝解郁，升举阳气。

现代中药药理研究认为，柴胡具有镇静、镇痛、解热、镇咳等作用。

我认为，最值得重视的柴胡功效是解热、镇痛和升举阳气作用。它的解热、镇痛作用和西医解热镇痛药很接近。

故我认为，无论伤寒、温病初起，均可使用柴胡——特别是小柴胡汤。

古人即主张，仓促中可单用鲜柴胡治热病初起。

旧作《伤寒论新解》对柴胡有以下论述。

单味柴胡可以治疗各种发热——包括寒热往来，古代文献即可证明。

读者细查古书就会发现，宋代之前曾经单用柴胡一味通治伤寒。《伤寒补亡论·治法大要九问》载："问曰：人病伤寒或无汤药则何如？华元化曰：若无丸散及煎者，但单煮柴胡数两（洪钧按：用数两应系鲜柴胡），伤寒时行皆可服以发汗。至再三发汗不解，当与汤。……雍曰：此须能辨证者偶在道途间乏药，乃可用之，盖柴胡亦与阴病不相宜也"。

郭雍的看法是正确的，不过，华佗之说（洪钧按：郭氏所引华佗语，可见《千金要方·卷九》。孙氏所据，或系伪书，本书不考），确实证明单味柴胡有很可靠的发汗解热作用。这与21世纪初，西医普遍用阿司匹林治发烧的情况颇相近。今日之中国西医早已广泛应用柴胡注射液治感冒发热，也不问其是否仲景所谓少阳病。

看来，中西医临床实践已经证明，柴胡或柴胡汤并非只适用于少阳病。为进一步说明这一点，我们最好看一下关于柴胡的中西医结合研究。据《中药大辞典》所载，柴胡的药理作用有①解热；②镇静、镇痛；③抗炎；④抗病原体——特别是流感病毒；⑤保肝、利胆；⑥降血压、减心律；⑦升血糖、促肠蠕动；⑧毒性极小。

读者试与上文小柴胡汤药理对照一下就可看出，单味柴胡具备小柴胡汤的基本药理作用。特别是它的解热、镇痛、抗炎、利胆、抗病原体作用，完全足以解释为什么见寒热往来、胸胁苦满便应首选它来治疗。

读者可能要问：如此说来，柴胡汤甚或单味柴胡不是完全可以通治伤寒热病——至少是伤寒三阳或温病了吗？仲景何必选桂枝、麻黄、葛根、白虎等一套方子而自找麻烦呢？笔者对此问题只说三点。

1. 拙文虽指出一般伤寒三阳病用柴胡汤（加减）均非大误，但更主要的是为说明为什么柴胡汤适用于少阳病。严格辨证沦治，还是仲景照顾周到。三阳重证如承气汤证、白虎汤证、大小青龙汤证、结胸证等，不宜用柴胡汤，其理甚明。其余轻证用柴胡汤又有杀鸡却用宰牛刀之嫌。故笔者并不鼓励伤寒初起或轻证便可放胆用柴胡法，尽管早已有柴胡汤治外感初起的报导。

2. 柴胡和柴胡汤有类肾上腺皮质激素样作用，这大约是仲景于伤寒初起不轻用它的原因之一，尽管仲景不知道所谓激素及其副作用。

3. 由柴胡及柴胡汤药理来看，它确实对治疗正邪结于胁下——即西医所谓膈下器官感染有独到之处。凡此类病证，应优先使用柴胡汤类。这样自西医看也很好理解什么是少阳病。

我仅查到基本上单用柴胡一案如下。

发热不止：端平元年九月，余奉京祠。方抵舍，发热不止，面浮肿不能食。一医者曰："非服附不效。"左右骇笑。医曰："行年六十三，不服附耶！"余曰："此柴胡（证）也。"亟取人参和柴胡煎熬。俟呼医者茅君仲到，亦曰："当服柴胡。"余出煎热者示之，三日疾退。（《容斋笔记》）

洪钧按：此案应同时用了人参，亦可见柴胡退热疗效可靠。小柴胡汤中即有人参，故人参、柴胡同用接近小柴胡汤。

第三节 解表要方

解表要方指最常用因而重要的解表方剂。

一、桂枝汤[①]（阳旦汤）

我认为，桂枝汤是个典型的温补方子。之所以在这里讲解，是为了照顾读者的习惯。

为什么说桂枝汤是温补方呢？

[①] 桂枝汤：桂枝（去皮）三两，芍药三两，甘草（炙）二两，生姜三两（切），大枣十二枚（擘），水七升，微火煮取三升，服一升（《伤寒论》）。

【按：1两（3帖/1帖）≈13.8g/4.6g】

第二章 解表真诠

这里只做几句话的说明。

凡伤寒初起，必属寒证，自然要用温法治疗。桂枝汤治伤寒初起，故它必然属于温法。

桂枝汤证又是公认的虚证，自然要用补法治疗。

至此已经初步说明了，桂枝汤属于温补方剂。

不过，读者可能会问：桂枝证是表虚。怎么你把"表"字去掉了呢？

答：表虚的含义不是说：表虚里不虚，而是说病邪在表，而正气夺。故桂枝汤必然是补益正气。

或再问：古今人均有"固表"之说，莫非此说欠妥吗？

答：是的。上文实际上已经回答了这个问题。为加深认识再说几句。最严重且典型的表虚证是桂枝加附子汤证。谨把该条经文引如下：

"太阳病，发汗，遂漏不止。其人恶风，小便难，四支微急，难以屈伸者，桂枝加附子汤主之。"

经文中的"（汗）漏不止，其人恶风，小便难，四支微急，难以屈伸"显然是阳气大虚之候。附子显然也不是固表之药（今教材说是温里药）。故此证不能说是表虚，因为那样说的话，用附子就毫无道理。

至此我想，已经足以肯定，桂枝汤是温补之剂。旧作《伤寒论新解》第三节有连续三篇"桂枝汤新解"，对以上拙见还不满意的读者请参看。

再问：桂枝汤证是伤寒初起，此时未经汗下[1]，怎么会是虚证呢？

答：伤寒初起见虚证者必然是虚人，即原有正气不足。盖伤寒初起，非虚人无虚证也。

可能还有人会问：桂枝汤发汗是发散风寒，莫非此说也是错误的？

答：是的。桂枝汤证有汗，甚至汗多，恶风，怎么可以再发汗呢！至于古今都有人说桂枝有发散作用（其说据：桂枝辛甘发散为阳）也不妥，盖发散之药怎么能固表呢？总之，其说自相矛盾。只有用温补解桂枝汤才能一通百通。

总之，无论方剂教材说桂枝汤"解肌祛风，调和营卫"，还是说"发汗解表"都是错误的。

以下试举桂枝汤验案，看拙见是否有理。

---

[1] 汗下：中医"治病八法"中［发］汗法和［泻］下法之合称

赵洪钧医学真传(续)

案1：虚人感冒表虚多汗（赵洪钧医案）

本村人赵某之母，74岁，1988年隆冬发病。

患者有不很严重的慢性支气管炎10多年，生活尚可自理。主诉感冒3、4天来，不断全身出汗，因而更加怕冷（恶寒）、怕风（恶风）——有老慢支者无不怕冷、怕风。脉象滑弱略数，舌质淡紫——缺氧所致，不是瘀血的表现。

最初我不很相信患者多汗。因为她怕烟火，没有生火取暖，屋里很冷，据常理不应该汗出不止。但仔细看面部，的确满布小汗。摸摸身上，也略有潮湿感。看来有汗恶风毫无疑问，于是治以伤寒法。

单纯太阳伤寒表虚证，正治使用桂枝汤。患者有老慢支，属于喘家，按仲景法加用厚朴、杏仁。若漏汗不止，需用桂枝加附子汤。

患者虽然不是漏汗不止，我给患者用的还是桂枝加附子汤再加厚朴、杏仁。结果一剂汗止，三剂病愈。

洪钧按：单从伤寒学角度看，自信以上所说头头是道。但是，我不认为以上所说无可挑剔。比如我们可以提出以下问题：

①假如此患者不服药，只靠自己和家人进行饮食起居调理，可否自愈呢？换言之，假如该患者不就医，一定会死吗？②此患者莫非只有上述一种治法吗？比如，同样口服中药，但换一个出入较大的方子是否同样有效呢？有几个比较常用的成方可用呢？③到底如何看桂枝汤和桂枝加附子汤的功用呢？你如何辨证决定此案应该用此方呢？④单用西医疗法，可以较快治好此证吗？如果可以，该如何施治呢？

以下逐一作答。

①该患者不就医，只靠自己将息，很可能自愈。常识都知道的措施有：保暖、进热流食或自用姜枣水、姜糖水等。那样她可能好得慢一些，但死亡的概率不会超过10%。不难看出，自己将息的主要作用或目的不出"温""补"两个字。保暖、进热流食、姜水的作用都是"温"；枣水、糖水的作用则是"补"。"温"和"补"实际上都是扶助正气（温是给机体补充热量）。于是，尽管"自愈"靠的是机体正气的抗邪和康复能力，其间正气也得到饮食起居将息的扶助或补益。

②显然不是只有"桂枝加附子汤再加厚朴、杏仁"一个方子能治愈此患者，自己将息也很可能痊愈已经说明问题。换言之，如果就诊于另一位中医，开的方子和上方出入较大，也可以疗效满意。只是，所谓和上方出

第二章 解表真诠

入较大，指组方的药味明显不同，治疗大法则必须一致。

比如，在经方范围内，给此案用桂枝汤、桂枝加桂汤①、桂枝加厚朴杏子汤②、桂枝加芍药汤③、小建中汤、黄芪桂枝五物汤等，原则上都是正确的，而使用麻黄汤就是错误。关键是桂枝汤类的基本功用都是"温"且"补"，而麻黄汤虽然性温却属于"攻"剂。

经方之外，对此案疗效比较满意的后世方还应该有：败毒散④、仓廪散⑤、参苏饮、再造散等。这几个方子在今方剂教材中属于扶正解表，即通过扶助正气而解表，故在理论上都适用于表虚证。总之，该三方也属于温热之剂，适用于虚人伤寒初起更是不言而喻。

应该特别指出的是，补中益气汤也适于此证，而且可能比以上提到的方子疗效更好。关于其中的道理，请参看旧作《医学中西结合录》以及第一章所附"补中益气治百病"。其略曰：此方治的是虚人外感初起。更确切地说，是治肺脾胃虚人外感初起。

③关于桂枝汤和桂枝加桂汤功用的详细拙见，请参看旧作《伤寒论新解》中的"桂枝汤新解"。简言之，桂枝汤的功用是补中益气。补中不远甘温，于是，桂枝汤以温补为用。

我给此案用此方，首先是断定了这是虚人感冒表虚证。

说这位 74 岁的久病老人是虚人（正夺之人）应该没有疑问。

关于表虚的判断是一千年前已经取得的共识，即宋代大医许叔微所谓"脉浮而缓表中虚，有汗恶风腠理疏"。后人更进一步把伤寒表虚证的诊断标准定为：有汗、恶风、脉浮缓。此案脉象滑弱略数，更是典型的虚证脉。

总之，此患者首先是典型的伤寒表虚证——正对桂枝汤。再加上她是喘家（即今所谓慢性支气管炎或支气管哮喘），故加上杏仁、厚朴。至于附子，我认为凡伤寒初起自汗不止，即需常规使用。盖表虚系阳虚之类，不一定等到漏汗不止才用附子。

---

① 桂枝加桂汤：与桂枝汤方同，但桂枝用量为五两，桂枝汤原方只有三两（3剂量）
② 桂枝加厚朴杏子汤：桂枝、芍药、甘草、生姜、大枣、厚朴、杏仁
③ 桂枝加芍药汤：与桂枝汤方同，但芍药用量为六两，是桂枝汤原方（3剂量）的两倍
④ 败毒散：柴胡、前胡、川芎、枳壳、羌活、独活、茯苓、桔梗、人参、甘草、生姜、薄荷
⑤ 仓廪散：人参、茯苓、甘草、前胡、川芎、羌活、独活、桔梗、柴胡、枳壳

④单用西医方法也可以治好此证，只是比较麻烦且不经济。这主要是由于西医没有口服补益药。于是西医补益就要输液并尽量多给糖和维生素、特别是维生素C，可以称之为补益输液。当然，静脉推注50%的葡萄糖和维生素C也可以，只是随着输液流行，目前没有人这么治了。

补益性输液的同时，也可以给小剂量的抗生素（首选青霉素）预防或针对继发感染。大剂量则绝对没有必要。更不要给这样的病人使用皮质激素。解热镇痛药也要尽量少用。

早就有了黄芪、人参注射剂，当然可以在输液中用于此证。只是，这样的西医处理显然有些小题大做，尽管理论上可以这样治且实际上目前医界处理感冒常常是大动干戈。

问：按照您的见解，见虚证知道用补益法就是大方向正确，莫非虚人感冒，单用人参一味也可以疗效好吗？

答：这是毫无疑问的，尽管多数学过中医的人，甚或所谓专家们，看到用单味人参治感冒会大吃一惊。其实，古人治感冒不是根本不用人参。试看今方剂教材所列参苏饮，方名就是人参打头。至于再造散中，更是不但有人参，还有黄芪。可惜，大概因为这两个方子还同时含有其他药物，学过中医的人大多忘记了，原来感冒初起完全可以用人参和黄芪等。为说明这个问题，请看下案。此案已见于第一章第二节补气要药中。为加深读者印象，牢记伤寒初起即可使用温补法（当然要是虚寒证），这里再次引出：

门人虚劳感冒自用人参速效

2010年12月19日，门人黄力来信说：我近2个月因工作疲劳反复感冒。前一周（2010年12月12日）劳累一天后又感鼻塞，头胀，头痛，轻度恶寒，无汗，疲乏倦怠，心悸。当晚服用生晒参半支，晨起除鼻塞之外其他症状基本消失。第二天服用补中益气丸，少许生晒参。第三天所有症状消失，精神好。服用补中益气丸至今，感觉体力较好，精神较2个月之前也更好些。如果不用补法，相信病情会进一步加重。

黄力来信中的按语：中药抗菌、抗病毒作用都比较有限，"邪之所凑、其气必虚"。外感病初起和后期，用补益法调动人体抵抗能力，应当适用于大多数情况。

然而，一位是中医研究生的网友QL（按：以上信件当时就上了我的博客"赵洪钧医学传心堂"，故有网友参加讨论）对此大惑不解。尽管如

第二章 解表真诠

上所说，这本来是不该有的疑问。

QL问：可是，有外感的情况时，真的能用人参这样纯补的药吗？说实话，我从来没听说有中医大夫这么用的，真的，至少都要先驱邪。

以下是门人汪海升就此作答。

海升答："虚则补之"是《内经》的原文，也是常识即可理解的原则。但是，近年许多医生囿于闭门留寇之见，见虚证不敢补。尤其是遇见感冒，他们起手便是银翘、桑菊、柴胡之类。不但桂枝汤等伤寒方法少用，补中益气法更少用。尤可怪者，成药补中益气丸说明书竟然说："感冒发热病人不宜服用"，真是当代中医的悲哀。试看汤头歌云："补中益气芪术陈，升柴参草当归身。虚劳内伤功独擅，亦治阳虚外感因。"可见汪昂时代用补法治疗虚人外感还是医家常识，今日之中医"专家"无不数典忘祖矣。

为进一步说明虚人伤寒初起即宜温补，再把一个旧帖附在下面。

附：张景岳说他比仲景高明

古人非常尊崇仲景，但不迷信仲景方。以治疗热病初起而论，自创一套方法而不谨遵《伤寒论》者很多。其中，明末人张介宾尤其突出。他创制的热病初起方药，见其书《景岳全书》"新方八阵"的"散阵"。不仅如此，他还自信他的方子疗效超过了仲景方。试看他论自创的大温中饮说：

"凡患阳虚伤寒及一切四时劳倦寒疫阴暑之气，身虽炽热时犹畏寒，即在夏月，亦欲衣披覆盖，或喜热汤，或兼呕恶泻泄，但见六脉无力、肩背怯寒、邪气不能外达等证，此元气大虚正不胜邪之候。若非峻补托散，则寒邪日深，必致不救。温中自可散寒，即此方也。服后畏寒悉除，觉有燥热，乃阳回作汗嘉兆，不可疑之畏之。此外，凡素禀薄弱之辈，或感阴邪时疫发热困倦，虽未见如前阴证而热邪未甚者，但于初感时即速用此饮，连进二三付无不随药随愈，真神剂也！

熟地三五七钱，白术三五钱，当归三五钱（如泻泄者不宜用，代以生山药），人参三五钱，甚者一两或不用亦可，炙甘草一钱，柴胡二三四钱，麻黄一二钱，肉桂一二钱，干姜炒熟一二钱或煨生姜三五七片亦可。水煎二盅煎七分去浮沫温服或略盖取微汗。如气虚加黄芪二三钱。如寒甚阳虚加制附子一二钱。头痛加川芎或白芷、细辛。阳虚气陷加升麻。如腹泻亦少减柴胡加防风、细辛亦可。

尝见伤寒之治，惟仲景能知温散。如麻黄、桂枝等汤是也。亦知补气而散，如小柴胡之属是也。至若阳根于阴，汗化于液，从补血而散，而云腾致雨之妙，则仲景有所未及。故余制此方乃邪从营解第一义也。其功悉当所深察。"

洪钧按：张氏创立的大温中饮，显然是大温峻补之剂。故他主张虚人热病初起，即可温补。可惜后人少用此方。明末江浙有三大名医，张景岳、吴又可、王肯堂是也。其中张、吴都是学验俱丰的大家。虽然张氏之书，问世于清雍正年间，对后世影响还是很大。吴氏的创见尤其为人熟悉。张氏主张温补，吴氏主张急症急攻，都是很有创见的人。希望当代医家，发扬先哲的精神。

或问：大温中饮可否治愈案1呢？

答：完全可以。只是最好按其加减原则，加上参芪。

案2：虚人感冒（赵洪钧医案）

李QY，女，35岁，2008年1月16日初诊。

患者曾经多次来看感冒不了了。但是，这次感冒后还是先用的西医疗法。先是口服西药4、5天，无效。紧接着输液5、6天，还是无效。她的体温最高时只有37.3℃。但是，体温超过36.8℃，就头痛、头晕。又一直恶寒怕风，特别是食少、上腹不适。其人体型高瘦，面色㿠白。脉沉弱，尺脉不可及。处理如下：

党参10g、黄芪15g、桂枝20g、白芍15g、川芎8g、陈皮20g、茯苓10g、半夏10g、生姜30g、大枣6枚、三仙各10g、生甘草5g。水煎日一副。

补中益气丸9克，日2次。

洪钧按：由于多次找西医治疗，患者已经知道目前的"西医"如何治感冒——输液中使用大量清开灵、菌必治、病毒唑等。其实，这已经是中西医结合的治法。清开灵就是中西医结合的结果。

不过，无论是自中医看，还是自西医看，这样的输液都是错误的。清开灵不宜用于感冒初起，更不宜用于这样的患者。

开始就用菌必治等，也是错误的。

病毒唑对感冒也没有可靠的效果。

或问：如此说来，西医不可能治好这样的感冒吗？

答：能够治好，但很费事。要点是：输液给糖、维生素C，同时输一两个白蛋白或全血。不过，最好同时使用黄芪注射液、参附注射液、当归注射液等。这样再加上对付继发感染的抗生素，即可治愈。预防感染首选青霉素，也不必用大量。

读者可能问：同时使用黄芪注射液、参附注射液、当归注射液等不是中西医结合疗法吗？

答：实际上是这样，但有的人看见注射剂就认为完全是西药就不好说了。

或问：你用的怎么不是桂枝汤原方呢？

答：拙方中完全包括了桂枝汤，只是加用了党参、黄芪等，显然是桂枝汤加味。

问：那么，照用桂枝汤原方效果如何呢？

答：效果也应该比较好，但可能不如拙方更好。读者看过上文必然看出，我很重视补益，故凡用桂枝汤我一般会加上党参、黄芪等。

案3：高热恶风，渴不多饮，脉浮缓（岳美中医案）

14岁女孩，恶风发热半年余，体温高达40℃，发狂谵语，欲往户外跑。但渴不多饮，胃纳减少，二便自调。舌苔淡黄而腻，脉象浮缓。观其舌苔淡黄，渴不多饮，二便自调，知其不是真热；发热恶风，脉见浮缓，系中风证未罢，营卫失和。拟桂枝汤原方服之，三剂而愈。（《岳美中医话集》）

洪钧按：此案辨证的关键是"发热恶风，脉见浮缓，系中风证未罢"。这里中风证就是《伤寒论》所谓太阳中风，即桂枝汤证，故服桂枝汤原方三剂而愈。假如见高热、谵语以为是承气汤证，就可能误治致死。

案4：伤寒发热，头痛胸痛（张志聪医案）

一少年，伤寒三四日，头痛发热，胸痛不可忍。病家曰：三日前因食面而致病。张曰：不然，面饭粮食，何日不食，盖因外感风寒，以致内停饮食，非因食面而为头痛发热也。故凡停食感寒，只宜解表，不可推食。如里气一松，外邪即陷入矣。且停食于内，在胸下胃脘间，按之而痛。今胸上痛不可按，此必误下而成结胸。病家云：昨延某师，告以食面，故用消食之药，以致胸中大痛。因诊其外证尚在，仍用桂枝汤加减，一服而愈。（《续名医类案·伤寒》）

洪钧按：此案辨证的关键是："外证尚在"。所谓外证，指头痛、发热、恶风寒。盖按仲景法，表里同病，里证不急，当先治表。此所以张氏用桂枝汤加减一服而愈。

案5：自汗恶风（胡天成医案）

阙某，男，58岁。

1999年春，因失于调摄，近半月常自汗出，恶风，口和不渴，二便自调，舌质正红，苔白，脉浮弱。乃思《伤寒论》云：病常自汗出者，此为荣气和，荣气和者外不谐，以卫气不共荣气谐和故耳。以荣行脉中，卫行脉外，复发其汗，荣卫和则愈。宜桂枝汤。方证对应，随书桂枝汤方。处方（略）。嘱服药后啜热稀粥一碗，以助药力，避风寒取微汗。

第三日阙君电告，药甚灵验，遵嘱服药1剂后遍身微似有汗，今天果然不再汗出，也不恶风。问第二剂药还服否？答曰：仲景早就告诫"若一服汗出病瘥，停后服，不必尽剂。"再嘱注意调摄以防复发。（《四川名家经方实验录》）

洪钧按：此案是类桂枝汤证，即没有受风寒而自汗出恶风。胡氏引经文颇详，不再详说其中机理。但此为虚证则毫无疑问。

案6：阵发性发热汗出（刘渡舟医案）

李某，女，53岁。

患阵发性发热汗出一年余，每天发作二到三次。前医按阴虚发热治疗，服药二十余剂罔效。问其饮食、二便尚可，视其舌淡苔白，切其脉缓软无力。辨为营卫不和，卫不护营之证。当调和营卫阴阳，用发汗以止汗的方法。为书桂枝汤（方略）。服药后啜热稀粥，覆取微汗而病瘳。（《刘渡舟临证验案精选》）

案7：频繁阵发性汗出（赵明锐医案）

某老年妇女，内脏没有任何病变，只是每日出汗数十次，骤然汗出，刹那即止，延绵三年之久不愈。并发精神倦怠，心神恍惚不安（洪钧按：也是更年期综合征的表现）、易于感冒等症。治以桂枝汤。服到十剂后出汗已痊愈。（《经方发挥》）

洪钧按：上两案均系更年期综合征的典型表现，案7更甚。西医称为轰热，也可以归入类桂枝汤证。约半数妇女至50岁左右患此症。其典型表现为：突然自腰部向上轰热伴不同程度的汗出——常较多。我见过发作时汗液如水流顺手滴下。一般持续数十秒至两三分钟。虽冬月患者也很想脱光上衣，否则可以衬衣湿透。简单说其机理是，雌激素分泌减少，导致阴阳失衡。妇女至50岁左右即卵巢萎缩，雌激素分泌锐减。盖雌激素主阴，雄激素主阳。妇女体内也有雄激素以与雌激素保持阴阳平衡。雌激素减少致使阳气不时激越，故轰热汗出。此证当用补益法治疗无疑，桂枝汤是比较好的选择。我曾经使用十全大补加减治疗多例有效。还有的可用知柏地黄丸①法或潜阳法。一般说来很难一次治愈不复发。

二、麻黄汤②

今方剂教材多把麻黄汤作为解表第一方，足见重视。

前已述及，此方属于攻法，是典型的发汗方。不过，也不能说它只能用于表实证。约100年前，西医治某些慢性感染有注射伤寒毒素，加速产热，让病人发高烧的方法，治的就不是中医所谓伤寒初起。但其药理略同麻黄汤，是使人体处于应激状态。中医有阳和汤用麻黄、熟地等治疗阴疽，就是调动机体的抗病能力，激化正邪斗争。

今教材谓，麻黄汤的功用是：发汗解表，宣肺平喘。

此方可以平喘是无可怀疑的，但须知，它只宜于支气管性哮喘，对心力衰竭必有的呼吸困难（喘）是禁用的。即便是肺源性哮喘，也有的不宜使用。盖慢阻肺哮喘不仅多有心衰，还因为此类患者正气大夺不宜使用攻法，而应该补肾纳气。

此汤是否能发汗呢？

对此旧作《伤寒论新解》中有"麻黄汤新解"，《中西医结合二十讲》中有"中药药理学应说清中医特色"。该两文都详细论述了麻黄和麻黄汤的药理。有兴趣者请参看。以下只节略引两段旧作。

麻黄何以能发汗？此在古人只是经验事实。后人解其发汗之理，或从轻清中空之形象解（李杲），或从营卫解（王好古），或谓其为肺经专药（李时珍），均属假说，其推理均属或然。故有不究其理者，而将麻黄发汗、止喘视为定律，据以解释有关方剂。

古人亦有进一步立论者。表实无汗之直接原因为腠理密、毛窍闭。发汗为开鬼门或魄门。麻黄入肺经，开鬼门（即汗孔，近有人考鬼门或魄门为肛门，本书仍从旧说）、疏腠理，故可发汗、止喘。此种假说较象形药

---

① 知柏地黄丸：知母、黄柏、熟地、山茱萸、茯苓、山药、牡丹皮、泽泻
② 麻黄汤：麻黄（去节）三两，桂枝（去皮）二两，甘草（炙）一两，杏仁（去皮尖）七十个。
先煮麻黄，水九升至七升，去上沫内诸药，煮取二升半，温服八合（《伤寒论》）
【按：1两（3帖/1帖）≈13.8g/4.6g；杏仁70/23个≈21g/7g】

理解释为进步,而且不是或然结论。

麻黄能否使汗孔扩张,促进汗液分泌,可以实证,今已证实并非如此。

那么,麻黄究竟如何发汗呢?此需结合现代药理解释。

据现代药理,麻黄之主要成分麻黄碱,作用酷似肾上腺素而较温和持久,属于拟肾上腺素药。其分子结构亦酷似肾上腺素。治疗量之麻黄碱,主要作用为:①加速心跳;②升高血压(或脉压差增大);③扩张支气管及肺内、心内血管;④扩张骨骼肌血管;⑤收缩皮肤及内脏(心肺除外)血管;⑥升高血糖;⑦兴奋中枢;⑧减少唾液分泌。

总之,麻黄碱之作用酷似交感神经过度兴奋。用此药后,人体近于应激状态,代谢特点是异化过程加速,同化过程减缓。即呈现快速消耗营养、产生能量,以应付紧急事变的状态。

将上述药理现象与前述急性发热现象对照一下,便发现二者颇相似。人体内突然进入大量致热源,也使人体处于应激状态。这与正常人突然愤怒、紧张、恐惧时的表现(交感神经过度兴奋)很接近。

所以,麻黄之发汗并非其药理成分直接促进汗液分泌。相反,麻黄有轻微抑制汗腺分泌作用。但是它加速产热过程,加速营养消耗、快速产热,从而使体温迅速达到顶点——体温比不用麻黄应稍高。至此体温调节中枢之产热中枢抑制,散热中枢兴奋,故有汗出且应较多。麻黄碱口服后约半小时,血内浓度至高峰,两小时后,浓度即很低。故其药理过程大致与急性发热过程相对应。……

麻黄汤发汗之机理既明,其治表实之机理便不难解。此方之总功用是使人体处交感神经兴奋之消耗状态,从而快速产热。表实证为寒邪在表,正气充实。正邪处在激烈相争状态。此时用麻黄汤兴奋机体、激化正邪抗争(以消耗正气为代价),驱除邪气,于是邪去病解,同时正气也较前虚弱。由此应知麻黄汤何以亦用桂枝、甘草。盖表实发汗亦应预防消耗正气太过也,而过汗亡阳者仍偶见。

表实证具备用麻黄汤的三个条件:①病在表;②正气充实;③正邪相争剧烈。此三者以第②最重要,无此条件便无用麻黄汤之物质基础。倘正气虚弱,即使未患伤寒,用此方也可出现不良后果。

西医即认为,麻黄碱对儿童和老人均应慎用。读者或见久喘之衰弱患者常用麻黄制剂。此系自止喘角度看,用量多小。又,麻黄碱有较快耐受

第二章 解表真诠

性，久用可渐加量。慎用并非禁用。但亦有约 1/3 至 1/4 之喘家，不能耐受麻黄制剂而不用。

表实证宜用麻黄汤之理明，表虚证不宜用麻黄汤之理便自明。

典型表实与典型表虚为太阳病初起之两极端，治法自应大别。尽管如此，拙见并不以为误治必死。特别是表实证用桂枝汤，并无危险。至于病情处两极端之中间状态当如何治。按仲景法可用麻桂各半①、桂二麻一②及桂二越一③等方。此三方虽小有不同，均治太阳病正夺邪衰，故用轻剂。

或必问，表虚者何以不可用麻黄汤？以西医看，兴奋人体有何不可？兹不惮烦再说虚实。所谓表实乃邪气盛而正气未夺，致病主要因邪过盛。凡治病无助邪气者。表实之助正胜邪，系鼓舞未夺之正气与邪战。因其正气足可耐鼓舞也。表虚者则不然，其致病之前先有正气夺，故遭轻邪即病，且正仍不胜邪，甚或正不与邪战，此所以表虚证热轻（甚或无热）它证亦轻，汗自出而邪不去。此时助正胜邪唯有补益正气为正治，因其不耐鼓舞也。人之后天一切正气均赖谷气维持，故桂枝汤加热粥乃化谷气补中以固表。

以下试举几例麻黄汤验案。

案 1：亲服麻黄汤案（赵洪钧验案）

2018 年春，一日不慎感寒。初无大不适，夜间上床不久，突然寒战不止，无汗并全身关节和肌肉游走性频频疼痛和轻微头痛。还有手足冷（这是体温迅速上升时必有的现象，不是四逆证）自知是麻黄汤证，于是令内人急煎麻黄汤口服。服后体温迅速上升，约 2 小时后最高升到 39℃。这时寒战停止，自觉全身发热，逐渐汗出至大汗遍身。痛苦消失。次日早起即感完全恢复，即一击而愈，再无反复。

洪钧按：我当时没有鼻塞流涕，咽喉疼痛，咳嗽气短等，但还是典型的麻黄汤证。我的身体还可以，故可使用麻黄汤原方。

或问：此证可否用西药治愈呢？

答：可以。谨把我治的另案附在下面。

附：感冒典型表实证

2007 年，堂嫂 79 岁，4 月 15 日凌晨 2 时突然寒战。侄子迅速请我赶

---
① 桂枝麻黄各半汤：桂枝汤与麻黄汤合剂，其中桂枝/麻黄用量分别为 1.5/1 两
② 桂枝二麻黄一汤：桂枝汤与麻黄汤合剂，桂枝/麻黄用量分别为 1.5/0.5 两
③ 桂枝二越婢一汤：桂枝、芍药、麻黄、甘草（炙）各十八铢、石膏一两、生姜、大枣

到时，寒战仍未止。脉见沉紧而数，无汗身痛。立即给她口服藿香正气水①10ml，氯酚黄敏2片。寒战持续约40分钟后，开始恶热。此时脉象略见洪数，体温40℃，开始出汗。于是我回家休息。次日上午9时左右我去看时，她已经下床，也略进早餐，正在摘菜，自称无大不适。脉略有虚象，舌可。鉴于患者年高，给她输液1000ml。其中加入青霉素480万单位，头孢菌素1g预防继发感染。此后再未反复。

堂嫂所患是什么病呢？

适逢感冒小流行，寒战高热就是流感所致。不过，像这样严重寒战高热起病的流感也很少见。特别是像堂嫂这样的年龄，更少见反应如此激烈者。能有这样激烈的反应，说明她的抵抗力还相当强。

按：不少青年同道，可能没有见过这样典型的寒战。为此，用文字描述一下严重寒战并扼要说明有关问题。

先是背部发冷，十几秒或几秒钟之内即开始冷得全身颤抖。这时病人蜷缩，但又全身肌肉颤抖（包括磕打牙）。颤抖很严重的人，下肢最初甚至不能蜷缩，而是双腿在床上抖动如敲鼓几分钟。患者一再要求多盖被子，但盖得再多还是冷得发抖。摸摸手足必然很凉，可以凉至肘和膝，一般不过腕和踝。面色必然苍白，甚至可以青紫，口唇和指甲尤其如此。呼吸急促，就像刚跑完百米赛跑。头痛可轻可重，但骨节酸痛是必有的。一般腰部最厉害，自觉像折了一样。这样持续大约40分钟，手足不再发凉时，寒战停止。几分钟之内，开始发热恶热。一般体温要在40℃左右。患者舒展身体，自己或请他人帮助去掉被子并迅速全身出汗。一般出汗很多而且遍布全身。出汗时自觉舒适。大约2小时内，逐渐热退汗止。

堂嫂的寒战和以上描述几乎完全相同，只是没有头痛。

由于抖动剧烈，寒战之始切脉很困难。这时可以短时间无脉，有脉也表现为沉紧而数。及至恶热时，脉象即浮数甚至洪数。寒战时舌质淡紫，恶热时转为色红。

寒战的意思，就是冷得发抖。就像人一丝不挂地待在数九寒天的风雪中的感觉和表现。测体温却在迅速升高。及至恶热出汗时，体温到了顶点，又像站在暑天的烈日下。因为最痛苦的阶段是发热恶热前，故称之为

---

① 藿香正气散：大腹皮、白芷、紫苏、茯苓、半夏曲、白术、陈皮、厚朴、苦梗、藿香甘草（炙）（详见除湿方）

第二章 解表真诠

寒战。

读者不难理解,这是感染性疾病,正邪激烈斗争的表现。

单看寒战时的体温变化,不自主的全身横纹肌剧烈抖动是为了快速产热。故大约40分钟内,体温急剧上升4℃左右。不过,正邪斗争的"目的",显然不仅仅为了升高体温,而是调动一切免疫机能消灭病原体。换言之,寒战这种应激状态,是人体消灭病原体必需的。快速升高体温,只是宏观的整体反应。较高的体温,能增强免疫机能,有助于人体消灭病原体。明乎此,就应该知道,非寒战状态的发热,也是正邪斗争必需的。治热病,不能见发热就立即使用解热药退热。一般的手段不可能让寒战迅速或立即停止,也不应该那样做。

热病初起即表现为寒战,是典型的表实证或伤寒麻黄汤证。此种情况,不宜用温病治法。藿香正气水略同麻黄汤,故堂嫂的病一战而决。

感染性疾病都可以出现寒战,但最常出现寒战的是疟疾。

疟疾早已绝迹于北方,目前南方也很少见。为加深读者的印象,把古人形容疟疾的一首打油诗录如下:

冷来时冷得在冰凌上卧,热来时热得在蒸笼里坐。疼时节疼得天灵破,颤时节颤得牙关挫。只被你害杀人也么歌,真个是寒来暑往人难过!

疟疾之所以周期性地寒战,是因为疟原虫周期性地在红细胞内繁殖成熟。这时大批红细胞同时破裂,大量小疟原虫和热源突然进入血液,人体必须紧急应对。

其他病原体,不会周期性地在人体内突然大量释放毒素。但是,凡出现寒战状态,必然因为感染较重且机体急起相争。

不过,热病——包括疟疾在内,也不是总表现为寒战高热。典型的隔日疟,初起可以是持续高热半天左右,而后呈现典型的隔日寒战约三周,此后即不再典型。

人体不能总处在应激状态,故寒战高热时间一般不超过4小时。若非疟疾,寒战也不会反复多次出现。古时治热病,一战不解,可以再战。再战不解,就有危险。尽管数战而病解者也不是很少见,毕竟有些弄险。目前有中西医手段供同时使用,不应该发展到三战而病不解。

如上所说,寒战是正邪激烈斗争,必然严重消耗正气。疟疾的两次寒战之间,有将近48小时的"停战状态"供机体恢复。其他热病则没有这么长的"停战状态"。加之常常有呼吸或消化严重受损,机体之不能耐受再三寒战不言而喻。

目前的热病很少见严重或反复寒战，但是，明白寒战背后的含义，对处理非寒战状态的热病，会更加心中有数。

案2：伤寒发热，无汗而喘（恽铁樵医案）

大公子、二公子、三公子相继病伤寒殇。先生痛定思痛，乃苦攻《伤寒论》。……如是有年，而四公子又病伤寒。发热无汗而喘。遍请诸医家，其所疏方，仍不外乎历次所用之豆豉、山栀、豆卷、桑叶、菊花、薄荷、连翘、杏仁、象贝等味。服药后热势依然，喘益加剧。先生乃终夜不寝，绕室踌躇。迨天微明，乃毅然曰：此非《伤寒论》"太阳病，头痛，发热，身疼，腰痛，骨节疼，恶风无汗而喘者，麻黄汤主之"之病而何？乃援笔书：麻黄七分，桂枝七分，杏仁三钱，炙草五分。持方与夫人曰：吾三儿皆死于是，今四儿病，医家又谢不敏。与其坐而待毙，何若含药而亡！夫人默然。嗣以计无他出，乃即配药煎服。先生仍至商务印书馆服务。及归，见病儿喘较平，肌肤有润意，乃更续予药，竟得汗出喘平而愈。（《经方实验录》上卷）

洪钧按：恽铁樵为近代上海自学成才的名医。观此案可知，他苦读《伤寒论》实因连失三子的切身之痛，亦可知温病派治热病疗效可疑。恽氏绝非徒有虚名，敢为至亲用麻黄汤，必然是心有定见。故洪钧希望今青年中医当用心读《伤寒论》。近代上海名医还有祝味菊善用伤寒法，特别是善用附子。其弟子陈苏生有《伤寒质难》，甚可宝贵，一读必有收获。或能参看拙作《伤寒论新解》，则洪钧幸甚，中医幸甚。

案3：伤寒发热无汗（曹颖甫医案）

曹某之弟志松，病发热无汗脉浮紧，予用麻黄三钱，桂枝四钱生草三钱，杏仁五钱，服后，微汗出，脉微，嗜卧，热退身凉，不待再诊，病已愈矣。（《经方实验录》上卷）

洪钧按：曹氏的病案颇简单，但系典型麻黄汤证无疑，故一剂而愈。

案4：伤寒（许叔微医案）

乡人邱忠臣，寓毗陵存福寺，病伤寒。余为诊视，其发热头痛烦渴，脉象浮数无力，自尺以下不至。予曰：虽麻黄证而尺迟弱。仲景云：尺中迟者，营气不足，血气微少，未可发汗。予与建中汤加当归、黄芪，令饮之。翌日，病者不耐，其家晓夜督发汗药，其言至不逊，予以乡人隐忍之，但以建中调理而已。及六七日，尺脉方应，遂投以麻黄汤，啜第二

服，狂言烦躁且闷，须臾稍定，已出汗矣，五日愈。(《伤寒九十论》)

洪钧按：许叔微乃宋代名医，是那之前最得仲景心法者。此案既是麻黄证，必然发热无汗，头痛。但"脉象浮数无力，自尺以下不至"乃气血不足。故许氏初不用麻黄汤而用建中加参芪。如此治疗竟至病家出言不逊。盖当时医家见发热无汗即用发汗法（关于发汗法请参看旧作《伤寒论新解》，总之桂枝汤不属发汗法）。及至尺脉应，方投麻黄汤。患者狂言烦躁是高热之故，即所谓高热神昏谵语也。故汗出稍定。未能一汗而愈，仍系正气不足之故。从中可见许氏心有定见。

案5：伤寒发热，身痛做喘（范文甫医案）

陈师母，发热恶风，身痛腰痛，病从风得。太阳经为寒邪所伤，则经气流行不畅，故骨节疼痛而脉浮紧。邪束于表则肤实无汗，内壅于肺则喘大作矣。

麻黄6g，桂枝6g，杏仁9g，炙甘草3g。

服药一剂，汗出热解。(《近代名医学术经验选编·范文甫专集》)

洪钧按：范氏从中医角度所说病理颇可通，虽然自西医看不全正确。

案6：伤寒发热，头痛身痛伴呕吐（万友生医案）

李某，男，25岁，1989年3月3日初诊。

伤寒一日，恶寒重，发热39.5℃，无汗，头项痛，身痛，鼻塞流涕，咳嗽，口渴水入即吐，已呕吐6次。面色苍白，精神不振，苔薄白润，脉浮紧。按太阳表实证处理，投以麻黄汤冲剂，每次2包，日3次。

药后2.5小时见汗，3.5小时体温降至37.8℃。

3月4日二诊：体温38.1℃，诸证减轻，守方再进。

3月5日三诊：体温37℃，诸证消失。(《万友生医案选》)

洪钧按：按仲景法，麻黄汤一般不宜一进再进。但也不必对麻黄汤太过担心。其实麻黄不很峻烈，盖麻黄汤证还属于轻浅之疾，一般剂量麻黄，也无危险。只要表实不解，且无其他变证，可以再进麻黄汤。

洪钧又按：讲到这里，读者可能会问：今中药学教材，没有发汗药一章，方剂学教材，也没有发汗方剂一章。然而，中医有治病八法之说，即汗、吐、下、和、温、清、补、消。更有"汗吐下三法赅尽众法"之说。显然，汗法居于八法或三法之首。怎么教材忘记了，这个居于首位的治法呢？

答：此事确实有点复杂。今教材只在麻黄汤功用中，说它有发汗作用，而把它归入辛温解表方剂。如此处理，不能说不对，却应该进一步说明。为此，把旧作《医学中西结合录》中的一段论述附在下面。

附：麻桂并论说发汗

笔者对麻黄、桂枝两味药的详细看法，见旧作《伤寒论新解》中的"麻黄汤新解""桂枝汤新解"和《中西医结合二十讲》中的"中药药理学应说清中医特色"。

简单说来，麻黄之所以发汗、平喘和利尿，都是麻黄碱的拟肾上腺素作用。

桂枝的主要作用是补中益气。桂皮醛促进胃肠蠕动，从而促进消化吸收，是它能补中益气的药理基础之一。

桂枝和桂皮还有补肾阳的作用，但除非丸散剂，我很少用肉桂，而喜用桂枝代替肉桂。

桂枝对一切慢性炎症，特别是最常见的慢性支气管炎和急慢性胃肠炎，都有较好的疗效。这种作用不是因为桂枝可以直接抗菌，而是因为它有扶正作用。

我认为，桂皮醛对支气管平滑肌也有扩张作用。

所以，《本经》说：[桂枝主治]上气、咳逆、结气、喉、吐吸，利关节，补中益气。久服通神，轻身不老。

拙案中，使用桂枝的概率非常高。桂枝用量超过30克，有时可以出现腹泻——大便略稀，但无腹痛，也不会严重腹泻。对此不必紧张。即一般照样疗效满意。当然，也可以减少用量。

然而，今中药学教材中没有发汗药，今方剂教材中没有发汗方。于是，曾经是中医治病八法之首的汗法，有源无流了。今人说不清汗法为什么能治表证。有的读者可能看不到旧作，故再结合麻桂说一下发汗要点。

①汗法居于八法之首，有认识上的历史根源。盖发汗是人体抗邪反应的本能之一。在自然病程中，体温达到顶点就出汗，患者的痛苦减轻。热病最为古代医家重视。于是，医家很早就寻求人工发汗。中医使用的药物发汗法以麻黄汤最早而且最典型。又，早期中医认为，解表只有汗法。于是应该更早出现的桂枝汤，也长期被视为汗法。

②发汗和发热紧密相关。发热是热病必有的现象，亦即人体正气和邪气斗争的必有现象。热病自然出汗，是正邪斗争剧烈的表现。出汗以消耗正气为代价。这种正邪斗争和战争一样，一般不是一战而决。即多次发冷

第二章 解表真诠

——发热——出汗反复。每一个回合中,都伴随着机体免疫能力波动、感染被抑制和正气消耗。

③药物发汗是激化正邪斗争的结果,麻黄的此种作用最为典型。后世的多数辛温方应该略有此种作用。据笔者的经验,藿香正气水的此种作用最明显。

④按照拙见,桂枝汤的作用是补中益气。这种作用是给人体补充能量。即给正胜邪提供物质基础。据理言,它也可以轻微加剧正邪斗争,但不应属于汗法。

⑤患热病之后,必然正邪相斗争。于是,必见发热和出汗(按:由于体质不同,有的人感冒很少发热)。多数热病可以不药而愈。医家的责任是审时度势,因势利导地进行干预。所谓审时度势和因势利导,就是辨证论治。

⑥伤寒家治表证,全在因势利导。表实证是正气充实、正邪斗争剧烈,这时用麻黄汤就是激化正邪斗争,以便速战速决。表虚证是因为正气虚弱而正邪相争缓和。这时只能扶助正气。所有的辛温方,都是在某种程度上体现这两个原则。

⑦温病家重在药物祛邪,没有发汗法。西医的解热止痛药也略有加速产热的作用,它的发汗解热机理不同于麻黄。皮质激素出汗解热,是全面抑制正邪斗争的结果,几乎和麻黄药理相反。除非正邪斗争过于激烈,不能用皮质激素解热。

或再问:麻黄汤之外,还有无其他发汗方吗?

答:有的。《伤寒论》中的大青龙汤①和葛根汤②就是典型的发汗方。为帮助读者深刻理解汗法,再把旧作《伤寒论新解》中的一段论述附在下面。

附:中医怎样发汗?

温病家如叶天士,有所谓"在卫汗之可也"之说,吴塘则强调:温病不可汗,温病发汗不但病不解,反而加重。今温病教材取折中态度,说辛凉解表属于汗法。看来伤寒、温病初起治法原则相同,均须解表,只是因致病之邪气有寒温之别,用药才有凉温之异。不过,辛凉解表见汗并退热

---

① 大青龙汤:麻黄、桂枝、甘草(炙)、杏仁、生姜、大枣、石膏。
② 葛根汤:葛根、麻黄、桂枝、芍药、甘草(炙)、生姜、大枣。

之原理，实与仲景发汗法——辛温解表法不同。说见本章第四节柴胡汤新解。

仲景时代之发汗法可分为两类：一为物理发汗（此处借用现代科学术语，便于中西医结合）；一为化学（即药物）发汗。

物理发汗法计有：①火烤法；②热熨法；③蒸汽浴法；④热水浴法；⑤烧针法等。此五法均可见于今本《伤寒论》。其发汗原理甚简单。病人处高热环境，体温被迫升高，只要汗出前不死，终究要有汗出。其霸道一望而知，故仲景一律否定。当代中医大多已不用上述方法，唯蒸汽浴及热水浴法尚有病家自用。此两法亦弊多于利，故宁可嘱患者不用。

仲景之药物发汗法，按今经文明示者仅两法：即①桂枝汤法；②麻黄汤法。或加上③大青龙汤法（第39条有"发之"二字）。若解外可视作发汗，再加上④柴胡法（可解外）。倘服药之目的为见汗即为发汗，再加上⑤麻黄附子甘草汤（微发汗）；⑥桂枝二麻黄一汤（有汗出必解之说）；⑦桂枝麻黄各半汤（为得小汗出）。此外，经文提及表未解而选用的方子尚有⑧小青龙汤；⑨葛根汤；⑩葛根芩连汤①；⑪柴胡桂枝汤②等。

若以为但有表邪未尽，发汗即是解表或解表即是发汗，以上11方均属发汗方（不仅此11方，其余从略）。若以为病在表而无汗——表实重，需发汗较多（相对于微发汗或小汗），接近物理发汗效果方属发汗，则仅有②③⑨三方为发汗法。观仲景于桂枝麻黄各半汤适应证（第23条）中明言"不可更发汗"，可知仲景之发汗应属后者，即只宜视麻黄汤、大青龙汤、葛根汤为发汗法。

三、小青龙汤③

今《方剂学》教材说，小青龙汤的功效是：解表散寒，温肺化饮。

我想首先强调一下小青龙汤的止喘作用，且特别说明它适用于急慢性支气管哮喘，是中医治此病的最佳方剂。

由于张锡纯先生对此方的认识颇具启发，这里引出他在《医学衷中参

---

① 葛根芩连汤：葛根、甘草（炙）、黄芩、黄连

② 柴胡桂枝汤：桂枝（去皮）、黄芩、人参、甘草（炙）、半夏（洗）、芍药、大枣、生姜、柴胡

③ 小青龙汤：麻黄（去节）三两、芍药、细辛、干姜、甘草（炙）、桂枝（去皮）各三两，五味子半升，半夏（洗）半升

先煮麻黄，水一斗至八升，去上沫内诸药，煮取三升，温服一升（《伤寒论》）

【按：1两（3帖/1帖）≈13.8g/4.6g；五味子半升≈38g/13g；半夏半升≈42g/14g】

第二章 解表真诠

西录》中所述认识过程。他说：

伤寒、温病心下蓄有水饮作喘者，后世名之为外感痰喘，此外感中极危险之证也。医者若诊治此等证自逞其私智，无论如何利痰，如何定喘，遇此证之轻者，或可幸愈，至遇此证之剧者皆分毫无效。惟投以《伤寒论》小青龙汤则必效。……

愚初为人诊病时，亦不知用（洪钧按：即小青龙）也。犹忆岁在乙酉，邻村李××，三十余，得外感痰喘证，求为延医。其人体丰，素有痰饮，偶因感冒风寒，遂致喘促不休，表里俱无大热，而精神不振，略一合目即昏昏如睡，胸膈又似满闷，不能饮食，舌苔白腻，其脉滑而濡，至数如常。投以散风清火利痰之剂，数次无效。继延他医数人，皆无效。迁延日久，势渐危险，复商治于愚。愚诒一老医皮××，年近八旬，隐居渤海之滨，为之介绍延至。诊视毕，曰："此易治，小青龙汤证也。"遂开小青龙汤原方，加杏仁三钱，仍用麻黄一钱。一剂喘定。继用苓桂术甘汤加天冬、厚朴，服两剂痊愈。

愚从此知小青龙汤之神妙。自咎看书未到，遂广阅《伤寒论》诸家注疏，至喻嘉言《尚论篇》论小青龙汤处，不觉狂喜起舞。因叹曰："使愚早见此名论，何至不知用小青龙汤也。"从此以后，凡遇外感喘证可治以小青龙汤者，莫不投以小青龙汤。而临证细心品验，知外感痰喘之挟热者，其肺必胀，当仿《金匮》用小青龙汤之加石膏，且必重加生石膏方效。迨至癸巳，李××又患外感痰喘，复求愚为延医。其证脉大略如前，而较前热盛。投以小青龙汤去麻黄，加杏仁三钱，为其有热又加生石膏一两。服后，其喘立止。药力歇后，而喘仍如故。连服两剂皆然。

此时皮姓老医已没，无人可以质正，愚方竭力筹思，将为变通其方，其岳家沧州为送医至，愚即告退。后经医数人，皆延自远方，服药月余，竟至不起。……

我建议读者，再认真阅读《医学衷中参西录》所载"用小青龙汤治外感痰喘之经过及变通之法"一文，必有很大收获。

以下试举古今验案3例。盖验案很多，不遑多举。

案1：咳喘（温载之医案）

张云亭年届古稀，冬日患吼喘咳嗽，医谓肺虚水亏，概用补肺滋水之剂，愈服愈剧，甚至喘息胸高，不能睡卧。每夜坐以待旦，自分必无生理。其子求余诊治。审其脉现沉紧。乃寒入少阴，水气凌肺，宜用小青龙汤温散寒邪。其子见有麻黄、细辛，恐其年老不胜药力。余曰：此方乃和解之剂，有开有合，非大散之品。常云有病则病当，非此方不能平其喘咳。其疑始解，煎而服之。次日，喘平咳止，身始安枕。随用温平之剂，调理而愈。（《温病浅说温氏医案·年老气喘》）

洪钧按：略通西医者，必知此案是支气管哮喘。患者十分痛苦，自分必死。盖喘剧不能卧，常人皆知十分危险。温氏投小青龙一剂喘平咳止，足见此方神验。又，温氏不以解表视此方，谓其乃和解之剂，此说虽非全无道理，却非仲景心法。无论如何，知道此方善治哮喘，即有见地。

案2：咳喘（邢锡波医案）

斐某，男，25岁，学生。

病史：患者自幼即患咳喘，每至节气变化即发作加剧。今天气骤热，汗出贪凉而诱发。初起咳嗽喘促，喉中有水鸡声，呼吸困难，不能平卧。唇面有时紫绀，张口抬肩，鼻翼扇动，喘轻时亦有痰声。其痰逞泡沫状，胸满不舒，头眩痛，食少纳呆，大便干燥，小便短赤，烦热自汗出，冬轻夏重。脉沉弦细，舌质淡，苔薄白。

证属：寒饮内蕴，升降失职。

治宜：散寒涤饮，平喘宣肺。

处方：白芍12g，桂枝10g，杏仁10g，葶苈子10g，五味子10g，清半夏10g，麻黄8g，干姜5g，细辛3g，甘草3g。

连服2剂，咳喘显著减轻，胸闷舒畅，喉中已无痰声，食欲好转。脉现沉滑，舌质红润。是寒饮已去，伏邪化热之象。仍宜宣肺平喘，豁痰清热。

处方：生石膏15g，杏仁12g，麻黄10g，葶苈子10g，炒苏子10g，清半夏10g，桔梗6g，五味子6g，瓜蒌仁6g，细辛3g，甘草3g。

连服4剂，咳喘已平，头不眩晕，呼吸顺利，食欲增进，精神恢复。后以疏肺化痰，健胃降逆之剂调理而愈。

洪钧按：此案更是典型的支气管哮喘。邢氏最初所用方即小青龙加葶苈子，亦无不可。但须切记，小青龙治喘必用麻黄（还有细辛、五味子、桂枝、干姜），尽管仲景法小青龙见喘或去麻黄且加生石膏。我认为，生石膏并非必用——见有热象再用。

案3：喘息性支气管炎（赵绍琴医案）

祁某，男，47岁。

第二章 解表真诠

初诊：喘咳10余年，遇寒即发，痰多清稀，甚则喘急不能卧。近因感寒，喘咳又作，入夜尤甚。舌白苔腻水滑，脉象沉弦，按之紧数。寒饮相搏，气逆上冲，喘咳由是而作。温化寒痰，以定其喘，小青龙汤法。

麻黄6g，桂枝6g，半夏10g，细辛3g，干姜6g，白芍10g，炙草6g。七付。

二诊：药后喘咳渐减，痰量亦少。脉仍沉弦，仍以前法进退。

麻黄3g，桂枝6g，半夏10g，细辛3g，白芍10g，干姜6g，炙甘草6g，杏仁10g，旋复花10g。七付。

三诊：两进小青龙汤，咳喘渐平，食少痰多，脉沉已起，舌白苔润。仍宜宣肺化痰方法。

苏叶、子各10g，杏仁10g，浙贝母10g，莱菔子10g，白芥子6g，炒枳壳6g，桔梗10g，焦三仙各10g，半夏10g，陈皮10g。七付。

药后喘咳皆止，纳食增加。嘱其忌食寒凉饮食，运动锻炼以增强体质，预防感冒，以防其复发。（《赵绍琴临证验案精选》）

洪钧按：赵氏见咳喘用小青龙，且连用14日，可谓卓识。可惜第三诊全用止咳祛痰药。又小青龙用量较小，故效果不甚满意。由此案也可知，多年的哮喘很难一服即愈。此类患者多有全身正夺，特别是肾气不足。故我治此证，每于初诊即加用补益药，特别是熟地、参、芪、生山药等。如此用药十九以上疗效甚好，不必担心补益药不利于除饮和宣肺化痰。

案4：支气管哮喘（赵洪钧医案）

冯某，女，70岁，威县时庄村人，2004年8月23日初诊。

约40天前发生气短如哮喘样，连续输液26日好转。但是，近10日来腹胀渐重，全身乏力并多汗。一般情况可，饮食、睡眠可。面色和双手均显苍白。心肺听诊大体正常。无下肢水肿。无既往史，无其他重病史。脉弱，舌淡。血压120/70mmHg。处理如下：

陈皮10g、茯苓15g、半夏8g、苍术6g、桂枝15g、五味子10g、川朴6g、枳实8g、乌药8g、党参10g、黄芪15g、附子10g、干姜5g、白芍15g、麻黄4g、川芎5g、甘草4g、生姜20g。常规水煎日一副。

香砂养胃丸①6g，日2次；金匮肾气丸9g，日2次；藿香正气水5ml，

---

① 香砂养胃丸：木香、砂仁、白术、陈皮、茯苓、半夏、香附、枳实、豆蔻、厚朴、广藿香、甘草

日2次。

8月27日再诊：腹胀大好，体力大好，仍有小汗，脉象接近正常。舌略淡。上方去正气水，加百喘朋1片，日3次。

2005年7月25日四诊：近日连阴雨，旧病复发。喘不重，但不能活动，在家服西药胃肠反应明显。双肺听诊可闻哮鸣音。脉舌象大体正常。仍守上年8月27日方。

2006年9月5日六诊：旧病复发三四天，服西药无效。脉略有弦象，舌象可。血压120/70mmHg。无下肢水肿。仍守上方。

按：70岁的人首次发作呼吸困难，应该首先怀疑心力衰竭，但患者的病史、临床表现和体检所得都不支持心力衰竭，仍应按支气管哮喘治疗。此后两年均在盛夏发作，也不支持老慢支肺心病。故小青龙汤加减效佳。此人再未就诊，应是根治了。又，患者三次发作均在盛夏雷雨天气前后，故完全用感寒解释哮喘也不准确。此所以西医有过敏性支气管哮喘之说。又，我不是照用的小青龙汤原方，但其中的要药全部有（麻黄、桂枝、白芍、五味子、干姜），惟缺细辛。最好用上。同时用金匮肾气丸就是补益肾气。百喘朋含麻黄素，故同时用之就等于中药中有了麻黄。

四、桑菊饮①

今方剂教材说桑菊饮的功效是：疏散风热，宣肺止咳。

此方是辛凉解表剂，而且是辛凉轻剂，故温病家用于温病初起轻症。有报道用桑菊饮加减治疗流行性感冒，效果较好。详情可见《广东中医》1959年第二期。

读者可能问：流行性感冒莫非都是温病吗？

答：此事涉及伤寒学和温病学的重要理论分歧，需要多说几句。

盖伤寒家视流感为伤寒，温病家视流感为温病。于是，中医内部对最常见热病的看法南辕北辙。

问：伤寒家治流感用温药为主，温病家则用凉药为主。为什么两家都可以治流感而且有效呢？如此截然两途，岂非中医没有准吗？

答：这要看如何理解流感病愈。盖流感、特别是初起，绝大多数是轻

---

① 桑菊饮：杏仁二钱，连翘一钱五分，薄荷八分，桑叶二钱五分，菊花一钱，苦梗二钱，甘草八分，苇根二钱

水二杯，煮取一杯，日二服（《温病条辨》）

【按：1钱≈3.7g】

浅之疾。即便不服药，多数人会在表证期自愈。假如药物对人体有些帮助，就会痊愈快一些。

我认为，伤寒家注重扶正。桂枝汤是温补方已见上文，即便麻黄汤这个攻法，也是鼓舞正气与邪战。温病家注重驱邪。如果辨证准确，两家均可促进病愈。

问：那么，到底如何辨证呢？

答：就是要抓住虚、实、寒、热这个四字纲领。

假如初起寒象重，即宜用伤寒法。反之，特别是呈现一派大热，则宜用温病法。读者必知，现代外感绝大多数是感冒或流感，初起即逞热证（更遑论大热）者很少见，故我倾向于伤寒法。

假如初起虚象明显，即需用伤寒法。温病学没有提及初起便有虚证，故温病学没有初起的补益法。如果说有的话，就是《温病条辨》认为有恶寒即用桂枝汤，而且是《温病条辨》第一方。于是又回到了伤寒法。可见，温病学在理论上有重要缺陷。

古时有很多烈性传染病，如猩红热和西医说的伤寒等，初起即多见一派大热。于是明末和清代出现了温病学派。

总之，绝大多数热病不严重，伤寒法或温病法均可促进病愈。又，服药而病愈，不能认为病愈完全是或主要是药物的作用，因为任何药物必须和正气一起促进病愈，且多数情况下愈病还是主要靠正气。没有正气，任何药物都没有用。

其实，伤寒学和温病学只在热病初起时用药殊异，一旦病邪入里，两家的用药和治法即无大区别。

以下试举桑菊饮验案，看拙见是否有理。

案1：感冒发热（蒲辅周医案）

韩某，男，74岁，1960年3月28日初诊。

昨晚发热，体温38.5℃，微咳，咽红，今晨体温37.9℃，小便黄。脉浮数，舌赤无苔。属风热感冒，治宜辛凉。

处方：桑叶二钱，牛蒡子二钱，连翘二钱，桔梗一钱半，芦根五钱，僵蚕二钱，竹叶二钱，生甘草一钱，香豆豉三钱，薄荷（后下）8分，葱白（后下）三寸。水煎二次，共取200ml，分早晚二次温服，连服二剂。

3月30日复诊：服药后热退，体温36.4℃，咳嗽减轻，但痰黏滞不利，舌正无苔，脉缓和。感冒基本已愈，治宜调和肺胃，兼化痰湿。

处方：瓜蒌壳二钱，橘红二钱，川贝母一钱半，前胡一钱半，云苓三钱，天冬三钱，竹茹二钱，枇杷叶三钱，芦根四钱。水煎二次，共取160ml，兑蜂蜜一两，分早晚二次温服。连服二剂。

按：肺为娇脏，清虚而处高位，不宜重浊，这就是"上焦如羽，非轻不举"的道理。患者脉证属风热感冒，故用桑菊饮合葱豉汤①辛凉透表，宣肺化痰，治疗而愈。（《蒲辅周医疗经验》）

洪钧按：此证显然是很轻浅的感冒。我觉得，单用几个西药片也能解决问题，且不说可以不药而愈。蒲氏开的方药味多且轻描淡写，但应该相当好喝。又，葱白显然不是辛凉药。其按语也没有什么高见。然而，蒲氏曾经名重一时，由此可见所谓温病大家如何治病。

案2：伪膜性结膜炎（姚和清医案）

戚某，男，10岁，初诊于1943年10月3日。

双目爆肿，白睛纯赤壅起，内睑紫浊浮泛，上起白膜，拭除不易。此为"血瘀脾泛"，势非轻可。头疼眼痛，恶寒发热，鼻塞，咽喉不利，舌苔薄白，脉浮数。证由风热化毒，邪热蕴蒸，蒙蔽清窍，故而瘀滞疼痛。治宜清解。桑菊饮加牛蒡子。二剂。

二诊：痛止，红肿减退，诸恙皆瘥，脉较速。邪气尚盛，当守原意，续用桑菊饮，三剂。（《姚和清眼科证治经验与验案》）

洪钧按：此案显然是可以自愈的结膜炎。桑菊饮加牛蒡子自然有益于病愈。不过，既然是"血瘀脾泛"，何以不见对此证的药物？故有关说理颇勉强。

五、银翘散②

今方剂教材谓，此方的功效是：疏散风热，清热解毒。《温病条辨》称此方为辛凉平剂。因其可以清热解毒，故较桑菊饮清解作用略强。洪钧以为，此方的清热解毒作用主要是连翘、银花等清热解毒药用量远较桑菊饮大。特别是连翘，李时珍称其为"疮家圣药"，故抗菌作用较强。又，此药又有解热作用。大剂量时（比如用30g），尤其如此。

以下试举银翘散验案两案。

---

① 葱豉汤：葱白、豆豉、生姜。
② 银翘散：连翘一两，银花一两，苦桔梗六钱，薄荷六钱，竹叶四钱，生甘草五钱，芥穗四钱，淡豆豉五钱，牛蒡子六钱。上杵为散，每服六钱（《温病条辨》）

【按：1两≈36.9g；1钱≈3.7g】

第二章 解表真诠

案1：风温（董建华医案）

于某，女，57岁，1983年2月1日初诊。

发热5天，微恶寒，无汗，头晕，身疼，咳嗽有痰，痰粘色白，咽红咽痛。

辨证：风热之邪，初袭肺卫。

立法：辛凉清解，以护阴津。

方药：银翘散加减：银花10g，连翘10g，牛蒡子10g，荆芥10g，豆豉10g，冬瓜子15g，桑叶6g，桑枝10g，桔梗6g，甘草3g，薄荷5g（后下），芦根20g。

二诊：服上药4剂后，微微汗出，热退脉静，但咳嗽未已，痰白，左胁隐痛，舌黯苔薄白，脉象细滑。此为外受风温郁遏，内因肝胆阳升莫制。此皆肺失清肃，治宜宣肺止咳，疏肝理气止痛。

银花10g，桔梗5g，桑叶6g，菊花10g，杏仁10g，川贝母3g，前胡10g，苏子6g，广郁金10g，赤芍6g，柴胡6g。

又服上药6剂，诸证悉平。（《临证治验》）

洪钧按：此证显然不严重，连续服药10天方愈，不能说疗效很好。患者恶寒，无汗，头晕，身痛，故伤寒家见此病，必用麻黄汤或大青龙汤。即便按吴鞠通《温病条辨》，也应该先使用桂枝汤。我认为，此证按伤寒法治疗会3、4日内痊愈。

案2：小儿感冒（颜正华医案）

张某，女，3岁，1992年2月10日就诊。

其母代诉，患儿3天前因感冒风寒而高热，经服中西药热退。从昨晚起又发低烧（38℃），咳嗽，无痰，流清涕，纳食不佳。刻诊自言咽痛，观其咽颊红肿，口唇干裂，舌红苔薄黄，脉数。询其二便，其母云大便不干，小便微黄。证属表邪未净，肺失清肃。治以宣肺解表，清热利咽，兼以止咳。

荆芥穗4g，银花5g，连翘4g，桔梗3g，生甘草2g，牛蒡子4g（打碎），大贝母4g，苦杏仁4g（打碎），板蓝根12g，玄参5g，黄芩5g，芦根12g。三剂。每日1剂，水煎2次，每次取药100ml，合兑，分3~4次温服。忌食油腻、辛辣及生冷。避风寒。

二诊：药后虽热退咳减，但有少量白痰，纳食欠佳，晚睡偶有啮齿。舌尖红，苔薄黄，脉滑。改以清肺化痰止咳，佐以消食开胃。

桑叶、菊花、黄芩、枳壳、白前、陈皮、紫苑、百部各5g，竹茹、苦杏仁（打碎）、焦三仙各4g。续进3剂。并嘱药后如咳停纳佳，即不需再诊。

半月后其母来告，药后咳停纳增，身体健康。（《颜正华临证验案精选》）

洪钧按：近来西医见感冒发热咳嗽即大用抗生素。其法颇接近温病治法。盖清热药如黄芩、连翘、桔梗、板蓝根等略同抗生素。此案服药6日方愈，不能说疗效很好。洪钧治咳嗽日久（2日以上即可补，久病自然更要用补）即用温补。如此治疗疗效甚好。第一章有门人服补药止咳的验案。为加深印象，再附在下面。

洪钧常嘱咐门人：治咳嗽——特别是咳嗽较久者（2日以上）——要重用补益方药，不宜专注止咳祛痰方药（当然可以同时用，但必须以补益为主）。有门人谢锦廷就此来电邮如下供参考：

赵老师好！最近一切还好吗？

上次您跟我说过咳嗽以补益为主，我自己有过两次体会了，上次咳了好久，吃了好多止咳药，终不见好，后来吃十全大补丸而愈。前两天又咳了，我这次什么止咳药也不吃，只吃十全大补丸，结果一两天就好了！这种治疗思路确实比较少见，对赵老师也敬佩不已！

六、参苏饮①

此方名以人参打头，可见古人见表证也不是不用补益药。

今教材将此方归入扶正解表法，说其主治：虚人外感风寒，内有痰湿。其实，它首先扶正，否则不会如此命名。我认为，此方与桂枝汤有异曲同工之妙。

以下试举此方验案。

案1：感冒（蒋璐医案）

康熙四十六年正月十三日，太医院大方脉大夫蒋璐谨奏：康熙四十五年十一月初二日，奉旨随和硕纯禧公主回科尔沁。公主一路平安，于十二月初二日到了，前已奏过。于十二月十六日公主微有伤风，胃气不和，进

---

① 参苏饮：前胡、人参、紫苏叶、茯苓各三分，桔梗、木香各半两，半夏（汤）、陈皮、枳壳（炒）、甘草（炙）各半两（《三因极一病证方论》）
上锉为散，每服四钱；水一盏半，姜七片，枣一枚，煎至七分，空腹服
【按：1两≈39.6g；1钱≈4g；1分≈0.4g】

过参苏饮一服，次日请脉平和。公主说好了，不服药了。谨此奏闻。(《清宫医案研究》)

洪钧按：贵人多体弱，故伤风即服参苏饮。一服病瘥，效果满意。

案2：伤风多嚏（严苍山医案）

曹公村，男，37岁。

初诊：肺气薄弱，易于伤风，独多喷嚏，连声不绝，剧时则汗出、神倦、头胀，颇以为苦。病已数载。拟方参苏饮加减。

潞党参9g，陈皮6g，清甘草3g，光杏仁9g，紫苏梗、叶各4.5g，前胡6g，白蒺藜9g，广木香3g，姜半夏9g，白桔梗3g，炒枳壳4.5g。

二诊：喷嚏未发，胃纳亦增。续予补肺固表，以杜根株。

潞党参9g，北沙参9g，大百合9g，阿胶珠9g，炙甘草3g，料豆衣9g，五味子3g，薄荷叶3g（后入），女贞子9g，生白芍9g。

三诊：嚏已半月未作，此补肺固表之效也。惟据述有高血压史，提气辛热之药应所顾忌耳。(《内科名家严苍山学术经验集》)

洪钧按：该案应是上呼吸道过敏。此类患者一般是虚证体质。故参苏饮加减有效。又，高血压并不完全禁忌提气辛热药。比如参、芪对虚证高血压均有降压作用。

七、人参败毒散①

此方命名也是人参打头，故重在扶正。

今教材说其功效是：益气解表，散风祛湿。

其实方中的羌活、独活首先是温热药，没有湿象的虚人外感也可以用此方。换言之，它和桂枝汤的治法略同。

以下试举此方验案。

案1：感冒（王九峰医案）

脉体尺寸俱浮，证势头身俱痛，翕翕发热，啬啬恶寒。禀赋虽充，寒邪甚厉。星驰无寐，二气乖违，正逢月廓空虚，遂罹霜露之疾。谨拟南阳败毒散（即本方），驱邪返正，得汗便解。

人参败毒散加生姜，长流水煎。

---

① 人参败毒散：柴胡（去苗）、甘草（焙）、桔梗、人参（去芦）、芎䓖、茯苓（去皮）、枳壳（去瓤，麸炒）、前胡（去苗，洗）、羌活（去苗）、独活（去苗）各三十两（《和剂局方》）

为粗末，每服二钱，水一盏，入生姜薄荷少许，煎至七分，寒多热服，热多寒服

【按：1两≈39.6g；1钱≈4g】

昨进南阳法，汗出，诸证悉平。惟胸次不舒，不思饮食。溲色澄清，大便未解。余气未尽，尚宜和里。

益气健脾丸加炒谷芽、神曲、制半夏。(《王九峰医案·伤寒》)

洪钧按：人参败毒散一服大好，足见虚人外感初起即应补益。案中的"星驰"指度间，"二气乖违"指阴阳失调。人参败毒散首见《太平惠民合剂局方》。不知王氏南阳败毒散是何来历。我建议读者写病案时尽量语言通俗。

案2：大头瘟（橘泉翁医案）

治一人病头面项喉俱肿大，恶寒，医疑有异疮。此所谓时毒似伤寒者。丹溪曰：五日不治杀人。急和败毒散加连翘、牛蒡子、大黄下之，三日愈。(《名医类案·大头天行》)

洪钧按：有人考证，大头瘟是腮腺炎（痄腮）或头面丹毒。橘泉翁用表里急攻而效佳。盖热毒甚必需苦寒攻下泻毒火。看来，治大头瘟不一定用普济消毒饮。

附：门人梁小铁看到此案后，做了以下补充。由于内容翔实，全文附在下面。

熊继柏的大头瘟案例（详见附文）很有意思。网上查了一下，发觉此病古人早有记录，辨证也很明确：风热壅盛，表里俱实。现在的教材或至少从网上查得的主流认知，都把普济消毒饮和防风通圣散，列为对应方剂。所以熊最初的2个方子，无论从辨证还是施治的角度看，应该说都是正确的，即不存在误判误治的情形。因此，比较一下这3个方子也许更能从中得到些新知。故先把这3方的药物组成列出如下：

1) 普济消毒饮/东垣试效方

黄芩15g、黄连15g、薄荷10g、陈皮6g、玄参10g、连翘15g、板蓝根15g、马勃10g、牛蒡子10g、僵蚕10g、升麻2g、柴胡6g、桔梗10g、生甘草6g

2) 防风通圣散/宣明论方

防风、大黄、芒硝、荆芥、麻黄、栀子、芍药、连翘、甘草、桔梗、川芎、当归、石膏、滑石、薄荷、黄芩、白术。(分量略)

3) 消风败毒散/万病回春

归尾、川芎、赤芍、生地黄、升麻、干葛、黄芩各3克，黄连、黄柏、连翘、防风各2.4克，羌活、金银花、甘草各1.5克，蝉蜕2个。初服加大黄6克，芒硝4.5克。大便通利，恶物去净后勿用。

1）和2）用药都以清热解毒药为主，但2）加了通便药（大黄、芒硝）、血药（当归、白芍、川芎）和解表药（荆芥、麻黄）。3）看似与2）很接近，也用了通便药和血药（且加生地凉血），如果说前2方效果不彰而第3方成效显著，那效力应该是来自没有出现在前2方的药上：生地、干葛、黄柏、羌活、金银花、蝉蜕。在这6个药中，我觉得最关键的可能是金银花和蝉蜕这2药。金银花不必说，查了一下蝉蜕这药，网上说其功效是"宣散风热、透疹利咽、退翳明目、祛风止痉"，好像很对症。据此，我怀疑蝉蜕可能是应对大头瘟的专药。另外，我想头2方，尤其是第二方，不应该说没有效用，至少应该是压制住病情，只是疗效没有加金银花和蝉蜕那么好而已。

此案例亦暴露了中医证治医理模型的一个局限：证治是"形而上"的结果，即将众多相关的临床经验通过抽象思维提升为"证-治"这具指导意义的模型，具体的临床则是把这证治模型作"形而下"的运用；但在形而上（总结普遍性）的过程中，有些对专病的"特效药"（即同一证候下某病用药的特殊性，如这里的蝉蜕，或如治疟疾的青蒿等）不可避免地会被抽象掉。因此，在临床此一"形而下"运用的过程中，需要对这些应对专病的专药有一个"补回去"的机制，中医的传承才会变得有效率；不然的话，像熊治大头瘟案例所显示出来的最初试错过程，只能在新医生和病患身上不断重复下去。

又附：《熊继柏：知行合一守正道，手到擒来克疑难》

（原载2018-06-08《中国中医药报》 作者：杨志云）

1958年，16岁的熊继柏开始悬壶乡里，成为一名"小郎中"。第一个接诊的病人是附近杨家山上的一个村民，得了"大头瘟"，脖子肿成跟头一般粗，又疼又痒。熊继柏自恃饱读医书，于是很有把握地开了普济消毒饮。没想到病人吃了不见效，又换成防风通圣散，仍是不奏效。熊继柏急眼了，吭哧吭哧跑了30多里山路去找老师胡岱峰。熊继柏回忆："一进门，还没等开口，老师就问，看不好病了吧？我就把这个病和所开的处方原原本本一讲。你猜老师给我出个什么主意？送我3个字：'翻书去'！"

熊继柏这下傻眼了。"我这来回六十里的山路算是白跑了。但'翻书去'这3个字有好处啊。回去一通宵，我一边翻书一边思考。这样得来的知识比老师讲的印象要深得多"。终于，熊继柏找到"消风败毒散"，加上大黄，3服药下去，病人头面肿明显消下来了。"我没有跟我的师傅上过临床。我的诊疗经验，完全是在实践中一点点摸索和积累的。所以当我治好这个病人时，那个兴奋劲啊，肚子都不饿了，一天不吃饭都可以"。

没过多久，熊继柏又碰上了个棘手的病人。一个十八九岁的精神病患者，大雪天里一丝不挂地乱跑。家人多处求治无果，只好用链子把他锁在家里。"病人疯到什么程度呢？他不分昼夜，大喊大叫，满口吐涎。"熊继柏回忆道。他按照痰火躁狂的思路，先后开了3个方子——礞石滚痰丸、当归芦荟丸、生铁落饮，但都如石沉大海，病情丝毫未见起色。明明方证相符，为什么就是没有用呢？熊继柏又陷入苦苦的思索。翻了一晚上书后，他琢磨出来2个方子：《金匮要略》的风引汤和控涎丹。几服药下去，病人能睡觉了，能穿衣了。10服药后，完全康复如常人。至今仍健在，孙子都有了。

经历了这些事，熊继柏明白了一个道理，书读得再好，也只能说明一个人会读书，并不代表就是一个好医生。只有"知行合一，学用结合"，有针对性地把理论知识运用到临床实践中去，才能练就"真功夫"。

真正让熊继柏名声大噪的，是他治好了一位濒死的乙脑患儿。1963年，石门县维新镇乙脑流行，很多患者因病夭亡。一个叫周金木的男孩，高热昏迷5天，手足抽搐，角弓反张，浑身发斑。县人民医院会诊后，下达了病危通知书。在这个节骨眼上，家人抱着"死马当活马医"的心态，找到了熊继柏。他诊断后下了一剂猛药——"清瘟败毒饮"大剂，生石膏的量用到半斤，用一大张报纸包着，嘱咐家属弃药罐而用大吊锅煎药。一日一夜，病人喝下了10碗药汤。奇迹出现了，病人高烧退了，也不抽搐了。随后病情好转，几天后痊愈。这年熊继柏20岁，一夜之间闻名十里八乡，乡亲们都叫他"熊神仙"。

八、麻黄附子细辛汤[①]

此方出自《伤寒论》，只用麻黄、附子、细辛三味药。有关经文是："少阴病，始得之，反发热，脉沉者，麻黄附子细辛汤主之"。据此，此方不是单纯解表方。后世解《伤寒论》者认为，此条经文所指，乃太阳、少阳同病，故此方太少同解。

---

① 麻黄附子细辛汤：麻黄（去节）二两，细辛二两，附子（炮，去皮）一枚（破八片）先煮麻黄，水一斗至八升，去上沫内诸药，煮取三升，温服一升，日三服（《伤寒论》）
【按：1两（3帖/1帖）≈13.8g/4.6g；附子1枚［大］≈20~30g/7~10g】

第二章 解表真诠

今《方剂学》教材谓，此方的功用是：助阳解表。我觉得此说更通顺。显然，解表靠的是麻黄；助阳靠的是附子、细辛。

以下略举此方验案2案。

案1：伤寒发热，头身痛，神昏嗜卧（吴佩衡医案）

张某，年42岁，住云南省昆明市武庙下南联升巷底。

肾气素亏，于1929年9月1日返家途中，时值阴雨，感寒而病。初起即身热恶寒，头疼体痛（即少阴病，但欲寐之病情也），兼见渴喜热饮不多。脉沉细而兼见紧象，舌苔白滑，质夹青紫。由于肾气素亏，坎阳内陷，无力卫外固表抗客邪，以致寒风乘虚直入少阴，阻塞真阳运行之机，而成是状。以仲景麻辛附子汤，温经解表，辅正除邪治之。

黑附片36g，麻黄10g（先煮数沸，去沫），北细辛6g，桂尖13g。

3日，服上方一剂即汗，身热已退，惟觉头晕咳嗽，神怯。表邪虽解，肺寒尚未肃清，阳气尚虚，以四逆①合二陈加细辛、五味子，扶阳温寒解之。

黑附片50g，干姜26g，甘草10g，广皮10g，法夏13g，茯苓13g，北细辛4g，五味子2g。

一剂尽，咳嗽立止，食量增加，病遂痊愈。（《吴佩衡医案》）

洪钧按：按仲景法，此证属于太少同病。病情较重。吴氏说理颇准确。人以为吴氏善用附子且多用大量，此乃深得仲景心法也。伤寒重症，两剂病愈，足见辨证准确，效如桴鼓。

案2：伤寒神昏谵语伴烦躁（温载之医案）

余姻戚陈乐庄，冬日伤寒，沉迷谵语，时而烦躁。延渝城之素号名医者诊治，见其烦躁谵语，认为热证，妄用知、柏、元、麦等药，其烦更甚。连服数剂，人事沉迷，已濒于危。举家惶恐，延余诊视。审其六脉沉细兼紧，乃少阴伤寒之证。……此病寒入肾经，何得妄用寒凉之品，几陨其生！即用麻黄附子细辛汤，因误服凉药，略加干姜，以助附子之力。

服药后，谵止躁停，神识清楚。若再稍迟，则无济矣。遂用调理之药数剂而愈。（《温病浅说温氏医案·伤寒》）

洪钧按：前医以为热，温氏以为寒，足见寒热之辨很重要。特别是少阴病误用寒凉，患者没有速死已属幸运。麻黄附子细辛汤一服大好，读者

---

① 四逆汤：附子、干姜、炙甘草（详见温里方）

赵洪钧医学真传(续)

当仔细琢磨仲景法。

九、再造散①

此方名也有补益之意。方中不但有黄芪、人参，也有附子、细辛，是典型的温阳补气方，与张景岳所制大温中饮用意略同。今教材谓此方的功用是：助阳益气，发汗解表。洪钧以为，表证而需助阳益气，必然是发病前即有气虚、阳微。即所谓伤寒初起，非虚人无虚证也。

以下试举此方验案，进一步说明问题。

寒疟（王经邦医案）

病者：奚小除，年二十岁，业商，住天台东乡灵溪庄。

病名：寒疟

原因：秋间先便溏，后发寒热。前医误作实热，妄用五泻心汤数剂，顿致邪闭不出。

证候：目闭不语，状若尸厥，四肢发冷，约有四日。

诊断：脉缓大，舌苔灰白。此内真寒而外假热。其先大便溏者，内有寒也，继即往来寒热者，表未解也。

疗法：非温中散寒不可，宜再造散减芍药。

处方：西党参一钱，生黄芪一钱，老川芎钱半，北细辛七分，青防风钱半，川羌活钱半，嫩桂枝一钱，淡附子二钱，炮干姜二钱，炙甘草八分。

效果：先服炮姜三钱，头额微汗。次用前方一剂，服后三时，大汗能言。再服一剂，分出疟疾而愈。（《全国名医验案类编》卷二）

洪钧按：王氏说理尚可，但须知疟疾是传染病，多见于夏末及秋天蚊子多的季节，因疟疾靠蚊子传染。其自然病程，初起每见持续高热半天以上，而后才隔日（此指间日疟）寒热往来。王氏断此证是内真寒而外假热，自中医看颇有理，故再造散效佳。但须知，果系疟疾（此案可能不是间日疟），服西医抗疟药肯定效果良好。此所以疟疾在国内几近消灭。中医、特别是北方人一般不会再遇到此病。

倘读者对中医治疗疟疾感兴趣，请参看近代名医杨则民所著《潜厂医

---

① 再造散：黄芪、人参、桂枝、甘草、熟附子、细辛、羌活、防风、川芎、煨生姜（夏月加冬月不必加：黄芩、石膏）【各等分】

[每服二三钱，] 水二盅，枣二枚，煎至一盅，温服（《伤寒六书》）

【按：1钱≈3.7g】

第二章　解表真诠

话》。

　　去年，屠呦呦因发明青蒿素获诺贝尔奖，足见发扬中医颇有前途。盖没有中医，即不可能有青蒿素发明。只有中医，也不可能发明此药。试看《肘后方》至今千余年，中医大多已经忘记其中用青蒿治疟疾的记载，故没有后世用此药的验案。可知不结合西医，也不可能很好地继承中医。

　　（本章完）

第三章 泻下原理

泻下是中医的重要治法。张子和主张：汗吐下三法赅尽众法。故泻下曾是治病大法三法之一。此法常可取得惊人效果，不可不知。

第一节 理论要点

问：泻下是什么意思呢，莫非就是通大便治便秘吗？

答：泻下法可以通大便，但中医治便秘，主要不靠泻下方药。泻下方药治便秘，只有治标之功，使用不当还会出现不良后果。

问：有关方药如何达到泻下目的呢？

答：泻下方药主要通过以下三种药理作用达到目的。

一、直接刺激胃肠黏膜，在增加胃肠分泌的同时抑止肠管吸收水分，并加快胃肠蠕动。

二、不能被肠管吸收，因而增加了肠管内的液体容量。

三、促进胃肠蠕动，既增加蠕动幅度和力度，也增加蠕动频率。

问：如此说来，泻下法不就是为了达到通便目的吗？

答：表面上看确实如此，但通便的同时还要泻出其他邪气。

问：西医也有泻下药吗？

答：有的。最常用的是硫酸镁，俗称硫苦，又称泻盐。泻盐的药理作用酷似芒硝。它们分别是镁和钠的硫酸盐。

问：西医用硫酸镁就是为了通便吗？

答：不完全是。大约100年前，西医常用泻盐治痢疾。至今还有不少人用硫酸镁溶液，热敷消除肿胀。

问：泻盐治何种痢疾呢？原理是什么呢？

答：对急性痢疾初起，应该有效。其原理是，尽快排出肠管内的细菌和毒素。这也是为什么重症痢疾初起，中医可以使用寒下法。不过，寒下法治痢疾不能一用再用。如果是慢性痢疾，用它就完全错误。

问：中医用泻下法，目的是什么呢？

答：目的是：通过通导大便，排除肠胃积滞，荡涤实热，攻逐水饮、寒积等。

问：这些目的用一种药物或一个方子都能达到吗？

答：不是。中医的泻下法分寒下、温下、润下，逐水，逐痰等。它们都有相应的方剂。

问：本章将全面介绍中医泻下法吗？

答：不是。本章只介绍寒下法。

问：为什么只介绍寒下法呢？

答：因为寒下法最常用且颇有中医特色，而且治的大多是危急大证。具体内容见下文。

第二节　泻下要药

关于泻下法的理论要点已见第一节。最常用的寒下药物是生大黄和芒硝。很少使用的其他泻下药有牵牛子、巴豆、甘遂、商陆、京大戟等。它们毒性较大，要慎用。本节就讲生大黄和芒硝两味药。

一、大黄

大黄是很常用的泻下药。其泻下原理是，在刺激肠管黏膜促进分泌、抑止吸收的同时，促进肠蠕动。此外，它还有清热、泻火、凉血、解毒等作用。

《本草纲目》载，大黄主治：

- 下瘀血，血闭，寒热，破癥瘕积聚，留饮宿食，荡涤肠胃，推陈致新，通利水谷，调中化食，安和五脏（《本经》）。
- 平胃下气，除痰实，肠间结热，心腹胀满，女子寒血闭胀，小腹痛，诸老血留结（《别录》）。
- 通女子经候，利水肿，利大小肠。贴热肿毒，小儿寒热时疾，烦热蚀脓（甄权）。
- 通宣一切气，调血脉，利关节，泄壅滞水气，温瘴热疟（大明）。

赵洪钧医学真传(续)

- 泻诸实热不通，除下焦湿热，消宿食，泻心下痞满（元素）。
- 下痢赤白，里急腹痛，小便淋沥，实热燥结，潮热谵语，黄疸，诸火疮（时珍）。

可见古人早就认识了大黄的作用。我猜测，早在史前，古人就知道用大黄泻下。当然，大黄的作用不仅仅是泻下。

今中药教材说，大黄的功效是：泻下攻积，清热泻火，凉血解毒，逐瘀通经等。

现代研究证实了大黄促进肠蠕动，抑止肠内水分吸收，促进排便的作用。它还有抗感染，利胆，健胃，止血，保肝等作用。

用大黄利胆时，要用小剂量，控制到腹泻不超过每日3次。

西医曾用大黄作为苦味健胃药，此时更要用小量。它的健胃作用是苦味刺激了口腔内的感觉神经末梢，反射性的促进消化液分泌。自中医看，可能是清除了较轻的胃火。

张景岳很重视大黄。他说："人参、熟地、附子、大黄，实乃药中之四维。病而至于可畏，势非庸庸所济者，非此四物不可。设若逡巡，必误乃事。今人直至必不得已而后用附子，事已无济矣。事无济则反罪之，将附子诚废物乎。嗟夫！人之所以生者，阳气耳！正气耳！人之所以死者，阴气耳！邪气耳！人参、熟地者，治世之良相也；附子、大黄者，乱世之良将也。兵不可久用，故良将用于暂。乱不可忘治，故良相不可缺。"

以上见于《景岳全书》卷四十八、本草正上。

张氏虽然称大黄为药中四维，但最重视其中的是熟地和附子。他对大黄的认识如下：

大黄：味苦，气大寒。气味俱浓，阴中之阴，降也。有毒。其性推陈致新，直走不守。夺土郁壅滞，破积聚坚癥，疗瘟疫阳狂，除斑黄谵语，涤实痰，导瘀血，通水道，退湿热，开燥结，消痈肿。因有峻烈威风积垢荡之顷刻。欲速者生用，汤泡便吞；欲缓者熟用，和药煎服。气虚同以人参，名黄龙汤[①]；血虚同以当归，名玉烛散[②]。佐以甘草、桔梗，可缓其行；佐以芒硝、浓朴，益助其锐。用之多寡，酌人实虚，假实误用，与鸩相类。

---

① 黄龙汤：大黄、芒硝、枳实、厚朴、当归、人参、甘草
② 玉烛散：当归、川芎、熟地、白芍、大黄、芒硝、甘草

从中足以看出：张景岳是旗帜鲜明的温补派。在这里叙述是为了让大家知道大黄是很重要的中药，一定要比较彻底地掌握它。比如，即便很常见的便秘，也很痛苦，甚至危重。这时往往用大黄一味即可解决问题。故要重视大黄。

以下试举单味大黄验案。

案1：外用治痄腮

施某，女，8岁，1985年5月10日初诊。两侧耳根部肿痛3天，伴发热，体温38.5℃，苔薄白，脉浮数，诊为痄腮。治疗方法：大黄15g，食醋30ml，先将大黄研成细末，然后浸于食醋中半天，以棉签蘸药液外涂腮部，每天6～7次。用药1天热退，局部胀痛亦减，继续用2天，诸症消除而愈。(《浙江中医杂志》1993年第1期)

洪钧按：此案是外用大黄清热、解毒、消肿。痄腮即腮腺炎，有传染性。此病一般不严重，大多可以自愈。开始可服辛凉轻剂。

案2：阳明府实证

田某，男，32岁，1991年12月3日入院。患者1周前自觉头昏，头痛，发热（体温39～40℃），伴乏力，纳差，恶心，呕吐（胃内容物），口渴，便干结，汗出，腹满而喘。舌质红，苔黄燥，脉沉实。腹软，左下腹可扪及粪块，辨为阳明腑实证。治宜攻下实热，荡除燥结。给生大黄20g，沸水冲饮，翌日排出燥屎，体温正常。(《四川中医》1992年第5期)

洪钧按：阳明腹实证，是大承气汤的适应证。由此案可见，单味生大黄有时可以代替大承气汤。

案3：减肥

刘某，3年前体重193斤，后经人介绍一减肥方：每天用1元硬币大小的大黄饮片泡水当茶服。第1天服后略显便稀，以后服之则如初。天天服之，则体重渐减。服了1个月后，体重减少到185斤并维持至今。(《中医单药奇效真传》)

洪钧按：此方可以一试，但需是胃肠壮旺者。

案4：降血脂

刘某，男，49岁，1984年2月5日入院。诊断为冠心病和高脂血症。3年来，自觉头昏，胸闷，稍活动即感气促。形体肥胖，四肢沉重乏力，大便时结。血脂测定：胆固醇9.30mmol/L，甘油三酯2.01mmol/L。服生大黄粉2个月，胆固醇降到4.61mmol/L，甘油三酯降到1.11mmol/L。为巩固疗效，嘱患者出院后，坚持每天早晨饮用生大黄泡开水。治疗方法：生大黄研成粉剂，每次服3g，每天3次，连续服2个月为1个疗程。治疗期间停服其他降血脂药物。（《湖北中医杂志》1985年第2期）

洪钧按：高血脂目前很常见，是造成动脉粥样硬化的主要原因。大黄为降血脂增加了新的手段。

案5：降血脂

一女患者，形体肥胖，身高不足1.60米，体重91kg，血脂甚高。服独圣丸2个月，体重减轻10kg，血脂恢复正常。临床用之每获降脂减肥之效，大黄补通两用可见一斑。（《北方医话》）

洪钧按：大黄降血脂之机理待研究，但肥胖患者必须减肥。减肥不可单靠大黄。控制饮食外，强力体育锻炼不可少。

案6：小儿咳嗽

范某，女，8个月。其母述患儿因着凉后，出现咳嗽。开始全天咳嗽，曾到驻地医院胸透未见异常。查血象白细胞11200/mm³，中性粒细胞55%，嗜酸性粒细胞42%，单核细胞3%。用青霉素40万单位，每日2次肌肉注射。1周后，患儿每于凌晨四五点钟咳嗽加重，以干咳为主，不得入睡，后继用青霉素及其他止咳药，效果不佳。诊见口微干，舌红，脉数，大便稍干。辨为大肠蕴热，上灼于肺，肺气上逆。宜用清热泻火，釜底抽薪之法。用单味熟大黄粉0.5g，每日3次，吞服。3日后，症状明显减轻，偶闻咳嗽数声，但已不影响睡眠，大便偏稀。遵小儿用药中病即止之法，令其停药自然恢复。3日后访，完全恢复。（《中医药研究》1990年第4期）

洪钧按：8个月小儿咳嗽用大黄有效，可见，只要辨证准确（此案辨为大肠蕴热），不必畏惧大黄攻下会出现意外。

案7：咳血

郭某，男，45岁，工人，1982年1月29日初诊。反复咯血2年，每次咯血约200ml。西医诊断为支气管扩张症。血色先紫后鲜红，咳嗽声嘶，胸痛胸闷，心烦易怒，大便轻度秘结，舌红苔黄，脉弦涩而数。治以大黄（酒炒）18g，煎服2剂，肠鸣腹痛，大便2次，咳嗽胸痛顿减。继进1剂，咯血止，年余未复发。（《河北中医》1984年第2期）

洪钧按："大便轻度秘结，舌红苔黄"，证属阳明实热，波及心肺，故大黄有效。

案 8：宿食腹痛

姚僧垣治梁元帝，患心腹病。诸医皆请用平药。僧垣曰：脉洪大而实，此有宿食，非用大黄，必无瘥理。元帝从之，果下宿食愈。(《名医类案》)

洪钧按：果系宿食致腹痛，用大黄必然有效。当然，不是只能用大黄。槟榔四消丸等可能效果更好且经济、简便。

案 9：外感停食

淮安大商杨秀伦，年七十四，外感停食。医者以年高素封，非补不纳。遂致闻饭气则呕。见人饭食则叱曰：此等臭物，亏汝等如何吃下。不食不寝者匝月，惟以参汤续命而已。慕名来聘，余诊之曰：此病可治，但我所立方，必不服，不服则必死。若询君等意以立方，亦死，不如竟不立也。群问当用何药。余曰：非生大黄不可！众果大骇。一人曰：姑俟先生定方再商。其意概谓，千里而来，不可不周全情面，俟药成私弃之可也。余觉其意，煎成送至病人所，强服。旁人皆惶恐无措，止服其半。是夜即气平得寝，并不泻。明日全服一剂，下宿垢少许，身益和。第三日凌晨，余卧书房中未起，闻外呼传曰：老太爷在堂中扫地。余披衣起询。告者曰：老太爷久卧思起，欲亲来谢先生。出堂中，因果壳盈积，乃自用帚掠开，以便步履。旋入余卧所久谈。早膳至，病者观食，自向碗内撮数粒嚼之。且曰：何以不臭？从此饮食渐进，精神如旧，群以为奇。余曰：伤食恶食，人所共知，去宿食则食自进，老少同法。今之医者，以老人停食不可消，止宜补中气以待其自消。此等乱道，世反奉为金针，误人不知其几也。余之得有声淮扬者，以此。(《洄溪医案》)

洪钧按：徐大椿不喜补益。诊此案为宿食，自然更不宜补益。单用生大黄效捷，大椿因此名扬淮扬。因患者是一巨商，必然闻名于一方。他的"怪病"迅速痊愈，必然传扬。小剂量生大黄可以健胃，属于苦味健胃药，故可治不食。洄溪也必然不是用的大剂量，否则不能不泻。

案 10：便血

患者刘某，女，38 岁，便血 9 个月。大便时开始为陈旧性血便，后为新鲜血液。便前腹痛，便后腹痛稍减。乙状结肠镜检查发现肠管后壁及左壁有溃疡面，局部有血痂和活动出血点。血色素 78g/L，大便潜血（++)，西医诊断为"乙状结肠溃疡""慢性溃疡性结肠炎"。以优质生大黄

200g 研细末，过筛，高压灭菌，装入胶囊，通过乙状结肠镜上药42天，便血已无，血色素110g/L，大便潜血阴性，乙状结肠镜检查溃疡面愈合。（《浙江中医杂志》1994年2月号）

洪钧按：慢性结肠炎，外用生大黄有效。可惜用法颇繁琐，难以推广。治此证的拙案，请参看旧作《医学中西结合录》和《赵洪钧医学真传》。

案11：消化性溃疡

患者李某，男，36岁，1994年3月21日就诊。上腹部疼痛3年，便血1天。3年来上腹部疼痛，伴腹胀、嗳气、反酸、厌食。呈贫血病容，舌苔腻而微黄，脉滑。右上腹压痛明显，拒按。大便呈黑色，潜血试验强阳性。西医诊断为"消化性溃疡出血"。予大黄以微火炒黄加工为粉剂，1日3次，每次3g，用生理盐水冲服。3天后症状消失。大便潜血试验阴性。（《中医单药奇效真传》）

洪钧按：苦寒药对消化性溃疡可以有效。特别是有上消化道出血时，可以使用较大剂量的生大黄。西医每用痢特灵治溃疡，此药也是大苦寒，但有毒，偶见引起周围神经炎，是其不足。

二、芒硝

此药主要含硫酸钠，还含有少量氯化钠、硫酸镁、硫酸钙等无机盐。其药理作用是：硫酸根离子不易被肠道吸收，在肠内形成高渗溶液，阻止肠内水分吸收，使肠内液体容积增大，引起机械性刺激，促进肠蠕动而致泻。

今中药教材说，芒硝的功效是：泻下攻积，润燥软坚，清热消肿。

在《本草纲目》中，芒硝的正名是朴硝。其中载，芒硝主治：

- 百病，除寒热邪气，逐六腑积聚，结固留癖。能化七十二种石。炼饵服之，轻身神仙（《本经》）。
- 胃中食饮热结，破留血闭绝，停痰痞满，推陈致新（《别录》）。
- 疗热胀，养胃消谷（皇甫谧）。
- 治腹胀，大小便不通。女子月候不通（甄权）。
- 通泄五脏百病及症结，治天行热疾，头痛，消肿毒，排脓，润毛发（大明）。

洪钧以为，芒硝的化学成分和药理已经很清楚。只是单从西医理解，不便解释它的清热、消肿作用。

芒硝可以提炼为元明粉，多用于丸散。

以下列举单味芒硝验案。

案1：元明粉治小儿便秘

程仁甫治一儿，一岁之内，大便三四十日只通一次。每次通时腹胀盛。此乃胎毒热结所致，用元明粉米饮调下一钱，三五次之后，再不便秘矣。(《名医类案》)

洪钧按：大便三四十日一行，实为少见。诊为"胎毒热结"，故元明粉效佳。

案2：便秘

患者李某，女，85岁，不下大便10余日。少腹硬满疼痛，拒按，烦躁不安，喘促气急，口干，舌红无苔。有"肺心病"史。取食醋适量，加热煮沸后加入芒硝90g调匀，敷贴于神阙穴。用药5分钟后即有便意，随之排稀便2次。(《新中医》1995年第4期)

洪钧按：芒硝外用有此奇效，读者不可不知。

案3：肾结石

倪某，25岁，农民，2个月前夜间突然发生剧烈腰痛，辗转不安，大汗淋漓。经公社医院用普卡因肾区封闭后疼痛减轻，住某医院治疗7天疼痛止。出院后10天，疼痛再次发作。弯腰抱腹，难以忍受。在某医院拍片诊断"肾结石"。中药治疗20天效果不明显。1982年5月3日来诊。当晚9时用芒硝20g兑水300ml，1次服完导泻。夜间2点始觉腰腹疼痛，晨间5点连续小便2次。第2次在小便中途解出豌豆大小结石1颗。5月4日摄片未见结石。1周后门诊随访，小便中未再排出结石。腰痛消失。(《四川中医》1985年第2期)

洪钧按：中药治疗20天无效，服一次芒硝痊愈，可见单方有时神效。

案4：尿痛淋沥

王某，男，64岁，1987年5月4日诊。3天前起尿痛，淋沥不畅，小腹胀满，经导尿等对症治疗罔效来诊。伴见心烦易怒，口干欲饮，便秘5日不行。舌红苔黄干，脉数。取芒硝100g，加开水50ml，纱布浸湿后敷小腹。3小时后解小便300ml，8小时后又解500ml，共治疗10天，小便通畅而愈。(《广州中医》1990年第7期)

洪钧按：此证应属少腹有火，故外用芒硝有效。

案 5：癫狂

一少年女子，得疯疾癫狂甚剧，屡次用药皆未能灌下。后为设方，单用朴硝当盐，加于菜蔬中服之。病人不知，月余痊愈。（《医学衷中参西录》）

洪钧按：此案也应该是阳明火甚，故单用朴硝有效。

案 6：抑郁性精神病

患者张某，男，25 岁，1990 年 7 月 24 日就诊。因离婚 3 个月来精神抑郁，表情淡漠，常喃喃独语，语无伦次，哭笑无常，离家出走。有幻觉、妄想、不避亲疏、不食不眠、拒绝服药。舌红，苔黄腻，脉弦滑数。以芒硝120g，白萝卜300g，作汤。患者不知是药，服下后时许，大便解下甚多，先为硬结如羊屎黑便，后为痰涎样稀便，便后 1 小时入睡。改芒硝60g，白萝卜300g，每日 1 剂，治疗半月，转如常人，随访未复发。（《浙江中医杂志》1995 年第 8 期）

洪钧按：可见泻下药单味芒硝可治精神病。此案应是气郁化火，上扰心神。

案 7：胆囊切除术后胆汁瘘

某女，59 岁，因患胆囊炎、胆总管结石，于1989 年 9 月 23 日行胆囊切除术，胆总管 T 管引流术。术后 17 天拔除 T 管后，发生胆汁溢出积于腹腔，出现上腹部剧烈疼痛，呕吐，厌食。体温39℃，上腹部扪及 10cm×10cm 肿块，边界较清楚，触痛明显。X 线摄片示左侧膈肌抬高，横膈运动幅度减少，左膈下见液平面，胃底部与左膈膜距离增宽，并有受压现象；CT 示：左膈下及小网膜囊有大量积液。经用脓腔引流，大剂量抗生素，全身支持治疗等无明显好转。每天用芒硝200g 研成粉末状，用米醋调匀装入纱布袋，外敷在上腹部肿块表面，按时加醋，以保持芒硝呈湿润状态，每天更换 2 次。3 天后开始体温下降，局部疼痛明显减轻，10 天后复查 B 超：肿块缩小一半。压痛消失，未及肿块，食欲改善。1 个月后再次 B 超复查，肿块完全消失，痊愈出院。（《辽宁中医杂志》）

洪钧按：胆汁瘘是比较严重的问题，如果没有脓腔引流，患者痊愈就是外用芒硝的结果。

案 8：胎死腹中

一妇怀孕，勤苦负重，腹中阴冷重坠，口中甚秽。立斋曰：此女其胎已死，令视其舌青黑，与芒硝五钱服之，化下秽水而安。（《顾松园医镜》）

洪钧按：薛立斋是著名的温补学派医家。此案单用寒凉的芒硝，可见其并不固执成见。

案9：口疮

刘某，男，46岁，干部，1988年8月14日初诊。3年来反复发作口疮，多则半年一发，少则2~3个月一发。每次发作，均须服中西药调治月余以上。本次发作已2天，下口唇内侧及左颊部各见2个绿豆大溃烂面，进热食则疼痛异常。药用芒硝100g，开水冲化漱口，2小时1次。用药6日即愈。半年后复发，经用原方再次治愈，并以知柏地黄丸善后治疗3个月余，随访2年，未再复发。(《中医函授通讯》1992年第6期)

洪钧按：此案的口腔溃疡，必然是胃火所致，故芒硝有效。

第三节 泻下要方

本节只讲大承气汤、小承气汤和调胃承气汤三方。

一、大承气汤①

大承气汤首见《伤寒论》，经文涉及此方者20余条，足见此方重要。

方名大承气，就是大顺气的意思。"承"乃"顺承"之意。

此方由大黄、芒硝、厚朴、枳实四味药组成。

大黄、芒硝的功用见第二节。厚朴和枳实的作用是，增加肠管蠕动的幅度和频度。故此方攻下之力峻烈。

今教材谓，此方的功效是：峻下热结。

读者切记，此方不仅峻下，而且性寒凉因而清热，只适用于里热燥结。假如不见热证，不可使用。里热燥结不甚，亦需斟酌。

以下列举此方验案。

案1：高热谵语，泻水恶臭（张琪医案）

单某，男，57岁，1974年11月5日初诊。

高热10余日不退，体温39~39.7℃，在某医院诊为肠伤寒，但未查出伤寒杆菌，故未确诊。经用多种抗生素治疗，高热不退，邀余会诊。

患者壮热神昏谵语，舌苔黄燥，脉沉实，但已腹泻多次，泻出污水奇

---

① 大承气汤：大黄（酒洗）四两，厚朴（炙，去皮）半斤，枳实（炙）五枚，芒硝三合
先煮厚、实，一斗水至五升；内大黄至二升，内芒硝，微火一两沸，分温再服《伤寒论》）
【按：1两（2帖/1帖）≈13.8g/6.9g；芒硝三合≈37.2g/18.5g】

臭难闻。腹部坚硬拒按。

辨证：阳明腑实，热扰神昏。

立法：泻热攻结，急下存阴。

方药：大黄25g，芒硝25g，厚朴20g，枳实20g。

11月6日复诊：遵嘱服药1剂，于当日夜间排出燥屎10余枚，坚硬如石，高热渐退，神志转清，继服1剂。

11月7日三诊：服药后又下燥屎及粥状粪便甚多，奇臭难闻，热退神清。此燥屎已尽，腑实已除，宜以养阴和胃之剂善后调理。

按语：本例壮热神昏，舌苔黄燥，脉沉实，辨为实热内结，扰及神明耗伤阴津。欲用急下存阴之法，投泻剂治之。但其陪护家属及经治医生皆曰，病人已腹泻多次，担心不堪再泻。余以手触其腹部硬满拒按，察视病人泄泻，见其泻下污水奇臭难闻，知乃阳明腑热，燥屎已成，而致热结旁流，不急下不可救其危，故以"通因通用"之法，用大承气汤投之。果然其效如鼓应桴。（《张琪临床经验辑要》）

洪钧按：热结旁流是阳明三急下之一。此案效如桴鼓，却需医家熟读《伤寒论》并善用于临床。

案2：壮热便闭，头痛目不了了（曹颖甫医案）

予尝诊江阴街肉庄吴姓妇人，病起已六七日，壮热，头汗出，脉大，便闭，七日未行。身不发黄，胸不结，腹不胀满。惟满头剧痛，不言语，瞳神不能瞬。人过其前，亦不能辨，证颇危重。余曰：目中不了了，睛不和，燥热上冲，此阳明篇三急下证第一证也。不速治，病不可为也。于是遂书大承气汤方与之。

大黄四钱，枳实三钱，厚朴一钱，芒硝三钱。

并嘱其家人速煎服之，竟一剂而愈。盖阳明燥气上冲颠顶，满头剧痛，神识不清，目不辨人，其势危在顷刻。今一剂而下，亦如釜底抽薪，泻去胃热。胃热一平，则上冲燥气因下无所继，随之俱下。故头目清明，病遂豁然。非若有宿食积滞，腹胀而痛，壮热谵语，必经数剂方能奏效，此缓急之所由分。是故无形之气与有形之积，宜加辨别，方不至临证茫然也。（《经方实验录》）

洪钧按：里无燥屎，却有胃热颇甚，特别是神昏，也是大承气汤证。此证病已六七日，故请记住，凡热病初起，即便是高热神昏谵语，也不可用大承气。

第三章　泻下原理

案3：头痛（姜春华医案）

患者，男，42岁。

初诊：头部剧痛10余日，大便多日未行，目赤舌红，证属胃家实，治以通腑去毒，投以大承气汤。

处方：大黄（后下）6g，芒硝6g，川朴9g，枳实6g。

仅一剂，大便通，头痛除。（《内科名家姜春华学术经验集》）

洪钧按：此案非热病且主诉为头痛，但只要证属胃家实，便可投以大承气。但须注意，用大黄煎剂泻下，须后下。因大黄久煎，其攻下之力锐减也。

案4：伤寒二便闭（张景岳医案）

一壮年，素好火酒，适于夏月，醉则露卧，不畏风寒。此其食性脏气，皆有大过人者，因致热结三焦，二便俱闭。余先以大承气汤，用大黄五七钱，如石投水。又用神佑丸①及导法，俱不能通，且前后俱闭，危剧益甚。遂仍以大承气汤加生大黄二两，芒硝三钱，加牙皂二钱煎服。

黄昏进药，四鼓始通，大便通而后小便渐利。此所谓盘根错节，有非斧斤不可者，即此之类。若优柔不断，鲜不害矣。（《景岳全书·杂症谟》）

洪钧按：景岳善补且喜用熟地，然此案断然使用大剂大承气加味，足见其胆识过人。盖见大虚、大实、大热、大寒，虽名医亦不能各持一端。

案5：伤寒便秘，懊恼怫郁（许叔微医案）

一人病伤寒八九日，身热无汗，时时谵语，时因下后，大便不通三日矣。非躁非烦，非寒非痛，昼夜不得卧，但心中无晓会处，或时发一声，如叹息之状。医者不识是何病。许诊之曰：此懊恼怫郁，二证俱作也。胃中有燥屎者，承气汤下燥屎二十余枚，得利而解。仲景云：阳明病下之，心下懊恼微烦，胃中有燥屎，可攻。又云：病者小便不利，大便乍难乍易，时有微热，有燥屎也，承气汤与之。《素问》云：胃不和则卧不安，此夜所以不得眠也。仲景云：胃中燥，大便坚者，必谵语，此所以有时发谵语也。燥屎得除，大便通利，胃中安和，故其病悉去也。（《名医类案·伤寒》卷一）

洪钧按：观此案许叔微引经据典，无不中的，足见许氏于《内经》《伤寒论》造诣非常人可及。

---

① 神佑丸：大黄、甘遂、大戟、芫花、黑牵牛。

案6：伤寒误补发咳逆（虞抟验案）

一人病伤寒阳明内实，医以补药治之，而发咳逆。十日后召虞，诊其脉长而实大，与大承气汤下之，热退而咳亦止。（《名医类案·咳逆》）

洪钧按：阳明内实而补，大误。然迁延十余日无危证出现，故不必畏补如虎。自然，阳明内实还是要用大承气。

案7：瘟疫四肢不举，目闭口张（吴又可医案）

朱海畴，年四十五岁，患疫得下症，四肢不举，身卧如塑。目闭口张，舌上苔刺。问其所苦，不能答。因问其子，两三日所服何药？云：承气汤三剂，每投大黄一钱许，不效，更无他策，惟待日而已。诊得脉尚有神，下证悉具，药浅病深也。先投大黄一两五钱，目有时而动。再投舌刺无芒，口渐开，能言。三剂，舌苔稍去，神思稍爽。四日，服柴胡清燥汤①。五日，复生芒刺，烦热又加，再下之。七日，又投承气汤、养荣汤，肢体自能稍动。计半月，共服大黄十二两而愈。又数日始进糜粥，调理两月平复。凡治千人，所遇此等不过三四人而已，姑存案以备参酌耳。（《续名医类案·疫》卷五）

洪钧按：瘟疫属温病也。及其入里，即有宜下之症。治与伤寒同法。惟可数下为伤寒少见。由此案可知，即使辨证无误，用药太轻，亦不能奏功。

案8：不寐（姜春华医案）

战某，男，38岁。

初诊：1982年3月4日。连续失眠10余日，彻夜不寐，服大量安眠药无用，痛苦不堪。面红目赤，大便不通多日，舌红苔黄厚，脉大，用大承气汤。

处方：大黄9g，芒硝6g，枳实6g，厚朴9g。

仅服一剂，腑通，当夜酣然入睡。（《内科名家姜春华学术经验集》）

洪钧按：大承气而治失眠，读者当仔细体会。盖此案"面红目赤，大便不通多日，舌红苔黄厚，脉大"，一派阳盛之候，故大承气一剂而效。

案9：急性肠梗阻（张志民医案）

患者男性，二十八岁。

初诊：一九六一年九月十六日。突发腹痛腹胀、呕吐已一天。不发

---

① 柴胡清燥汤：柴胡、黄芩、花粉、知母、陈皮、甘草、生姜、大枣。

热、不恶寒、不能食，腹胀拒按。西医协助会诊，肠鸣音亢进，可闻到气过水声；腹部透视：中腹部有两处较大液平面，结肠充气，白细胞12000/mm³，中性70%。印象：肠梗阻。建议先服中药。舌苔黄厚，脉沉滑有力，两天未解大便，小便短赤。阳明腑气不通，可下之。方用：

大黄12g（后下），生枳实12g，厚朴15g，玄明粉9g，莱菔子9g。服一剂。

上午服药，夜七时泻稀水便两次，放矢气。腹痛、呕恶均缓解。腹透：液平消失，调理而愈。(《伤寒论方运用法》)

洪钧按：肠梗阻就是肠管不通气，大承气就是大力让胃肠通气，故治肠梗阻有效。具体适应症是：不全梗阻、特别是动力性肠梗阻以及没有肠管坏死者。洪钧亦曾连用大承气治愈肠梗阻，谨把拙案附在下面。

附：连用八剂大承气治愈肠结案

吴某某，男，28岁，威县吴家庄人，因急性阵发性腹内绞痛伴呕吐20多个小时，于1975年12月住院。门诊已经腹透诊为肠梗阻。

病史要点：患者瘦弱，于隆冬时节，人拉板车外出运煤约1000斤，往返约300里。中间要露宿公路边，食物只有所带干粮。劳累和受寒之重可想而知。于是，未及到家，即发作腹痛并呕吐。坚持到家，经一夜休息和村医治疗，腹痛呕吐不减，更不能进食水，于是住院。

中医检查：患者不时呻吟，辗转反侧，其余望闻问所得如上述。脉象沉弱，舌苔白而厚腻。

诊断和讨论：

①此例已有西医诊断，但须知，单就西医而言，急腹症诊断也主要不靠辅助检查，而主要靠病史、体检和医生的经验。各种化验都没有帮助。透视只能做出有梗阻的诊断，却不能告知什么原因造成的，更不能告知治疗原则。没有透视手段时，西医就靠病史和腹部体检诊断肠梗阻。单有中医知识，是否能迅速做出诊断呢？一般说来，相当困难。张锡纯先生，有几例肠结治愈案，读者可参看。

②肠梗阻或肠结这个病，倒是中西医认识基本相同的。不但如此，传统的兽医，也知道这个病，而且往往能迅速做出诊断。

③通俗说肠梗阻的病理，就是肠子不通了。肠结也是此意，所以，此病的中医诊断倒是辨病的。治疗上也是辨病论治的。自然也有辨证论治的因素。

④西医治疗此病，辨证论治的内容倒是更多一些。西医说肠梗阻有好几种不同的类型。如完全性与不完全性；机械性与动力性；小肠与大肠；小肠上段与下段；血运性与非血运性等。不同类型的治疗原则不同，即不是只有手术一种办法。这里不便全说，只说要害。

肠梗阻中，以小肠大部扭转最危险，可以在24小时内死人。其次是其他血运性的比较危险，一般非手术不可。再其次是小肠上段完全梗阻，一般也要及时手术。此外都不是非手术不可。其中道理，请参看西医外科书。

该患者的诊断和治疗：患者与我有点亲戚关系，所以，在主管医生提出手术时，病家找我哀告是否可以不做手术。我才去看病人。病史如上。诊断是：小部分小肠扭转、不全性肠梗阻。

按说，有肠扭转，外科医生一般主张积极手术。但鉴于病家的要求，而且梗阻不全，我主张中西医结合治疗。西医方面主要是支持输液和胃肠减压，中医方面就是用大承气汤加味——原方加活血药。

第一天服用（通过胃管灌服，1小时不应，即抽出）两大剂，不应。因为情况无明显恶化，第二天再用两大剂，仍不应。第三天再用，有少量虚恭和稀便。第四天再用，终于见大量多次稀便和虚恭。宣告治愈，停胃肠减压，让患者进流食。又观察两天，腹痛未再发作，进食后无不适，出院。

关于治疗的讨论：

①承气汤就是顺气或通气的方子，方名的含义如此。肠梗阻或肠结就是肠子不通气了。要通气，自然要用承气汤。梗阻是严重的不通气，自然要用大承气。凡是治疗急腹症，用大承气汤时，我大多要加上活血药，因为气滞还容易伴有血瘀，何况气不通！

②或问：连用八剂大承气，就没有顾虑吗？古人用大承气是有不少禁忌。为什么你敢如此大胆？答：当然要考虑周到些。四天连用八剂大承气，主要是有输液支持作后盾。加之保留胃管，服药不应还可以抽出来，不怕过下会出现严重后果。

③再问：不积极手术而大用峻攻法，不怕死人要负责吗？答：不怕。因为我知道什么时候非手术不可，而且我可以亲自手术。

案10：急性胰腺炎（张伯臾医案）

郑某，女，23岁，昨日中午过食油荤，入夜上腹部剧烈疼痛，拒按，并向腰部放射，恶心欲呕，口干便秘。今起发热 38℃，白细胞 17199/mm^3，中性 82%，血淀粉酶 1600u，脉小弦，苔薄黄腻。湿热滞互阻中焦延及胰腺，不通则痛。急拟清热解毒通腑法，方以大承气汤加减：生大黄（后下）9g，元明粉 9g（冲），枳实 12g，生山楂 15g，红藤 30g，败酱草 30g。两味煎汤代水煎上药。

服一剂腹痛减，二剂腹痛除，热退，白细胞及血淀粉酶均正常。（《张伯臾医案》）

洪钧按：急性胰腺炎自中医看是结胸证，据《伤寒论》宜用大陷胸汤。大承气与大陷胸治法接近，故治此证疗效很好。

案 11：感冒出现大承气汤证（赵洪钧医案）

约 1997 年，堂嫂 76 岁，她先有较轻的帕金森病，但生活可以自理，还可以做简单家务。当年仲春，因流感小流行她患感冒。发热不很严重，也可以少量进食水。一周后却出现潮热、一阵阵汗出、谵语。谵语时并非真昏迷，叫醒她可以正常对话。只是她迷迷糊糊睡去，就有谵语。这时查其脉象不是大虚，舌苔黄厚，脐周可触及结粪，于是给大承气原方一大剂。

生大黄 15g，芒硝 15g，厚朴 20g，枳实 20g。

上四味共煎，第一煎快煎 20 分钟，二煎 40 分钟左右。分两次服。

服药后 1 个多小时大泻两次，诸证悉退，又将息数日康复。

当时侄子和侄媳都说：没想到中药这么管用！

洪钧按：今教材注明大承气汤的用量是：生大黄 12g、厚朴 15g、枳实 15g、芒硝 9g。

我觉得分两偏小。特别是芒硝不宜小于 10g。

又，传统上此方的煎法是：生大黄后下——煎不过 20 分钟，芒硝冲。可以简化如我所说。

又，芒硝的主要成分（97% 左右）是硫酸钠，它和西药硫酸镁药理作用完全相同：不能被吸收，使肠管内的液体高渗，增加肠管内液体量。硫酸镁俗称硫苦，又称泻盐。西医曾经很常用。常用量 20g。按化学理论，硫酸镁的用量要比硫酸钠大一点。

按说，硫酸钠要比硫酸镁更安全。不过，市场上很容易购得高质量的硫苦，故我常常用它代替芒硝。

又，此案之所以按实证治以大承气汤，只是针对里热燥屎。实际上患者已有正夺。76岁的高年且久病，必然正气不足。注意，凡大承气证，乃至绝大多数实证，用攻法都要中病即止。

以上捡简明扼要者列举大承气汤验案11例。读者应能从中把握要点。有兴趣者，请参看《皕一选方治验实录》，其中载大承气汤验案近百例。

二、小承气汤①

此方也首见于《伤寒论》，和大承气是姊妹方。它由大黄、厚朴、枳实三味药组成。故知其泻下、通气之力小于大承气。在《伤寒论》中，此方涉及经文共六条，只有一条有燥屎。故此方用于没有大便燥结（芒硝的作用是软化燥屎）的阳明实热证，目的是不致泻下太过。

今教材谓，此方的功效是：轻下热结。

此方还可用于痢疾初起。以下列举此方验案。

案1：伤寒身热谵语，手足厥冷（施沛医案）

太学施原廓乃仆，患伤寒，身热谵语，手足厥冷。原廓召余诊，寸口脉沉紧，舌上白苔，胸满。脉法沉为在里，紧为宿食。病属阳明实热，宜小承气下之。《伤寒论》曰：阳明病，其人多汗，以津液外出，胃中燥，大便必鞕，鞕则谵语，小承气汤主之。予曰：不知者见其脉沉而若伏，手足厥冷，便作阴证治矣。主人曰：顷一医先诊，谓是阴证，方乃理中汤，用参附各五钱，何二君之见相反若是耶？予曰：二方所系生死在反掌间，岂堪误投？病者之子不无狐疑，乃卜之。占者曰：承气吉。遂服之，下后果愈。（《云起堂诊籍》）

洪钧按：择医用药乃至于占卜，足见病情严重且病家狐疑。倘此案不遇明医，泉下必多一冤魂。

案2：伤寒恶证（许叔微医案）

市人张某，年可四十，病伤寒。大便不利，日晡发热，手循衣缝，两手撮空，目直视急，更三医矣。皆曰：伤寒最恶证也，不可治。后召予，予不得已往诊之。曰：此诚恶候，染此者十中九死。仲景虽有证而无治法。但云：脉弦者生，涩者死。况经吐下难于用药。漫以药与，若大便得通，而脉弦者，庶可料理也。遂用小承气汤与之。

一投而大便通利，诸疾减退，脉且微弦。半月得瘥。

---

① 小承气汤：大黄四两，厚朴（炙，去皮）二两，枳实（大者，炙）三枚
三味以水四升煮至一升二合，分温二服（《伤寒论》）
【按：1两（2帖/1帖）≈13.8g/6.9g】

洪钧按：伤寒难倒了许叔微，漫以小承气投之，可见此方可治伤寒恶候。

案3：痢疾（朱丹溪医案）

叶先生名仪，尝与丹溪俱从白云许先生学。其证病云：岁癸酉秋八月，予病滞下，痛作，绝不食饮，继而困惫不能起床。乃以衽席为荐，阙其中而听其自下焉。时朱彦修氏客城中，以友生之好，日过视予，饮予药，但日服而病日增。朋友哗然议之，彦修不顾也。浃旬病益甚，痰窒咽如絮，呻吟自昼夜。私自虞，与二子诀，二子哭。道路相传谓予死矣。彦修闻之曰：呼！此必传者之妄也。翌日天甫明，来视予脉，煮小承气汤饮予。药下咽，觉所苦者自上下，凡一再行，越日遂近粥，渐愈。

朋游因问彦修治法。答曰：前诊气口脉虚，形虽实而面黄稍白。此由平素与人接言多。多言者中气虚。又其人务竟己事，恒失之饥而伤于饱，其流为积。积之久，为此证。夫滞下之病，谓宜去其旧而新是图。而我顾投以参、术、陈皮、芍药等补剂十余帖，安得不日以剧？然非浃旬之补，岂能当此两帖承气哉？故先补完胃气之伤，而后去其积，则一旦豁然矣。众乃敛衽而服。（《古今医案按·痢》卷三）

洪钧按：朱丹溪主阳有余而阴不足，不喜温补，但治此案却先用参、术等十余帖。这是因为"气口脉虚"，又"中气虚"。先补后攻，其说似乎有理。但愈补愈重，不能自圆其说，因恰当补益当病情大好。最后使用小承气，可谓善补过也。

又，滞下就是痢疾。此案迁延10余日，再用小承气，两日大好，但不足为法。

案4：伤食腹痛（刘渡舟医案）

陈某，男，12岁，过端午节时多吃了几个粽子，第二天胃痛腹胀，啼哭不止。其父前往药铺购买"一粒丹"与服之，不但无效，腹痛反而加剧。询之大便已3日未解。解衣观腹，腹胀如合瓦，以手按其腹则叫哭不已。脉沉滑有力，舌苔黄白杂腻。此因过饱伤中，食填太仓，胃肠阻滞，气机不利所致。

大黄9g，枳实9g，厚朴9g，藿香梗6g，生姜6g。一剂。

服药后约一个时辰，腹中气动有声，旋即大便作泻，泻下酸臭物甚

多，连下二次，腹痛止而思睡。转用保和丸①加减善后。(《经方临证指南》)

洪钧按：此案就是积食。食积于胃肠，不得消化，变为腐臭，即为毒物发酵膨大。胃肠不耐，故腹胀满而痛。此所以小承气加味效佳。一般说来，此案使用槟榔四消丸亦可，而更简便。

案5：流行性乙型脑炎（蒲辅周医案）

梁某，男，28岁，住某医院。诊断为流行性乙型脑炎。

住院检查摘要：(略)

病程与治疗：病已六日，曾连服中药清热、解毒、养阴之剂，病势有增无减。会诊时，体温高达40.3℃。脉象沉数有力，腹满微硬，哕声连续，目赤不闭，手足妄动，无汗，烦躁不宁，有欲狂之势。神昏谵语，四肢微厥。昨日下利纯青黑水，此虽病邪羁踞阳明、热结旁流之象，但未至大实满，而且舌苔秽腻，色不老黄，未可与大承气汤，乃用小承气汤法微和之。

服药后，哕止便通，汗出厥回，神清热退，诸证豁然，再以养阴和胃之剂调理而愈。(《蒲辅周医案》)

洪钧按：此证在伤寒家看来，属于阳明实热，热结旁流，为阳明三急下之一。重症痢疾或其他热病见此证，即宜急下。乙型脑炎见此证，自然亦需急下。

以上列举小承气汤验案5案，读者当与大承气汤验案对看，即知两家有轻重之别。

三、调胃承气汤②

此方也出自《伤寒论》，由甘草、大黄、芒硝三味药组成，涉及经文8条。它和大小承气同属姊妹方。三方中，此方泻下、清热之力最小，不宜于有燥屎坚硬、邪热甚盛者。

今方剂教材说，此方主治：阳明病恶热、口渴便秘、腹满拒按、舌苔正黄、脉滑数者；对肠胃积热引起的发斑、口齿疼痛及溃疡等症，亦可治疗。

---

① 保和丸：山楂、神曲、半夏、茯苓、陈皮、连翘、萝卜子（详见消导方）
② 调胃承气汤：大黄（去皮，清酒洗）四两，甘草（炙）二两，芒硝半升。水三升煮取一升，内芒硝，微煮令沸，少少温服之《伤寒论》)
【按：1两≈13.8g；芒硝半升≈62g】

第三章 泻下原理

以下列举此方验案。

案1：发热头痛便秘（胡希恕医案）

刘某，女性，27岁。1965年6月4日初诊。

发热头痛一周，曾服中西解表药，大汗出而身热头痛不解。头胀痛难忍，心烦欲呕，口干思冷饮，皮肤灼热而不恶寒。大便已三日未行，苔白厚，脉弦稍数。体温38℃。证属里实热胃不和，治以清里和胃，与调胃承气汤。

大黄10g，炙甘草6g，芒硝12g（分冲）。

结果：上药服一煎，大便通，头痛已，身热减，体温正常，继服余药而去芒硝，诸证基本消失。（《经方传真》）

洪钧按：此方辨证的主要依据是"皮肤灼热而不恶寒，大便已三日未行"。恶热而不恶寒，是热证的依据，大便三日未行，是病在阳明。头胀痛难忍，是热气上冲。故调胃承气汤一服而愈。

案2：伤寒谵语妄见（张子和医案）

张子和曰：予之常溪雪中冒寒入浴，重感风寒，遂病不起。但使煎通圣散单服之，一二日不食，惟渴饮水，亦不多饮。时时使人捶其股，按其腹，凡三四日不食，日饮水一二十度。至六日，有谵语妄见，以调胃承气汤下之，汗出而愈。

常谓人曰：伤寒勿妄用药，惟饮水最妙，但不可使之伤，常令揉散，乃大佳耳。至六七日，见有下证，方可下之，岂有变异哉。奈何医者禁人饮水，至有渴死者。病人若不渴，强与水饮亦不肯饮也。

予初病时，鼻塞声重，头痛，小便如灰淋汁。及服调胃承气一两半，觉欲呕状，探而出之，汗出然。须臾下五六行，大汗，一日乃瘳。当日饮水下，则痰（洪钧按：此处不是咳嗽之痰，乃胃中呕出之黏液），出约一二碗。痰即是病也，痰出则病去矣。予时年六十一岁。（《续名医类案·伤寒》）

洪钧按：张子和喜用汗吐下三法，文中均有。此案是张氏自治感冒，很可靠。初服防风通圣散（洪钧按：刘河间方，盖张氏尊信河间），是表里双解法，不很得当。五六日不食，也不可为训。至于不断饮水，则可取。最后用调胃承气汤，是其本色。但确有可下之证。至于探吐，也是张氏常用法。盖他认为痰即是病也。

案3：伤寒误补坏证（张令韶医案）

一妇人素有虚弱之证，后患伤寒。一医以为阴虚发热，用滋阴之药，命食鸡子、火肉，而病更甚。所用皆玉竹、骨皮、丹皮、归、芍之类，十余日，死证悉具。延张至，其人已死。张请视之，气虽绝而脉尚在且带滑（洪钧按：古人以为脉滑为有食积）。曰：此证不死，乃误服补药，使邪不解，胃络不通，胃家实也。幸正气未败，可治。少顷果苏。用调胃承气汤，一服而结粪解，诸证愈。（《续名医类案》）

洪钧按：见此案必有人问：尊见以为，虚人外感，初起即可补。何以此案用补药几死？答曰：洪钧所谓宜补，系指使用温补法，非此案前医所用滋阴之剂。此案初起亦无用滋阴之理。盖凡伤寒初起，无不是阳气受损，无滋阴之理也。即便如此，亦未大伤正气。故正气尚在。此所以用调胃承气汤一剂愈。

案4：慢性痢疾（刘渡舟医案）

安某，男，38岁。

患慢性痢疾一年多，大便每日三四次，兼夹黏液，有下坠感，伴腹胀肠鸣，舌质红苔黄，脉弦。先按厥阴下利治疗。用白头翁汤①加白芍、麦冬，二剂后大便黏液明显减少，但仍腹胀肠鸣而下坠。此属热结阳明，胃肠气机不利，通因通用，宜从调胃承气汤法。

大黄9g，风化硝9g，炙甘草9g，白芍15g，川楝9g，青皮9g。

服药一剂后，大便泻出黑色粪垢甚多，顿觉腹中宽适。宗前法，用调胃承气汤原方又一剂，诸证皆消。（《经方临证指南》）

洪钧按：本章开头说过，慢性痢疾用下法是错误的，何以此案用调胃承气汤捷效？曰：案中言明"此属热结阳明，胃肠气机不利"，据此自然宜用承气。不过，倘洪钧治此证，不会用承气，也不会用白头翁汤，而会用补中益气法加减。经验所及，无不效者。尽管如此，读者也可以试用调胃承气汤，治慢性腹泻或慢性痢疾。如果效佳，则多一途径。又，洪钧读研究生时，曾从刘渡舟先生学伤寒。此老的学识，非常人可比。

以上列举调胃承气汤验案4案，供读者参考。洪钧按语不妥之处，尚祈指出。

（本章完）

---

① 白头翁汤：白头翁、黄柏、黄连、秦皮。

第四章 温里心得

西医并无温里之说，温里法却是很重要的中医治法。本章就讲温里要药和温里要方。

第一节 理论要点

问：西医没有温里之说，如何中西医结合地理解温里法呢？

答：中医的温里之说来自常识。比如，喝一杯烫水或者用暖袋暖肚子也是温里。这种温里，显然是给腹内脏器、特别是胃肠补充了热量。不要小看多喝热水，西医也主张感冒后要多喝热水。有的人可以快速喝下80℃以上的热水，于是，补充的热量相当多。至于用暖袋暖肚子，也能缓解腹痛等，于是，日常生活中很常用。

问：有人大量饮茶治感冒，其机理也是补充热量吗？

答：和饮用烫水一样，大量饮用热茶首先补充了热量，但不仅仅如此。更重要的是，其中的咖啡碱等（成分较多，从略）还能兴奋神经中枢，加速循环，促进代谢，发汗，利尿。于是，迅速达到全身发热出汗的程度。此法相当有效。很多人告诉我，一旦感冒就用此法，一般一次奏效。100多年前，西医也有大量饮热茶治感冒，或用来发汗退热之法。

问：内服温里方药，也是给胃肠等补充热量吗？

答：一般说不是这样，或不完全这样。试看有的药物在常识中是温热的。比如吃生姜或其他辛辣食物（大多也是中药）稍多，会出汗而且觉得腹内温暖。其机理是，辛辣刺激增加了消化液分泌和胃肠的供血。消化液和胃肠供血充足，必然促进其消化吸收功能，还能促进其他代谢。结果是，全身热量增加。特别是血糖升高，会使人觉得温暖。因为较高的血糖，给产热代谢增加了物质基础。静脉推注50%的葡萄糖时，会有一过性全身发热。这就是为什么，饭后胃排空时（这时血糖最高）会觉得温暖，甚至出汗。

问：饮酒稍多，也会觉得全身温暖。如果饮热酒，会更加觉得温暖。饮酒为什么会有温暖效果呢？

答：这是因为酒精能加速产热代谢，于是全身热量增加，结果感到全身温暖。不过，还是不宜于用酒治病。

问：温里方药只能温里吗？

答：显然不能这样理解，因为热量必然会随着循环的血液达到全身。如前述多喝热水（包括进热饮食）会觉得全身温暖，就是此理。任何口服方药都要先作用于胃肠。胃肠吸收之后，必然作用于其他器官乃至全身。总之，若非靶向作用很强（即选择性很强）的口服方药，都是先作用于胃肠而后至全身。

问：大冷天，穿得少，会感到寒冷。这时耳朵、手足等处冰凉。再冷时会双手冻僵，不能写字。为什么呢？

答：这是因为，这些地方远离心脏且暴露，于是容易失温而供血不足（二者互为因果）。双手进一步供血不足，就会失去功能，于是冻僵不能写字。至此，需要记住，凡人体温暖的地方，必然供血较好，反之必然供血不足。耳朵、手足，缺血、失温较重时，会有疼痛。同理，内脏供血不足较重，也会感到疼痛。自然，同时必有功能失调，甚至失去功能。

问：温里方药的作用就是补充热量吗？

答：主要不是补充热量，因为喝下的药液很少。

问：那么主要靠什么作用呢？

答：主要靠强心、抗休克，改善血液循环，同时促进代谢。

问：我们怎么听着，温里的机理和补气差不多呢？

答：确实有相同之处。我在补阳一节说过，最典型的补阳法是四逆汤，故温里就是补阳。下面还要讲的参附汤，就多半是补益。理中汤也要用人参和白术，故大半也是补益。古人有甘温除热之说，此法就是温热药扶正去邪。理中汤和参附汤，都是甘温除热或扶正去邪法。多喝热水是给机体补充热量，从虚实角度看，也是补益，即补充了热量——能量之一。

问：典型的温里药有哪些呢？

答：最典型的是附子。不太典型的有肉桂、干姜等。一般说来，凡温热方药都可以加速循环、促进代谢，但不是都归入温里方药。比如，人参、黄芪等也能强心、抗休克、加速血液循环、促进代谢。它们已经在补气要药中讲过。说它们补气，更确切。

问：典型的温里方剂有哪些呢？

答：最典型的是四逆汤，不太典型的有理中丸等。

问：本章主要讲哪些温里要药和温里要方呢？

答：温里要药只讲附子、干姜、肉桂和吴茱萸四味。温里要方只讲四逆汤、参附汤、理中丸和吴茱萸汤四方。

以下分别讲解。

第二节　温里要药

第一节已经说明，本章只讲附子、干姜、肉桂、吴茱萸四味温里药。它们的药理不尽相同，以下分别讲解。

一、附子

附子是最重要的温里药，故重点讲解。

《本草纲目》载，附子主治：

• 风寒咳逆邪气，温中，寒湿，拘挛膝痛，不能行步，破癥坚积聚血瘕，金疮（《本经》）。

• 腰脊风寒，脚疼冷弱，心腹冷痛，霍乱转筋，下痢赤白，强阴，坚肌骨，又堕胎，为百药长（《别录》）。

• 温暖脾胃，除脾湿肾寒，补下焦之阳虚（元素）。

• 除脏腑沉寒，三阴厥逆，湿淫腹痛，胃寒蛔动，治经闭，补虚散壅（李杲）。

• 督脉为病，脊强而厥（好古）。

• 治三阴伤寒，阴毒寒疝，中寒中风，痰厥、气厥，柔痓痫，小儿慢惊，风湿麻痹，肿满，香港脚，头风，肾厥头痛，暴泻脱阳，久痢脾泄，寒疟瘴气，久病呕哕，反胃噎膈，痈疽不敛，久漏冷疮。合葱涕，塞耳治聋（时珍）。

《本草纲目》又载，吴绶曰：附子乃阴证要药。凡伤寒传变三阴，及中寒夹阴，虽身大热而脉沉者，必用之。或厥冷腹痛，脉沉细，甚则唇青、囊缩者，急须用之，有退阴回阳之力，起死回生之功。近世见阴证伤寒，往往疑似，不敢用附子，直待阴极阳竭而用之，已迟矣。且夹阴伤寒，内外皆阴，阳气顿衰。必须急用人参健脉以益其原，佐以附子，温经散寒。舍此不用，将何以救之？

今中药教材谓，附子的功效是：回阳救逆，补火助阳，散寒止痛。

明代大医张景岳，非常重视附子。他说：

"人参、熟地、附子、大黄，实乃药中之四维。病而至于可畏，势非庸庸所济者，非此四物不可。设若逡巡，必误乃事。今人直至必不得已而后用附子，事已无济矣。事无济则反罪之，将附子诚废物乎。嗟夫！人之所以生者，阳气耳！正气耳！人之所以死者，阴气耳！邪气耳！人参、熟地者，治世之良相也；附子、大黄者，乱世之良将也。兵不可久用，故良将用于暂。乱不可忘治，故良相不可缺。矧夫附子虽烈，而其性扶阳，有非硝黄之比。硝黄似缓而其性阴泄又非桂附可例。华元化曰：得其阳者生，得其阴者死。《内经》曰：门户不要，是仓廪不藏也。得守者生，失守者死。今之人履芒硝、大黄若坦途，视参、附、熟地为蛇蝎。愚也？智也？"

以上见于《景岳全书》卷48、本草正上。

那么，如何从当代高度——亦即中西医结合地看附子的药理呢？

现代研究发现，附子有明显的强心作用，还有显著地抗炎作用。此外还能抗衰老。

我觉得，现代研究，还不足以完全解释附子的临床应用。

盖中医用附子，最要害的是对抗冷休克。对此我将在四逆汤中详解，此处从略。

问：近年曾出现扶阳派，大用附子，风行一时。你如何看待此风呢？

答：扶阳之风的要点是：大剂量使用附子。我曾见有人一副药开附子250g。患者连进三剂，并无明显效果，也没有中毒表现。可见，目前的附子饮片没有毒性或毒性很小。不过，也确实有人过用附子，使病人出现严重心律失常而病危。此事见于网上，故不是我亲见，不敢十分肯定。总之，扶阳之风不可取。

为说明"火神派"不可取，把多年前洪钧在网上发的一个帖子连同跟帖附在下面。

附：古人果然用大量吗？

第四章 温里心得

这个问题本来不复杂,却被某神医搞得复杂了。他为了给自己超大剂量使用附子找经方依据,说前人考证的汉代衡量是错误的。于是,附子一次用 500 克也不必顾忌,甚至可以用到 700 克以上。

其实,仲景如何用附子恰恰足以驳倒他。或者证明他没有读过仲景书。

今《伤寒论》用生附子,最多一枚,强人一大枚。用熟附子最多三枚。注意!这里所谓"熟",指仲景所谓"炮",即在火旁烤,有时要炮得"坼"——裂开了。

仲景用生附子一枚的,恰恰是神医说的四逆汤。

莫非,汉代的附子一枚会有 500 克吗?

我看恰恰相反。汉代的附子要比现在个儿小。

仲景方中还有几种药是论枚的。如栀子一般用 14 枚。大黄虽然不论个儿,也说过如博棋子大 5、6 枚。注意!棋子应该指围棋子。

如果按照附子推理,那时的栀子一枚该多么重呢?

总之,最足以判断仲景用量的倒是这些"枚"。

此外,仲景用散剂还有"方寸匕"之说。神医该怎么说呢?

又须知,重要的仲景方要服 3 次,或分温再服。四逆汤就是分温再服。

于是,仲景再世会被神医吓着的。

当然,不是说后人不可以超越仲景。

至于如何解释可以用远远大于仲景的用量,我曾经说过为什么。这里不再说。只是我不认为,可以放心大胆地用 30 克以上。

如果看过仲景之后的书,更足以证明古人常常用小量。

请神医读读《局方》和金元医书。《水浒传》也能说明问题。

所以,当代的用量已经够大了。

还有,神医说:四逆汤是治心衰的。这个问题倒是有点复杂。不过,神医不知道什么是心衰、什么是休克是肯定的。

按:仲景所治不是心衰,而是休克。详说请参看拙作《伤寒论新解》中的"四逆汤新解"。

不过,有的心衰也需要用附子。但不要以为心衰都可以用附子,而且用大量。

下面附上我的一个病案。

高心病急性左心衰竭病危

患者是我的同村同乡,却是仓促中救治的。

1991年春末一天,一位故乡的邻居患脑意外住在县医院。抢救期间院方多次告病危。大约住院一周之后,院方宣布束手。其子专程到省城请我回乡看看是否还有希望。患者还住在医院里,于是,和比较熟悉的同行交换过看法之后,即回故居。当时已过半夜,刚上床休息,忽听有人慌张叫门。

原来是另一位村民病危。

仓促赶到时,见患者面色和全身苍白,口唇淡紫,大汗淋漓,端坐呼吸,严重气短并不断吐出血样泡沫痰。他只能勉强说三个字——"不行了"。

显然这是典型的急性左心衰竭。于是立即让人去外村拉氧气,同时一面救治,一面检查、问病史。

在我的印象中,患者的身体不错。为什么突然急性心衰呢?

望诊之外,脉诊最方便。患者的脉象洪大弦急,硬而有力。立即测血压为240/120mmHg。这时患者还吊着输液瓶子。其中输的是盐水、氨苄青霉素、地塞米松和副肾素,真是南辕北辙!于是立即换上10%葡萄糖加西地兰和速尿。注意!仍不宜快速输液,保持输液通道是为了便于用药。

略加询问,才知道患者原来只有比较轻的呼吸困难。输液三天,逐日加重,以至于如此紧急。看来前医以为患者是支气管哮喘。他没有想到量血压,大概也没有诊脉的基本知识,以至如此误诊误治。

恰好侄子和患者是近邻,他那里有部分中药。立即口述让他取药如下:

黑附子30g,白芍20g,干姜20g,茯苓20g,白术15g,甘草15g,五味子20g,桂枝20g。

这是大剂的真武汤①加五味子和桂枝。

患者家里备有炒花生用的带鼓风机的火炉。于是急煎20分钟,频服。

如此中西医结合处理半小时后,病情仍无缓解。于是再煎一剂,频服。

如此处理,2小时后病情缓解。喘停汗止,血压降至160/100mmHg,不再吐血样泡沫痰,可以半卧。天色将近黎明,我才去休息。

---

① 真武汤:茯苓、芍药、生姜、白术、附子(炮)

第四章 温里心得

当夜情况紧急，家属和邻居均以为不救，来不及准备敛服，竟致借来邻家一位老者准备好的寿衣。所幸迅速好转，患者又存活6年。过世时大约72岁。

泰然居士：这在火神派看来或许是小儿科，但这个方中"桂、附"的量我也不敢用。余药在我看来不算重剂。这个病案强心、利尿中西皆然。

孙曼之：大剂量使用姜附为火神派的特点之一，值得研究、借鉴，因为事实证明，在某些情况下，大剂量应用姜附常是决定成败的重要因素。但是正如本文所指出的，《伤寒论》原书方剂的剂量并不大。因此某些人所宣传的大剂量使用药物是《伤寒论》正宗心传是完全没有根据的。他们以伤寒派自居，完全是欺人之谈。

五积散：我在四川江由（附子的原产地）考证过：现在制作的一枚炮附子的重量大约在25～30克之间。据当地药农讲，现在的附子生品已经比1949年前大，主要是一些农药和化肥的使用，致使附子的重量增大。并且现在的炮制方法和古法都不同。现在的方法主要是靠蒸煮，过去主要是靠火烤（1949年前主要都采取火烤，蒸煮时间短）如果按照过去的制法和附子本身的重量而言，一枚炮附子的剂量大约在20克左右。

feng4922：关于附子的用量，大可不必标新立异。治病药物不在量，而在于用的恰当。我们可以放开古典医籍不去考证，看看我们当今名医如蒲辅周老先生的医案，不就一目了然吗？其附子的用量多者为4钱、其余的药物3钱都很少，蒲老不是一代名医吗？

普济：同意五积散的说法，用量大小是因人而异的。有些人附子少了确实不行，但个人体会30克已经不少了。很多情况下用附子只需几克或十几克。

红莎草：还有汉代的钱和清代的钱重量不是一样的。为什么古代的度量衡用钱作单位？古人用药的确是用钱币来衡量。汉代的五铢钱是历史上最小的制钱。

汉代的五铢钱衡量药面一钱也就是一克左右，一两为16（洪钧按：汉代的一两是10钱）钱，相当于现代的16克。但唐宋以后的制钱一钱可衡量大约是3克，一两也就等于30克了。如果有五铢钱的网友可以试试。如果古人用的是12两制的秤，那么一两只能相当于现在的12克了。基本上和现在接近。我想这就是为什么有的古方会有大剂量用药的原因吧。

洪钧按：关于古代衡量，红莎草所说不确。读者最好参看专家著作。

或问：古今医书的都说附子有毒。此说正确吗？

答：附子有毒是肯定的。中毒症状表现为：①先有口唇、手足麻，之后出现嘴歪、流涎，手足肌肉痉挛、抽搐，胸闷，心慌，心悸，头昏，眼花，咽喉、食管、胃部有烧灼感。②继之出现恶心、呕吐、腹泻，烦躁，脉缓慢，神志呆滞，呼吸困难，血压下降，言语障碍，大小便失禁。③进而出现昏迷，抽搐，呼吸暂停。严重者可因循环、呼吸衰竭而死亡。

看来，附子还有待研究。试看李时珍如下说：

"李东垣治冯翰林侄阴盛格阳伤寒，面赤目赤，烦渴引饮，脉来七八至，但按之则散。用姜附汤①加人参，投半斤服之，得汗而愈。此则神圣之妙也。"

以上见《本草纲目》附子发明中。不过，古人对附子（和乌头）又多有顾虑，因为此药的毒性不易控制，且个体差异较大。古时很难掌握恰当用量。试看李时珍又说：

"乌附毒药，非危病不用，而补药中稍加引导，其功甚捷。有人才服钱匕，即发燥不堪，而昔人补剂用为常药，岂古今运气不同耶？荆府都昌王，体瘦而冷，无它病。日以附子煎汤饮，兼嚼硫磺，如此数岁。蕲州卫张百户，平生服鹿茸、附子药，至八十余，康健倍常；宋张杲《医说》载：赵知府耽酒色，每日煎干姜熟附汤吞硫磺金液丹百粒，乃能健啖，否则倦弱不支，寿至九十。他人服一粒即为害，若此数人，皆其脏腑禀赋之偏，服之有益无害，不可以常理概论也。又《琐碎录》言：滑台风土极寒，民啖附子如啖芋菜，此则地气使然。"

其实，张仲景用附子不用大剂量。《伤寒论》用生附子最多用两枚，熟附子（即生附子炮过）最多用三枚。我用附子很少超过30g。

或问：附子有毒，为什么"火神派"大量用附子，不见中毒呢？

答：我对附子没有进行过实验室研究，不敢说拙见很正确。只是我认为，附子的药理作用正是利用它的毒性。但是，今附子的炮制法几乎完全去除了附子的毒性，于是其药理作用也大大削弱。附子有多种炮制方法，故今附子饮片至少有三种（1949年前更多）。其中以干附子（黑附片）最无用。为说明拙见，谨把《景岳全书》中张景岳对附子炮制的看法引如下。我认为，他是对的。

---

① 干姜附子汤：干姜、生附子

第四章 温里心得

附：张景岳论附子炮制法

制法：用甘草不拘，大约酌附子之多寡而用。甘草煎极浓甜汤，先浸数日，剥去皮脐，切为四块，又添浓甘草汤浸二三日，捻之软透，乃咀为片，入锅文火炒至将干，庶得生熟匀等，口嚼尚有辣味，是其度也。若炒太干，则太熟而全无辣味，并其热性全失矣。故制之太过，则但用附子之名耳，效与不效无从验也。其所以必用甘草者，盖以附子之性急，得甘草而后缓；附子之性毒，得甘草而后解；附子之性走，得甘草而后益心脾；附子之性散，得甘草而后调营卫。此无他，亦不过济之以仁而后成其勇耳。若欲急用，以厚纸包裹，沃甘草汤，或煨，或炙，待其柔软，切开，再用纸包频沃，又炙，以熟为度。亦有用面裹而煨者亦通。若果真中阴寒，厥逆将危者，缓不及制，则单用炮附，不必更用他制也。

看来，张景岳还是胆子太小，或者没有仔细读过《伤寒论》。因为仲景四逆汤就是用生附子一枚——强人一大枚。总之，附子蒸煮太熟（包括久煎——有人主张煎 4 小时左右），再晒干，其药理作用就几乎完全丧失。

我未查到单味附子验案，谨以干姜附子汤（姜附汤）代之。

此方见于《伤寒论》，由干姜、附子两味组成。

案 1：伤寒少阴病强发汗致衄（许叔微医案）

一妇人，得伤寒数日，咽干烦渴，脉弦细。医者汗之，其始衄血，继而脐中出血。医者惊骇而遁。余曰：少阴强发汗之所致也。盖少阴不当发汗。仲景云：少阴强发汗，必动其血。未知从何道而出，或从口鼻，或从耳目，是为下厥上竭，此为难治。仲景云无治法，无药方。余投以姜附汤数服，血止，后得微汗愈。（《伤寒九十论》）

洪钧按：此案初起不是典型的少阴病。许叔微从发汗后出血得知，系少阴病强发汗所致且引经文为据。仲景无治法，许氏用姜附汤获效。

案 2：阴证咽痛（李肇翠医案）

李某，男，40 岁，1986 年 4 月 16 日初诊。

六天前患风寒感冒，经治诸证悉减，但遗留咽痛。曾口服红霉素及肌注青霉素，咽痛不但不减，反而加重，甚至不能进食及讲话。刻见面色㿠白，身冷恶寒，口淡不渴，不思饮食，微有咳嗽，咳吐少许白色痰液。查咽颊部不红不肿，扁桃体不大，咽后壁无滤泡增生。舌淡苔白，脉沉紧。证属外感寒邪，滞结于咽部所致。法当温阳散寒，投以干姜附子汤为治。

处方：熟附子 15g，干姜 10g。2 剂，久煎顿服。

药后咽痛大减，已能进食言谈。嘱其将原药服完，遂告痊愈。随访至今未复发。(《伤寒名医验案精选》)

洪钧按：此案症见"面色㿠白，身冷恶寒，口淡不渴，不思饮食，微有咳嗽，咳吐少许白色痰液。查咽颊部不红不肿，扁桃体不大，咽后壁无滤泡增生。舌淡苔白，脉沉紧"。李氏断为"证属外感寒邪，滞结于咽部所致"。故干姜附子汤效捷。为加深读者对附子的认识，以下附上甘草附子汤验案4案。

附：甘草附子汤证4案

此方治"风湿相搏，骨节疼烦"。组方为：甘草二两，附子二枚（炮，去皮，破），白术二两，桂枝四两。

案1：腰痛不能转侧（黎庇留医案）

先慈偶患腰痛，不能自转侧，因不能起食，即代之亦不愿。焦甚！试自治之。据《伤寒论》：风湿相搏，骨节痛烦，用甘草附子汤。其桂枝用至四钱，为药肆老医袁锦所笑。谓：桂枝最散，只可用二三分，乌可数钱也？予曰：此未知长沙书为何物，宜不赞同。袁云：医人已数十年，卖药亦数十年，从未见用桂枝如是之重者。予曰：汝尚未悉此为何方，治何病，汝惟有执而已。于是朝晚服之。其药肆之桂枝以此而尽。

翌日，即能起食，遂愈。

此证据《金匮》，当用肾着汤①。予见高年病重，故不得不用此方也。(《黎庇留医案》)

洪钧按：附子止痛祛湿，白术祛风，甘草补益也止痛，故此方用治腰痛有效。至于桂枝只敢用二三分，确实是未曾读过仲景书者。

案2：肢节作痛恶风（薛己医案）

一妇人，肢节作痛，不能转侧，恶见风寒，自汗盗汗，小便短少，虽夏亦不去衣。其脉浮紧，此风寒客太阳经。用甘草附子汤，一剂而瘥。(《校注妇人良方·中风诸证方论》卷三)

洪钧按：可见不论扭伤、受风寒，见腰痛、关节痛，即可使用甘草附子汤。

案3：骨老伤疼痛（荒木性次医案）

一男人，在战场压于坦克之下，虽得九死一生，但患骨病，有时发生

---

① 肾着汤（甘草干姜茯苓白术汤）：甘草、干姜、茯苓、白术

大痛，尤以腰背疼痛甚剧，各种治疗无效。与本方（甘草附子汤），疼痛渐止。(《临床应用汉方解说》)

洪钧按：压于坦克下不死，必有多处损伤，不可能完全复原而容易遗留疼痛。古人称之为老血，死血。甘草附子汤有出奇之效。

案4：痹症（刘渡舟医案）

杨某，男，42岁，煤矿工人。终年在潮湿阴冷之处劳动，寒湿邪气袭人。患关节疼痛已三年，近期加剧。骨节烦痛，手不可近，伴有心悸气短，尤以夜间为甚。舌体胖大而嫩，脉软弱无力。

附子15g，白术15g，桂枝10g，炙甘草6g，茯苓皮10g，苡米10g。

服药三剂后，疼痛明显减轻。心悸等症状转佳。又服三剂，疼痛基本控制。最后改用丸药长期服用而获痊愈。(《经方临证指南》)

洪钧按：由上举诸案可知，凡躯干、肢体疼痛均可用甘草附子汤。

二、肉桂

《本草纲目》载，肉桂主治：

- 利肝肺气，心腹寒热冷疾，霍乱转筋，头痛、腰痛、出汗、止烦、止唾、咳嗽、鼻塞、堕胎、温中、坚筋骨、通血脉、理疏不足、宣导百药，无所畏。久服神仙不老（《别录》）。
- 补下焦不足，治沉寒痼冷之病，渗泄止渴，去营卫中风寒，表虚自汗。春夏为禁药，秋冬下部腹痛，非此不能止（元素）。
- 补命门不足，益火消阴（好古）。
- 治寒痹风喑，阴盛失血，泻痢，惊痫（时珍）。

今中药教材谓，此药的功效是：补火助阳，散寒止痛，温经通脉，引火归元。

早在20世纪20年代，陈克恢就比较彻底地研究了肉桂（桂皮）。他发现此药的主要成分是桂皮醛。该成分主要促进胃肠蠕动。

1949年后的研究证实了陈氏的发现。此外还发现，肉桂有扩张血管、促进血液循环、增加冠脉和脑血流量的作用。桂皮油能促进肠运动，使消化道分泌增加、缓解胃肠痉挛等作用。

洪钧以为，肉桂和桂枝，出自同一种植物肉桂树。故二者的药理作用，没有本质区别。

肉桂更是很常用的佐料，餐饮中很常用。虽然用量很小，也说明它的药理作用不是很峻烈且毒性很小。

以下列举单味肉桂验案。

案1：可疑肺炎

黄某，女，68岁。初起恶寒、流涕、咳嗽。医用参苏饮，病未减。转诊西医，右肺可闻水泡音及捻发音，白细胞 18.6×10^9/L，中性粒细胞0.88，淋巴细胞0.12。胸透：右中肺野心缘旁有片状致密影，边缘较模糊。印象：右中叶肺炎。故留医，老人拒不住院。门诊用青霉素治疗6天，病情日渐加重。就诊时病者半卧位，已3天不能入寐；精神萎靡不振，面色晦暗，唇色紫绀，恶寒怕冷，喜盖厚衣，体温（腋下）38.6℃；烦躁口渴，渴不多饮；咳嗽频繁，呼吸短促，喉声痰鸣，痰稀如泡沫；大便多日未解，小便黄少；下肢凹陷水肿；舌质淡红，苔白厚腻，指按舌面有阴凉感，脉象虚数重按无力。病属肾阳衰微，不能温化行水，水邪逆冲犯肺，治以益火之源，以消寒水之上犯。处方：肉桂9g（捣冲），分3次凉服。服药后能安然入睡3小时多，精神好转，稍思食，咳嗽减少，呼吸较顺，体温38℃，病已见效。守方续用3剂，咳喘显著减少，痰白而稠，小便量多次少，下肢肿消，体温36.6℃，精神显著好转，已可扶杖行走。肉桂改为6g，再服3剂后，食欲睡眠均已正常，仍有咳嗽，下肢有轻度凹陷性水肿，改用肾气丸18g，分3次服。调理而愈。(《陕西中医》1983年第1期）

洪钧按：此案初起是感冒，后来有了支气管炎，是否有肺炎不能肯定，但很可能有了心衰。中医诊为：肾阳衰微，故用肉桂。按西医理解，肉桂可能有强心作用。

案2：小儿腹泻

蒋某，女，13个月，解蛋花样大便4天，日行8次，伴呕吐，经当地卫生院给服土霉素治疗未效而到本院治疗。入院后，嘱用肉桂1.3~1.5g，瘦猪肉30g。将猪肉和肉桂分别切碎，拌匀，盛于小碗中，加入清水3~5汤匙，置锅内蒸20~30分钟。猪肉及药汁分2~3次服完，肉桂渣不吃。服药后，当天大便减为3次，呕吐停止。次日再服1剂，大便恢复正常，痊愈出院。(《广西中医药》1978年第3期）

洪钧按：此案应属于脾胃虚寒，故肉桂有效。

案3：面神经麻痹

军粮城李家台汪某，嘴甚歪斜，吃饭喝水，从嘴角往外流。以上肉桂研末，撒于普通膏药上，贴治一个月，逐渐矫正，饮食不再从嘴角外溢。

(《中医验方汇选》)

洪钧按：据我的经验，肉桂对面神经麻痹应该有效。但此案不能肯定是肉桂的作用。因为较轻的此病可以在20天左右自愈，且不说还同时用了膏药。

三、干姜

干姜又称干生姜，也是很常用的佐料，即属于药食两用者。故它的毒性必然很小。

《本草纲目》载，干姜主治：

- 治嗽，温中，治胀满，霍乱不止，腹痛，冷痢，血闭。病患虚而冷，宜加之（甄权）。
- 姜屑和酒服，治偏风（孟诜）。
- 肺经气分之药，能益肺（好古）。

今中药教材谓，干姜的功效是：温中散寒，回阳通脉，温肺化饮。

洪钧未能查到单味干姜验案。谨选甘草干姜汤验案供参考。

甘草干姜汤首见于《伤寒论》，是仲景用以复阳的方子。组方是：甘草四两，干姜二两，煎服。可见此方中甘草用量较大。

案1：服下剂后手足厥冷（荒木性次医案）

一女孩，感冒发热，因大便不通，与调胃承气汤。服后下利数次，随即突然手足冷，烦躁，闷乱，恶寒战栗，得得打战，逞危笃状态。此时急与甘草干姜汤，作一次服，危证立愈。（《临床应用汉方处方解说》）

洪钧按：感冒发热，即便有大便不通，一周内用调胃承气汤也是错误的。此案出现了寒战状态，还有昏迷（闷乱），病情危重。此系阳气严重受损，故甘草干姜汤效捷。

案2：服石膏剂后手足厥冷（荒木性次医案）

一女孩，发热，心情不佳，饮食不进。初与小柴胡加石膏，服2~3次后手足发冷，咽干，痴呆无神，闷乱。故急与甘草干姜汤，很快治愈。本方治疗因服下剂及石膏所致之腹中冷，手足厥逆，烦闷不适者有神效。（《临床应用汉方处方解说》）

洪钧按：观此案可知，发热而有虚证（饮食不进必正夺），不可服用石膏等凉药，而宜温补。

案3：遗尿（赵守真医案）

刘君，30岁，小学教师。

赵洪钧医学真传（续）

患遗尿症甚久，夜则数遗无间，艮以为苦。医咸认为肾气虚损，或温肾滋水而用桂附地黄汤①；或补肾温涩而用固阴煎②；或以脾胃虚寒而用建中汤，补中益气汤。其他如鹿茸、紫河车、天生磺之类，均曾尝试。有效有无效，久则依然无法治。细诊其脉，右部寸关皆弱，舌白润无苔，口淡，不咳唾液，小便清长而不时遗，夜为甚，大便溏薄。审系肾脾肺三脏之病。但补脾温肾之药，服之屡矣，所未服者，肺经之药耳。景岳云："小水虽利于肾，而肾上连于肺，若肺气无权，则肾水终不能摄，故治水者必先治肺。"本证病源于肾，因知有温肺以化水之治法。又甘草干姜汤有治遗尿之说（金匮：肺萎必遗尿，小便数），遂借用此方。

炙草24g，干姜（炮透）9g。一日二帖。

三日后尿遗大减，涎沫亦稀，再服五日，而诸证尽除。（《古方医案选编》中集）

洪钧按：患者一派阳虚。案中说理颇繁琐，其实不过是脾肺肾阳虚。读者由此知道凡遗尿，温补肾阳之外再加较大量甘草、干姜即可。

案4：吐涎（有持桂里医案）

无他病，只吐唾涎不止，服理中汤（人参汤）大多可愈。去年一男者患此症，用理中汤无效，与甘草干姜汤治愈。……此证乃心下停饮所致。（《临床应用汉方解说》）

洪钧按：理中汤中即有干姜、甘草，但温里之力不如甘草干姜汤。

案5：慢性支气管炎，痰盛纳少（许公岩医案）

徐某；男，56岁。

主诉：患慢性支气管炎已二十余年，并有阻塞性肺气肿、陈旧性肺结核病史。平时嗜水多饮，素痰盛，喉间响如曳锯，食纳少，便频坠。

诊查：身形削瘦。舌体瘦且湿，质暗红，脉细滑弦，略数。

辨证：脾肺双亏。治法：健脾益肺。

处方：干姜30g，生甘草60g，白芥子24g。

服上方药七剂后，诸恙悉减，连续服用上方半年，逐渐痊愈。（《中国现代名医医案精华（六）》）

洪钧按：此案是典型的慢性支管炎、肺气肿。有脾肺肾虚无疑。用小

---

① 桂附地黄汤：熟地、山茱萸、茯苓、山药、丹皮、泽泻、肉桂、附子
② 固阴煎：人参、熟地、山药、山茱萸、远志、炙甘草、五味子、菟丝子

第四章 温里心得

青龙加八味地黄亦可。由此案可知，再加较大剂量甘草、干姜、五味子更好。

四、吴茱萸

吴茱萸味大苦而性大热，是苦药中唯一性不寒反热者。

《本草纲目》载，此药主治：

- 温中下气，止痛，除湿血痹，逐风邪，开腠理，咳逆寒热（《本经》）。
- 利五脏，去痰冷逆气，饮食不消，心腹诸冷绞痛，中恶，心腹痛（《别录》）。
- 霍乱转筋，胃冷吐泻腹痛，产后心痛，治遍身痹刺痛，腰脚软弱，利大肠壅气，肠风痔疾，杀三虫（甄权）。
- 杀恶虫毒，牙齿虫，鬼魅疰气（藏器）。
- 下产后余血，治肾气，香港脚，水肿，通关节，起阳健脾（大明）。
- 主痢，止泻，厚肠胃，肥健人（孟诜）。
- 治痞满塞胸，咽膈不通，润肝燥脾（好古）。
- 开郁化滞，治吞酸，厥阴痰涎头痛（时珍）。

今中药教材谓，吴茱萸的功效是：散寒止痛，降逆止呕，助阳止泻。

现代研究发现，此药有抗实验性胃溃疡、镇痛、降压及保护心肌缺血作用。

洪钧以为，此药的诸多作用，主要都靠其助阳散寒实现。

以下试举单味吴茱萸验案。

案1：受风头痛

张某，女，32岁，2年前因产后吹发而患前额痛，得温则舒，即使盛夏亦欲以布带裹头。给予吴茱萸15g煎汤熏洗，每日2次，治疗1周后痊愈。（《中医杂志》1995年第3期）

洪钧按：受风即是受寒。吹风导致局部血管舒缩异常而痛，故助阳散寒的吴茱萸有效。

案2：高血压头痛眩晕等

患者，男，50岁，1993年4月5日就诊。晨起突然发生头痛，伴有眩晕、恶心、呕吐清涎、口苦咽干、烦躁失眠，舌淡苔白，脉沉弦，血压200/130mmHg，既往患"高血压"8年。以吴茱萸40g，用醋调敷足心涌泉穴，24小时后头痛减轻，血压降至160/100mmHg，又用2次，诸证均

无。(《天津中医》1995 年第 6 期)

洪钧按：高血压最常见的症状，就是头痛头晕。但能降压即可缓解。吴茱萸外用缓解了症状，且血压明显下降，可谓良法。据以上两案可知，吴茱萸可能有降血压之效。

案 3：初生儿喘息

许某，男，10 个月，1987 年 9 月初诊。患儿自生下后便喘息，喘息时出现三凹征。经河北省医院直接喉镜检查，确诊为先天性喉喘鸣。经用钙剂、鱼肝油服用多日无效。遂将吴茱萸粉末用凉白开水调成稠糊状敷于涌泉穴，每次 1~2g，每晚 1 次，次日清晨取下。经外敷 6 次，病即痊愈，随访 2 年病未复发。(《河北中医》1990 年第 1 期)

洪钧按：此证并非很少见。患儿必有阳气不足，故吴茱萸外用效佳。下案机理略同。

案 4：初生儿呼吸困难

崔某，男，4 个月。自生后就有呼吸困难，喘鸣，且喘鸣音逐渐高亢。每当吮乳时由于憋气，患儿啼哭不止。曾用滴鼻净1%麻黄素，滴鼻暂收疗效，旋又复发。经用吴茱萸外敷（吴茱萸 10g，研极细末，用好醋调和如稠粥状，敷于双足涌泉穴处，或摊至整个足心。外用棉布包好，48 小时除掉）。仅用 1 剂，5 天后即见好转，7 天后喘鸣消失，呼吸通畅，患儿活泼如常。随访 2 年，未复发。(《新中医》1980 年第 5 期)

附：曾有人用吴茱萸研末，用水拌做饼，外敷神阙，治疗腹泻。观察 19 例，获良效。文载陕西中医，1995；6：271。

第三节　温里要方

温里的理论要点，已见本章第一节。此处不再重复。以下直接讲温里要方进一步说明。本节主要讲四逆汤、理中丸、吴茱萸汤和参附汤。

一、四逆汤

此方首见于《伤寒论》，为极要害的方剂。组方只有三味药。即"甘草二两，干姜一两半，附子一枚（生用，去皮，破八瓣）。上三味，以水三升，煮取一升二合，去滓，分温再服。强人可大附子一枚，干姜三两"。

【按：1 两（2 帖/1 帖）≈13.8g/6.9g；附子 1 枚 ［大］ ≈20~30g/10~15g】

第四章 温里心得

今方剂教材谓，此方的功效是：回阳救逆。

方名的意思是，它适宜于治疗四肢厥逆。

那么，自西医看，此方治的是什么证呢？或者说，回阳救逆是什么意思呢？

我们且看两条比较典型的经文。

《伤寒论》有："大汗，若大下利而厥冷者，四逆汤主之。"

又有："既吐且利，小便复利而大汗出，下利清谷，内寒外热，脉微欲绝者，四逆汤主之。"

综看两条，四逆证就是：病人因严重的呕吐、腹泻，出大汗，脉微欲绝，四肢厥冷。这显然是西医说的休克，而且是冷休克。

于是，四逆汤证就是西医说的冷休克。

休克是接近死亡的危重急症，故四逆汤有夺命之效。

为了帮助读者深刻理解四逆汤，谨把旧作《伤寒论新解》中的"四逆汤新解"附在下面：

附：四逆汤新解——试论仲景治休克

四逆汤为仲景治伤寒极要害而有捷效之方。用之得当，每有夺命之效。当用不急用，或用之不当，便危在旦夕。故读者须熟知其功用及其适应证，从中体会中医治休克之要诀。今试新解四逆汤并略及其类方机理。

一、仲景明训四逆汤之功用

今《伤寒论》明训四逆汤之功用有三。

1. 温里：见第372条。
2. 救里或急救里：见第91、93条。
3. 温之或急温之：见第323、324条。

归纳以上诸说，可知四逆汤为里寒重时，急救温里之法。其余四逆汤类所主证，除四逆散证轻浅外，大多较四逆汤证益重。诸方较之四逆汤原方虽有缓急之别，但基本功用一致。

今《伤寒论》四逆汤证共12条。依次为太阳篇29、91、92条；阳明篇第225条；少阴篇第323、324条；厥阴篇第353、354、372、377条；霍乱篇第388、389条。(太阴篇第277条含混称用四逆辈，略去。)

读者切莫由上举条文，误解太阳病亦有四逆汤证。四逆汤证无不属里虚寒（阳明病虽亦有虚寒证，但治法不用四逆）。见于太阳、阳明篇者，均属误治由阳证一变而为阴寒，或阳证虽未解，而以里寒阴证为急。

二、遵中医新解四逆汤之功用

今方剂及伤寒教材明训四逆汤之功用为"回阳救逆"。可见今方剂及伤寒专家并不遵经解四逆汤。浅见以为，今教材不能代替仲景所揭示之四逆汤方义。四逆汤救逆是方名已有之义。问题在于四逆之病机为何。若四逆便因阳不回，尚须追问何以导致阳不回。显然，四逆因里寒重，阳内陷。急去里寒，阳气自复。故四逆汤第一功用仍宜遵仲景说——温里。

温里即可回阳，见第29条"作甘草干姜汤与之，以复其阳"。

或问：既然重用姜草便可回阳。何必再用附子？须知仲景时代认为附子亦可"温中"。非但如此，《本经》《别录》《新修本草》均不言附子回阳。《本经》反言其"强阴"（此虽后世壮阳之义，但仍与回阳、扶阳不同。或曰强阴是扶阴中之阳，强词夺理也）。经文第30条谓附子"温经"可能是"温中"之误。

然而，不仅伤寒与方剂教材不得要领，今中药学教材且谓附子"回阳救逆，补火助阳，散寒止痛"。笔者以为，诸多功用不宜视为并列关系。附子的作用只是"补火助阳"。或更准确些说是"补火"。补火便是助阳，助阳自可回阳。至于"散寒止痛"，《本经》有附子止痛之说，既然所止是寒痛，则止痛即通过散寒——仍然是温中或补火的结果。

若必以为四逆汤为救逆，试看第91、92条，里寒外热证，并无四逆。却用四逆汤，则可知虽无四逆，但有里寒重。便宜用四逆汤。自然，这是防四逆于未然。

四逆证既属里寒重，上述解法便已可通。试看四逆类方，自干姜附子汤——四逆汤——白通汤①——通脉四逆汤②就是逐渐增加补火或温中的药味或药量。

然而，将附子完全视同干姜之热，亦不确。故后人提出附子补阳。附子补阳之说最先由张元素发明，亦只云"补下焦之阳虚"。至其后学方发挥详尽，温补学派之形成与认识附子功用大有关系。今人实继承了温补派见解。

关于附子之药性，古今本草学者多言其性热或大热。但戴元礼说："附子无干姜不热，得甘草则性缓，得桂则补命门"。此言竟出于丹溪学派

---

① 白通汤：生附子、干姜、葱白
② 通脉四逆汤：附子、干姜、炙甘草［面赤加葱；腹痛加芍药；呕吐加生姜；咽痛加桔梗；利止脉不出加人参］

第四章 温里心得

之传人。故浅见以为，附子未必性热却可以扶阳。李杲说："附子得干姜则能发散，以热攻热。又导虚热下行，以除冷痛。"附子可治虚热，应非辛燥药。李时珍说："附子生用则发散，熟用峻补。"发散何义？即今中药教材所谓"温一身之阳"。四逆汤中即系生用。峻补者何义？即峻补真阳。

不过，虽有以上各家发挥，单就中医仍不能说清救逆最好用附子。即便附子性热，除四逆汤已用的干姜之外，温热药与补阳药远不止附子一味，何以特重视附子呢？

四逆证除里寒重外，有无其他病机呢？肯定有的。里寒四逆大半因吐利而致，必有里虚（亦重），四逆证乃里寒且虚之重证。四逆汤之功用应为"温里、补虚以回阳救逆"。

因此，有人认为四逆汤原方中应有人参。然而仲景专有四逆加人参汤，原方应无人参。那么，原方中是否有补气药呢？应该说，其中甘草之用，意在补气。不过，四逆汤证以里寒为急，应急除此寒。待里虚过重时，方加人参。

四逆汤之功用既明，其适应证即限于"里寒且虚"。查前举12条经文中，约半数并非纯属"里寒且虚"，而兼有表热，即里寒外热，但以里寒且虚为急。故仍用四逆汤。其中有两条需特别说明。

第353条：大汗出，热不去，内拘急，四肢疼，又下利厥逆而恶寒者，四逆汤主之。

此条实甚危重，其脉象必沉细甚或脉厥。因有下利，虽热而大汗出，无用白虎或承气之理。此时用四逆汤，一为止利，二为使厥回，三为使脉还或使脉象稍实（此三作用，乃通过同一机理）。即便如此，病仍未必愈，利止、厥回、脉还后，需另施治。

第377条：呕而脉弱，小便复利，身有微热，见厥者难治。四逆汤主之。

此条见厥之前，并不危重，不应见厥。而竟见厥，必因膈气及中气大虚，而病传厥阴。所以难治。对看353条，可知厥逆证伴下利者，尚不甚难治。单呕吐无下利而见厥逆，在古时甚难治。因前者确有"里寒且虚"，后者则系正气大虚致阳虚；且厥后呕吐必重，无峻补正气之可能。仲景时代只有试用四逆汤，勉尽人力。呕不止必死。今日有输液法，此证大多可救。

三、中西医结合看四逆汤功用

自西医看四逆汤,实属治休克或预防休克之法。上举第353、377条,见厥逆时必已有休克。至于通脉四逆汤治"脉微欲绝""利止脉不出",则已属重证休克。预防休克者,可以第91条为例,其下利清谷不止,不久必见少阴病(凡少阴病十之八九为休克或休克前期,见少阴篇新解)。四逆汤止下利清谷,西医竟无类似疗法,颇可结合采用。

或问:四逆汤防治休克,少阴病属休克或休克前期,岂非四逆汤专治少阴病或见少阴病便可用四逆法?曰:并非尽然。四逆法所治之休克,自中医看均有"里寒且虚",而少阴病并非均属此种病理。所谓少阴寒化证最宜用四逆汤。自西医看,四逆汤类最宜于治呕吐腹泻所致之休克,即所谓"冷休克"。患者但能服药不呕,必可治愈,若纯系腹泻重所致,治愈更有把握。

那么,凡有里热之厥(尤其热深者),无下利之厥,脉绝厥重,是否可用四逆汤呢?按西医理论,至少附子、甘草是可用的。倘读者参看温补派的见解和治验案,热厥但有脉沉或细微亦可用四逆类。吴绶说:"附子乃阴证要药,凡伤寒传变三阴,及中寒夹阴,虽身大热脉沉者,必用之。或肢冷腹痛,脉沉细,甚则唇青囊缩者,急须用之,有退阴回阳之力,起死回生之功。近世阴证伤寒,往往疑似,不敢用附子,直待阴极阳竭而用之,已迟矣。"

李时珍说:"李东垣治冯翰林侄阴盛格阳伤寒,面赤目赤,烦渴引饮,脉来七八至,但按之则散。用姜附汤加人参,投半斤服之,得汗而愈。此则神圣之妙也。"以上并见《本草纲目》附子发明中。不过,古人对附子(和乌头)又多有顾虑,因为此药的毒性不易控制,而且个体差异较大。古时很难掌握恰当用量。李时珍又说:"乌附毒药,非危病不用,而补药中稍加引导,其功甚捷。有人才服钱匕,即发燥不堪,而昔人补剂用为常药,岂古今运气不同耶?荆府都昌王,体瘦而冷,无它病。日以附子煎汤饮,兼嚼硫磺,如此数岁。蕲州卫张百户,平生服鹿茸、附子药,至八十余,康健倍常;宋张杲《医说》载:赵知府耽酒色,每日煎干姜熟附汤吞硫磺金液丹百粒,乃能健啖,否则倦弱不支,寿至九十。他人服一粒即为害,若此数人,皆其脏腑秉赋之偏,服之有益无害,不可以常理概论也。又《琐碎录》言:滑台风土极寒,民啖附子如啖芋菜,此则地气使然。"时珍所述均应是事实,但他的解释则不很可靠。关于附子的生药和药理请

第四章 温里心得

读者参看现代研究。

关于四逆汤类之加减法则,请参看第317条,通脉四逆汤加减。

四、中西医结合看仲景用附子及治休克

浅见以为,附子回阳救逆,主要不是因其性热(且勿论其是否性热),而是因为它可以兴奋循环机能而抗休克。所以,不仅四逆汤类主要用于防治休克,凡仲景用附子之方,十之八九亦为防治休克。故中医所谓回阳、扶阳,略同于西医治冷休克。今《伤寒论》中必用或可加用附子之方共23个。其中四逆类方共10个。其余13方中,只有乌梅丸①、理中丸、小青龙汤、附子泻心汤②4方基本与抗休克无关。以各方主证条文统计,完全可以肯定,仲景用附子,十之九为抗休克。为省篇幅,不一一再解。

倘综看仲景治休克之方,也可以说,仲景抗休克十之九要用附子。以下列出仲景不用附子而抗休克之方,读者与用附子者对看,自有心得。

1. 黄连阿胶汤③(第303条);
2. 麻黄升麻汤④(第357条);
3. 猪肤汤⑤(第310条);
4. 吴茱萸汤(第309条);
5. 承气汤(第94条少阴急下证);
6. 当归四逆汤⑥(第351条);
7. 当归四逆加吴茱萸生姜汤⑦(第352条)。

由6、7两方应知,回阳救逆并非只有姜附一法。

以上七方,仅解承气汤,它方不再解。第94条系一典型急性发热过程,中医称战汗,不一定有休克,但脉已停,应想到休克。若体温随寒战迅速上升,只见短时四末冷,则脉停时亦可测到正常血压,即或血压低,但为时甚短。脉停过久(不能超过一小时),即非战汗而属热厥。仲景治

---

① 乌梅丸:乌梅、细辛、干姜、黄连、当归、附子、蜀椒、桂枝、人参、黄柏
② 附子泻心汤:大黄、黄连、黄芩、附子
③ 黄连阿胶汤:黄连、黄芩、芍药、鸡子黄、阿胶
④ 麻黄升麻汤:桂枝、芍药、甘草、生姜、大枣、厚朴、杏仁、麻黄、升麻、当归、知母、黄芩、葳蕤、芍药、天门冬、桂枝、茯苓、甘草、石膏、白术、干姜
⑤ 猪肤汤:猪肤
⑥ 当归四逆汤:当归、桂枝、芍药、细辛、甘草、通草、大枣
⑦ 当归四逆加吴茱萸生姜汤:当归、桂枝、芍药、细辛、甘草、通草、吴茱萸、生姜、大枣

热厥,较成熟之法为白虎汤,但必须脉滑。其次便是这下法。倘脉微细,属少阴病,有大承气急下法,但未明言有厥。后世伤寒家及温病家,治热厥有用急下法使脉出者,此系对第 94 条之发扬。然而,无脉之厥而用下法,必须学识及经验俱丰。

五、自当代药理看仲景治休克

综看仲景治休克之方,其中抗休克之主药依次为附子、麻黄、细辛、人参、鸡子黄、阿胶、猪肤等。后三味药现代研究不够。此处仅简介前四味。

现代研究对附子的抗休克药理作用是肯定的,机理是通过强心作用抗休克,而且可证实其强心作用不随煮沸时间延长而降低,其毒性却大为削弱。可知古人的经验可靠。但药物化学研究尚不能肯定其强心成分,却可肯定不是甙类物质。附子的毒性主要是使心律失常,甚至心跳骤停。

现代医学对麻黄研究最彻底,其中之麻黄碱有典型的交感兴奋样作用。它既可以收缩血管升血压,又可以加快心率,增加心肌收缩力。因附子可减缓心率,故二者合用,为比较理想的中药抗休克配伍。所不足者,乃麻黄碱作用时间过短(即半衰期过短),不如正肾素较为理想。

细辛的药理作用与麻黄甚近似,不同者是细辛似可扩张皮肤血管(麻黄使之收缩)。其中毒表现与麻黄中毒颇接近。报告有 80 分钟内,服五钱细辛而严重中毒未死者(看来细辛虽用量宜小,却不必以一钱为限)。

以上三味药物均有明显药理作用,亦均有明显毒性,需善于驾驭。

人参研究甚多,却不令人满意。其药理作用博而不专。由人参中毒病例看,此药可使神经高度兴奋,古人抗休克用人参应系调动全身抗病能力。故其抗休克作用针对性不强,更适用于正气尚未大夺的休克。

中药复方抗休克亦有病因疗法在内。如黄连阿胶汤内已用抗生素。其他复方亦多有抗菌作用。下法治休克系将胃肠内之毒素排出,并杀死致病微生物,对消化道内感染所致休克是一种比较理想的疗法。至于温里止利,则有维持血容,甚或增加血容之作用,此虽不若西医直接扩容效捷,但温里的理法则为西医所无。

以上关于四逆汤的讨论已经很长,不再说。

以下列举此方验案。

案 1:寒闭危证(吴佩衡医案)

1924 年 2 月,曾治一奇证,颇险。有姚姓之女,年十八岁,因上年患

第四章 温里心得

白喉证服寒凉药过多，以致信期不调，三五月一至，时时"发痧"（洪钧按：以腹痛、手足厥冷为主）。此系阳虚血寒无疑。该女因天癸数月不至，用蚕沙二两泡酒服之，冀使通达。殊料服两小盏后，经亦未通，骤发危象。始延某医诊视，断言无救，未拟方而去。随即延余诊之。六脉俱绝，唇爪俱黑，面目全身皆发青，牙关紧闭。用物拨开，见口舌亦青紫，四肢厥逆，不省人事，气喘欲脱。缘由体素虚寒，且服过量蚕沙酒，亦系寒凉之物，至成纯阴无阳之候，病情险恶。余始疑无救，然口中气息尚存，不忍坐视而归。若用它药，恐为时不及，急以上肉桂泡水灌之，偶咽下一二口，觉气稍平。又速频频灌喂，喘息稍定，稍识人事，目珠偶动，呼之乃应。继而复诊，脉仍不见应指。余思寻之，暴病无脉系闭，久病无脉乃绝。此乃暴病所致，肉桂强心温暖血分之寒，服之气机稍回，必有生机。约两小时方过，病者始能言语，言其周身麻木，腹中扭痛，忽而大泻酱色黑稀便。再诊，脉隐隐欲现，色象稍转，气微喘，扶之以卧，试其舌，青黑冰指。乃以大剂回阳饮治之。

黄附片60g，干姜20g，上肉桂20g（研末，泡水兑入），甘草10g。

次日诊视，六脉俱回，轻取弦紧，重按无力而空。唇舌青黑悉退，惟面部稍带青绿色。觉头晕、体痛、腹中冷痛，喜滚饮。此阳气尚虚，里寒未净，宜击鼓直追，方能定夺。继以上方加味治之，连服数剂，厥疾遂瘳。

天雄片60g，干姜12g，黑姜12g，上肉桂心10g（研末，泡水兑入），桂尖12g，炒吴萸6g，茯苓15g，甘草10g。（《吴佩衡医案》）

洪钧按：此案因服药不当所致，但属于重症冷休克无疑。可见四逆汤能挽回死亡。吴氏不愧为一代名医。或问：此证单用西医可否治愈？我认为可以，但不如结合中医效捷。

案2：霍乱（黎庇留医案）

霍乱伤人最速，善治之，则其愈亦速。谭寨谭某贩茧绸为业，适由佛山回乡，多饮茶水，晚膳后精神尚如常，睡至四鼓，下利，至晓，下利已三四次，趣迎余诊。按左手脉未毕，即不能忍，急如厕。后持其六脉皆沉，与大剂四逆汤，嘱其连买两剂，盖恐药肆远隔，购药不便也。

翌早，病者自来门诊，若无病状。据云："昨日药未及煎，屙吐殊迫，且吐于枕畔，不能起床。服药后得酣睡。既醒复屙，乃服第二剂。寻进饭焦半碗，下午屙呕俱止。晚食饭焦一碗，安睡如常。"（《黎庇留医案》）

洪钧按：霍乱曾经被我国列为二号烈性传染病（一号是鼠疫），传染性颇强，死亡率甚高。其典型表现是：喷射样呕吐和频繁腹泻。泻出物如大米饭汤且不臭。此病在我国已经消灭。洪钧没见过此病。此案颇似真霍乱。即非真霍乱，亦系严重呕吐腹泻，极易发生脱水性休克。连服四逆汤二剂，诸证悉退，足见此方有夺命之效。

案3：嗜睡，呕吐不能食（郑重光医案）

黄庶常翁令政，年近四十，于五月初旬，惟熟睡不醒，呼醒又睡，胸背胀痛，呕吐不能食，不知何病，召余诊视。脉沉细紧滑，恶寒足冷。以前病论之，此少阴中寒而兼痰饮也。《经》曰：少阴病，但欲寐。此证是矣。诸阳受气于胸中，转行于背，今胸背胀者，寒痰冷气，上参于阳部。幸未厥逆，急以四逆汤加半夏、茯苓，日投三剂。计用附子七钱五分，服至七日，即豁然起矣。（《素圃医案·伤寒治效》）

洪钧按：少阴病，但欲寐。这六个字，是少阴病纲领。患者又有呕吐，故急投四逆汤加味。加半夏、茯苓，是患者原有痰饮。虽然不是效如桴鼓，却也是重病速愈。

案4：小儿发热，下利呕逆（易巨荪医案）

吴儿，数月小孩，癸巳八月得外感，发热，恶寒，下利，经某医用儿科套药，寒热仍在，下利至日十余行，呕逆。后延余诊，指纹青黯，面舌皆白，准头亦青。余曰：下利呕逆，里寒已见，但表证未解，理宜温里。拟四逆汤一服，不愈；附子用至四五钱，日三服，呕利乃止。

是日用附子一两有余。夫以数月小孩，分量如许之重，闻者莫不咋舌，而病家笃信无疑。医者难，识者亦不易也。（《广州近代老中医医案医话选编》）

洪钧按：旧时一两，约为30g。此量对数月小孩可谓极大。足见用药对症，不怕量大一些。此案虽非危急，也是重证。又可知，表证未解，但有里寒重，即可使用四逆汤。

案5：心肌梗死（门纯德医案）

江某，男，56岁。

患冠心病多年。某上午突然胸部憋闷，刺痛，头晕目眩，冷汗淋漓，入院急诊。心电图示：急性冠状动脉供血不足表现，心肌缺血性改变。患者神疲欲寐，面容青紫，周身不温，四肢厥冷过肘膝，口唇及肢端发青，冷汗渍渍，脉沉迟弱极，时隐时现，舌黯而见瘀斑。余当即辨为心阳衰微

第四章 温里心得

之证,并急疏附子10g(生、炙各半),干姜10g,炙甘草6g,葱白9根,令速煎取灌之。会诊医师遵余意进行抢救。

药后三刻,视其眼神转活,面有表情,冷汗得止,询之已能言语,心痛减。此心阳复,故再与人参、瓜蒌薤白半夏汤[1]兴阳行痹,二方交替轮服数剂,精神振作,胸痛基本消失,夜间已能安卧,饮食能进,六脉略和,小有结脉。继以炙甘草汤,枳实薤白桂枝汤[2]二方各三剂,交替服用。

一月后心电图大有改善,遂出院。后遇小劳又心悸气短,舌质淡,又以兴阳行痹、活血化瘀方药调治月余告愈。(《名方广用》)

洪钧按:此案呈比较典型的心肌梗死表现。门氏诊为心阳衰微,故急用四逆汤有效。心绞痛在仲景法属于胸痹,治用瓜蒌薤白白酒汤等汤。此案初诊以四逆为急,故先用四逆汤。

案6:慢性腹泻(姜春华医案)

李某,男,39岁。

初诊:从盛暑开始腹泻至今已3个月,每日3~5次不等。泄泻如稀水样,夹有不消化食物,腹中雷鸣时痛,得温则减。面色苍白,四肢厥冷,脉沉细。宜温中回阳,散寒救逆,治用四逆汤加味。

处方:制附子12g,干姜6g,甘草4.5g,肉桂3g,白术9g,薏苡仁15g。

服药7剂,泻止。(《内科名家姜春华学术经验集》)

洪钧按:温中回阳,散寒救逆,故用四逆汤加味。为说明严重慢性腹泻必须使用姜附等,附上洪钧的一个验案。

附:慢性腹泻病危

这是我很年轻时的经验。时间大约是1974年。患者是嫁在邻村李寨的本村姑娘。当时她大约40出头儿,病重时是秋末。她本来有胃肠不好,先是因为饮食不周发生急性胃肠炎。经过本村和公社的合作医疗医生治疗1个多月,还是腹泻严重而且几乎不能食。大便如水,每日不计其数。已经不能下床并无力起坐十多天。眼看不治,通知娘家人。是娘家弟弟请我出诊——那时轻易不住院。

其人面色萎黄苍白,明显消瘦(她是比较胖大的人,故还不是很瘦)。脉象沉迟细弱似无,舌淡苔少。腹部凹陷,肠鸣活跃。处方如下:

附子15g,干姜10g,吴茱萸4g,桂枝15g,白术10g,苍术10g,茯苓

10g，五味子10g，白芍15g，炙甘草5g，党参10g，黄芪15g，生山药30g，生姜30g。常规水煎日一副。

服上方2日，大便如稀面酱，每天3~4次。进食改善，可以坐起。又服3日，大便如稠面酱，日2~4次，食欲大好，可以下床。嘱其不可骤然多食。继续服上方3日，大便接近正常。

或问：此案可否使用砂仁、豆蔻等。

答：凡温里之药大体都可以使用，但砂仁、豆蔻价稍昂，又宜后下，我很少使用。现在看来，上方中不宜用白芍。

二、参附汤①

此方首见于《严氏济生续方》，说："参附汤，治真阳不足，上气喘急，自汗盗汗，气短头晕，但是阳气虚弱之证，并宜服之"。

人参、附子都属于药中四维，故此汤为强强联手，必然适宜于大虚、大寒证。但如方解所说，只要是阳气虚弱之证，都可以服用。

今方剂教材谓，此方的功效是：回阳，益气，救脱。

以下列举验案说明。

案1：中风脱证（李中梓医案）

一商人，忽然昏仆，遗尿手撒，汗出如珠。咸谓绝症既见，决无生理。李曰：手撒脾绝，遗尿肾绝，法在不治。惟大进参、附，或冀万一。遂以人参三两，芪、术、附各五钱，是夜服尽身体稍稍能动。再以参附膏加生姜、竹沥盏许，连进三日，神气渐爽。后以理中、补中等汤，调养二百日而安。（《续名医类案·中风》卷二）

洪钧按：中风脱证，就是急性脑血管病并发休克，确系危险之证。抢救时，首选参附汤。自然，今日最好结合西医抢救。

案2：喘促危证（柴屿青医案）

王观察在太史时，方酷暑，令媳面红唇燥，发喘不止，足冷至胯，危甚，两脉鼓指，按之微细。必过服苦寒所致，询之果然。曰：此戴阳证也，内真寒而外假热。急以人参三钱，熟附子一钱五分，投之喘定。又加肉桂一钱五分，半夜尚发烦躁，足冷未愈。遂以六味汤内加桂、附各一钱五分，六剂并煎，冰冷，频频饮之而愈。（《续名医类案·喘》卷十四）

---

① 参附汤：人参半两、附子（炮，去皮脐）一两
分三服；水二盏，生姜十片，煎至八分，食前温服（《严氏济生续方》）
【按：1 两（3 帖/1 帖）≈39.6g/13.2g；杏仁70/23 个≈21g/7g】

第四章 温里心得

洪钧按：戴阳证就是阳气浮越于面部，表面看似热证，实则内有真寒。稍微迟延，即现阳气大虚之证，故当急服参附汤。

案3：呕吐腹痛（薛已医案）

大司马王浚川呕吐宿滞，脐腹痛甚，手足俱冷，脉微细，用附子理中汤一服益甚，脉浮大按之而细，用参附汤一剂顿愈。（《内科摘要·脾胃亏损吞酸嗳腐等症》卷上）

洪钧按：用附子理中汤一服益甚，说明只温中不效，必须大力补气。故参附汤一剂顿愈。

三、理中丸① （理中汤、人参丸）

此方首见于《金匮要略》，治霍乱、头痛、发热、身疼痛，寒多不欲饮水者。组方为：人参、干姜、甘草、白术各三两。丸药如鸡子黄许大。汤法：以四物以两数切，用水八升，煮取三升，日三服。

今方剂教材谓，此方的功用是：温中祛寒，补益脾胃。

以下试举此方验案。

案1：伤寒神昏，脉微狂躁（马元仪医案）

张氏子伤寒四五日，神气昏乱，烦躁不宁，时欲得水，复置不饮，弃衣而走，勇力倍常，言语狂妄，不避亲疏。此阴盛格阳欲脱，外假热内真寒也。欲与理中汤，咸谓火热有余之症，欲行寒下。曰：岂有大热证而不饮水自救者。况两脉微弱，明属阴盛阳微，若不急与温补，大汗一至，不可为矣。前方加人参至四两，煎成冷服。

一二时许，狂乱顿止，反见寒栗，欲覆重被。再与前药一剂，神清热退而安。（《续名医类案·伤寒》卷一）

洪钧按：此案危重且辨证颇难。但显然不是承气汤证，也不是白虎汤证。马氏断为阴盛格阳欲脱的根据是，患者不饮水且两脉微弱。故理中汤两剂痊愈。

或问：自西医看这是什么病呢？

答：此案是一个典型的高烧表现，弃衣而走时就在高烧。此时必然脉沉细。服药后寒栗就是要战汗，这时可以脉闭。不久必然见汗，而且一般汗多。这时脉见洪大而数。故热退而愈。简言之，此案使用的是扶正祛邪

---

① 理中丸：人参、干姜、甘草（炙）、白术各三两
水八升煮取三升，温服一升、日三服（《伤寒论》）
【按：1 两（3 帖/1 帖）≈13.8g/4.6g】

法。

案2：时疫神昏，泄泻肢厥，脉细如丝（孙一奎医案）

一妇人发热头痛，医与九味羌活汤、十神汤不效，加口渴舌黑如煤。又医与如神白虎汤、竹叶石膏汤，亦不效，加泄泻不止、人事昏沉，四肢厥冷，呼吸气微，米粒不进者十四日，具含敛矣（洪钧按：即准备了寿衣和口中含的饭）。孙诊之，脉细如蛛丝。曰：此疫证也。合生脉、理中二汤饮之。

连进二帖，夜半神气稍苏，饮粥汤半盏，次早六脉渐见。喜曰：脉微续者生，可无虞矣。仍与前药。至晚泻止，口不渴，舌煤退，精神爽。再用人参、白术各五钱，炮姜、炙草各二钱，麦冬二钱，五味子十五粒，不拘时服，数日痊愈。（《续名医类案·疫》卷五）

洪钧按：此案始终有寒象，故用白虎汤和竹叶石膏汤是错误的。由此案可知，古时医家治病颇难。此患者十四日米粒不进，在没有输液支持手段时，不死已属幸事。病属大虚无疑。当时唯一的选择就是扶正以去邪。四肢厥冷，脉细如蛛丝，必有休克。故生脉饮、理中汤可治休克。如果患者不能饮药，医家只能束手。总之，倘能中西医结合，患者不会危重至此。

案3：腹泻（胡希恕医案）

李某，男性，58岁，1965年4月6日初诊。

受凉后腹泻已三月，每日3~4行，便有完谷不化，胃腹胀满，食后益甚，时有嗳气头晕，脉细缓。证属中阳虚衰，升降失常。治宜益气和中，与理中汤加减。

党参10g，炙甘草6g，炮姜6g，炒扁豆10g，陈皮15g。

结果：上药服六剂，腹泻基本已止，腹胀亦明显减轻。继服六剂症已。（《经方传真》）

洪钧按：此案就是脾胃虚寒，故不是非服上方不可。在我看来，只要是温中补气之剂，如四君子、六君子、补中益气等方均可有效。如果再加上生姜或干姜效果更好。

案4：噎膈（李中梓医案）

方春和，年近五旬，多欲善怒，患噎。三月日进粉饮一盅，腐浆半盅，且呕其半。六脉细软。此虚寒之候也。用理中汤加人乳、姜汁、半夏。

第四章 温里心得

一剂便减,十剂而进糜粥,更以十全大补加竹沥,姜汁,四十帖,诸证皆愈。(《续名医类案·膈》卷十四)

洪钧按:此证很可能不是真的食管癌,即便是,用理中汤加味也有效,因证属脾胃虚寒也。

四、吴茱萸汤①

此方首见于《伤寒论》,主治"食谷欲呕",实则胃中寒也。又治某些少阴病。

今方剂教材谓,其功效是:温肝暖胃,降逆止呕。

以下试举此方验案。

案1:尸厥(冉雪峰医案)

武昌周某室,年三十八岁,曾患血崩,平日常至予处治疗。此次腹部不舒,就近请某医诊治,服药腹泻,病即陡变,晕厥瞑若已死,如是者半日许。其家已备后事,因族人以身尚微温,拒入殓,且争执不休。周不获已,托其邻居来我处婉商请往视以解纠纷,当偕往。病人目瞑齿露,死气沉沉,但以手触体,身冷未僵,扣其胸膈,心下微温,恍惚有跳动意。按其寸口,在若有若无之间。此为心体未全静止,脉息未全决绝之症。族人苦求处方,姑以参附汤。

人参一钱,附子一钱。煎浓汁,以小匙微微灌之。并嘱就榻上加被。

越二时许,复来邀诊,见其眼半睁,扣其体微温,按其心部,跳跃较明晰。余曰:真怪事,此病可救乎?及予扶其手自肩部向上诊查时,见其欲以手扣头而不能,因问病人未昏厥时曾云头痛否?家人曰:痛甚。因思仲景云:头痛欲绝者,吴茱萸汤主之。又思前曾患血崩,此次又腹泻,气血不能上达巅顶,宜温宣冲动,因拟吴茱萸汤一方。

吴茱萸三钱,人参一钱五分,生姜三钱,大枣四枚。

越日复诊,神识渐清,于前方减吴茱萸之半,加人参至三钱。

一周后病大减,用当归建中汤、炙甘草汤等收功。

予滥竽医界有年,对气厥、血厥、痰厥屡见不鲜。真正尸厥,尚属少见。幸而治愈,因录之以供研究。(《冉雪峰医案》)

洪钧按:冉雪峰为张锡纯先生较佩服之医家,观此案知其并非徒有虚

---

① 吴茱萸汤:吴茱萸(洗)一升,人参三两,生姜六两(切),大枣十二枚(擘)水七升煮取二升,温服七合,日三服(《伤寒论》)
【按:1两(3帖/1帖)≈13.8g/4.6g;吴茱萸1升≈70g/23.3g】

名。读者从中可看出，当时的医疗条件。今日此患者必已住院，病家和医家也不会认为患者已死。听诊器即可断其未死。但很可能已经休克。西医恰当治疗，亦可较快治愈。当时则只能求助于中医。此案抢救成功，首赖参附汤。续赖人参加量。炙甘草汤也是重用人参、地黄。总之，都是大补、温补之剂。

案2：头痛（温载之医案）

钟表匠某姓患头痛，常以帕缠头，发时气火上冲，痛而欲死。外敷凉药，内服清火顺气之品，可以暂安。旋愈旋发，绵延数年。因与友人修理钟表，病发，托其转求诊治。

见其痛楚难堪，头面发红。但六脉沉细，左关伏而不见。乃厥阴肝经真阳不足，虚火上泛，用清热顺气，只可暂救燃眉，不能治其根本，是以时发时愈。遂用吴茱萸汤以补肝阳，两剂而愈。迄今数年，并未再发。

假寒假热，实难分辨，但治病必求其本，乃可除根耳。（《温病浅说温氏医案·头痛》）

洪钧按：此案有高血压之嫌，因慢性头痛之主要原因是高血压。果系高血压则痊愈时必然血压大好。如此，则吴茱萸汤实乃治高血压有捷效之方。读者须知，此案脉象六脉沉细，见此脉而又血压高，方可使用吴茱萸汤。又，凡慢性头痛，皆可用此方一试。

案3：头痛频发（大塚敬节医案）

30岁妇女，身材矮小，不胖不瘦。主诉数年前起，最初每隔一月一次头痛，近来一月剧烈发作三次。头痛虽多在睡眠不足、眼睛困乏时发生，但有时无故发作。发作时则肩至颈酸痛。头痛在左右太阳穴中心，也有耳鸣。头痛剧烈时呕吐。诊断胸胁苦满，右侧显著。虽见小柴胡证，但给予吴茱萸汤。

服药之后，两个月内只发作一次。主诉月经前轻度头痛，虽已停药，未再头痛。（《临床应用汉方解说》）

洪钧按：此案不怀疑高血压，说明治头痛当用吴茱萸汤且大多效佳。（本章完）

第五章 清解要诀

主要的清解方药，颇似西医抗生素。和当代西医常滥用抗生素一样，当代中医，颇喜用清解法且常见滥用。本章将致力于纠正此弊。

第一节 理论要点

问：清解二字是什么意思呢？

答：就是清扫、解除热证的意思，也有清热解毒的意思。

问：今中药学教材说：凡以清解里热，治疗里热证为主的药物，称为清热药。莫非清热药只清里热吗？

答：不一定如此。比如，治皮肤浸淫疮，外用黄连等，就不是在清里热。即便口服清热解毒方药治此病，也必须药力达到体表。再如，教材中，连翘属于清热解毒药，却常用于温病初起。这时就是用来清除在表之热。不过，清解药确实大多用于清里热，而且凡口服方药，必然先作用于胃肠。这就是为什么，苦寒清热方药会伤脾胃。脾胃虚寒者要慎用。

问：凡清解方药，都类似西药抗生素吗？

答：不全是。最常用的清热解毒方药，才类似抗生素。

问：今中药学教材中的清热解毒药，主要有金银花、连翘、大青叶、板蓝根等。你所谓清热解毒药，就指它们吗？

答：我认为，最典型的清热解毒药是黄连、黄芩、黄柏、栀子等。今中药教材把它们归入清热燥湿药（栀子归入清热泻火药），有些勉强。此所以教材在讲此四味药的功效时，也说它们有泻火解毒作用。试看黄连解毒汤，就是黄连、黄芩、黄柏、栀子四味药。可见它们的清热解毒作用，远胜于金银花、连翘、大青叶、板蓝根等。只是其中的连翘是疮家圣药，它的解毒作用也较强。

问：清热比较好理解，解毒是什么意思呢？

答：这里的解毒，可以简单地理解为杀灭致病微生物。盖中医认为，疮疡等是毒热所致。温病家有温毒之说，实际所指也是西医说的致病微生物。

问："热证"是什么意思呢？就是体温高吗？西医有无"热证"的概念呢？

答："热证"来自常识。患热证者，或者自觉发热；或者医家用手摸摸发热，体温高；或者看起来有热象。西医也偶尔用冷、热概念。比如，炎症的表现是红、肿、热、痛。其中的热字，就是用手摸觉得热。此外，休克有热休克、冷休克之分。热休克者呈现一派热象；冷休克则呈现一派寒象。还有，脓肿也有冷脓肿、热脓肿之分。

问：真正的中医"热证"有哪些表现呢？

答：主要有：患者全身发热，恶热，不恶寒，欲去衣被，面色发红，口渴喜冷饮且能多饮，舌红胎黄，脉滑或洪大（外感发热多见数脉）。总之，中医诊断热证，既依据患者的主观感觉，也依据医家望闻问切所得的热象信息。

问：热证必然有体温高吗？

答：不一定。外感热证必有体温高。内伤热证则一般不见体温高。

问：今医家见体温高，西医就大量使用抗生素，中医就大量使用清解方药。这样的治法是否正确呢？

答：一般说来这样治不正确，使用大剂量就更加错误。这是近数十年来中国医界最常见的偏差。如此滥用，既浪费了卫生资源，增加了患者和国家的经济负担，也会使患者病情复杂。据我所知，目前80%以上的抗生素被滥用。

问：体温高不是有热吗？为什么不能清热呢？

答：目前最常见的发热是感冒。读者必知，按中医理解，伤寒初起不能用凉药。温病初起，可以使用辛凉解表剂，即也不能使用大苦寒方药清热。按西医理论，抗生素不治感冒。预防继发感染，也不宜使用大剂量。

问：最常被滥用的清解药有哪些呢？

答：最常滥用的清解药是清开灵、双黄连、茵栀黄等。它们常常和抗生素一起大量滥用。

第五章　清解要诀

问：滥用清解药或抗生素有什么害处呢？

答：清解方药和抗生素，无不寒凉，除了伤脾胃之外，还有克伐全身阳气、抑制免疫等副作用。旧作《医学中西结合录》中，曾经对滥用问题有较多的论述。兹不惮烦附在下面。

附：滥用抗生素的危害

【理论说明】

抗生素是20世纪30年代末以来西医的重大发明，在治疗感染性疾病方面，曾经有过极大的贡献。目前，抗生素仍然是治疗某些感染性疾病所必需。不过，笔者估计，近年我国的抗生素80%以上被滥用。

青霉素类（青霉素钠、氨苄、先锋、菌必治等）被滥用最为严重。

滥用到什么程度呢？

佛莱明在实验室首次发现青霉素于1929年，但被冷落了10年。1939年被再次发现。小规模工业生产于1940年代初。二战后期，盟军校级以上军官受重伤或患重病才有可能使用它。那时一次用4万单位就效果很好。1970年代，笔者主要作西医临床。那时，一次用80万单位就是大剂量。近年来，从大医院到个体医生都经常一次使用1000万单位左右。如果说，皮质激素的滥用在较大的医院相对少见的话，滥用抗生素则始于大医院而且至今不比基层好。

读者或问：病人有感染，为什么不能大量使用抗感染药呢？

答：须知，目前最常见的急性感染性疾病是感冒和流感。抗生素对它们是无效的。绝大多数此类患者，可以不药而愈。即便服药，只须很简便、经济的非处方药即可。少数患者可以继发化脓性感染，其中比较严重的最好使用青霉素等，但绝对不需要大剂量。问题是，很多人把化脓性感染等同于发热，于是，见感冒发热立即大量使用青霉素等。甚至没有发热也大量使用"预防感染"。滥用就这样成为风气。怀疑其他感染性疾病（大多以发热为根据）更是大量使用一切"新"而"贵"的抗菌药轮番轰炸。他们认为，用药种类多、剂量大，病就会好。况且，医生还要创收呢！

造成此种现象，有客观条件，更有主观或制度原因。

客观方面，直到20世纪70~80年代，国内常用抗生素还有时供应紧张，所以，那时没有普遍滥用抗菌药的客观条件。

大约从上世纪80年代末，我国的抗生素种类和产量都达到世界一流水平。这给滥用抗生素提供了物质条件。

其间，群众收入水平不断提高，对医疗高消费有一定的承受能力。这也是滥用抗生素的客观条件。

主观方面，自从我国把医疗推向市场，"医"和"药"都迅速搞活了。市场化的医疗，必然以追求利润为主要目的。滥用药物——特别是比较贵重的药物必然成为风气。这是滥用抗菌药的制度和主观原因。

笔者略感欣慰的是，最近出台了监管抗生素使用的文件，尽管很难说此种管理手段效果如何。

滥用抗生素是我国严重浪费卫生资源的现象之一。此类浪费还包括滥用其他药物和滥做各种检查、化验等。不过，滥做各种检查、化验，主要是增加医疗消费或资源浪费。滥用药物则还要产生许多严重的毒副作用。

目前，以滥用皮质激素危害最大，其次就是滥用抗生素或其他抗菌药，包括清热解毒中药及其制剂。

滥用抗生素与滥用皮质激素密切相关。从纯医学角度看，后者危害更大，是我国医界最严重的技术问题。从卫生经济和医学科学双方同时看问题，滥用抗生素的危害更大，因为它严重地浪费资源的同时又产生许多副作用。

新抗生素上市之初，一般都非常昂贵。医生可能认为"新药"疗效更好，而且又增加收益，何乐而不为呢！病人受风气的影响，也认为"新"而贵的药物应该疗效更好，致使不想用这些贵重抗生素的医生也常常不得不用。于是滥用很难遏制。

滥用中药清解制剂也和滥用抗生素有关。其中最常用的是静脉注射剂双黄连、清开灵等。中西医都认为它们相当于抗生素，往往和抗生素同时使用。同样造成严重的资源浪费并产生严重的毒副作用。

笔者没有参加过医疗事故鉴定，却听说过因为滥用抗生素和清解制剂突然致死的事故。

至于滥用没有突然致死而产生的副作用，很多同行可能至今不很清楚。关于资源浪费方面，不必再说。下面主要从医理方面说一下滥用的害处。

先从中医角度说。

清解制剂是经过现代炮炼的苦寒清热解毒复方。滥用它们，必然伤阳。患者表现为面色苍白或萎黄，舌淡，神倦，乏力，食欲不振等。不及

第五章 清解要诀

时纠正，这些症状都会长时间不愈。由于它们用于治热病，不适当地或过用清解法还会造成热退不尽，迁延不愈。抗生素几乎没有一种不苦，确实很接近中药清解制剂。自中医看，滥用抗生素也必然产生类似滥用清解法的副作用。

从西医角度看，危害如下。

①严重过敏——可以突然死亡。

②产生菌群交替症——致病菌可能被杀灭，却导致其他微生物、特别是非致病菌致病，而且很难处理。

③产生耐药菌株。

④机体免疫力降低。

⑤其他说明书上就有的或未提及的副作用。

以下举例说明。

【病案举例】

案1：滥用抗生素和清解法热病迁延不愈

张ML之父，威县张禾寨人，1997年12月请出诊。

患者80岁，有不太严重的老慢支。一个月前，因感冒发烧，老慢支加重。先是请本家的村医治疗。吃药、扎针、输液10多天，病情加重。于是让同样是村医（不是本村）的女婿来治。治了10多天，还是越治越重。病情垂危，已经预备后事，请我看一看免后悔。女婿正在病家，我详细问了一下所用药物。大约凡是县里能够买到的抗生素和其他抗菌药都用了，青霉素类更是用的超大剂量——每天10克以上。清开灵、双黄连也多次大用——比说明书规定大一倍。同时还用地塞米松每天40mg左右。

患者的情况是：卧床不起20多天，近两天一阵阵昏迷，完全不能进食，每天低热，咳吐大量稀白痰，全身虚肿，腹部胀满。脉象细弱，舌质淡胖、苔白厚水滑。其他就是典型的老慢支和肺心病体征。

我嘱咐继续输液，不要再用抗生素和清开灵、双黄连等。皮质激素在4日内逐渐停用。还嘱咐以后像这种情况尽量不用激素，抗生素也不必用这么多。

中药处方如下：

陈皮15g，茯苓15g，半夏10g，桂枝20g，干姜8g，党参10g，五味子15g，附子10g，甘草5g，生姜20g，川朴5g。常规水煎日一副。

送我回家的路上，恰好有一家中药店。于是，让病家取药3剂回去以便尽快煎服。

3日后没有消息,我以为病人已故。

岂知,1998年2月,患者的儿子又来请。他说:去年患者服药一剂就可以进食,服完三剂基本恢复,所以没有再来请。这次病情与去年相同,已经治了10多天,还是越治越重,务请再次临诊。

到了病家一问,前医的治疗还是从前那一套。患者的表现也略同上一次。

开的方子自然还是略同上方。结果还是一周内痊愈。

2000年9月21日,再次出现上述情况,处理如前。

2001年4月26日,再请出诊。这次感冒才4天,但已经用了大剂量抗生素、清开灵和皮质激素3天。患者脉象洪滑,舌干而瘦,咳嗽痰少,神志不清。这次的中药处方如下:

党参10g,白术10g,陈皮10g,茯苓10g,半夏8g,五味子10g,桂枝20g,白芍12g,川朴6g,甘草7g,连翘12g,葛根10g,三仙各10g,川芎6g,生姜20g。常规水煎即服。

服上方3剂,病情大好。但是,后来略有反复。断续治疗至5月8日方告痊愈。后来患者曾出现"轰热",这也是激素的副作用所致。中药煎剂无大改动,加用金匮肾气丸和补中益气丸。

2001年初冬,我回省城赶写《中西医结合二十讲》。大约腊月中旬,患者的儿子打电话说,他父亲的老毛病又犯了,已经请村医和妹丈治疗一个月,越治越重,问我如何处理。我告诉他可以去请我的门人,终于未能挽回。

案2:滥用抗生素和清解法热病迁延不愈

2004年11月29日,张ML——即上案的儿子——又来请。这次是她的母亲病重。老太太81岁,也有不很严重的老慢支。大约2周前感冒起病,口服西药2天无效,注射西药2天又无效,即开始输液,共输了10天,病情益加严重。由于ML还记着我的嘱咐,提醒医生不要轻易使用皮质激素,这次输液只在开始用了2天。用量不详。但是,氨苄青霉素、菌必治、清开灵等一直大量使用。由于患者出现明显心动过速和频发早跳,前医不敢再治。

其实,老太太的情况比当年她的老伴儿要好。她还可以平卧,只是稍一动就气短。还可以进食,也没有昏迷。脉象细数,频见结代,舌淡苔少。血压120/60mmHg。双肺可闻呼气末粗湿罗音。桶状胸比较典型，但无明显颈静脉怒张。无明显水肿，虚汗不断，夜间需服安定才能入睡。前几天大便不通，服缓泻药后，大体正常。

西医辨病：老慢支、肺心病、心衰、感冒

中医辨证：老年外感痰喘，伤寒表虚证

处方如下：

中药煎剂：桂枝加附子汤、二陈汤合剂加味。

陈皮10g，茯苓10g，半夏8g，五味子10g，桂枝20g，附子8g，白芍10g，干姜5g，川朴5g，甘草5g，生姜20g。常规水煎即服。

地高辛半片（0.125mg），日2次。

金匮肾气丸9克，日3次

补中益气丸9克，日3次

12月5日：ML来取药，说病情大好。患者可以自由翻身起坐，进食较前多。出汗停止。睡眠改善。脉象仍见结代。地高辛改为每天半片。其余同上方5日量以巩固疗效。

案3：滥用红霉素致不能进食

戚XZ，女，52岁，威县第十营人，1997年4月25日初诊。

右乳房下部肿块4年，近来有小痛。半月前在县医院做活检后肿块增大疼痛严重。在家输液用红霉素，肿痛不减反而不能食。一般情况可，肿块约6cm×10cm×5cm。脉沉滑略数，舌暗红，苔黄厚暗绿。T 36.9℃。

患者目前的病是"治"出来的。

肿块肿大痛重是活检做得不好：活检切口小而深，特别是在组织疏松的乳房取活检，经验不足者很容易形成较大的血肿。

不能进食是因为滥用抗生素：即便静脉给药，红霉素也有明显的胃肠反应。常常出现食欲不佳甚至恶心呕吐不能食。患者输液使用红霉素之前，是可以进食的。所以，不能进食完全是滥用红霉素的缘故。

上述治疗不当若不能及时纠正，对患者的打击将很大。因为活检关乎下一步大手术，关乎是否癌瘤，也就是关乎到生死。处在这种境地，即便是医生，也会惶恐。开始治疗就如此不顺利，病人的心理压力可想而知。

或谓：这只是红霉素的副作用所致，不应该算滥用。

答：活检是无菌手术，术后肿痛不是感染所致，不必用抗生素。不必用而大量用就是滥用。况且，即便预防感染，也不应该首选红霉素。

于是嘱咐继续支持输液2~3天,停用红霉素,不再使用任何抗菌药。乳房肿块湿热敷。

中药服用下方:

当归10g,白芍10g,川芎10g,黄芪15g,红花5g,贝母5g,桔梗8g,陈皮10g,半夏10g,连翘20g,白芷10g,木香5g,生姜20g,三仙各10g,甘草5g。常规水煎日一副。

5月1日:家属来诉,病情大好,继续服上方3剂善后。

案4:滥用抗生素等低热不退

石RB,男,57岁,威县时庄村人,2006年8月1日初诊。

感冒后低热、全身不适、乏力等反复不愈一个多月。近20天来,体温不超过37.8℃。先后在不同的地方输液共约10天,曾经大量使用青霉素、菌必治、清开灵、地塞米松等。一般只能缓解1、2天。即便这1、2天,也常常自觉恶风寒。其间照胸片2次,做CT 1次,验血多次。胸片有典型的老慢支表现,血沉略高。县医院想按结核病治疗,但痰检结核菌阴性。又怀疑风湿,要他继续输液如上,患者感到无望来诊。

其实,一听患者说话,就知道他有不太重的呼吸困难———一般是肺心病,尽管没有典型的颈静脉怒张等。他一伸手让切脉,就看出明显的肝掌。于是问他有无老慢支、是否嗜酒。(按:肝掌明显而没有腹水和肝病面容,即可断定是嗜酒的结果)果然无一不对。他说,3、4年前曾经就诊,当时我力劝他戒烟酒,但他两年前才戒烟。嗜酒如前。

患者的病史、体征和胸片、CT结果如此典型,肝掌又如此明显,前医没有做出肺心病的诊断,更没有发现肝掌,却死抓住略高的血沉做文章,真是不可思议。况且,大量使用多种抗生素和皮质激素就能治愈血沉略高么!

一般情况可,静坐时微喘,食欲可,大便日2~4次。脉滑略数,舌淡苔白厚。处理如下:

附子10g,干姜3g,桂枝15g,陈皮10g,茯苓10g,半夏8g,五味子10g,当归10g,白芍15g,川芎8g,党参10g,黄芪15g,白术5g,苍术5g,甘草5g。常规水煎日一副。

金匮肾气丸、补中益气丸各9克,日2次。

8月6日再诊:服上方次日,体温正常,未再反复。静坐时不见喘,脉象大体正常,舌象略如前。

第五章 清解要诀

8月11日三诊：诸症未再反复。患者已经戒酒，希望改善肺心病。嘱继续服用上方，并告诉他，不便服用中药煎剂时，服用上述成药也有效。

8月17日四诊：今天去县医院查血沉、做胸透，报告称肺部炎症消失，血沉正常。患者愿意继续服上方一两周。

第二节 清解要药

本节就讲生石膏、黄芩、黄连、黄柏、连翘五味药。以下依次讲解。

一、生石膏

生石膏是带有2个结晶水的硫酸钙（$CaSO_4 \cdot 2H_2O$），是天然矿产。

今中药教材说，此药的功效是：清热泻火，除烦止渴。

关于生石膏的药性、功效和临床使用要点，前贤张锡纯先生在《医学衷中参西录》中有详细而生动的讲解。洪钧觉得无以复加，故以下直接采用张先生的见解。

附：石膏解

【属性】：石膏之质原为硫养轻钙化合而成，其性凉而能散，有透表解肌之力，为清阳明胃腑实热之圣药，无论内伤、外感用之皆效，即他脏腑有实热者用之亦效。《神农本草经》原谓其微寒，其寒凉之力远逊于黄连、龙胆草、知母、黄柏等药，而其退热之功效则远过于诸药。《神农本草经》谓其微寒，则性非大寒可知。且谓其宜于产乳，其性尤纯良可知。盖言其性不甚寒凉，可用于产后也。乃后世注《神农本草经》者，不知产乳之乳字原作生字解，而竟谓石膏能治妇人无乳，支离殊甚。要知产后无外感之热，石膏原不可用。若确有外感实热，他凉药或在所忌，而独不忌石膏，以石膏之性非大寒，乃微寒也。是以汉季张仲景所著《金匮》中有竹皮大丸①，治妇人乳中虚、烦乱、呕逆，中有石膏。夫乳中者，生子之时也。其烦乱呕逆必有外感之实热也，此实通《神农本草经》石膏主产乳之义以立方也。

石膏医者多误认为大寒而煅用之，则宣散之性变为收敛（点豆腐者必煅用，取其能收敛也），以治外感有实热者，竟将其痰火敛住，凝结不散，用至一两即足伤人，是变金丹为鸩毒也。迨至误用煅石膏偾事，流俗之

---

① 竹皮大丸：生竹茹、石膏、桂枝、甘草、白薇

见，不知其咎在煅不在石膏，转谓石膏煅用之其猛烈犹足伤人，而不煅者更可知矣。于是一倡百和，遂视用石膏为畏途。即有放胆用者，亦不过七八钱而止。夫石膏之质甚重，七八钱不过一大撮耳。以微寒之药，欲用一大撮扑灭寒温燎原之热，又何能有大效。是以愚用生石膏以治外感实热，轻证亦必至两许；若实热炽盛，又恒重用至四五两，或七八两，或单用，或与他药同用，必煎汤三四茶杯，分四五次徐徐温饮下，热退不必尽剂。如此多煎徐服者，欲以免病家之疑惧，且欲其药力常在上焦、中焦，而寒凉不至下侵致滑泻也。盖石膏生用以治外感实热，断无伤人之理，且放胆用之，亦断无不退热之理。惟热实脉虚者，其人必实热兼有虚热，仿白虎加人参汤之义，以人参佐石膏亦必能退热。盖诸药之退热，以寒胜热也，而石膏之退热，逐热外出也。是以将石膏煎服之后，能使内蕴之热息息自毛孔透出。且因其含有硫养轻，原具发表之性，以之煮汤又直如清水，服后其寒凉之力俱随发表之力外出，而毫无汁浆留中以伤脾胃，是以遇寒温之大热势若燎原，而放胆投以大剂白虎汤，莫不随手奏效。其邪实正虚者，投以白虎加人参汤，亦能奏效。

盖石膏之所以善治寒温者，原恃其原质中之硫养轻也。若煅之，其硫养轻皆飞去，所余之钙经煅即变质，若误服之，能将人外感之痰火及周身之血脉皆为凝结锢闭。是以见有服煅石膏数钱脉变结代，浸至言语不遂，肢体痿废者；有服煅石膏数钱其证变结胸，满闷异常，永不开通者；有服煅石膏数钱其周身肌肉似分界限，且又突起者。盖自有石膏煅则不伤胃之语，医者轻信其说以误人性命者实不胜计矣。故凡用生石膏者，宜买其整块明亮者，自监视轧细（凡石质之药不轧细，则煎不透）方的。若购自药局中难辨其煅与不煅，迨将药煎成，石膏凝结药壶之底，倾之不出者，必系煅石膏，其药汤即断不可服。

且尝历观方书，前哲之用石膏，有一证而用至十四斤者（见《笔花医镜》）；有一证而用至数十斤者（见《吴鞠通医案》）；有产后亦重用石膏者（见徐灵胎医案，然须用白虎加人参汤，以玄参代知母，生山药代粳米）。然所用者皆生石膏也。

【附案】

子××，七岁时，感冒风寒，四五日间，身大热，舌苔黄而带黑。孺子苦服药，强与之即呕吐不止。遂单用生石膏两许，煎取清汤，分三次温饮下，病稍愈。又煎生石膏二两，亦徐徐温饮下，病又见愈。又煎生石膏

第五章 清解要诀

三两，徐徐饮下如前，病遂全愈。夫以七岁孺子，约一昼夜间，共用生石膏六两，病愈后饮食有加，毫无寒中之弊，则石膏果大寒乎？抑微寒乎？此系愚初次重用石膏也。故第一次只用一两，且分三次服下，犹未确知石膏之性也。世之不敢重用石膏者，何妨若愚之试验加多以尽石膏之能力乎？

同邑友人赵××之妻，年近六旬得温病，脉数而洪实，舌苔黄而干，闻药气即呕吐。俾单用生石膏细末六两，以作饭小锅（不用药甑，恐有药味复呕吐）煎取清汤一大碗，恐其呕吐，一次只温饮一口，药下咽后，觉烦躁异常，病家疑药不对证。愚曰："非也，病重药轻故也"，饮至三次，遂不烦躁，阅四点钟尽剂而愈。

同邑友人毛××之三子××，年三十二岁，素有痰饮，得伤寒证，服药调治而愈。后因饮食过度而复，服药又愈。后数日又因饮食过度而复，医治无效。四五日间，延愚诊视。其脉洪长有力，而舌苔淡白，亦不燥渴，食梨一口即觉凉甚，食石榴子一粒，心亦觉凉。愚舍证从脉，为开大剂白虎汤方，因其素有痰饮，加清半夏数钱。其表兄高××在座，邑中之宿医也，疑而问曰："此证心中不渴不热，而畏食寒凉如此，以余视之虽清解药亦不宜用，子何所据而用生石膏数两乎？"答曰："此脉之洪实，原是阳明实热之证，其不觉渴与热者，因其素有痰饮湿胜故也。其畏食寒凉者，因胃中痰饮与外感之热互相胶漆，致胃府转从其化与凉为敌也。"毛××素晓医学，信用愚言，两日夜间服药十余次，共服生石膏斤余，脉始和平，愚遂旋里。隔两日复来相迎，言病患反复甚剧，形状异常，有危在顷刻之虑。因思此证治愈甚的，何至如此反复。既至（相隔三里强），见其痰涎壅盛，连连咳吐不竭，精神恍惚，言语错乱，身体颤动，诊其脉平和无病，惟右关胃气稍弱。愚恍然会悟，急谓其家人曰："此证万无闪失，前因饮食过度而复，此次又因戒饮食过度而复也。"其家人果谓有鉴前失，数日之间，所与饮食甚少。愚曰："此无须用药，饱食即可愈矣。"其家人虑其病状若此，不能进食。愚曰："无庸如此多虑，果系由饿而得之病，见饮食必然思食。"其家人根据愚言，时已届晚八句钟，至黎明进食三次，每次撙节与之，其病遂愈。

友人毛××妻，年近七旬，于正月中旬，伤寒无汗。原是麻黄汤证，因误服桂枝汤，汗未得出，上焦陡觉烦热恶心，闻药气即呕吐，但饮石膏所煮清水及白开水亦呕吐。惟昼夜吞小冰块可以不吐，两日之间，吞冰若

赵洪钧医学真传(续)

干,而烦热不减,其脉关前洪滑异常。俾用鲜梨片,蘸生石膏细末嚼咽之,遂受药不吐,服尽二两而病愈。

一人患梅毒,在东人医院治疗二十余日,头面肿大,下体溃烂,周身壮热,谵语不省人事。东人谓毒已走丹不可治。其友人孙××,邀愚往东人院中为诊视。疑其证夹杂温病,遂用生石膏细末半斤,煮水一大瓶,伪作葡萄酒携之至其院中,托言探友,盖不欲东人知为疗治也。及入视病患,其头面肿而且红,诊其脉洪而实,知系夹杂温病无疑,嘱将石膏水徐徐温服。翌日,又往视,其头面红肿见退,脉之洪实亦减半,而较前加数,仍然昏愦谵语,分毫不省人事。所饮石膏之水尚余一半,俾自购潞党参五钱,煎汤兑所余之石膏水饮之。翌日,又往视之,则人事大清,脉亦和平。病患遂决意出彼院来院中调治,后十余日其梅毒亦愈。此证用潞党参者,取其性平不热也。

一人年五十,周身发冷,两腿疼痛。医者投以温补之药,其冷益甚,欲作寒战。诊其脉,甚沉伏,重按有力。其舌苔黄浓,小便赤涩。当时仲春,知其春温之热,郁于阳明而未发,故现此假象也。欲用白虎汤加连翘治之,病患闻之,骇然。愚曰:但预购生石膏四两,迨热难忍时,煎汤饮之可乎?病者曰:恐无其时耳。愚曰:若取鲜白茅根,煎汤饮之,则冷变为热,且变为大热矣。病者仍不确信,然欲试其验否,遂剖取鲜白茅根,去净皮,细锉一大碗,煮数沸,取其汤,当茶饮之。有顷热发,若难忍。须臾再诊其脉,则洪大无伦矣。愚将所预购之四两生石膏煎汤,分三次温饮下,其热遂消。

石膏之性,又善清瘟疹之热(参阅清疹汤后附案),又善清头面之热(参阅青盂汤后附案),又善清咽喉之热(参阅"详论咽喉证治法"所载治沧州友人董××一案)。

外感痰喘,宜投以《金匮》小青龙加石膏汤。若其外感之热,已入阳明之府,而小青龙中之麻、桂、姜、辛诸药,实不宜用。曾治刘××,年八岁。孟秋患温病,医治十余日,病益加剧。表里大热,喘息迫促,脉象洪数,重按有力,知犹可治。问其大便,两日未行,投以大剂白虎汤,重用生石膏二两半,用生山药一两以代方中粳米。且为其喘息迫促,肺中伏邪,又加薄荷叶一钱半以清之。俾煎汤两茶盅,作两次温饮下,一剂病愈强半,又服一剂全愈。

从来产后之证,最忌寒凉。而果系产后温病,心中燥热,舌苔黄浓,

第五章　清解要诀

脉象洪实，寒凉亦在所不忌。然所用寒凉之药，须审慎斟酌，不可漫然相投也。愚治产后温证之轻者，其热虽入阳明之府，而脉象不甚洪实，恒重用玄参一两，或至二两，辄能应手奏效。若系剧者，必用白虎加人参汤方能退热。然用时须以生山药代粳米，玄参代知母，方为稳妥。医方篇中白虎加人参以山药代粳米汤下，附有验案可参观。盖以石膏、玄参，《神农本草经》皆明言其治产乳，至知母条下则未尝言之，不敢师心自用也。

友人毛××曾治一少妇，产后十余日，周身大热，无汗，心中热，而且渴。延医调治，病势转增。甚属危急。毛××诊其脉，甚洪实，舌苔黄而欲黑，撮空摸床，内风已动。治以生石膏三两，玄参一两，野台参五钱，甘草二钱。为服药多呕，取竹皮大丸之义，加竹茹二钱，煎汤一大碗，徐徐温饮下，尽剂而愈。观此案，则外感之热，直如燎原，虽在产后，岂能从容治疗乎？孙思邈曰：智欲圆而行欲方，胆欲大而心欲小。世俗医者，遇此等证，但知心小，而不知胆大。岂病患危急之状，漠不关于心乎？

在女子有因外感之热内迫，致下血不止者，亦可重用白虎加人参汤治之。邻村李氏妇，产后数日，恶露已尽，至七八日，忽又下血。延医服药，二十余日不止，其脉洪滑有力，心中热而且渴。疑其夹杂外感，询之身不觉热，舌上无苔，色似微白，又疑其血热妄行，投以凉血兼止血之药，血不止而热渴亦如故。因思此证实夹杂外感无疑，遂改用白虎加人参汤，方中生石膏重用三两，更以生山药代粳米煎汤三盅，分三次温饮下，热渴遂愈，血亦见止。又改用凉血兼止血之药而愈。

痢证身热不休，服一切清火之药，而热仍不休者，方书多诿为不治。夫治果对证，其热焉有不休之理？此乃因痢证夹杂外感，其外感之热邪，随痢深陷，弥漫于下焦经络之间，永无出路，以致痢为热邪所助，日甚一日而永无愈期。夫病有兼证，即治之宜有兼方也，斯非重用生石膏更助以人参以清外感之热不可（通变白虎加人参汤后载有治王××验案可参阅）。

表兄张××之妻高氏。年五十余，素多疾病。于季夏晨起偶下白痢，至暮十余次，秉烛后，忽然浑身大热，不省人事，循衣摸床，呼之不应。其脉洪而无力，肌肤之热烙手。知其系气分热痢，又兼受暑，多病之身不能支持，故精神昏愦如是也。急用生石膏三两、野党参四钱，煎汤一大碗，徐徐温饮下。至夜半尽剂而醒，痢亦遂愈，诘朝煎渣再服，其病脱然。

赵洪钧医学真传（续）

上所载痢证医案，皆兼外感之热者也。故皆重用生石膏治之，非概以其方治痢证也。拙著《衷中参西录》中，治痢共有七方，皆随证变通用之，确有把握。前案所用之方，乃七方之一也。愚用此方治人多矣，脉证的确，用之自无差忒也。

疟疾虽在少阳，而阳明兼有实热者，亦宜重用生石膏。曾治邻村李××，年四十许，疟疾间日一发，热时若燔，即不发之日亦觉表里俱热，舌燥口干，脉象弦长，重按甚实。此少阳邪盛，阳明热盛，疟而兼温之脉也。投以大剂白虎汤加柴胡三钱，服后顿觉清爽。翌晨疟即未发，又煎服前剂之半，加生姜三钱，温、疟从此皆愈。

至脉象虽不至甚实，而按之有力，常觉发热懒食者，愚皆于治疟剂中，加生石膏两许以清之，亦莫不随手奏效也

石膏之性，又善治脑漏。方书治脑漏之证，恒用辛夷、苍耳。然此证病因，有因脑为风袭者，有因肝移热于脑者。若因脑为风袭而得，其初得之时，或可用此辛温之品散之。若久而化热，此辛温之药即不宜用。至为肝移热于脑，则辛温之药尤所必戒也。近治奉天郭××，得此证半载不愈。鼻中时流浊涕，其气腥臭，心热神昏，恒觉眩晕。其脉左右皆弦而有力，其大便恒干燥，知其肝移热于脑，其胃亦移热于脑矣。恐其病因原系风袭，先与西药阿司匹林瓦许以发其汗，头目即觉清爽。继为疏方，用生石膏两半，龙胆草、生杭芍、玄参、知母、花粉各四钱，连翘、金银花、甘草各二钱，薄荷叶一钱。连服十剂，石膏皆用两半，他药则少有加减，其病遂脱然全愈。

奉天一人得此证，七八日，其脉浮而有力，知其因风束生热也。亦先用阿司匹林瓦许汗之。汗后，其鼻中浊涕即减，亦投以前方，连服三剂全愈。

《神农本草经》谓石膏能治腹痛，诚有效验。曾治奉天刘××腹疼，三年不愈。其脉洪长有力，右部尤甚，舌心红而无皮，时觉头疼眩晕，大便干燥，小便黄涩。此乃伏气化热，阻塞奇经之经络，故作疼也。为疏方：生石膏两半，知母、花粉、玄参、生杭芍、川楝子各五钱，乳香、没药各四钱，甘草二钱，一剂疼愈强半。即原方略为加减，又服数剂全愈。

愚弱冠时，有本村刘氏少年，因腹疼卧病月余，昼夜号呼，势极危险。延医数人，皆束手无策。闻愚归，求为诊视。其脉洪长有力，盖从前之疼犹不至如斯，为屡次为热药所误，故疼益加剧耳。亦投以前方，惟生

第五章 清解要诀

石膏重用二两，一剂病大轻减。后又加鲜茅根数钱，连服两剂全愈。盖此等证，大抵皆由外感伏邪窜入奇经，久而生热。其热无由宣散，遂郁而作疼。医者为其腹疼，不敢投以凉药，甚或以热治热，是以益治益剧。然证之凉热，脉自有分，即病患细心体验，亦必自觉。临证者尽心询问考究，自能得其实际也。

石膏之性，又最宜与西药阿司匹林并用。盖石膏清热之力虽大，而发表之力稍轻。阿司匹林味酸性凉，最善达表，使内郁之热由表解散，与石膏相助为理，实有相得益彰之妙也。如外感之热，已入阳明胃腑，其人头疼舌苔犹白者，是仍带表证。愚恒用阿司匹林一瓦，白蔗糖化水送服以汗之。迨其汗出遍体之时，复用生石膏两许，煎汤乘热饮之（宜当汗正出时饮之），在表之热解，在里之热亦随汗而解矣。若其头已不疼，舌苔微黄，似无表证矣，而脉象犹浮，虽洪滑而按之不实者，仍可用阿司匹林汗之。然宜先用生石膏七八钱，或两许，煮汤服之，俾热势少衰，然后投以阿司匹林，则汗既易出，汗后病亦易解也。若其热未随汗全解，仍可徐饮以生石膏汤，清其余热。不但此也，若斑疹之毒，郁而未发，其人表里俱热，大便不滑泻者，可用生石膏五六钱，煎汤冲服阿司匹林半瓦许，俾服后，微似有汗，内毒透彻，斑疹可全然托出。若出后壮热不退，胃腑燥实，大便燥结者，又可多用生石膏至二三两许，煎汤一大碗（约有三四茶杯），冲阿司匹林一瓦，或一瓦强，一次温饮数羹匙。初饮略促其期，迨热见退，或大便通下，尤宜徐徐少饮，以壮热全消，仍不至滑泻为度。如此斟酌适宜，斑疹无难愈之证矣。石膏与阿司匹林，或前后互用，或一时并用，通变化裁，存乎其人，果能息息与病机相赴，功效岂有穷哉！

用阿司匹林治关节肿疼之挟有外感实热者，又必与石膏并用，方能立见奇效。奉天赵××之侄，年六岁。脑后生疮，漫肿作疼，继而头面皆肿，若赤游丹毒。继而作抽掣，日甚一日。浸至周身僵直，目不能合，亦不能瞬，气息若断若续，呻吟全无。其家人以为无药可治，待时而已。阅两昼夜，形状如故，试灌以勺水，似犹知下咽。因转念或犹可治，而彼处医者，咸皆从前延请而屡次服药无效者也。来院求为延医。其脉洪数而实，肌肤发热，知其夹杂温病，阳明腑证已实，势虽垂危，犹可挽回。遂用生石膏细末四两，以蒸汽水煎汤两茶杯，徐徐温灌之。周十二时，剂尽，脉见和缓，微能作声。又用阿司匹林瓦半，仍以汽水所煎石膏汤，分五次送下，限一日夜服完。服至末二次，周身微见汗，其精神稍明了，肢体能微动。从先七八日不食，且不大便，至此可少进茶汤，大便亦通下矣。继用生山药细末煮作稀粥，调以白蔗糖，送服阿司匹林三分之一瓦，日两次，若见有热，即间饮汽水所煮石膏汤。又以蜜调黄连末，少加薄荷冰，敷其头面肿处，生肌散①敷其疮口破。如此调养数日，病势减退，可以能言。其左边手足仍不能动，试略为屈伸，则疼不能忍。细验之，关节处皆微肿，按之觉疼，知其关节之间，因外感之热而生炎也。遂又用鲜茅根煎浓汤（无鲜茅根可代以鲜芦根），调以白蔗糖，送服阿司匹林半瓦，日两次。俾服药后周身微似有汗，亦间有不出汗之时，令其关节中之炎热，徐徐随发表之药透出。又佐以健补脾胃之药，俾其多进饮食。如此旬余，左手足皆能运动，关节能屈伸。以后饮食复常，停药勿服，静养半月，行动如常矣。此证共用生石膏三斤，阿司匹林三十瓦，始能完全治愈。愚用阿司匹林治热性关节肿疼者多矣，为此证最险，故详记之。

丁仲祜《西药实验谈》载，东人用阿司匹林，治愈关节急性偻麻质斯（即热性关节肿疼）之案甚伙，而其证之险，皆远逊于此证。若遇此证，不能重用生石膏，尚有何药能与阿司匹林并用，以挽回此极险之证乎？彼欲废弃中药者，尚祈详观此案也。

上所录诸案，其为证不同，然皆兼有外感实热者也。乃有其人纯系内伤，脏腑失和，而前哲具有特识，亦有重用石膏者。徐灵胎曰："嘉兴朱宗臣，以阳盛阴亏之体，又兼痰凝气逆。医者以温补治之，胸膈痞塞，而阳道痿。群医谓脾肾两亏，将恐无治，就余于山中。余视其体，丰而气旺，阳升而阴不降，诸窍皆闭。笑谓之曰：此为肝肾双实证，先用清润之药，加石膏以降其逆气，后以消痰开胃之药涤其中宫，更以滋肾强阴之药镇其元气，阳事即通。五月后，外家即怀孕，得一女，又一年复得一男。"观此，石膏治外感兼治内伤，功用何其弘哉！

穷极石膏之功用，恒有令人获意外之效者。曾治奉天马姓叟，年近六旬，患痔疮，三十余年不愈。后因伤寒证，热入阳明之府，投以大剂白虎汤数剂，其病遂愈，痔疮竟由此除根。

奉天吕姓幼童，年五六岁，每年患眼疾六七次，皆治于东人医院。东人谓此关于禀赋，不能除根。后患瘟疹，毒热甚恣，投以托毒清火之品，每剂中用生石膏两半，病愈后，其眼疾亦从此不再反复。

---

① 内托生肌散：大黄、甘草、乳香、没药、芍药、天花粉、丹参

第五章 清解要诀

友人张××，曾治京都阎姓叟。年近七旬，素有劳疾，发则喘而且嗽。于冬日感冒风寒，上焦烦热，劳疾大作，痰涎胶滞，喘促异常。其脉关前洪滑，按之有力。张××治以生石膏二两以清时气之热，因其劳疾，加沉香五钱，以引气归肾。且以痰涎太盛，石膏能润痰之燥，不能行痰之滞，故又借其辛温之性，以为石膏之反佐也。一日连服二剂，于第二剂加清竹沥二钱，病若失。劳疾亦从此除根永不反复。夫劳疾至年近七旬，本属不治之证，而事出无心，竟以重用石膏治愈之，石膏之功用，何其神哉！愚因闻此案，心有会悟，拟得治肺劳黄膏方，其中亦用生石膏，服者颇有功效。

寒温阳明府病，原宜治以白虎汤。医者畏不敢用，恒以甘寒之药清之，遇病之轻者，亦可治愈，而恒至稽留余热（甘寒药滞泥，故能闭塞外感热邪），变生他证。迨至病久不愈，其脉之有力者，仍可用白虎汤治之。其脉之有力而不甚实者，可用白虎加人参汤治之。曾治奉天一学徒。年十四五，得劳热喘嗽证。初原甚轻，医治数月，病势浸增，医者诿谓不治，遂来院求为诊视。其人羸弱已甚，而脉象有力，数近六至，疑其有外感伏热，询之果数月之前，曾患温病，经医治愈。乃知其决系外感留邪，问其心中时觉发热，大便干燥，小便黄涩，遂投以白虎加人参汤，去粳米加生怀山药一两，连服数剂，病若失。见者讶为奇异，不知此乃治其外感，非治其内伤，而能若是之速效也。

《内经》谓"冬伤于寒，春必病温"，是言伏气为病也。乃有伏气伏于膈膜之下（《内经》所谓横连膜原也），逼近胃口，久而化热，不外发为温病，转上透膈膜，熏蒸肺脏，致成肺病者。若其脉有力，亦宜重用生石膏治之。曾治奉天赵某年四十许，始则发热懒食，继则咳嗽吐痰腥臭，医治三月，浸至不能起床。脉象滑实，右脉尤甚（伏邪之热，亦如寒温之脉，多右盛于左）。舌有黄苔，大便数日一行。知系伏气为病，投以大剂白虎汤，以生山药代粳米，又加利痰解毒之品，三剂后病愈强半。又即其方加减，服至十余剂全愈。

有伏气下陷于奇经诸脉中，久而化热，其热亦不能外发为温。有时随奇经之脉上升者。在女子又有热入血室而子宫溃烂者，爰录两案于下以证之。

安东尉××，年二十余。时觉有热，起自下焦，上冲脑部。其脑部为热冲激，头巅有似肿胀，时作眩晕，心中亦时发热，大便干燥，小便黄涩。经医调治，年余无效。求其处医士李××寄函来问治法，其开来病案如此，曰："其脉象洪实，饮食照常，身体亦不软弱。"知其伏有外感热邪，因其身体不弱，俾日用生石膏细末四两，煮水当茶饮之，若觉凉时即停服。后二十余日，其人忽来奉，言遵示服石膏六七斤，上冲之热见轻，而大便微溏，因停药不服。诊其脉仍然有力，问其心中仍然发热，大便自停药后即不溏矣。为开白虎加人参汤，方中生石膏重用三两，以生怀山药代粳米，连服六七剂，上冲之热大减，因出院还家。嘱其至家，按原方服五六剂，病当除根矣。

南皮张××妻，年三十余。十年前，恒觉少腹切疼。英女医谓系子宫炎证，用药数次无效。继乃谓此病如欲除根，须用手术剖割，将生炎之处其腐烂者去净，然后敷药能愈。病患惧而辞之。后至奉，又延东女医治疗，用坐药兼内服药，数年稍愈。至壬戌夏令，病浸增剧，时时疼痛，间下脓血。癸亥正初，延愚诊治。其脉弦而有力，尺脉尤甚。自言疼处觉热，以凉手熨之稍愈，上焦亦时觉烦躁。恍悟此证，当系曾受外感热入血室。医者不知，治以小柴胡汤加石膏，外感虽解，而血室之热未清。或伏气下陷入于血室，阻塞气化，久而生热，以致子宫生炎，浸至溃烂，脓血下注。为疏方，用金银花、乳香、没药、甘草以解其毒，天花粉、知母、玄参以清其热，复本小柴胡汤之义，少加柴胡提其下陷之热上出，诸药煎汤，送服三七细末二钱，以化腐生新。连服三剂病似稍轻，其热仍不少退。因思此证，原系外感稽留之热，非石膏不能解也。遂于原方中加生石膏一两，后渐加至二两，连服数剂，热退强半，疼亦大减。遂去石膏，服数剂渐将凉药减少，复少加健胃之品，共服药三十剂全愈。后在天津治冯氏妇此证，亦用此方。中有柴胡，即觉脓血不下行，后减去柴胡，为之治愈。

《神农本草经》谓石膏治金疮，是外用以止其血也。愚尝用石膏细末，敷金疮出血者甚效。盖多年壁上锻石，善止金疮出血，石膏经煅与锻石相近，益见煅石膏之不可内服也。

石膏生用之功效，不但能治病，且善于治疮，且善于解毒。奉天赵××之父，年过六旬，在脐旁生痈，大径三寸，五六日间烦躁异常，自觉屋隘莫容。其脉左关弦硬，右关洪实，知系伏气之热与疮毒俱发也。问其大便数日未行，投以大剂白虎汤加金银花、连翘、龙胆草，煎汤一大碗，徐徐温饮下，连服三剂，烦躁与疮皆愈。

第五章 清解要诀

又：在籍时，本村张氏女因家庭勃谿，怒吞砒石，未移时，作呕吐。其兄疑其偷食毒物，诡言无他，惟服皂矾少许耳。其兄闻其言，急来询解救之方。愚曰皂矾原系硫氧与铁化合，分毫无毒，呕吐数次即愈，断无闪失，但恐未必是皂矾耳。须再切问之。其兄去后，迟约三点钟复来，言此时腹中绞疼，危急万分，始实言所吞者是砒石，非皂矾也。急令买生石膏细末二两，用凉水送下。乃村中无药铺，遂至做豆腐家买得生石膏，轧细末，凉水送下，腹疼顿止。犹觉腹中烧热，再用生石膏细末半斤，煮汤两大碗，徐徐饮之，尽剂而愈。后又遇吞火柴中毒者，治以生石膏亦愈。然以其毒缓，但煎汤饮之，无用送服其细末也。

附：洪钧用生石膏自治牙痛等

近十年来，洪钧曾患剧烈牙痛两次，盖即西医所谓牙周炎，乡人称为火牙。首次有牙龈溃烂，疼痛难忍，不便饮食，更不能刷牙。于是吞服生石膏细末自治。初吞10g左右，痛稍减，后一次吞服30g左右，牙痛大减，进食无碍，可以刷牙。三四日后大好。第二次牙痛发生于2018年春末，疼痛十分剧烈。全口牙游走疼痛如锤击，如过电，如电钻，以致恐惧不安。同时蔓延至颈后及后半头，均胀痛难忍，寝食不安。于是急煎生石膏100g，连翘30g，黄芩20g，怀牛膝20g，生大黄10g，生甘草15g。煎好一次服下，服药后半小时，疼痛大减，酣然入睡，醒后疼愈十九。又凡乡人牙痛求治，即与生石膏细粉与三黄片同服，无不在三日内大好。又，洪钧年过五旬后，常有便秘，也曾试用生石膏细粉吞服，若吞服15g以上，可见大便微溏。故可知石膏并非大寒，且攻下之力甚小。

又附：2008年9月底10月初，洪钧上火牙痛很厉害，因为同时有几个患者牙痛我都给他们口服生石膏细粉（有的与生大黄粗末2~3克或大黄片5、6片同服），于是自己也试用。生石膏是生石膏块自己打碎的——尽可能碎。最多曾经一次口服15克左右。共服100克左右。效果比较满意，剧烈的疼痛很快缓解。

不过，我后来还加用增效联磺。还曾一次输液使用青霉素640万单位。使用青霉素后（只一次）没有立竿见影的效果。又用生石膏25g、生白芍40g、怀牛膝40g沸水浸泡代茶饮。服药后效果更好。可以刷牙了。我还同时不连续地服用过牛黄消炎片（牛黄、生大黄、青黛等为主要成分），也可以说有效。服药后便秘好转，但基本上没有出现腹泻，也没有感到上腹不适或影响食欲等。

自己给自己用药难免有点乱。因为方便,未免拿起什么来就试试。给病人处方显然不能这么乱。遇见这种情况,我的习惯是开生石膏粉10~15克、生大黄粉或粗末2~5克,温开水冲服,每日2~3次。注意,大便控制在每日3次以内。只要是上火牙痛,即便相当顽固且严重者,效果大都很好。这个方子很便宜,我一般是不收费的。

顺便说明,如果正赶上鸭梨收获季节,多吃几个鸭梨也常常效果较好。一般人一次吃3、4个鸭梨,就会腹泻。故新鲜鸭梨也可以泻火治牙疼。

以上所举单味石膏验案已经较多,不再举。

二、黄连

黄连是尽人皆知的苦寒药。良药苦口多半指黄连。西医已经把它纳入抗生素,即植物性抗生素。洪钧从医以来,不但有黄连素片,也有黄连素(小檗碱)注射剂。黄连素片如今是非处方药。可见,黄连素早已为群众熟知。

《本草纲目》载,黄连主治:

- 治五劳七伤,益气,止心腹痛,惊悸烦躁,热气,目痛伤泣出,明目,肠腹痛下痢,妇人阴中肿痛。久服令人不忘(《本经》)。
- 主五脏冷热,久下泄脓血,止消渴,大惊,除水利骨,调胃,厚肠,益胆,疗口疮(《别录》)。
- 润心肺,长肉止血,天行热疾,止盗汗并疮疥。猪肚蒸为丸,治小儿疳气,杀虫(大明)。
- 羸瘦气急(藏器)。
- 治郁热在中,烦躁恶心,兀兀欲吐,心下痞满(元素)。
- 主心病逆而盛,心积伏梁(好古)。
- 去心窍恶血(时珍)。

今中药教材说其功效是:清热燥湿,泻火解毒,尤长于清中焦湿热。

现代研究发现,黄连主要含小檗碱(黄连素)、黄连碱等。此药对多种致病微生物有抗菌作用,既能对抗革兰氏阳性细菌,也能对抗革兰氏阴性细菌。此外还有抗炎、抗癌和抗溃疡作用。

以下列举单味黄连验案。

案1:消渴

南安太守张汝弼,曾患渴疾、白浊,久服补肾药不效。遇一道人俾服

第五章　清解要诀

酒蒸黄连丸。以川连一斤煮酒浸一宿，甑上累蒸至黑，晒干为度，蜜丸桐子大，日午临卧酒吞30丸，遂全瘳。(《古今医案按》)

洪钧按：黄连对多食、多渴的糖尿病有效。

案2：幻视

李公老人，家住流江，务农为业。年近花甲，犹有壮容，从不问于医事。一日，突觉头晕目眩，眼前发花，无奇不有，形状万千。延医入诊，服用归脾汤10剂无效，且心烦失眠，自语不休："蜂乎、蝶乎！入吾手足，黏吾心肺。"家人认为其癫，医更以礞石滚痰汤①剂，病不瘥。求余治。心者，君主之官也，神明出焉。心火炽盛，扰乱清阳而为视惑之证。嘱进黄连30g，水浸频服，药到病除，单味而愈。迄今，患者年近古稀，视力犹佳，读书看报如常也。(《长江医话》)

洪钧按：幻视属于精神病症状。诊为"心火炽盛，扰乱清阳"，故大苦寒泻火的黄连效捷。

案3：痔疮

孔华峰治一人患痔，脓血淋漓，用黄连去毛为细末，蜜调空心服二、三钱，立效。(《名医类案》)

洪钧按：黄连对痔疮肯定有效，但不可能一次根治。

案4：婴儿湿疹

某男，5个月，1989年6月10日初诊。头部起红斑、丘疹、瘙痒、流水已半月余。口服扑尔敏，外用尿素软膏无效。查前额及后头部遍布红斑丘疹，抓破处有黄黏水渗出，小儿哭闹，瘙痒难入睡。初诊为婴儿湿疹。系乳母孕期胎中感受热毒所致。拟用黄连15g（打碎）水煎取汁湿敷，日3次，每次半小时。次日渗水减少，改用黄连粉香油调涂，日1次。3日后红斑丘疹消失，瘙痒亦解，半年后随访未复发。(《四川中医》1994年第2期)

洪钧按：黄连苦寒燥湿，故对湿疹有效。

案5：中耳炎

冯某，女，成人，1983年9月12日怀孕36周时，突然右耳肿痛，耳内如蝉鸣，听觉不灵，流出清白稀脓水2天来诊。查：面红，手、脚心发热，大小便正常，脉弦细，此乃肝肾阴亏，虚火上炎引起。立即给予生黄

---

① 礞石滚痰汤：大黄、黄芩、沉香、青礞石（详见祛痰方）

连 10g，嘱其煎成 40% 黄连液 25ml 滴耳，3 天愈。追访至今未复发。治疗方法：生黄连 10g，加水约 100ml，文火煎至 25ml，去渣澄清，倒入事先洗净备用的空眼药水瓶内，即成 40% 黄连滴耳液。每次滴入耳内 3～4 滴，每日滴 3 次至痊愈。(《陕西中医函授》1989 年第 3 期)

洪钧按：中耳炎是很容易复发的疾病。首次发病时，一定要治疗彻底。使用滴耳剂之外，最好再全身使用抗菌药。当然，也可以服用中药。一般是清热解毒药。

案 6：可疑白喉

患者住院号 17286，21 岁，女，干部。以咽腔疼，发烧已 2 天为主诉而入院。当时体温 38.9℃，全身无力，饮食不佳，咽腔充血明显，两侧扁桃体肿大，被有白膜不易拭去，颈部淋巴腺微有压痛。患者曾与白喉病人接触。入院后给予黄连梗口含（1. 相当于火柴棒长短粗细的黄连梗 8 根，置于口外浸漱，每日 3～4 次，每次 1 小时，然后将黄连梗吐出。2. 10% 的黄连梗浸液，系以黄连梗 10g 加水 100ml，浸泡 48 小时，后滤出，煮沸，放凉后，以喷雾器喷射咽腔。每日 3～4 次，其操作方法步骤犹如进行咽腔麻醉）浸液，并同时喷射黄连粉（黄连粉系以黄连根制成纯粉。用喷雾器直接喷于咽腔，每日 3 次），第 2 天体温降至 38.3 度，第 3 天体温降至正常，一切症状减轻，局部明显好转，第 4 天全身及局部症状消失，观察 2 天，连续培养 3 次阴性后出院。(《中医杂志》1959 年第 2 期)

洪钧按：白喉在我国已经消灭，由此案可知，含嗽黄连梗对白喉有效。

案 7：急性结膜炎

潘某，男，28 岁，电厂职工。1983 年 24 日下午，初起眼睛胀痛，刺痒，有异物感，继则发肿、灼热、流泪，畏光羞明，眼屎甚多。急往市某医院治疗，诊为急性结膜炎，肌注青霉素和目滴眼药水，疗效不佳，来我院中药治疗。予用黄连片 0.5g，用奶汁浸泡，嘱搽目内眦及滴入目中，1 天 4～6 次，无须打针服药。红肿迅速消失，眼屎明显减少，并忌食辛辣、荤腥等食物，未到 2 天，康复如常。(《黑龙江中医药》1987 年第 6 期)

洪钧按：由致病菌引起的急性结膜炎，是传染病。洪钧年少时，曾经多次患此病。那时医疗条件很差，患此病一般不求医。乡人常使用的办法是，用热米汤洗眼。它的自然病程为 7 天左右，即可以自愈。此病属于热毒所致，清热解毒的黄连液滴眼肯定有效。

三、黄芩

黄芩是很好的清解药。谚云：柴胡、黄芩，退热如神。

《本草纲目》载，黄芩主治：

- 诸热黄胆，肠泄痢，逐水，下血闭，恶疮疽蚀火疡（《本经》）。
- 疗痰热胃中热，小腹绞痛，消谷，利小肠，女子血闭，淋露下血，小儿腹痛（《别录》）。
- 治热毒骨蒸，寒热往来，肠胃不利，破壅气，治五淋，令人宣畅，去关节烦闷，解热渴（甄权）。
- 下气，主天行热疾，疗疮排脓，治乳痈发背（大明）。
- 凉心，治肺中湿热，泻肺火上逆，疗上热，目中肿赤，瘀血壅盛，上部积血，补膀胱寒水，安胎，养阴退阳（元素）。
- 治风热湿热头疼，奔豚热痛，火咳肺痿喉腥，诸失血（时珍）。

今中药教材谓，黄芩的功效是：清热燥湿，泻火解毒，止血，安胎，尤长于清上、中焦之湿热。

现代研究发现，黄芩含黄芩苷、汉黄芩素等。黄芩煎剂可以对抗多种致病微生物。此药还有，解热、降压、保肝、镇静、利胆等作用。

古代本草学和今中药学教材都有黄芩安胎之说，对此需要一点探讨。如上所说，黄芩苦寒燥湿，怎么能安胎呢？莫非胎动不安或见血，是子宫中有湿热吗？或者，出现先兆流产，都是内有蕴热吗？这样的推理显然不足以服人。故我觉得黄芩安胎之说，值得怀疑。那么，此说是怎么来的呢？我认为就是来自《金匮要略》的"妇人妊娠病脉证并治第二十"。该篇有：

"妇人妊娠，宜常服当归散主之。

当归散方

当归，黄芩，芍药，芎䓖各一斤，白术半斤。

上五味，杵为散，酒饮服方寸匕，日再服。妊娠常服即易产，胎无苦疾。产后百病悉主之。"

可见，当归散不是用于先兆流产，而是用于养胎。其中有黄芩，但不是以其为君，而是更重视当归。总之，安胎之意不是指胎动不安。

那么，当归散是否可以养胎呢？

我觉得当然可以。只是其中最重要的不是黄芩，而是当归、芎䓖、芍药、白术等。试看《金匮》养胎方，最常用的是当归、芎䓖。

赵洪钧医学真传(续)

然而,似乎没有人说过当归、芎䓖有安胎作用。倒是不少人说芎䓖可以使胎动且用于试验是否怀孕。

试看以下列举的单味黄芩验案,没有一案用之安胎。黄芩安胎之说还有待进一步研究。

以下列举单味黄芩验案。

案1:感冒继发感染

李时珍说:"予年二十时,因感冒咳嗽既久,且犯戒,遂病骨蒸发热。肤如火燎。每日吐痰碗许。暑月烦渴,寝食几废,六脉浮洪。遍服柴胡、麦门冬、荆沥诸药,月余益剧,皆以为必死矣。先君偶思李东垣治肺热如火燎,烦躁引饮而昼盛者,气分热也。宜一味黄芩汤,以泻肺经之火。遂按方用片芩一两,水二盅,煎一盅,顿服。次日身热尽退,而痰嗽皆愈。药中肯綮,如鼓应桴,医中之妙,有如此哉!"(见《本草纲目》黄芩条下)

洪钧按:李时珍的病,显然是感冒后继发感染。黄芩如此有效,足证其抗感染效果很好。

案2:肺热咳嗽

朱某,患肺热咳嗽,痰中夹血,胸膈极结,口渴引饮,气粗苔黄乏津。以黄芩60g,水煎顿服,次日身热尽退而痰咳胸结之患愈。(《长江医话》)

洪钧按:此案与李时珍所患略同。

案3:肌衄

顾晓澜《吴门治验录》云:余同事杨君,脑后发际出血不止,众皆骇然。余知其为肌衄也,令用一味黄芩,渍水涂之立愈,后竟未发。又见有胸前背心两证,亦以前法治之立效。此方余友范董书所传,治鼻梁出血者,移治他处亦效,而《准绳》未见及此,可见著书之难也。(《冷庐医话》)

洪钧按:由此案可见,黄芩止血实有经验依据。

案4:早孕肝火犯胃

吕某,26岁,工人,1990年3月27日就诊。恶心呕吐6天,恶闻食气,汤水难下,头晕体倦,心烦易怒,舌质红,苔黄,脉滑数,停经55天,妊娠试验阳性。诊为肝火犯胃,气逆不降。治宜清肝降逆:黄芩30g,水煎200ml,频服。初服药时,只饮1口,虽呕但能咽下部分药液,3小时

许药服尽。晚饭饮粥半碗未呕。次日继进1剂而愈。(《中国中医急症》1995年第1期)

洪钧按：诊为"肝火犯胃"，故泻肝胆之火的黄芩有效。不过，洪钧治恶阻，常用小半夏加补益气血之剂，经验中无不效者。

四、黄柏

黄柏也是比较常用的清热解毒药。

《本草纲目》载，黄柏主治：

• 五脏肠胃中结热，黄胆肠痔，止泄痢，女子漏下赤白，阴伤蚀疮，疗惊气在皮间，肌肤热赤起，目热赤痛，口疮。久服通神（《别录》）。

• 止热消渴，杀蛀虫（藏器）。

• 男子阴痿，及敷茎上疮，治下血如鸡鸭肝片，治骨蒸，洗肝明目，多泪，口干心热，杀疳虫，治蛔心痛，鼻衄，肠风下血，急热肿痛（大明）。

• 泻膀胱相火，补肾水不足，坚肾壮骨髓，疗下焦虚，诸痿瘫痪，利下窍，除热（元素）。

• 泻伏火，救肾水，治冲脉气逆，不渴而小便不通，诸疮痛不可忍（李杲）。

• 滋阴降火。得苍术，除湿清热，为治痿要药。得细辛泻膀胱火，治口舌生疮（震亨）。

• 小儿头疮（时珍）。

今中药教材谓，此药的功效是：清热燥湿，泻火除蒸，解毒疗疮，尤长于清泻下焦湿热。

现代研究发现，黄柏含有小檗碱、黄柏碱等。它的药理作用，与黄连很接近。

以下列举单味黄柏验案。

案1：下肢红丘疹糜烂

程某，男，40岁，1993年7月1日初诊。述其双下肢红丘疹渗液、糜烂半月余，经用本海拉明、扑尔敏等内服和炉甘石洗涤外涂无效。查双下肢小腿外侧各有一约5×3cm的溃疡面渗出黄黏水，余处亦有个别散在红丘疹，均瘙痒难忍。诊为小腿湿疹。药用黄柏120g，煎取药液100ml，湿敷患处，每次10分钟，1日4次。3日后渗水减少，瘙痒大减，又继用3日后，渗液基本消失而结痂痊愈。对个别散在皮损，用黄柏细面香油调涂而很快痒止疹消。(《吉林中医药》1995年第2期)

洪钧按：此案的丘疹应属于湿热所致，故黄柏外用效捷。

案2：慢性中耳炎

刘某，女，3岁，1983年3月5日诊。左耳道流脓已1年，曾用滴耳油，氯霉素治疗，但每遇感冒则复发。即取黄柏30g，加水250ml，慢火浓煎半小时。滤去渣，浓缩至20ml。先用双氧水将患耳道脓液洗净拭干后滴入上药；每次2~3滴，1日3次。治疗2天，脓净痛止，再治3天痊愈。追访2年余，从未复发。(《四川中医》1987年第4期)

洪钧按：慢性中耳炎不是大病，却很容易复发，常有数十年不愈者。此案愈后2年未复发，即已根治。

五、连翘

张元素说，连翘为"疮家圣药"，足见此药的抗菌作用很可靠。温病家用于温病初起。故温病法，颇接近西医治疗感染性疾病，发病初起，即使用抗生素。

《本草纲目》载，连翘主治：

- 寒热鼠瘘，痈肿恶疮瘿瘤，结热蛊毒（《本经》）。
- 去白虫（《别录》）。
- 通利五淋，小便不通，除心家客热（甄权）。
- 散诸经血结气聚，消肿（李杲）。
- 泻心火，除脾胃湿热，治中部血证，以为使（震亨）。

今中药教材谓，连翘的功效是：清热解毒，消肿散结，疏散风热。

现代研究发现，连翘含有三萜皂苷等。它具有广谱抗菌作用，还有抗炎、解热、强心、利尿和降压等作用。

洪钧的经验是，此药小苦，微寒，一般不至于克伐胃阳而出现不良胃肠副作用。较大剂量使用时，它的解热作用相当可靠。

张锡纯先生对此药颇有特识，以下引用他的见解。

附：连翘解

连翘味淡微苦，性凉。具升浮宣散之力，流通气血，治十二经血凝气聚，为疮家要药。能透表解肌，清热逐风，又为治风热要药。且性能托毒外出，又为发表疹瘾要药。为其性凉而升浮，故又善治头目之疾，凡头疼、目疼、齿疼、鼻渊或流浊涕成脑漏证，皆能主之。为其味淡能利小便，故又善治淋证，溺管生炎。

仲景方中所用之连轺，乃连翘之根，即《神农本草经》之连根也。其性与连翘相近，其发表之力不及连翘，而其利水之力则胜于连翘，故仲景麻黄连轺赤小豆汤用之，以治瘀热在里，身将发黄，取其能导引湿热下行也。

连翘诸家皆未言其发汗，而以治外感风热，用至一两必能出汗，且其发汗之力甚柔和，又甚绵长。曾治一少年风温初得，俾单用连翘一两煎汤服，彻夜微汗，翌晨病若失。

连翘善理肝气，既能舒肝气之郁，又能平肝气之盛。曾治一媪，年过七旬，其手连臂肿疼数年不愈，其脉弦而有力，遂于清热消肿药中，每剂加连翘四钱，旬日肿消疼愈，其家人谓媪从前最易愤怒，自服此药后不但病愈，而愤怒全无，何药若是之灵妙也！由是观之，连翘可为理肝气要药矣。

以下列举单味连翘验案。

案1：视网膜出血

叶某，41岁，男，头昏，双眼发花，右眼视力障碍为重，五月余。检查：血压165/100mmHg；视力：右眼指数1/1尺，左眼0.2；双外眼检查，无明显病徵所见；眼底检查：双眼乳头充血，动脉明显狭小，静脉明显扩张，右眼黄斑区有片状出血。其他无异常。临床诊断：高血压动脉硬化，右视网膜出血。

给连翘每日7钱，以文火煎，分3次食前服，服药10剂，视力见好，头昏减轻，眼底检查所见：双眼底动脉狭小及静脉怒张现象减轻。右眼黄斑区出血亦见吸收。继服药9日，视力逐渐好转，右眼增至0.15，左眼0.5，血压126/96mmHg。（《广东中医》1961年第3期）

洪钧按：由此案可见，连翘不但能止血活血，还能降血压。

案2：急性肾炎

徐某，男性，11岁，学生。住院号：8079。于1959年4月15日开始全身浮肿，尿红尿少，头昏，体温36.8℃，脉搏90次/分，血压160/124mmHg。4月2日入某医院治疗，曾经无盐饮食以及青霉素、链霉素等治疗，未见效果，于6月6日来院治疗。体检：病人体温36.5℃，脉搏68次/分，血压142/106mmHg。全身高度浮肿，颜面及双下肢尤为明显。胸部：心界不大，无杂音，心音稍亢进。双肺无变化。腹部：膨胀有移动性浊音，肝脾未扪及，双侧肾区有压痛。其他无异常。化验：血色素61g/L，红细胞296万/mm^3，白细胞总数11400/mm^3，中性粒细胞80%，淋巴细胞

17%，单核细胞2%。尿化验：蛋白定性（+），红细胞（+），白细胞（+），颗粒管型（+），血中非蛋白氮38mg/L。诊断：急性肾炎。治疗：单服连翘每日2钱，以文火水煎成90ml，分3次食前服。忌盐及辣物。服药6日病人无自觉症状，浮肿消失。血压下降至86/56mmHg。尿化验阴性。停药后每周化验尿1次，连续复查3周，均为正常。（《江西医药》1961年第7期）

洪钧按：此案是颇典型的肾炎，单味一般剂量连翘获得捷效。故治此病又得一效果良好，且经济简便的治法。

第三节 清解要方

本节主要讲白虎汤、黄连解毒汤、清营汤、普济消毒饮和清瘟败毒散五方。以下逐次讲解。

一、白虎汤①

此方首见于《伤寒论》，是很重要的方剂。

今方剂教材说其功用是：清热生津。主治：阳明气分热盛。

气分之说是采用了温病理论，仲景并无气分、血分之说。

又，此说大概是，为了便于与阳明腑实证相区别，因为阳明腑实证是承气汤证。

白虎汤证的主要临床表现是：壮热面赤，烦渴引饮，汗出恶热，脉洪大有力，或滑数。

今人为便于记忆，把此方的适应证简化为"四大"：即大热、大渴、大汗、脉洪大。

总之，此证一派表里大热之象，但无胃家有燥屎的表现。

我认为，教材对白虎汤证的认知有待商榷。果然见"四大"，用白虎汤必然效果好。只是，这样看白虎汤适应证，限制了它的应用。因为按仲景法，不是一定见到"四大"才使用白虎汤。

以下列举古今验案，进一步说明此方的适应证。

---

① 白虎汤：知母六两、石膏一斤（碎）、甘草（炙）二两、粳米六合
水一斗煮米熟（三升），温服一升、日三服《伤寒论》）
【按：1两（3帖/1帖）≈13.8g/4.6g；1合=20ml】

第五章 清解要诀

案1：厥证（中神琴溪医案）

车屋街竹屋街南菱屋与兵卫年六十余，冬月一日干事纷冗，不暇食，及昏饥甚，然后吃饭。饭后将浴，卒倒于汤中，家人骇，遽扶起，洒水其面乃苏。时四肢微冷，肌肤栗起，舌上燥裂，犹善饮热汤。医以为中寒，参附交投，病势益剧。师诊之，脉微欲绝，心下石硬，舌生黄苔。即试与冷水饮之，病者用尽一盂，因与大剂白虎汤四帖。

翌日来报曰：大汗如雨，衣被湿透，寅尾峻泻如倾，及至今朝渴已，诸证大退。服前方凡二十余帖，复故。（《生生堂治验》卷下）

洪钧按：如果按教材所说，此案不能使用白虎汤。但中神氏不但使用，而且连续使用二十帖，病人痊愈。如何理解这个问题呢？下面再介绍一例，一块儿详说。

案2：热厥（刘渡舟医案）

吕某，男，48岁，农民。

初秋患外感，发烧不止，体温高达39.8℃，到本村医务室注射"氨基比林"等退烧药，旋退旋升。四五日后，发热增至40℃，大渴引饮，时有汗出，而手足却反厥冷，舌绛苔黄，脉滑而大。此乃阳明热盛于内，格阴外出，阴阳不相顺接的"热厥"之证。治当辛寒清热，生津止渴，以使阴阳之气互相顺接而不发生格拒。急疏白虎汤：

生石膏30g，知母9g，炙甘草6g，粳米一大撮。

仅服两剂，即热退厥回而病愈。（《刘渡舟临证验案精华》）

洪钧按：按教材的标准，此案也不是很典型的白虎汤证。但有大渴引饮，时有汗出，脉滑而大。刘氏诊断为"阳明热盛于内"，故使用白虎汤。那么，到底如何掌握白虎汤证呢？为此，下面以问答方式，比较详细地说一下，发热的自然病程及其机理。只是要记住，以下说的限于外感或西医所谓感染性疾病。

问：什么叫自然病程呢？

答：就是没有医生或药物干预的疾病过程。

问：外感病的自然病程都一样吗？

答：自然不一样。对此，我相信，大家都知道。否则我们就不能根据症状和病程，诊断不同的疾病了。

问：你将介绍什么疾病的自然病程呢？

答：外感疾病或感染性疾病很多，不能一一介绍。比如西医说的伤寒是典型的传染病,书本上对其自然病程就有介绍。其他疾病的自然病程,教科书或《实用内科学》中也大多有介绍。只是有的人可能忘记了。

问:总要选一种大家比较熟悉的外感介绍吧?

答:由于多数传染病目前已经很少见到,最常见的是流感和感冒。我就介绍这两种病的自然病程。

问:请介绍流感,好吗?

答:可以,就介绍流感吧!

流感属于瘟疫。不过,伤寒家认为它是伤寒,温病家则认为它是温病。

有的读者,可能受温病学教科书影响,认为只有温病有传染性。仲景说的伤寒不包括瘟疫。这是不对的。试看他的族人,不到十年,死亡三分之二。他说的伤寒怎么可能不包括传染病呢!

不要认为,流感是一种无足轻重的小毛病,病人都可以不药而愈。实际上,流感是可以大批死人的。据记载,1918年的"西班牙流感"曾经死人上千万。

特别严重的流感,发病不久,就可以表现为"呼吸窘迫综合征"(肺部感染特别严重导致呼吸衰竭),即2003年流行过的SARS。比较严重的流感,很可能发展为肺炎。如果继发感染严重,它还可以发展成为败血症,腹膜炎(中医称为大结胸)、胆囊炎、脑膜炎、脑炎、脑脓肿、脓胸、肝脓疡、尿路感染等。

大部分流感病人,不是这样,而是和普通感冒者差不多。

不少人,虽然接触过流感,也感染过病毒,却完全没有症状,即他们没有患病。这就是"正气存内,邪不可干"。

总之,即便是鼠疫、霍乱、天花、肠伤寒那样厉害的烈性传染病,也不是接触者都发病。实际上,患病的还是少数人。如果能保证温饱,就更是这样。这就是为什么,战乱和灾荒之后,这些病必然大批死人。因为这时多数人饥寒交迫,身体很虚弱,更没有条件治病,连喝一杯热水都困难。于是,一旦出现流行病,必然大批死人。

问:我们已经理解了以上所说,还是介绍流感,好吗?

答:好吧!《实用内科学》第八版,将流感分为5个类型。分别是单纯型、肺炎型、合并细菌肺炎型、中毒型、其他(即和普通上感相仿)。但需知道,这些型从轻到重是可以转变的。开始不能断定是什么型。换言

第五章 清解要诀

之，这些型是病愈或病死之后才定的。即有的是根据尸体解剖才定的。可惜关于此病的临床表现的文字太多，我从网上复制了一段略同的文字如下。

[典型症状] 1. 单纯型流感：常突然起病，畏寒高热，体温可达39℃～40℃，多伴头痛、全身肌肉关节酸痛、极度乏力、食欲减退等全身症状，常有咽喉痛、干咳，可有鼻塞、流涕、胸骨后不适等。颜面潮红，眼结膜外眦轻度充血。如无并发症呈自限性过程，多于发病3～4天后体温逐渐消退，全身症状好转，但咳嗽、体力恢复常需1～2周。轻症流感与普通感冒相似，症状轻，2～3天可恢复。

2. 肺炎型流感：实质上就是并发了流感病毒性肺炎，多见于老年人、儿童、原有心肺疾患的人群。主要表现为高热持续不退，剧烈咳嗽、咳血痰或脓性痰、呼吸急促、发绀，肺部可闻及湿啰音。胸片提示两肺有散在的絮状阴影。痰培养无致病细菌生长，可分离出流感病毒。可因呼吸循环衰竭而死亡。

3. 中毒型流感：表现为高热、休克、呼吸衰竭、中枢神经系统损害及弥漫性血管内凝血（DIC）等严重症状，病死率高。

4. 胃肠型流感：除发热外，以呕吐、腹痛、腹泻为显著特点，儿童多于成人。2～3天即可恢复。

[其他症状] 免疫缺陷人群如器官移植人群、艾滋病患者、长期使用免疫抑制剂者，感染流感病毒后发生重症流感的危险性明显增加，由于易出现流感病毒性肺炎，发病后可迅速出现发热、咳嗽、呼吸困难及发绀，病死率高。

[并发症状] 肺炎、Reye综合征、心脏损害、神经系统损伤等。

问：单纯型流感初起，不就是伤寒太阳病症状吗？我们已经知道中医如何处理。但不知道继续发烧该如何治，请你结合白虎汤介绍一下，好吗？

答：外感病最常见的、最受医家和病家重视的，因而最常需要处理的是发热，故中医有热病之说。

问：流感为什么发热呢？

答：和多数感染性疾病一样，流感发热是病原体释放的致热源引起。

问：这时的人体不发热不行吗？

答：致热源是病原体给人体的信号，它使人体处于应激状态。发热是人体一种应激反应。"目的"是动员机体的抗病能力，尽快消灭入侵的病原体。这是人体天然有的抗病反应。

问：发热就能消灭病原体吗？

答：发热只是机体对抗病原体的全身症状，它的背后是机体的免疫功能加强。如果病情不重，经过一两次发热就消灭了病原体，于是流感自愈。

问：发热使人体不适，甚至昏迷、抽搐，不是有害吗？

答：发热不仅仅使人体不适，对病原体更是威胁。特别是体温较高的时候，免疫功能增强，于是病原体更容易被消灭。所以，不太高的体温，不是持续高热，对病原体的威胁比对机体的威胁要大。这就是为什么感染性疾病要发热。

问：如此说来，不能见发热就一味退热，是这样吗？

答：是的。我经常对门人说：一般的热病，就让它发热一两天。治发热就像救火一样，不是只有泼水才能救火。柴火不多时，给它吹吹风，柴火烧完了，火会自己熄灭。如果一味泼水，可以把火闷在柴火里，于是火会慢慢地燃烧。一旦时机成熟，就会死灰复燃。只有火太大时，才需要恰当泼水救火。不过，釜底抽薪是最好的办法。这就是病因治疗。可惜，目前对流感，还没有满意的病因疗法。

问：那么，就完全不使用退热药吗？病家不满意怎么办呢？

答：体温超过38.5℃，可以使用西医解热镇痛药，缓解痛苦的同时退热。但不能只靠解热镇痛药而且反复使用。

问：中医有解热镇痛药吗？

答：柴胡、连翘等有类似西医解热镇痛药的作用。柴胡且有注射剂。

问：白虎汤可以退热吗？如何恰当使用呢？

答：白虎汤可以退热，但不能按解热镇痛药那样使用。即热病初起，即便见高热也不能用白虎汤。

问：什么时候才用白虎汤呢？

答：这要从发热的类型和机理说起。

发热分为低热、中等热和高热。热型分为弛张热和稽留热等。详情请看书。

低热和中等热不需要使用白虎汤。

患者高热，特别是呈现弛张热或稽留热时才考虑使用。

第五章 清解要诀

为了进一步说明如何使用白虎汤，说一下典型的发热过程及表现。

最典型的发热是弛张热。此种发热，开始是患者发冷（最严重的出现寒战），身体蜷缩，欲多盖衣被，手足凉（严重的就手足厥逆），没有汗，皮肤起栗，面色苍白或萎黄。这时体温在快速升高。发冷恶寒期，可以持续40分钟至2、3小时不等。而后开始恶热，这时体温达到顶点，一般在39℃以上。这时手足温暖，面色发红，欲去衣被，于是汗出热退。出汗的时间，一般持续2小时左右，而且一般出汗很多。

如果诊脉，恶寒时期的脉象一般见沉细或沉紧而数。等到发热、恶热、大汗出的时候，脉象即转为洪数或滑数。随着汗出热退，脉象逐渐接近正常。

问：如此说来，不是体温达到顶点时就可以使用白虎汤吗？

答：按说是可以的。只是在热病初起时，最好不要使用。这时还要看患者是否口渴、喜冷饮且能多饮。如果发热、恶热、不恶寒、口渴、喜冷饮且多饮、多汗、脉洪大或脉滑都具备，就是白虎汤的最佳适应证。口大渴，必然是发生了高渗脱水。发热一两次，不会脱水，故白虎汤证不会在一两天内出现。这就是为什么流感初起不能使用白虎汤。

问：上两案都有手足厥冷，案1且兼脉微欲绝，为什么敢用白虎汤呢？

答：这是因为，医生断定，患者不久（待到汤药煎好）就会出现典型的白虎汤证。于是断然使用白虎汤。

问：好！明白了！还有说的吗？

答：我希望大家多看书，并在临床上仔细体会，因为不可能在此说得很详细。况且不经过多次临床体会，也不可能深刻理解。又，一般热病，两三天以后才可能出现白虎汤证，即初起不考虑使用白虎汤。初起如何处理，请回头参看第二章：解表真诠。

洪钧又按：为加深读者对白虎汤的认识，再把旧作《伤寒论新解》中的白虎汤证新解附在下面。

附：白虎汤证新解

今《伤寒论》中，白虎汤证及白虎加人参证共八条。计太阳篇五条（第26、168、169、170、176条），阳明篇二条（第219、222条），厥阴篇一条（第350条）。经文对此证的病理解释为"热结在里，表里俱热"（见第168条）。其典型脉证为大热、大汗出、大烦渴、脉洪大或滑。

或问，此证到底如何掌握。按仲景法有五要点：（1）表寒已解，出现表热；(2) 里热较盛（即使有厥或手足逆冷——如第350条——亦必有高热，今日可以测体温）；(3) 脉洪大或滑（即脉有实象、热象，故应兼数）；(4) 渴欲饮水且能饮；(5) 有汗，不一定大汗出。但汗多更确。

上述五要点中较难掌握的是表热。此前解太阳病时从未涉及表热。怎样理解白虎汤证有表证呢？读者须知，洪大之脉，必有浮象。或见滑脉，亦应兼浮（如第176条）。它如第168条有"时时恶风"，第169条有"背微恶寒"，第219条有"身重"，均系表证。

今可一言以蔽之，白虎汤证乃二阳或三阳合病而属热者。然而，第350条厥阴病何以也用白虎汤？经文说，里有热也。读者须知，白虎汤证均有里热，但不是里有热就用白虎汤。浅见以为，用白虎汤仍以二阳或三阳合并病为最确当。

或问，此证是否纯属实热？并非尽然。白虎加人参便为照顾气津已伤，此时用人参并非直对口渴，盖生津实有赖补气。试思，大热大汗出，岂能不伤气伤津而致口渴。方中用粳米，更为补充谷气。

再问，白虎汤证与调胃承气汤证有何不同？答：二者区别极明显。后者基本不具备上述白虎汤证要点3、4。调胃承气汤证有蒸蒸发热，但仲景不用大热形容。至于脉象，后者非但不洪大，反有脉微、脉停或脉厥。渴从不见于后者。关于谵语，在调胃承气证为常见，白虎汤证为偶见。再联系白虎汤治三阳合病，便知其意与调胃承气大不同。后者仅适用于典型阳明病里热证，三阳或二阳合病均不宜用。白虎汤虽同样针对热盛，目的却为使热从外解。调胃承气则为使热从下出。

该两法亦不出因势利导原则，盖白虎汤证一派热气外发之势，调胃承气证之热则将传厥阴或与屎结而留于胃中。

白虎汤证为伤寒发热较剧者。仲景法，病在阳且属热，以病从外解为顺。若不能外解，以止于阳明为顺。病发于阳而变为阴证，多较危险。

然而仲景用白虎汤颇慎重。第168条方后特别注云，该方仅可用于立夏后、立秋前。若违此戒，则呕利而腹痛。亡血家、虚家亦不可服，否则腹痛下利。当代医家虽不必谨遵时令之戒，亦须知白虎汤可致里寒泻下。何以调胃承气证不得用白虎（反之亦然），亦可由此附注明白。因前者为达泻下目的，白虎汤则不宜出现泻下效果。

近代名医张锡纯最善用石膏——特别是以石膏为君药的白虎汤和白虎加人参汤。他扩大了生石膏及白虎汤的应用范围。读者可参看《医学衷中参西录》，加深对仲景心法的理解。

案 3：感冒后持续高热（岳美中医案）

汪某，男性，年 54 岁。

患感冒发热，于 1971 年 6 月 12 日入某院。在治疗中，身热逐步上升，到 14 日达到 38℃ 以上。曾屡次进西药退热剂，旋退旋起，8 天后仍持续高烧至 38.8℃，6 月 22 日由中医治疗。诊察证候，口渴汗出，咽微痛；脉象浮大，舌苔薄黄，认为温热已入阳明经，内外虽俱大热，但尚在气分，不宜投芩连苦寒之剂，因疏白虎汤加味以治。

处方：生石膏 60g，知母 12g，粳米 12g，炙甘草 9g，鲜茅根 30g，鲜芦根 30g，连翘 12g。水煎，米熟汤成，温服。

下午及夜间，连进两剂，热势下降到 38℃；23 日，又按原方续进 2 剂，热即下降到 37.4℃；24 日，原方石膏减至 45g，进一剂，体温已正常，口不渴，舌苔退，惟汗出不止，以王孟英驾轻汤①加减与之。随后进补气健脾之剂，兼饮食调理，月余而愈。（下略）

洪钧按：感冒竟至如此费事，必然因西医处理不当。此案使用白虎汤的依据是：发热日久，口渴，脉象浮大，故不是很典型。洪钧以为，此案使用白虎加人参汤，可能效果更好。

案 4：剧烈头痛（樊伯贤医案）

蓝某，女，36 岁。

初诊：1976 年 9 月 10 日。

主诉：前天在田间工作，烈日当头，中午用冷水洗头拭面，下午 3 时突然头痛如劈，双眼如冒火，以额前眉心鼻为剧，双手抱头，舌滑腻苔垢，脉象弦缓浮大。

辨证：暑热为风湿所遏的阳明经脉头痛。

治法：泻热祛风散湿。

处方：生石膏 45g，知母 12g，甘草 6g，陈仓米 30g，藁本 12g，白芷 10g，莲房 15g。三剂。每天一剂，复煎再服。

二诊：上方服药一剂，头痛即大减轻，三剂三天服完，头痛若失。（《中国现代名医医案精华（五）》）

洪钧按：此案也是外感，但先感暑热，后感寒湿。暑热遏于阳明，故

---

① 驾轻汤：鲜竹叶、扁豆、香豉、石斛、枇杷叶、橘红、木瓜、焦栀子。

可使用白虎汤，后感寒湿，故加去寒散湿药。

案5：伤寒自汗，谵语遗尿（马元仪医案）

一人伤寒六日，两脉微弱不起，面垢遗尿，自汗谵语，身重不能转侧。此三阳合病，汗、下两不可用。仲景云：腹满身重，谵语遗尿，自汗者，白虎汤主之。

盖三阳合病，至遗尿谵语，其中州扰乱，真气与津液并伤可知。故仲景云：发汗则谵语，下之则额上生汗，手足逆冷。以汗则偏于阳，而津液益伤；下则偏于阴，而真气复损。惟白虎一法，解热而不碍表里。但三阳病，其脉当浮大，而反微弱不起者，以邪热郁遏不得外达，非阳衰脉微之比，但清其壅热，而脉自起矣。

用大剂白虎汤，一服便得大睡，再剂神清脉起。与补虚清热而愈。（《续名医类案·伤寒》卷一）

洪钧按：马氏说理甚详，主要是说：为什么"两脉微弱不起"，还要使用白虎汤。又请记住，三阳合病是白虎汤适应证。

以上列举白虎汤案5案。《皕一选方治验实录》中，载有白虎汤案近50案，欲多了解者请看此书。

二、黄连解毒汤①

此方首见于《外台秘要·崔氏方一十五首》，乃最典型的大苦寒清解要方。其中共黄连、黄芩、黄柏、栀子四味药，都用较大剂量，故苦寒甚。

以下列举此方验案。

案1：伤寒汗出而喘（郭雍医案）

一人年逾五十，五月间因房后入水，得伤寒证，误过服热药，汗出如油，喘声如雷，昼夜不寐，凡数日，或时惊悸发狂，口中气自外出，诸医莫措手。郭诊之曰：六脉虽沉无力，然昼夜不得安卧，气自外出，乃阳证也，又误服热药，宜用黄连解毒汤。众皆危之。一服尚未效，或以为宜用大青龙汤。郭曰：此积热之久，病邪未退，药力未至也。再服病减半，喘定汗止而愈。（《名医类案·伤寒》卷四）

洪钧按：此案不是很典型的肺胃大热，在西医看来，可能是肺部感染

---

① 黄连解毒汤：黄连三两，黄芩、黄柏各二两，栀子十四枚（擘）
水六升煮取二升，分二服（《外台秘要》）
【按：1两（2帖/1帖）≈41.3g/20.7g；栀子14枚≈7g/3.5g】

严重。但脉沉无力却用此方，郭氏可谓有卓识。读者可与李时珍亲服黄芩验案互相参看。

案2：腹胁痛（吴茭山医案）

一妇素有心脾气痛，好烧酒，患举则四肢厥冷，每用诸香，附子姜桂之属，随服随止。一日前患复作，遂以前药服之，不安，仍饮烧酒二盏，酒下，腹胁胀满，坐卧不得。下木香槟榔丸①一百丸，大便通后，痛稍可，顷间，下坠愈痛，向夜延吴诊视。脉数而有力。知前香燥太过，酒毒因利而发。即以黄连解毒汤，入木香少许，二服而安。（《名医类案·痰》卷三）

洪钧按：此案非外感，乃饮烧酒和香燥药过多，热积于内，故黄连解毒汤效捷。

案3：便秘带血，脱肛肿痛（魏树春医案）

丹徒杨云甫，便秘带血，脱肛肿痛，已历年余，时作时止。前医不知为大肠蕴热，而谓为气虚下陷，误进补中益气汤而脱肛肿痛益甚，乃求治于余。余用黄连解毒汤加槐花、柏叶，肿痛脱肛皆愈。再进五仁法，而大便如常。此后遂永不复发。（《清代名医医话精华·魏筱泉医话精华》）

洪钧按：痔疮的确多因大肠蕴热，宜用清热泻火之剂。至于案中所说脱肛，恐不确。应系混合痔发炎，向肛门外突出。洪钧自五十岁之后，常有便秘。日久又有肛裂和混合痔。也多次有混合痔血栓形成，虽然不是很重，却也比较痛苦。于是，经常服用三黄片。此药略同黄连解毒汤，治便秘和痔疮有效。今年已经连续服用4、5个月，每天6片左右，以大便不干为度，未见副作用，自觉身体较前强壮。故读者亦不必畏惧黄连解毒汤太过寒凉。只要是内有蕴热导致的发热、口舌生疮、牙痛、便秘、痔疮等，即可服之。又，小檗碱对冠心病也有疗效。近来我的心绞痛发作很少，可能得益于三黄片。

三、清营汤②

此方首见于《温病条辨》，乃作者吴塘（鞠通）所拟。用于温病热入

---

① 木香槟榔丸：木香、槟榔、枳壳、陈皮、青皮、香附、三棱、莪术、黄连、黄柏、大黄、牵牛子、芒硝。

② 清营汤：犀角三钱，生地五钱，元参三钱，竹叶心一钱，麦冬三钱，丹参二钱，黄连一钱五分，银花三钱，连翘（连心用）二钱。

水八杯，煮取三杯；日三服（《温病条辨》）

【按：1钱（3帖/1帖）≈3.7g/1.2g】

营分，具有清营透热，养阴活血的作用。可惜，古今验案很少，可见未能受到后人重视。

以下列举清营汤验案2例。

案1：小儿壮热（张菊人医案）

1921年医一未满十岁男孩，壮热一二日，舌即绛色，满舌大红点如黍粒状，百余粒。自觉经治邪热入营的患者甚多，从未见舌绛而有红点者，意必营热之中兼有秽浊之热毒在内，或即叶天士所谓"热毒乘心"。于是仿其方义，亟以清营汤加玳瑁、川连、金汁等出入为治，取其作用如下：

玳瑁——镇心神，行气血，功同犀角。

川连——以苦降直泻心经毒火。

金汁——以甘寒泻五脏实火兼解热毒。

连服三剂，舌上绛色渐退，红点始消；再服小剂清营，病即痊愈。方为：

二花三钱，细生地六钱，紫丹参一钱半，小川连三钱，连心连翘三钱，麦冬三钱，乌犀角五分，玳瑁三钱，竹叶卷心三钱，连心元参五钱，金汁一两。雪水煎最妙。（《菊人医话·温热病》）

洪钧按：此案为典型的温病治法。辨证即作者所谓"营热之中兼有秽浊之热毒在内"。大法是，清营，养阴，解毒，泻火。至于用雪水煎则未免强人所难，因南方很少降雪也。

案2：异位性皮炎（张文选医案）

佐藤某，男，9岁，日本人，2003年6月14日初诊。

5岁时曾患感冒、急性肺炎，继后出现皮炎，被确诊为异位性皮炎。面部、背部皮损较重，皮疹密集，高出皮肤表面，色红，痒甚，周围皮肤发红，时发哮喘，气候急剧变化特别是低气压时，呼吸困难，哮喘必作。舌红赤，苔薄白，脉滑数。根据舌辨为清营汤证。

处方：水牛角15g（先煎），生地黄10g，丹参10g，玄参10g，麦冬10g，连翘10g，金银花10g，槐花10g，防风6g，荆芥6g，威灵仙6g。7剂。

2003年6月21日二诊：服药后皮疹减少，痒减轻，上方加苦参6g。7剂。

2003年6月30日三诊：皮疹大部分消退，仅背部隐约可见个别皮疹，大便软，每日2次。一诊方去连翘、金银花，加生薏仁10g，茯苓10g，白术10g，生姜2g。7剂。

后守此方每 3 日一剂，坚持治疗 2 个月，皮炎告愈。(《温病方证与杂病辨治》)

洪钧按：此案是顽固的皮炎并有支气管哮喘。治哮喘当用温热药，如小青龙汤等。此法与案中治皮炎方矛盾。不知哮喘是否同时治愈，盖哮喘较皮炎更痛苦且危险。倘此案患者求治于洪钧，治法将与案中大异。盖此儿童久病，必然气血俱虚。治法自然是补益气血。补益气血可与小青龙同用。最好再同时补肾。拙见如何，尚祈读者自己体会。

四、普济消毒饮子① (普济消毒饮)

此方首见于《东垣试效方·杂方门》，是作者李杲所拟。当时用于治"大头瘟"。后世医家多尊之。

读者必知，李东垣力主脾胃内伤，是后世温补学派的创始人。唯独此方首列芩、连，尚有玄参、连翘、鼠粘子、板蓝根、白僵蚕等凉药。唯其中有人参是温补本色。

洪钧未见过"大头瘟"，以下列举此方验案。

案 1：大头瘟 (李东垣医案)

泰和二年，先师以进纳监济源税，时四月，民多疫疠。初觉憎寒体重，次传头面肿盛，目不能开，上喘，咽喉不利，舌干口燥。俗云大头天行，亲戚不相访问。如患之，多不救。张县丞侄亦得此病。至五六日，医以承气加蓝根下之，稍缓。翌日，其病如故，下之又缓，终莫能愈，渐至危笃。或曰：李明之存心于医，可请治之。遂命诊视，具说其由。先师曰：夫身半以上，天之气也；身半以下，地之气也。此邪热客于心肺之间，上攻头目而为肿盛。以承气汤下之，泻胃中之实热，是诛罚无过，殊不知适其所至为故。遂处方，用黄芩、黄连味苦寒，泻心肺间热以为君；橘红苦平，玄参苦寒，生甘草甘寒，泻火补气以为臣；连翘、鼠粘子、薄荷叶苦辛平，板蓝根味苦寒、马勃、白僵蚕味苦平，散肿消毒、定喘以为佐；新升麻、柴胡苦平，行少阳、阳明二经不得伸；桔梗味辛温为舟楫，不令下行。

共为细末，半用汤调，时时服之；半蜜为丸，噙化之，服尽良愈。因

---

① 普济消毒饮：黄芩 (君)、黄连各半两 (君)，人参三钱，橘红 (去白，臣)、玄参 (臣)、生甘草各二钱 (臣)，连翘、鼠黏子、板蓝根、马勃各一钱，白僵蚕 (炒) 七分，升麻七分，柴胡二钱，桔梗二钱

上为细末，每服五钱，水二盏，煎至一盏 (《东垣试效方》)

【按：1 钱≈4g】

叹曰：往者不可追，来者犹可及。凡他所有病者，皆书方以贴之，全活甚众。时人皆曰：此方天人所制，遂刊于石，以传永久。(《东垣试效方·杂方门》卷九)

洪钧按：东垣说理颇详，宜其效果良好。从此普济消毒饮成为名方。后世治此病，谨遵之。洪钧不知"大头瘟"是西医所谓何病。但属急性烈性传染病无疑。乃头面严重感染，应该始自咽部。时贤亦未考证出是何病。

案2：大头瘟（李铎医案）

熊树滋，年四十，患大头天行症。初起憎寒壮热，医以桂、麻、羌、防发表，不效；继以大小承气加郁李、桃仁攻下，不通，以致头面渐加肿盛，目不能开，气喘不食，渐至危笃，始延余诊。一医在座，询于余曰：此何症也？何以迭进承气，终莫能愈也？余曰：君误治矣。东垣曰：夫身半以上，天之气也；身半以下，地之气也。此邪热客于心肺之间，上攻头目而为肿盛。以承气汤下之，泻胃中之实热，是为诛罚无过，以致如此。医者哑然。余用普济消毒饮子二剂，两目能开，面肿亦略消，稍能纳粥。令再服四剂，肿消热退，惟模糊不寐。后以育阴清邪而愈。(《医案偶存》卷七)

洪钧按：可见后世医家治大头瘟，无不谨遵东垣法。

五、清瘟败毒散

此方出自《疫疹一得》，是我知道的、最峻烈的，大苦寒清热、泻火、解毒、凉血、救阴之剂。为此，先把其组方附在下面：

生石膏（大剂六两至八两，中剂二两至四两，小剂八钱至一两二钱），小生地（大剂六钱至一两，中剂三钱至五钱，小剂二钱至四钱），乌犀角（大剂六钱至八钱，中剂三钱至四钱，小剂二钱至四钱），真川连（大剂六钱至四钱，中剂二钱至四钱，小剂一钱至一钱半），生栀子、桔梗、黄芩、知母、赤芍、玄参、连翘、竹叶、甘草、丹皮。

【按：1 两≈36.9g；1 钱≈3.7g】

由此方所注可知，按兼证不同还要分别加上大青叶、黄柏、生大黄、板蓝根、龙胆草、升麻、羚羊角、菊花、银花、苦参等等。总之，此方几乎使用了全部清热解毒和凉血药，而没有一味温热药。

今方剂教材谓，此方的功效是：泻火解毒，凉血救阴。主治一切火热之证。

第五章 清解要诀

以下列举此方验案。其中案1是我知道的最危重的瘟疫病例,且最后终于治愈。

案1:温毒发斑(余霖医案)

正阳门外,蒋家胡同口内,祥泰布铺祁某,晋人也。长郎病疫,原诊谢以不治,又延一医,亦不治及至邀余,已七日矣。诊其脉,六脉全伏。察其形,目红面赤,满口如霜,头汗如雨,四肢如冰。稽其证,时昏时躁,谵妄无伦,呕泻兼作,小水癃闭,周身斑疹,紫黑相间。幸而松活,浮于皮面,毒虽盛而犹隐跃,此生机也。检视前方,亦用犀连,大剂不过钱许,乃杯水之救耳。余曰:令郎之证最险,不畏余药过峻,死中求活,不然,变在十四日。祁恳甚切。余用大剂(清瘟败毒饮)。

石膏八两,犀角六钱,黄连五钱,余佐以本方之味,加伏龙肝一两,滑石五钱,木通三钱,猪苓、泽泻各二钱,更加生地黄一两,紫草三钱,归尾三钱,大青叶二钱。以色紫黑也,连投二服。

至9日脉起细数,手足回温,呕虽止而泻如旧。仍用本方去伏龙肝,又二服。

至十一日,脉转洪数,头汗遂止,黑斑变紫,小水亦利,大便亦实,但妄语如前,身忽大热,烦躁更甚,大渴不已,以火外透也。仍用本方去滑石、木通、猪苓、泽泻,加花粉、山豆根,以喉微疼也,更以冰水与服,以济其渴。

又二帖,色转深红,热势稍杀,谵妄间有,犹渴思冰。投本方减生地五钱,去归尾、紫草、豆根、花粉。

又二服,诸证已退十分之三,药减四分之一,但饮水而不思食。祁疑而叩曰:病虽减,而十数日不食,尚能生乎?余曰:生矣,按法治之,二十一日方可痊愈。

又二服,斑化多半,胃气渐开,热亦大减。照本方药减四分之二,去大青叶。

又二服,斑点全消,饮食旋食旋饿,方能坐起。诊其脉,尚有六至。犹有余热,不即清之,其势复张,更难为力。犹用石膏二两四钱,犀角三钱,黄连二钱,余亦类减。十九日用石膏一两二钱,犀角二钱,黄连一钱,加乌梅三个,酸以收之也。余曰:前言二十一日方能成功,今已十九日矣。令郎如此,可见前言之不谬也。祁某喜曰:若非立定主意,几为众口所误。

初立此方，体全堂不肯卖药，叩其所以，言误开分量。以八钱为八两，六分为六钱耳。予历指同乡服此得痊者颇多，虽卖，犹嘱以再三斟酌。

二十日犹用石膏八钱，犀角钱半，黄连八分，加洋参二钱，麦冬三钱，归身二钱，川芎一钱，以调气血。二十一日用八珍汤①加麦冬、五味。

立方需大纸一张。昨言初方药店不肯发药，今令郎已愈，录一治法于方前，计服石膏、黄连、犀角若干，使彼知予用药之奇，即药铺亦未之见也。（《疫疹一得·附验案》）。

洪钧按：此案不但挽瘟疫重症于死，文字亦颇佳。乃本书所选古今医案中，文字最佳者。足见余氏医理、文理卓尔不群。前二十日，一概治以清热解毒，凉血护阴。此后方略用参、冬、归、芎等扶正。或问，此证系西医何病？最可能是肠伤寒。旧时因此病死者，约占患者的十分之三。特别是病初十余日不食，在没有输液支持手段的古代，很危险。所幸患者可以饮水且可多饮，否则不可为矣！

案2：乙型脑炎（徐蔚霖医案）

徐某，男，10岁。初诊：1957年8月1日。

发热五天，伴有头痛，继而嗜睡昏迷。溲黄，舌苔薄腻。证系乙型脑炎气营两燔，热陷心气。治拟清营透热，芳香开窍。

至宝丹②一粒（研，分两次吞服）；羚羊角1.5g，广犀角18g，两味文火煎饮。鸡苏散（包），鲜藿佩各9g，玉泉散15g（包），银翘各9g，僵蚕9g，钩藤9g（后入），黄芩9g，石菖蒲9g。一剂。

二诊：8月12日。热升面赤，头痛加剧，烦躁谵语，继而抽搐，牙关紧急，角弓反张，痰涎上涌。气营火盛，肝风内动。急以凉肝息风，清心化痰，清瘟败毒饮加减。

生石膏60g（先煎），知母6g，生甘草3g，石菖蒲9g，黄连6g，黄芩9g，山栀9g，赤芍9g，丹皮9g，鲜竹叶30片。一剂。紫雪丹1.5g，至宝丹一粒（分两次鼻饲灌服）。

三诊：8月3日。热降肢凉，整夜烦躁，面赤唇红，舌苔浊腻，脉软。邪气虽盛，正气见衰，拟仿白虎加人参汤意。原方加别直参3g，广犀角

---

① 八珍汤：人参、白术、茯苓、甘草、当归、熟地、白芍、川芎。
② 至宝丹：乌犀、朱砂、雄黄、玳瑁、琥珀、麝香、龙脑、金箔、银箔、牛黄、安息香。

第五章 清解要诀

18g文火另煎。另备莱菔子12g，若有腹胀时服（后未服）。

四诊：8月4日。身热又张，面红头痛烦躁，口渴有汗，嗜睡，神志尚清，舌苔浊腻，脉洪滑。正气已振，邪正剧争。仍守前意，扶正达邪。原方续服一剂。

下午三时，热势有增无减，头痛口渴，嗜睡，舌苔黄浊厚腻。于清热之中，再佐去暑化湿之品。拟方清瘟败毒饮加鲜藿佩各9g，鸡苏散9g，甘露消毒丹①9g，枳实导滞丸②9g。另羚羊角1.5g文火煎连末吞。

此后神志清，头痛减，仍以原方出入。三剂后，继以养阴泻热化湿调治，最后以气阴双补而收功。(《上海老中医经验选编》)

洪钧按：此案的西医诊断明确，但西医无特效疗法，故以中医为主治疗。1954年石家庄首先用中医治疗取得突破，是1949年后发掘中医的第一个重大成果。此后推广至全国。乙脑属于中医所谓湿热温病。其表现大体如案中描写。此案初次使用的不是清瘟败毒饮。二诊后，才大体如此。总之是重用清热解毒，泻火燥湿，凉血止痉的大法。后期使用扶正祛邪。最后以气血双补收功。西医手段也不可忽视。比如没有胃管，在昏迷患者就不可能服中药。治疗中是否曾经支持输液，不清楚。总之，此案不如上案病情严重且说理文字好。

（本章完）

---

① 甘露消毒丹：飞滑石、黄芩、茵陈、藿香、连翘、石菖蒲、白蔻、薄荷、木通、射干、川贝母

② 枳实导滞丸：大黄、枳实、神曲、茯苓、黄芩、黄连、白术、泽泻（详见消导方）

第六章 理气今释

如果用一句话解释理气，就是理通腑气。用西医的话说，就是促进空腔器官、特别是胃肠蠕动。

第一节 理论要点

问：理气是什么意思呢？

答：按字面理解，就是调理气机。

问：气机是什么意思呢？

答：气在这里作气化讲。人体的气化，就是西医说的代谢。机就是关键所在，比如手枪的扳机就是关键所在。

问：那么，理气不就是调理代谢吗？

答：这个概念太大了。实际上，理气主要指理通腑气。其中又特指理通胃肠之气。

问：大、小承气汤不是也能顺气或通气吗？

大、小承气汤确实可以顺气，但更重要的作用是，荡涤胃家实邪和毒热。故它们属于寒凉攻下剂。

问：西医有理气药吗？如何中西医结合地理解此类药物呢？

答：西医没有理气这个术语，但也有类似药物。30多年前，最典型的此类西药，只有新斯的明。此药用于术后，胃肠不蠕动或蠕动太弱引起的腹胀。近20多年来，西医研发了很多胃肠动力药。所谓胃肠动力药，就是促进人体空腔器官、特别是胃肠道的蠕动。此类药物，能提高胃肠等的蠕动频率，加大蠕动力度。目前，最常用的此类药物有：多潘立酮（吗丁啉）、西沙必利（普瑞博恩）等。

第六章 理气今释

问：此类中西药可以互相代替吗？

答：至少不能完全互相代替。比如，对胃肠蠕动慢、无力因而食后胀满的病人，可以服用吗丁啉，也可以服用行气中药。但是，对早孕反应的呕吐，还是中药更好。

问：理通腑气的机理是什么呢？也是促进胃肠蠕动吗？

答：是的，就是促进胃肠蠕动。

问：胃肠蠕动不就是平滑肌有规律地舒缩吗？为什么理气药只对胃肠有作用呢？

答：据理言，理气药对其他平滑肌，也应该有促进舒缩的作用，只是临床最常见的气滞是胃肠。试看西医的"理气药"，叫胃肠动力药，可见，中医理气药也有一定的选择性。

问：胃肠气滞时，莫非全身他处没有瘀滞吗？

答：应该是有的。比如，生大气之后，可见胃部胀满，胁肋胀痛，四肢甚至全身游走性攻痛，这显然也是气滞。故处理此病时，也需要理气。只是这时中医更喜欢称为肝郁气滞。于是用疏肝理气方药。

问：中医有气滞血瘀之说，其机理如何呢？

答：这时的气滞，就是全身小动脉，在不规律的痉挛，于是必然血瘀。痉挛较重时，就在相应部位出现疼痛。只是，解除这种症状最好使用白芍等，因为它们能使痉挛的动脉舒张。

问：中药和方剂教材，把理气药分作行气药和降气药。二者截然不同吗？

答：二者不是截然不同，而是机理大体一致。试看所谓下气方剂大多要用理气药可知。

问：本章将介绍哪些理气方药呢？

答：药物方面主要介绍橘皮、厚朴、枳实、木香、香附、乌药等六味药；方剂主要介绍越鞠丸、半夏厚朴汤、枳实薤白桂枝汤、天台乌药散等四方。

问：有的教材把厚朴归入化湿药，对吗？

答：我觉得不恰当。如张仲景大小承气都用它，显然不是为了化湿。

问：今市面上常见木香顺气丸①、开胸顺气丸②等。它们属于非处方药。群众很喜欢用它们。对此，你有何说的吗？

答：理气药具有破气作用，过用常出现乏力、心慌和面色苍白等。故此类药不宜多用，原则是中病即止。

第二节　理气要药

关于理气的理论要点已见第一节，本节依次讲解主要的理气药。

一、橘皮

橘皮药源充足，容易鉴别真伪，大多质量好。疗效广泛而明显。加之它很古老，很经济，我很喜欢用这味药。

今处方中多写橘皮为陈皮，源自宋人方勺《泊宅编》云：他药贵新，唯此贵陈。

《本草纲目》载，陈皮主治：

- 胸中瘕热逆气，利水谷。久服去臭，下气通神（《本经》）。
- 下气，止呕咳，治气冲胸中，吐逆霍乱，疗脾不能消谷，止泄，除膀胱留热停水，五淋，利小便，去寸白虫（《别录》）。
- 清痰涎，治上气咳嗽，开胃，主气痢，破癥瘕痃癖（甄权）。
- 疗呕哕反胃嘈杂，时吐清水，痰痞疟，大肠秘塞，妇人乳痈。入食料，解鱼腥毒（时珍）。

李时珍说："（陈皮）同补药则补，同泻药则泻，同升药则升，同降药则降"，更加扩大了它的应用范围。我在临床上，凡用补益、温通、理气、除湿、止咳、祛痰、健脾、醒胃、止呕、平喘、甚至攻下之法，方中十之八九会有陈皮。

今中药教材说，橘皮的功效是：行气健脾，燥湿化痰，降逆止呕。足见此药，对消化系统和呼吸系统，都有补益或调理作用。这两个系统的疾病最常见，故它应该是最常用的理气药。

大约100年前，西医常用陈皮酊，是健胃剂。

现代研究发现，陈皮含有挥发油和陈皮素。它们对胃肠平滑肌有双向

---

① 木香顺气丸：沉香、木香、当归、白茯苓、山药、郁李仁、槟榔、菟丝子、牛膝、枳壳、独活、防风、火麻仁、大黄。

② 开胸顺气丸：槟榔、牵牛子、陈皮、木香、厚朴、三棱、莪术、猪牙皂。

调节作用，还能去痰，扩张支气管，兴奋心脏等。

以下列举单味陈皮验案。

案1：气管炎

张某，女，40岁。患慢性气管炎多年，每到冬季都要发作几次。初冬时，病情再次发作，咳嗽，痰多，呼吸时有明显的痰鸣音。嘱取鲜橘皮1~2个放入带盖杯中，倒入开水，待5~10分钟后饮用。饮后将杯盖盖好，以免有效成分挥发而降低疗效，以后可随时饮用。鲜橘皮每日更换1次。服用当日，痰鸣音消失、症状减轻，5日后恢复正常。（《黑龙江中医药》1990年第6期）

洪钧按：由此案可知，橘皮化痰止嗽的功效是肯定的。据此可以推出，急、慢性支气管炎，用鲜橘皮或陈皮都有效。

案2：呃逆

李某，女，33岁，1963年4月8日初诊。呃逆连声已3天，唯睡中暂停，醒后随即呃声如故，烦躁不安，舌淡，苔白，脉缓。王师用橘皮60g，水煎服，1剂即止。此仿《金匮要略》橘皮汤①。橘皮行气降逆止呃，但味辛性温且用量甚重，燥热内盛及阴津亏少之人忌用。（《浙江中医杂志》1992年第4期）

洪钧按：此案显然用的是橘皮行气、降逆、止呕的作用。据此可以推出，顽固呃逆、特别是有寒象者，用橘皮有效。

案3：冷积

外舅莫强中令丰城时得疾，凡食已辄胸满不下，百方不效。偶家人合橘红汤，因取尝之，似相宜，连日饮之。一日忽觉胸中有物坠下，大惊目瞪，自汗如雨。须臾腹痛，下数块如铁弹子，臭不可闻。自此胸次廓然，其疾顿愈，盖脾之冷积也。（《本草纲目·橘》）

洪钧按：此案显然用的是橘皮的行气作用。据此可以推出，凡脾胃气滞、食积，用橘皮都有效。此案见于《本草纲目·橘》。下文接着说：其方用橘皮（去穰）一斤，甘草、盐花各四两。水五碗，慢火煮干，焙研为末，白汤点服。名二贤散②，治一切痰气特验。世医徒知半夏、南星之属，何足以语此哉？珍按：二贤散，丹溪变之为润下丸③，用治痰气有效。惟

---

① 橘皮汤：橘皮、生姜。
② 二贤散：橘皮、甘草、盐。
③ 润下丸：南星、半夏、黄芩、黄连、甘草（炙）、橘红。

气实人服之相宜,气不足者不宜用之也。显然,陈皮有温通降下作用,朱丹溪且用为润下之剂,只是气虚者要慎用。

案4:亲服橘皮体会

2007年10月19日下午,洪钧单煎陈皮30克(加2克生甘草调味)亲自服用体会其药效。单煎半小时,剩药液约50ml——煎得不是很透,一次服下。约1小时后,自觉比平时饿——中午吃得不少。当晚虚恭似乎比平时多。20日晨,较稀的大便一次。这一结果,支持中西医经验。

洪钧按:我试服此方时,没有注意到,原来陈皮加甘草很接近二贤散。

案5:乳腺炎

今《中药学》教材,引用了比较大宗的权威临床报道:

据报道,使用陈皮30克,甘草6克煎水作一日二服,治急性乳腺炎88例,其中未化脓的85例均治愈。2日内治愈率占70.4%。余3例已化脓者经手术治愈。(《中华医学杂志》1959.4)

洪钧按:从《本草纲目》到当代《中药学》教材,都说此药可治乳痈。由于不能说乳痈是痰湿所致,也很难联系气滞、受寒,于是,很难解释它为什么对乳痈有效。

假如只懂西医,见乳痈就想到感染和抗生素,于是不会相信橘皮对乳痈有效。

然而,《本草纲目》记载橘皮治乳痈疗效出奇之好如下:

产后吹奶(洪钧按:在我的故乡,至今把乳腺炎称作"吹奶"。盖乡民以为,乳房肿胀疼痛是哺乳时乳儿吹气所致):陈皮一两,甘草一钱。水煎服,即散。

妇人乳痈,未成者即散,已成者即溃,痛不可忍者即不疼,神验不可云喻也:用真陈橘皮,汤浸去白晒,面炒微黄,为末。每服二钱,麝香调酒下。初发者一服见效。名橘香散。

或问:陈皮到底为什么能治乳痈呢?

答:洪钧以为,主要是此药能兴奋心脏、促进代谢、加速血液循环所致。即它强化了正邪斗争,能使不很严重的炎症消散。就像热敷改善局部血液循环,能使炎症消散一样。它能理气、化痰,也有助于治乳痈。盖理气治气郁,于是活血。化痰就是消除炎症。

当然,对非常严重的乳痈,不宜单靠陈皮治疗,最好中西医结合处理。

二、厚朴

有的中药学教材，把厚朴归入芳香化湿药。实际上，它的理气作用，远较化湿作用大。

《本草纲目》载，厚朴主治：

- 中风伤寒，头痛寒热惊悸，气血痹，去死肌，杀三虫（《本经》）。
- 温中益气，消痰下气，疗霍乱及腹痛胀满，胃中冷逆胸中，呕不止，泄痢淋露，除惊，去留热心烦满，厚肠胃（《别录》）。
- 健脾，治反胃，霍乱转筋，冷热气，泻膀胱及五脏一切气（甄权）。

总之，明代之前，完全没有厚朴化湿之说。

今中药学谓，厚朴的功效是：燥湿除满，下气消积，消痰平喘。

现代研究发现，厚朴含有很多成分。对多种致病微生物有抑制作用，还有降压作用。

以下列举单味厚朴验案．

案1：腹胀

余二十余岁时，于仲秋之月，每至申酉时腹中作胀，后于将作胀时，但嚼服厚朴六七分许，如此两日，胀遂不作。（《医学衷中参西录》）

洪钧按：张锡纯先生，显然利用了厚朴的温中下气作用。

案2：失明

山西太原府正堂蔡景锡，七十余岁，失明十九年，忽有神人授仙方，用厚朴五钱，清水盅半，煎七分，洗即愈。后有保定府正堂张延珍夫人，二目双失，洗之即愈。至今有十余年治好几千人矣。（《黑神丸仙方》）

洪钧按：此案不可信，盖系谣传。试看古今医家，从不用厚朴治失明可知。

三、枳实

枳与橘是同属植物，枳实可能比陈皮理气作用更大。

《本草纲目》载，枳实主治：

- 大风在皮肤中，如麻豆苦痒，除寒热结，止痢，长肌肉，利五脏，益气轻身（《本经》）。
- 除胸胁痰癖，逐停水，破结实，消胀满，心下急痞痛，逆气，胁风痛，安胃气，止溏泄，明目（《别录》）。
- 解伤寒结胸，主上气喘咳，肾内伤冷，阴痿而有气，加而用之（甄权)。

- 消食，散败血，破积坚，去胃中湿热（元素）。

今中药学教材谓，枳实的功效是：破气除痞，化痰消积。

现代研究发现，枳实能缓解小肠痉挛，增加胃肠收缩节律。此外还有，抗溃疡，兴奋子宫，增加心、脑、肾供血以及升压作用。

洪钧未查到单味枳实验案。由于枳实与枳壳很接近。以下列举单味枳壳验案。

案1：排尿困难

蔡某，女，47岁。身体素弱，近因过于劳累，忽然尿意频数，小腹酸胀，排尿困难，休息了1、2天后，诸症消失。但时隔不久，又排尿困难，睡卧后减轻，从此不能起立多劳动。多走路即腰酸小腹胀，尿频而排尿困难，经某医院诊断为"子宫下垂"，压迫尿道之故。因无药施治，来我院就治，处以单味枳壳30g，每日1剂，水煎服，只服3、4天，诸症顿失，又服4剂以巩固疗效，至今未闻复发。（《实用经效单方》）

洪钧按：此案不宜用枳壳理气作用解释，可能是大剂量枳壳有增加平滑肌张力的作用。

案2：阑尾炎术后腹胀

杨某，女，25岁，农民。因慢性阑尾炎急性发作，在局麻下行阑尾切除术，术后当天夜间即腹胀伴胃痛，经热敷及腹部按摩，症情未见好转。翌日经吸入枳壳烟（枳壳研极细末，装入市售卷烟内将烟草取出后装入），每支约1.2g。点燃烟卷后吸入，每次2支，2小时1次。2支后，即肛门排气，共计吸烟5支，诸症消失。

洪钧按：此案显然是利用了枳壳的下气作用，只是吸烟不可取。

三、木香

木香是很好的理气药。又，青木香和木香是两种药，前者有一定的毒性。它们都能行气止痛。青木香且能解毒消肿。

《本草纲目》载，木香主治：

- 邪气，辟毒疫温鬼，强志，主淋露。久服不梦寤魇寐（《本经》）。
- 消毒，杀鬼精物，温疟蛊毒，气劣气不足，肌中偏寒，引药之精（《别录》）。
- 治心腹一切气，膀胱冷痛，呕逆反胃，霍乱泄泻痢疾，健脾消食，安胎（大明）。

第六章 理气今释

- 九种心痛，积年冷气，癖癥块胀痛，壅气上冲，烦闷羸劣，女人血气刺心，痛不可忍，末酒服之（甄权）。
- 散滞气，调诸气，和胃气，泄肺气（元素）。
- 行肝经气。煨熟，实大肠（震亨）。
- 治冲脉为病，逆气里急，主脬渗小便秘（好古）。

今中药学教材谓，木香的功效是：行气止痛，健脾消食。

现代研究发现，木香对胃肠道蠕动有双向调节作用。它还能抗溃疡、利胆等。

以下列举单味木香验案。

案1：食物中毒

昌国人买得蟹十数枚，痛饮大嚼，且食红柿，至夜忽大吐，继之以血，昏不知人，病垂殆。同邸有知其故者忧之。忽一道人云，唯木香可解，但深夜无此药。偶有木香饼子一贴，试用之。病人口已噤，遂调药灌，即渐苏，吐定而愈。（《名医类案》）

洪钧按：此案应是食物中毒。木香可治吐泻，但此案的机理还有待探讨。

案2：高血压

双某，男，42岁，工人。因头痛，头晕失眠，视力模糊，胸痛等来本院就诊。患者于1年前发生上述症状。曾在某医院诊治，诊断为高血压病，服杜仲酊及络通片等，血压曾一度下降，（最高时曾达到25/14.5kPa，近为21.5/13.5kPa）。治疗予青木香流浸膏（制法：青木香流浸膏乃是将青木香粉以80度乙醇浸渍，滤过后再回收乙醇，致流浸膏所含乙醇只占10%，流浸膏的成分为1ml含生药1g，液体呈棕色，味稍辛苦。）7ml，每天4次，于第2星期复诊时血压为19.5/12kPa，有轻度恶心呕吐，嘱其继续服用7ml，每天4次，于第3星期复诊时血压为17/9kPa，仍有轻度恶心，但无呕吐，于是减少剂量至3ml，每天3~4次，渐减至1次，血压仍维持于正常数值。连续服药5个星期后停止给药，血压仍属正常。（《中华医学杂志》1957年第5期）

洪钧按：最早且可靠地降压西药利血平，发现于1953年。1957年国内可能还没有。由此案可知，青木香有降压作用。

为了帮助读者深刻理解木香的作用，略说一下中西医治痢疾。

中医治痢疾有成药香连丸。此药由黄连、木香两味组成。黄连之用是杀菌，木香则缓解腹痛和里急后重。西医治痢疾，可用黄连素和颠茄。颠茄也针对腹痛和里急后重。只是颠茄不如木香更好，因为前者只能解除肠管痉挛，不能理气。加之颠茄有口干、加快心率、诱发青光眼等副作用，还有明显的毒性，故不如木香效佳且安全。

五、香附

李时珍说：香附"乃气病之总司，为女科之仙药"，可见此药很重要。洪钧治女科病，十九要用香附。

《本草纲目》载，香附主治：

- 除胸中热，充皮毛，久服利人，益气，长须眉（《别录》）。
- 治心中客热，膀胱间连胁下气。常日忧愁不乐，兼心忪者（苏颂）。
- 治一切气，霍乱吐泻腹痛，肾气膀胱冷气（李杲）。
- 散时气寒疫，利三焦，解六郁，消饮食积聚，痰饮痞满，肿腹胀，香港脚，止心腹肢体头目齿耳诸痛，痈疽疮疡，吐血下血尿血，妇人崩漏带下，月候不调，胎前产后百病（时珍）。

今中药学教材谓，香附的功效是：疏肝解郁，调经止痛，理气调中。

现代研究发现，香附有雌激素样作用，能降低子宫收缩和张力，还能降低肠管紧张性等。

以下列举单味香附验案。

案1：腰痛

刘某某，女，40岁。腰痛月余，俯仰艰难，经X线拍片，确诊为第3~4腰椎肥大。该处有压痛，略有肿大，阴雨天腰痛为甚，形体消瘦，面色欠华，语言低微，食眠欠佳。仅用生香附粉4g，冷水冲服，日3次。次日腰痛减轻，1周后腰痛除，但腰椎肥大未改变。为求根治，嘱用抗骨质增生药3个月，腰椎肥大消除。（《浙江中医杂志》1987年第9期）

洪钧按：由此案可知香附可治腰痛，其机理可能是理气止痛。

案2：尿频尿急

陈某，男，28岁，农民。2小时前突然尿急、尿频、尿痛，伴小腹疼痛及压痛，尿常规提示白细胞（-），红细胞（+）。予香附30g，加水300ml，煎至200ml。1剂煎2次，两煎兑匀，1次顿服。8小时后症状明显好转。当时如上法服2剂，4小时后症状全消，尿常规正常。在此期间多饮水，以保证白天每2~3小时排尿1次，夜间共排尿1~2次。随访3个月无复发。（《浙江中医杂志》1992年第2期）

第六章 理气今释

洪钧按：此案应该也是利用了香附的理气作用，盖尿频、尿急是膀胱频繁收缩。

案3：血崩

苏氏外甥女每苦此（血崩），服之（香附子不以多少，去毛并黑皮，炒深黑色，焦不妨，上为细末，入盐少许，沸汤点下，不拘时候，此方甚妙，勿谓药粗贱而轻之，合时当以斤计，大剂服之，方见奇效）必安。（《是斋百一选方》）

洪钧按：此案单用香附，应不是利用其降低子宫张力的作用，反之，香附也可以收缩子宫。故此药对子宫舒缩，有双向调节作用。此所以香附为女科仙药，用于胎前产后诸病。

六、乌药

乌药是很常用的理气药，特别常用于腹胀满疼痛。

《本草纲目》载，乌药主治：

- 主中恶心腹痛，蛊毒疰忤鬼气，宿食不消，天行疫瘴，膀胱肾间冷气攻冲背膂，妇人血气，小儿腹中诸虫（藏器）。
- 治一切气，除一切冷，霍乱，反胃吐食泻痢，痈疖疥疠，并解冷热，其功不可悉载。猫、犬百病，并可磨服（大明）。
- 理元气（好古）。
- 中气，香港脚，疝气，气厥头痛，肿胀喘急，止小便频数及白浊（时珍）。

今中药学教材谓，乌药的功效是：行气止痛，温肾散寒。

现代研究发现，此药含有生物碱和挥发油。它可以双向调节胃肠蠕动，促进消化液分泌。还能兴奋大脑皮质，促进呼吸，加速血液循环，解除肌肉痉挛。

洪钧以为，此药作用广泛，理腑气之外，还能缓解横纹肌痉挛。

以下列举单味乌药验案。

案1：遗尿

陈某，男，11岁，患夜间遗尿症多年，舌淡，苔薄，脉沉弱。以乌药40g，用醋调成糊状，外敷神阙穴。2周后病证消除。（《江西中医药》1994年第4期）

洪钧按：此案应是同时利用了乌药的理气和温肾作用。

案2：臀部肿痛

贾某，男，38岁，患臀痈。患者初起仅觉左侧臀部疼痛，红肿不甚明显。继则高肿焮赤，疼痛加剧，伴发寒热。此由寒湿留滞，凝聚不散，郁久化热，致成臀痈。即嘱家人采得乌药鲜叶100g，于臼中捣烂如泥敷于患处，中留小孔。每日换药2次，同时内服仙方活命饮①。连敷5次后红肿疼痛即消。(《四川中医》1994年第5期)

洪钧按：虽然此案不是单用乌药鲜叶，但可证实，此药有理气活血的作用。

第三节　理气要方

本节主要介绍越鞠丸、半夏厚朴汤、枳实薤白桂枝汤、天台乌药散等四方。以下依次讲解。

一、越鞠丸②

此方首见于《丹溪心法》，是作者朱丹溪所创。表面看来，其中只有香附是理气药。我以为，川芎是血中之气药，也应该有理气作用。洪钧治高血压首选川芎，盖高血压的核心病理是：小动脉痉挛。川芎应该能解除此种痉挛，故可治疗头痛。它对其他平滑肌，也应该有舒缓作用。

今方剂学教材谓，此方的功用是：行气解郁。用于治疗胸膈痞闷，脘腹胀痛，嗳腐吞酸，恶心呕吐，饮食不消等症。

以下列举此方验案。

案1：胃脘痛（熊寥笙医案）

刘某，女，55岁。

主诉：患者有心气痛病史。素体虚弱，经常感冒，饮食稍一不慎，即引发胃痛旧疾。一月以来，因气痛发作，曾延中医诊治，内服高梁姜汤、理中汤，并吞服蒙桂末、沉香末均无效。继改就西医诊疗，服胃舒平而痛益加剧，乃邀余诊。

---

① 仙方活命饮：穿山甲、甘草、防风、赤芍药、白芷、归梢、乳香、贝母、天花粉、角刺、金银花、陈皮

② 越鞠丸：苍术、香附、抚芎、神曲、栀子各等分
上为末，水丸如绿豆大（《丹溪心法》）
【按：1钱≈4g】

第六章　理气今释

诊查：诊得六脉沉涩微弦，舌苔薄白。胸脘痛，拒按，腹胀，嗳腐吞酸，恶心呕吐，不能饮食，日轻夜重，阵阵发作。

辨证：脉证合参，为食积郁久化热，非胃寒虚证。

治法：痛非虚证，古无补法，故用理中非宜。其为热痛，故用高粱姜汤温寒理气亦非其治。详询其病因，病起于食糯米团，复与邻家吵架生气，证属气郁食积所致。拟越鞠加味治之。

处方：制香附12g，苍术9g，川芎9g，焦栀9g，炒建曲9g，楂肉9g，广木香6g，小酒曲3g。三剂，每日一剂，水煎，分三次服。

药后胃痛大减，能进稀粥一碗。复诊嘱吞服越鞠丸成药五两，以善后，不另处方。(《中国现代名中医医案精华（二）》)

洪钧按：由此案可知，详细询问病史的重要性。如果不知道起病前曾经生气等，就不会诊为气郁食积。自西医看，此案很可能是消化性溃疡。此病每因饮食不当或生气等发作，不是很容易除根。

案2：胃脘痛（张三锡医案）

一老妪性急胃痛，已六日，诸辛燥药历试无验。诊得左关弦急，而右寸更甚。其痛一来即不可当，少选方定，口干面时赤，知肝气有余而成火也。乃以越鞠加吴茱萸、炒黄连、姜汁、炒栀子，二剂顿愈。(《续名医类案·心胃痛》卷十八)

洪钧按：脉弦，口干面时赤，是张氏断为"肝气有余而成火"的依据。故寒热并用而偏于寒的越鞠加味效佳。读者须知，急性腹痛，特别是严重者，很考验医生。因为疼痛不见好，医家会觉得很尴尬。洪钧年轻时，经常出诊见此病。我一般先以针灸缓解疼痛。假如不通中医，给患者支持输液往往能迅速缓解。否则，你不好意思出病家之门。

二、半夏厚朴汤①（大七气汤、四七汤、七气汤）

此方首见于《金匮要略》，主治"咽中如有炙脔"，即今所谓"梅核气"。西医称之为，神经性咽炎。

今方剂学教材谓，此方的功用是：行气散结，降逆化痰。

梅核气大多有生气、精神紧张或睡眠不佳等因素。

以下列举此方验案。

---

① 半夏厚朴汤：半夏一升、厚朴三两、茯苓四两、生姜五两、干苏叶二两
水七升煮取四升，分温四服，日三夜一（《伤寒论》）
【按：1两（4帖/1帖）≈13.8g/3.4g；半夏1升≈84 g/21g】

赵洪钧医学真传(续)

案1：梅核气（孙一奎验案）

张溪亭乃眷，喉中耿梗梗有如炙脔，吞之不下，吐之不出。鼻塞头痛，耳常啾啾不安，汗出如雨，心惊胆怯，不敢出门，稍见风即遍身疼，小腹时痛，小水淋涩而疼，脉两寸皆短，两关滑大，右关尤搏指，此"梅核气"症也。以半夏四钱，厚朴一钱，紫苏叶一钱五分，茯苓一钱三分，姜三片。水煎食后服。每用此汤调理多效。（《孙文垣医案·三吴治验》二卷）

洪钧按：此案有典型的"梅核气"症状，但气血俱虚，最好加用补益气血之药。

案2：上半身浮肿伴似有物上冲咽喉（大□敬节医案）

朋友之妻，妊娠期间发生浮肿，分娩后不久，沿胸部、颈部、颜面，相继浮肿加重，胸不适，今亦苦于呼吸欲止。最为痛苦者，似物自下而上，冲撞咽喉，呼吸阻塞，咳嗽持续不断。咳出则少适，但随之痛苦又至。从晨起几乎无尿。脸肿大三倍，颈部亦随之严重浮肿。

此参考《金匮要略》"病者苦水，面目身体四肢皆肿，小便不利……"条，给予半夏厚朴汤，服后不足十分钟，物上冲咽喉即止，翌日天将晓时，尿顺利排出，数日痊愈。（《临床应用汉方解说》）

洪钧按：此案覆杯而愈，奇迹也。可见仲景方，只要认证确切，无不神效。只是此中机理，颇难解释。因为倘洪钧见此病，最可能使用补中益气与半夏厚朴汤合剂。

案3：梅核气（吴考槃医案）

赵某，女，32岁。

主诉：咽中如有物阻，吞之不下，吐之不出，颈转不利，胸闷，脉涩。

辨证：此即《金匮要略》所谓"炙脔"是也。

治法：宜半夏厚朴汤加味。

处方：法半夏9g，厚朴9g，茯苓12g，苏叶6g，鲜生姜6g，葛根9g，黄药子9g，凤凰衣3g。三帖。

二诊：诸证悉退，嘱怡情悦志，以免复发。原方加绿萼梅5g。三帖。（《中国现代名中医医案精华》）

洪钧按：此案是典型的梅核气，故半夏厚朴汤加味效佳。嘱咐怡情悦志，是因为此证在西医称为神经性咽炎，发病与情志不畅有关。

三、枳实薤白桂枝汤①

此方首见于《金匮要略》，是治疗胸痹的名方。胸痹略同西医所说的冠心病心绞痛或心肌梗死。

今方剂教材谓，此方的功用是：通阳散结，祛痰下气。

中医认为，胸痹是胸阳不振，痰浊中阻，气结胸中所致。其表现为，胸满而痛，胸痛彻背，咳唾短气，气从胁下上抢心。这一描述，很接近心绞痛。以下列举此方验案。

案1：胸痹（赖良蒲医案）

刘某，男，36岁，萍乡人。

症状：一九四八年秋，胸中闭塞，心痛彻背，背痛彻心，气逆痞满，脉象沉迟，舌苔薄白。

诊断：上焦之清阳不宣，中焦之浊阴上逆。

疗法：主以宣畅心阳，通降胃浊之法，用加味枳实瓜蒌薤白桂枝汤主之。

处方：附片三钱，茯苓四钱，法半夏二钱，枳实二钱，栝蒌实一枚，薤白三钱，生姜三片。水煎服。

一剂见效，四剂痊愈。（《浦园医案》）

洪钧按：此案是否心绞痛，不能断定。其疗效也不如速效救心丸快捷。假如真的是心绞痛，枳实薤白桂枝汤就是更好的治法，因为速效救心丸只有暂时缓解之效。

案2：胸痹（范文甫医案）

沈右，苦胸痹，痛不可忍，为日已久。阳气不运，复受寒邪所致。气机痹阻，故胸痛彻背。拒按是邪实。舌淡红，脉象沉迟，似可温化。

桂枝6g，瓜蒌皮9g，炒枳壳9g，生姜6g，姜半夏9g，厚朴6g，陈皮3g，生姜6g。

二诊：药后胸痹痛好转许多。

桂枝6g，薤白9g，瓜蒌皮9g，炒枳壳6g，半夏9g，厚朴6g，陈皮3g，生姜6g。（《近代名医学术经验选编》）

洪钧按：上二案均属胸痹，治法略同，近期疗效满意。不过，若论心

---

① 枳实薤白桂枝汤：枳实四枚、厚朴四两、薤白半斤、桂枝一两、栝蒌实一枚（捣）先煮厚、实，水五升取二升，内诸药，煮数沸，分温三服（《金匮要略》）

【按：1两（3帖/1帖）≈13.8g/4.6g；栝蒌实1枚（中）≈60~80g】

绞痛近期疗效，速效救心丸每在两分钟内完全缓解症状。又须知，冠心病是慢性病，今日需结合西医长期用药。

四、天台乌药散①

此方首见于《医学发明》，是金元名医李东垣所创。

今方剂教材谓，此方的功用是：行气疏肝，散寒止痛。

此方散寒止痛的作用较强。

洪钧只查到此方验案一案。门人赵卫国查得吴鞠通用此方验案三案，一并附在下面。

案1：腹痛（刘树农医案）

1926年，余在淮南行医时，曾有原淮阴县马头镇一40岁开外的男子，患右下腹痛，时发时止。发时痛不可忍，且有块状物凸起。在当地医治无效，来淮安就诊于某名医。诊治逾月也不见效，经人介绍来余处。我视其面色黧黄，苔白厚腻，脉沉实，因仿吴鞠通治一车姓癥结的验案，按天台乌药散加减，并易原方仅用于炒川楝子而不入散剂的巴豆为巴豆霜，制成如上述的丸剂，分2天吞服。

服后下黑粪黏液二三次，其病若失，不再发作。（《内科名家刘树农学术经验集》）

洪钧按：此案使用的实则温下法，主要是巴豆霜起作用，故三物备急丸②也应该有效。"发时痛不可忍，且有块状物凸起"，应该是肠内有积块或肠形③。可能是慢性炎症，也可能是肿瘤等造成不全肠梗阻。通下法除去了积块，于是病若失。

案2：暴怒兼受凉腹痛（吴鞠通医案）

吴，三十一岁，脐右结癥，径广五寸，睾如鹅卵大，以受重凉，又加暴怒而得，痛不可忍。不能立，不能坐，并不能卧。服辛香流气饮，三日服五帖，重加附子、肉桂，至五七钱之多，丝毫无效。因服天台乌药散，初服二钱，满腹如火烧。明知药至脐右患处，如搏物然，痛加十倍。少时

---

① 天台乌药散：天台乌药、木香、茴香（炒）、青皮（去白）、良姜（炒）各半两，槟榔二个（锉），川楝子十个，巴豆七十粒

每服一钱，温酒送下（《医学发明》）

【按：1两≈39.6g；1钱≈4g】

② 三物备急丸：大黄、干姜、巴豆

③ "肠形"为医科专业用语，是肠梗阻的征象之一。

腹中起蓓蕾无数,凡一蓓蕾,下浊气一次。如是者二三十次,腹中痛楚松快。少时痛又大作,服药如前,腹中热痛,起蓓蕾,下浊气亦如前,但少轻耳。自巳初服药起,至亥正共服五次,每次轻一等。次一日腹微痛,再服乌药散,则腹中不知热矣。以后每日服二三次,七日后肿痛全消。后以习射助阳而体壮。(《吴鞠通医案·积聚》)

洪钧按:暴怒兼受凉,致使肝气横恣且与寒凝。服乌药散之前,必有肠梗阻。故一般温通法无效。乌药、木香、茴香、槟榔、川楝子之外,乌药散还含巴豆,攻下之力峻烈。故服后不久,腹中起蓓蕾。所谓蓓蕾,即剧烈蠕动之肠形。此所以"凡一蓓蕾,下浊气一次"。初下浊气,肠管尚未全通,故仍有腹痛。断续下浊气百余次,梗阻缓解。此案乃急症急攻,必须有真知灼见。

案3:癥瘕(吴鞠通医案)

叶,四十五岁,乙酉四月廿六日。无论癥瘕,虽有气血之分,然皆系阴病结于阴部,岂有用阴药之理。维日已久,沉寒痼冷之疾,非巴豆不能除根。用天台乌药散。

六月初九日:业已见效,未能除根,照常服前药,早晚各五分,瘕痛发时服二钱。舌苔厚白,面色淡黄而暗,左脉沉细阳微,再与汤药行湿通阳。

云苓块(五钱),益智仁(钱半),萆薢(四钱),白蔻仁(一钱,连皮),生苡仁(五钱),半夏(五钱),广陈皮(二钱),桂枝(二钱),白通草(一钱),服至舌苔退为度。(《吴鞠通验案·积聚》)

洪钧按:此案乃腹中癥瘕。吴氏以为"沉寒痼冷之疾,非巴豆不能除根",故断然用乌药散且连续使用月余。最后以行湿通阳收功。

案4:肝胃不和(吴鞠通医案)

李,十三岁。乙酉五月十四日:六脉俱弦,不浮,不沉,不数,舌苔白滑,不食,不饥,不便,不寐。九窍不和,皆属胃病。卧时自觉气上阻咽,致令卧不着席,此肝气之逆也。额角上有虫斑,神气若昏,目闭不欲开,视不远,医云有虫,亦复有理。议先与两和肝胃,如再不应,再议治虫。

半夏(一两),旋复花(五钱,包),秫米(一合)

二十日:六腑不通,九窍不和。医者不知六腑为阳,以通为补,每见其二便闭也,则以大黄、蒌仁寒药下之。以后非下不通,屡下屡伤,遂致神气若昏，目闭不开，脉弦缓而九窍愈不通矣。已成坏症，勉与通阳。

广皮（二钱），川朴（三钱），白蔻仁（二钱），姜半夏（三钱），大腹皮（三钱），鸡内金（二钱，炒），云苓皮（三钱），益智仁（二钱，煨）

二十三日：六腑闭塞不通，有若否卦之象。按：否之得名，以坤阴长阳消之候，将来必致上下皆坤而后已。坤为腹，故腹大无外。坤为纯阴，初爻变震为复。然则欲复其阳，非性烈如震者不可，岂大黄等阴寒药所可用哉。

天台乌药散二钱，加巴豆霜二分，和匀分三份，先服一份，候五时不便，再服第二份，得快便，即止。

二十四日：服一次于五时得快便，宿物下者甚多，目闭已开，神气亦清，稍食粥饮，知顽笑矣。

二十五日：六腑不通，温下后大便虽通，而小便仍然未解，心下窒塞，不饥不食，六脉弦迟。急急通阳为要，与开太阳阖阳明法。

川椒炭（三钱），泽泻（三钱），公丁香（一钱），半夏（五钱），广皮（三钱），猪苓（三钱），云苓皮（五钱），良姜（二钱），安南桂（一钱）

六月初一日：大便已能自解，胃能进食，是阳关已阖。惟小便不通，是太阳不开，与专开太阳。

桂枝（三钱），云苓皮（五钱），猪苓（三钱），安边桂（钱半），泽泻（三钱），滑石（三钱），苍术炭（二钱），晚蚕沙（三钱）煮三杯，分三次服，以小便通为度。若小便已通，而尚混浊者，再服一帖，以小便清为度。

初六日服前方二帖，小便暂通。连日大小便复闭，大便闭已七日，自觉胃中痞塞，脸上虫斑未退。议用前配成之乌药散，再服四分。如二便俱通，即停药，统俟初八日清晨再商。如大便通一次，而小便不通，或竟不通，明日再服三分。若大便二三次，而小便仍不通者，即勿服。

初八日：服乌药散四分，内巴霜四厘，已得快便。今早且能自行小便，六腑俱通矣。只与和胃，今能进食，可以收功。盖十二经皆取决于胆，皆秉气于胃也。

半夏（三钱），云苓块（四钱），益智仁（一钱，煨），广皮炭（二钱），生苡仁（五钱），生姜（五钱）（《吴鞠通医案·脾胃》）

洪钧按：此案也有肠梗阻。初起吴氏也在摸索治疗。后经他医寒下，益加六腑不通。吴氏再以通阳法无效，终以乌药散奏功。

案5：寒结肠梗阻（吴鞠通验案）

车，五十五岁，须发已白大半。脐左坚大如盘，隐隐微痛，不大便十

第六章　理气今释

数日。先延外科治之，外科谓肠痈，以大承气下之，三四次终不通。延余诊视，按之坚冷如石，面色青黄，脉短涩而迟。先尚能食，屡下之后，糜粥不进，不大便已四十九日。余曰：此癥也，金气之所结也。以肝木抑郁，又感秋金燥气，邪中入里，久而结成，愈久愈坚，非下不可。然寒下非其治也，以天台乌药散二钱，加巴豆一分，姜汤和服。设三服以待之，如不通，第二次加巴豆霜分半，再不通，第三次加巴豆霜二分。服至三次后，始下黑亮球四十九枚，坚莫能破，继以苦温甘辛之法调理，渐次能食。又十五日不大便，余如前法，下至第二次而通，下黑亮球十五枚，虽亦坚结，然破之能碎，但燥极耳，外以香油熬川椒熨其坚处，内服芳香透络，月余化尽。于此证方知燥金之气伤人如此，而温下寒下之法，断不容紊也。（《吴鞠通验案·积聚》）

洪钧按：吴氏对此案的描述和说理较详。初起"脐左坚大如盘，隐隐微痛，不大便十数日"即因寒结导致肠梗阻，不是肠痈。盖肠痈一般在右侧。加之无发热等，更不是肠痈。外科用大承气，不但寒下错误，且攻下之力不足。终于以天台乌药散复加巴豆霜获效。

案6：久疝不愈（吴鞠通验案·积聚）

乙酉年，治通廷尉久疝不愈，时六十八岁，先是通廷尉外任时，每发疝，医者必用人参，故留邪在络，久不得愈。至乙丑季夏，受凉复发，坚结肛门，坐卧不得，胀痛不可忍，汗如雨下，七日不大便。余曰：疝本寒邪，凡坚结牢固，皆属金象，况现下势甚危急，非温下不可。亦用天台乌药散一钱，巴豆霜分许，下至三次始通，通后痛渐定，调以倭硫黄丸，兼用金匮蜘蛛散，渐次化尽。（《吴鞠通验案·积聚》）

洪钧按：中医所谓疝，包括西医所谓腹股沟疝。但此案不是腹股沟疝，而是少腹疼痛。大便已至肛门，故西医可用灌肠治愈。自然，古时用乌药散峻攻通下，是那时比较好的选择。

又，吴塘为医，确非等闲之辈。上数案，敢连续重用乌药散峻攻。柯韵伯《伤寒来苏集》称：胸中有万卷书，笔下无半点尘。我觉得，吴氏之《温病条辨》，也当得起这十二个字。

又，中医称肠梗阻为肠结。《医学衷中参西录》中，有肠结数案，治法与吴氏不同。有兴趣者可以参看。

（本章完）

第七章 理血直解

今中医方剂教材，大多有"理血剂"一章。其中讨论的是止血和活血化瘀（或活血祛瘀）方剂。本章就讲重要的止血方药和活血化瘀方药。

第一节 理论要点

问：你在第一章第二节补气要药中说过：简明而且准确地解释"血气"，"血"指肉体，"气"指生理功能。那么，本章的理血就是调理肉体吗？

答：不是。本章所谓血，就指血液。故请读者注意，中医的概念常常在不同的地方，有不同的含义。血在这里比较好理解，本章讲的就是我认为最重要的、治出血或血瘀的方药。

问：出血很直观，如吐血、呕血、便血、尿血等都不需要解释。但血瘀似乎有点问题。西医也有血瘀之说吗？

答：有的。比如外伤之处出现青紫，就是血瘀。左心衰竭必有小循环血瘀。门脉高压，必有门脉血瘀。一切急性炎症，也必有局部充血。不过，西医不把血瘀作为基本病理概念。慢性炎症部位，一般血运不好，但中医认为，慢性炎症性增生大多是血瘀。

问：中医如何判断血瘀呢？

答：凡有局部刺痛，肿块，出血，经脉青紫，都很可能有血瘀。再见舌色紫黯，舌有瘀斑，脉涩等，即可诊为血瘀。

问：血瘀为什么需要治疗呢？

答：血瘀分两种情况。一是血液离开了经脉（即离经之血），未能及时排出或消散，在某处停留；二是血液运行受阻，壅积于经脉或器官之

第七章　理血直解

内。这两种情况都会妨碍、甚至使器官失去生理功能。于是必须治疗。

问：中西医都有止血药，于是止血就用止血方药，这样理解正确吗？

答：不完全正确。出血看似简单，实际上比较复杂。故这里把问题简化。即本章不讨论外伤大出血，或者说，本章只讨论内科病出血。

问：中西医治疗内科病出血，机理相同吗？

答：西医治出血，主要通过两种机理。一是使出血处的血管收缩；二是加速凝血。中医止血，也包括以上两种机理。但中医还有时用活血化瘀法而止血。这是西医没有的治法。

问：西医有扩血管、溶栓和抗凝血的治法，主要用于心、脑血管病。中医的活血化瘀，也是通过此种机理吗？

答：不是。活血化瘀的机理主要是，通过改善病变处的血液循环，消除慢性炎症。故在此提醒读者注意：活血化瘀药止血，不是立即止住，而是还要再见几次轻重不同的出血。这是因为，慢性炎症不可能一两日消除，消除之前还可以见出血。一般说来，此种出血量不大且逐渐减少，直至不再出血。又，常见的出血均发生于空腔器官，其慢性炎症（即出血部位）必然发生在内膜。其中多数是炎症性溃疡，不大可能三两天就完全愈合。这就是为什么，用了三七等活血化瘀药，不会立即止血。中医且认为，用活血化瘀药后见出血是佳兆。对这个问题，还将在有关方药、案例中进一步讲解。

以下依次讲理血要药和理血要方。

药物方面，本章主要讲川芎、三七、丹参、红花、牛膝等五味药。

方剂方面，本章主要讲桃仁承气汤、血府逐瘀汤、补阳还五汤和十灰散共四方。

第二节　理血要药

第一节已经说过，本节主要讲川芎、三七、丹参、红花、牛膝五味药。以下依次讲解。

一、川芎

川芎为活血要药。洪钧治高血压，必用此药。如此用法，是从《本草纲目》悟出。其中载："宗奭曰：今人用此最多，头面风（洪钧按：就是头痛）不可缺也。"又载："元素曰：川芎上行头目，下行血海，故清神及四物汤皆用之。能散肝经之风，治少阳厥阴经头痛，及血虚头痛之圣药也。其用有四：为少阳引经，一也；诸经头痛，二也。"又载："杲曰：头痛必用川芎。"又载："宗奭曰：沈括《笔谈》云：一族子旧服芎䓖，医郑叔熊见之云：芎䓖不可久服，多令人暴死。后族子果无疾而卒。又，朝士张子通之妻，病脑风（洪钧按：就是头痛），服芎䓖甚久，一旦暴亡。皆目见者。此皆单服既久，则走散真气。若使他药佐使，又不久服，中病便已，则焉能至此哉？"

如何分析以上信息呢？

显然，川芎是治头痛的第一味药。古时有不少人单服川芎治头痛。

那么，最常见的慢性头痛，原因是什么病呢？

显然是高血压。久服川芎的古人，最可能是患有高血压病。

既然如此，如何看有人久服川芎暴死呢？

我认为，猝死不是久服川芎之过。今天我们知道，高血压容易引起冠心病和急性脑血管病。这两种病是最常见的、导致猝死的原因。川芎不过是没有控制好高血压，没有满意地预防动脉硬化，于是出现冠心病和急性脑血管病。其中个别人，会因为心、脑血管病猝死。试看今日，有众多的降压和预防动脉硬化的西药，还是常见因这两种病猝死。故不能把猝死归罪于川芎。古时服用单味川芎，是那时最简便，因而最容易坚持服用的、降压因而缓解头痛的疗法。能猝死或无疾而终，是高血压患者的比较好的结局。

至此我想，用川芎治高血压，有了比较充分的依据。

当然，川芎不仅仅适用于治疗高血压。

《本草纲目》载，川芎主治：

• 中风入脑头痛，寒痹，筋挛缓急，金疮，妇人血闭无子（《本经》）。

• 除脑中冷痛，面上游风去来，目泪出，多涕唾，忽忽如醉，诸寒冷气，心腹坚痛，中恶猝急肿痛，胁风痛，温中内寒（《别录》）。

• 腰脚软弱，半身不遂，胞衣不下（甄权）。

• 一切风，一切气，一切劳损，一切血。补五劳，壮筋骨，调众脉，破癥结宿血，养新血，吐血，鼻血，溺血，脑痈发背，瘰疬瘿赘，痔瘘疮疥，长肉排脓，消瘀血（大明）。

• 蜜和大丸，夜服，治风痰殊效（苏颂）。

• 齿根出血，含之多瘥（弘景）。

第七章 理血直解

- 搜肝气，补肝血，润肝燥，补风虚（好古）。
- 燥湿，止泻痢，行气开郁（时珍）。

从中可以发现，头痛之外，川芎还能治半身不遂，也提示，它对高血压有效。

今中药学教材谓，川芎的功效是：活血行气，祛风止痛。

现代研究发现，川芎含川芎嗪等。它能扩张冠状动脉和脑动脉，增加两处的血流量，改善两处的微循环。此药还能降低血小板活性，预防血栓形成。川芎水煎剂有镇静作用，且明显而持久地降血压。

早已有了川芎嗪注射液，用于治疗高血压和密切相关的心脑血管病。

显然，现代研究很支持拙见。

川芎还是速效救心丸的主要成分之一，故它对冠心病以及导致此病的高血压必然有效。

或问：如此说来，就应该使用单味川芎降压吗？

答：使用单味也可以。但中医治病，还是使用复方更好。加之，有的高血压（如肝阳上亢型）不宜单用川芎，故不能认为，单味此药通治一切高血压。

以下列举近人使用单味川芎验案。

案1：头晕，头痛，背沉

韩某，女，35岁，干部。主诉头晕，头痛，背沉。上肢轻度麻木，常年服药无效。经X光摄片确诊为颈椎骨质增生，经带川芎药袋（取优质川芎粉为细末，过80~100目筛，用棉布1块，随患部大小而定，用药棉纱布作里层，将药末加入棉花纤维空隙中，尽量多入药末，然后缝好，制成药袋垫敷于患处即可。）12次（4个月）上述症状消失，至今已1年4个月，一切如常人。（《新医学》1982年第3期）

案2：足跟疼痛

白某，男，60岁，干部。足跟疼痛，不敢着地多年，行动困难，经X光片确诊为跟骨骨刺。于1977年7月用川芎粉药袋治疗。方法如下：取优质川芎粉为细末，过80~100目筛。据足跟大小，取一大小适当的棉块，将川芎粉掺入棉花纤维空隙中（尽量多入药末），外用药棉纱布包裹缝好，制成药袋，垫敷于足跟部即是。带药袋第3日，患者即感足跟发热，疼痛减轻，敢着地用力（药袋每10天更换1次），带药袋到20天时，疼痛基本消失，再20天停药，至今已1年7个月，足跟不痛，行动如常。（《新

医学》1982 年第 3 期)

案 3：跟骨骨刺

于某，男，30 岁，2 年前 X 线照片发现有双跟骨骨刺，行走疼痛难忍，影响劳动。1973 年 10 月用川芎粉治疗。方法如下：用川芎研极细末，装入小布袋内，将小布袋垫在鞋内。小布袋内的川芎可每周一换。15 天后，疼痛基本消失。随访 1 年多来，未见复发。(《新医学》1975 年第 2 期)

案 4：手腕疼痛

桂某，女，43 岁。患者右手腕关节阵发性疼痛 2 年余，常在午夜突然发作，疼痛难忍。腕关节红、热、痛，活动受限。伴周身发热，疲倦，头痛，多于劳累或精神紧张时发病。每 1~2 个月发作 1 次，多次求医诊治均未根除。诊见患处关节肿大，皮色变红，舌暗红，苔黄厚腻，脉弦数。辨证为瘀血内阻，血行不畅，予川芎末醋调涂纱布上，外敷患处，痛减时用温水调之以外敷。从发病时用至 1 个月，待下次发作时依法敷之。治疗 1 年余，诸症皆失，追访 1 年余未见复发。(《湖北中医杂志》1990 年第 6 期)

洪钧按：以上四案，都可以看作局部有慢性炎症，外用川芎有效，可以证明此药有改善局部血液循环，从而消除慢性炎症的作用。其实，高血压也可以看作全身血行不畅，即全身血瘀，否则心脏就不必用力收缩，产生那么高的血压，推动血液运行了。

二、三七

明代之前的本草，没有三七这味药，而此药实为疗效卓著因而极重要的止血和活血化瘀药。

李时珍曰：此药近时始出，南人军中用为金疮要药，云有奇功。又云：凡杖扑伤损，瘀血淋漓者，随即嚼烂，罨之即止；青肿者，即消散。若受杖时，先服一、二钱，则血不冲心；杖后，尤宜服之。产后服，亦良。大抵此药气温，味甘微苦，乃阳明、厥阴血分之药，故能治一切血病，与麒麟竭、紫矿相同。

《本草纲目》载，三七主治：

- 止血散血定痛，金刃箭伤、跌扑杖疮、血出不止者，嚼烂涂，或为末掺之，其血即止。亦主吐血、衄血、下血、血痢、崩中经水不止，产后恶血不下，血晕血痛，赤目痈肿，虎咬、蛇伤诸病（时珍）。

今中药学教材谓，三七的功效是：化瘀止血，活血定痛。对人体内外

第七章 理血直解

各种出血，无论有无瘀滞，均可使用，尤以有瘀滞者为宜。单味内服外用，均有良效。

现代研究发现，三七主要含皂苷、黄酮甙、氨基酸等。止血活性成分为田七①氨酸。它能缩短出凝血时间，具有抗血小板聚集及溶栓作用。还有促进造血、降压、减慢心律、扩张脑血管、镇痛、抗炎、抗衰老等作用。

张锡纯先生所著《医学衷中参西录》中，有"三七解"一篇。洪钧觉得无以复加。谨全文录下供参考。

附：三七解

属性：三七：味苦微甘，性平（诸家多言性温，然单服其末数钱，未有觉温者）。善化瘀血，又善止血妄行，为吐衄要药。病愈后不至瘀血留于经络证变虚劳（凡用药强止其血者，恒至血瘀经络成血痹虚劳）。兼治二便下血，女子血崩，痢疾下血鲜红（宜与鸦胆子并用）久不愈，肠中腐烂，浸成溃疡，所下之痢色紫腥臭，杂以脂膜，此乃肠烂欲穿（三七能化腐生新，是以治之）。为其善化瘀血，故又善治女子癥瘕，月事不通，化瘀血而不伤新血，允为理血妙品。外用善治金疮，以其末敷伤口，立能血止疼愈。若跌打损伤，内连脏腑经络作疼痛者，外敷、内服奏效尤捷。疮疡初起肿疼者，敷之可消（当与大黄末等分，醋调敷）。

《本草备要》所谓，近出一种，叶似菊艾而劲浓有歧尖，茎有赤棱，夏秋开花，花蕊如金丝，盘纽可爱，而气不香，根小如牛蒡，味甘，极易繁衍，云是三七，治金疮折伤血病甚效者，是刘寄奴非三七也。

三七之性，既善化血，又善止血，人多疑之，然有确实可征之处。如破伤流血者，用三七末擦之则其血立止，是能止血也；其破处已流出之血，着三七皆化为黄水，是能化血。

【附案】本邑高姓童子，年十四五岁，吐血甚剧，医治旬日无效，势甚危急。仓猝遣人询方，俾单用三七末一两，分三次服下，当日服完其血立止。

本庄黄氏妇，年过四旬，因行经下血不止。彼时愚甫弱冠，为近在比邻，延为诊视。投以寻常治血崩之药不效，病势浸至垂危。后延邻村宿医

---

① 三七原产于云南文山，当地交通不便，乡人翻过文山即为广西田州府，该地成为三七交易之集散地。田七，即田州府之三七，因而成为地道药材的名称。

赵洪钧医学真传(续)

高××,投以《傅青主女科》中治老妇血崩方,一剂而愈。其方系黄芪、当归各一两,桑叶十四片,煎汤送服三七细末三钱。后愚用此方治少年女子血崩亦效。惟心中觉热,或脉象有热者,宜加生地黄一两。

奉天王姓少年,素患吐血,经医调治已两月不吐矣。而心中发闷,发热,时觉疼痛,廉于饮食,知系吐血时医者用药强止其血,致留瘀血为恙也。为疏方,用滋阴养血健胃利气之品,煎汤送服三七细末二钱,至二煎仍送服二钱,四剂后又复吐血,色多黑紫,然吐后则闷热疼痛皆减。知为吉兆,仍与前方,数剂后又吐血一次,其病从此竟愈,此足征三七化瘀之功也。

乙丑孟夏末旬,愚寝室窗上糊纱一方以透空气,夜则以窗帘障之。一日寝时甚热,未下窗帘。愚睡正当窗,醒时觉凉风扑面袭入右腮,因睡时向左侧也。至午后右腮肿疼,知因风袭,急服西药阿司匹林汗之。乃汗出已透,而肿疼依然。迟至翌晨,病又加剧,手按其处,连牙床亦肿甚,且觉心中发热。于斯连服清火、散风、活血消肿之药数剂。心中热退,而肿疼仍不少减,手抚之肌肤甚热。遂用醋调大黄细末屡敷其上,初似觉轻,迟半日仍无效,转觉其处畏凉。因以热水沃巾熨之,又见轻。乃屡熨之,继又无效。因思未受风之先,头面原觉发热,遽为凉风所袭,则凉热之气凝结不散。因其中凉热皆有,所以乍凉之与热相宜则觉轻,乍热之与凉相宜亦觉轻也。然气凝则血滞肿疼,久不愈必将化脓。遂用山甲、皂刺、乳香、没药、粉草、连翘诸药迎而治之。服两剂仍分毫无效。浸至其疼彻骨,夜不能眠。踌躇再四,恍悟三七外敷,善止金疮作疼,以其善化瘀血也。若内服之,亦当使瘀血之聚者速化而止疼。遂急取三七细末二钱服之,约数分钟其疼已见轻,逾一句钟即疼愈强半矣。当日又服两次,至翌晨已不觉疼,肿亦见消。继又服两日,每日三次,其肿消无芥蒂。

丙寅季春,表侄刘××,右腿环跳穴处,肿起一块,大如掌,按之微硬,皮色不变,继则渐觉肿处骨疼,日益加重。及愚诊视时,已三月矣。愚因思其处正当骨缝,其觉骨中作疼者,必其骨缝中有瘀血也。俾日用三七细末三钱,分作两次服下。至三日,骨已不疼。又服数日,其外皮色渐红而欲腐。又数日,疮顶自溃,流出脓水若干。遂改用生黄芪、天花粉各六钱,当归、甘草各三钱,乳香、没药各一钱。连服十余剂,其疮自内生肌排脓外出,结痂而愈。

按:此疮若不用三七托骨中之毒外出,其骨疼不已,疮毒内陷,或成

第七章 理血直解

附骨疽，为不治之证。今因用三七，不但能托骨中之毒外出，并能化疮中之毒使速溃脓（若早服三七并可不溃脓而自消）。三七之治疮，何若斯之神效哉！因恍悟愚之右腮肿疼时，其肿疼原连于骨，若不服三七将毒托出，必成骨槽风证无疑也。由此知凡疮之毒在于骨者，皆可用三七托之外出也。

天津胡氏妇，信水六月未通，心中发热，胀闷。治以通经之药，数剂通下少许。自言少腹仍有发硬一块未消。其家适有三七若干，俾为末，日服四五钱许，分数次服下。约服尽三两，经水大下，其发硬之块亦消矣。审斯，则凡人腹中有坚硬之血积，或妇人产后恶露未尽结为癥瘕者，皆可用三七徐消之也。

天津刘××，偶患大便下血甚剧。西医注射以止血药针，其血立止。而血止之后，月余不能起床。身体酸软，饮食减少。其脉芤而无力，重按甚涩。因谓病家曰："西人所注射者，流动麦角膏也。其收缩血管之力甚大，故注射之后，其血顿止。然止后宜急服化瘀血之药，则不归经之血，始不至凝结于经络之间为恙。今但知止血，而不知化血，积之日久必成劳瘵，不仅酸软减食已也。然此时尚不难治，下其瘀血即愈矣。"俾日用三七细末三钱，空心时分两次服下。服至三次后，自大便下瘀血若干，色紫黑。从此每大便时，必有瘀血随下。至第五日，所下渐少。至第七日，即不见瘀血矣。于斯停药不服。旬日之间，身体复初。由斯观之，是三七一味即可代《金匮》之下瘀血汤[①]，且较下瘀血汤更稳妥也。

附录：山东沂水刘××来函

仲夏，杨姓女，年七岁，患痔疾兼大便下血，身形羸弱，不思饮食，甚为危险。前所服中西治痔积之药若干，均无效，来寓求治。后学查看腹部，其回血管现露，色青微紫，腹胀且疼，两颧发赤，潮热有汗，目睛白处有赤丝，口干不渴，六脉沉数，肌肤甲错，毛发焦枯。审证辨脉，知系瘀血为恙也。踌躇再四，忽忆及向阅《衷中参西录》，见先生论用三七之特殊功能，历数诸多奇效，不但善于止血，且更善化瘀血。遂俾用三七研为精粉，每服七分，朝夕空心时各服一次，服至五日，而大便下血愈。又服数日，痔疾亦愈。用三七一味，治愈中、西诸医不能治之大病，药性之妙用，真令人不可思议矣。

---

① 下瘀血汤：大黄、桃仁、蟅虫

上文中，寿甫先生已举单味三七验案数案。为加深读者印象，再选近人验案十数则。实际上，近人用单味三七，多受《医学衷中参西录》启发。

案1：支气管扩张咳血

沈某，男，56岁。患者于入院前2天早晨，开始咳痰，痰中带血，当晚突然大量咯出约200ml鲜红纯血，无食物残渣。咯血后即感头昏、心悸。经当地医院注射安络血2支，效果不显。次日上午仍大口咯血，病情加重而来院诊治。入院后仍继续咯血，先后共咯血有300~400ml左右。经予景天三七糖浆100ml，以后50ml，1日3次。次日病情明显好转，仅咯血块三口。第3天痰中带血，至第6天痰中完全无血。X线全胸片见肺纹理增多。诊断：支气管扩张症合并咯血。于第8天出院。(《新医学》1971年第3期)

洪钧按：大咳血是急症，三七糖浆不但便捷经济，而且效果满意。支气管扩张症，就是慢性炎症所致。三七既能止血，又能消除慢性炎症，故对此证有效。

案2：消化性溃疡出血

张某，男，24岁。溃疡合并出血，柏油样便，大便潜血（+++），口服景天三七糖浆50ml，3次/日，3天后便血完全停止，潜血（-）。(《新医学》1971年第3期)

洪钧按：此案不难治，但不如单味三七简便经济。

案3：胆道出血术后出血

韩某，女，36岁，因胆道出血由内科转至外科行手术止血，术后33天出血6次，总量约6000ml。虽输血6400ml，但血红蛋白反比术前下降。此间虽在中药煎剂中加入止血药，并加服云南白药及三七片，未见寸功。出血周期逐渐缩短，出血量逐渐增大。为止血，不得已进行2次手术。术后4天又从"T"型管出血约250ml，呕血400ml。术后6天，病人又出现剧烈腹痛、频繁恶心等出血先兆。用三七粉50g，开水浸泡约10分钟，去渣，自空肠补液管输入空肠，全部水浸液约380ml，半小时内输完。1小时后"T"型管胆汁变清，腹痛已明显好转，止血效果显著。此次出血后，又有5次出血先兆发生，用含有50g三七的水浸液400ml，自空肠补液管滴入空肠，使即将发生的大出血被制止，患者得以痊愈出院。

洪钧按：两次手术，胆道出血不止，故此案实甚危重。若非大量使用三七，极可能致命。

案4：脑出血

患者李某，男，60岁，因头痛呕吐，神志不清，右侧肢瘫3小时入院。血压26.7/16kPa，西医诊断为"脑出血"。予三七粉10g，置冰水150ml中鼻饲。2小时后再用1次，患者病情稳定，意识已清。次日继续使用2次，意识已清，遂改为三七粉7.5g，每日2次口服，治疗2个月后病情好转出院。（《中医杂志》1994年第1期）

洪钧按：脑出血使用单味三七有效，可供参考。

案5：慢性肝炎

洪某，男性，53岁，重庆仪表材料研究所工程师。患者于1980年7月18日来诊，主诉患慢性肝炎12年，长期治疗未愈。近1个月左右肝区隐痛，阵发性掣痛牵引腰背，稍劳累则加剧。伴少食腹胀，寐差，神疲等症。屡服各种中西药，收效甚微。治疗时实验室肝功检查：锌浊20单位，麝浊18单位，谷丙转氨酶（金氏法）295个单位，白蛋白3.5g/L，球蛋白4.2g/L，乙型肝炎表面抗原（HBsAg）阴性。扪肝肋下3cm，质中，脾肋下2cm，舌下静脉明显呈瘀血征，面色晦暗。中医分型属瘀血气滞，给予生三七粉，每日3次，每次2g，空腹温开水送服。一周后再诊，自述肝区隐痛及放射痛均有减轻，少食腹胀亦有改善，仍继用前法。2个月后，患者自觉症状大减，实验室肝功复查：锌浊13单位，麝浊6单位，谷丙转氨酶102单位，白蛋白4g/L，球蛋白2.5g/L，舌下静脉瘀点消退。继服三七粉1个月以巩固疗效。而后告愈安康。随访4年，未见复发。（《成都中医学院学报》1984年第3期）

洪钧按：慢性肝炎，必有气滞血瘀。单味三七治愈，并不奇怪。洪钧以为，凡慢性肝炎，均可一试。

案6：风湿性关节炎

周某，女，35岁，患风湿性关节炎近10年，右下肢膝、踝关节肿大，发作时红肿疼痛，活动不利。经中西药及针灸治疗时好时差，但酸痛不能去除，后服三七粉每日3g（分吞），连服1个月，肿胀消退，活动如常，酸痛若失。（《中医杂志》1994年第3期）

洪钧按：三七对风湿性关节炎有效，应该也是其活血化瘀所致。

案7：急性白血病贫血

平某，男，6岁，急性白血病。入院时发热及重度贫血，血红蛋白22～

26g/L，血小板6.2万/mm³。经中西结合治疗并用景天三七口服剂治疗后，白血病血象及临床症状均缓解，血小板上升至25.6万/mm³，血红蛋白上升至72g/L。

洪钧按：能纠正急性白血病贫血，此病就很可能治愈。

案8：血小板减少

陈某，男，成年，患血小板减少症。血小板5～6万/mm³，服用景天三七糖浆1000ml后上升到11万/mm³。（《新医学》1971年第3期）

洪钧按：血小板减少颇难治，可以一试单味三七。

案9：血管瘤

朱某，15年前大腿部患血管瘤，局部红肿、发热、疼痛。服西药抗生素3天，效果不佳。一日夜间忽发高热，腋下体温38.5℃，血管瘤部位胀痛更甚。时值家中存有三七粉，即用温开水冲服9g，服药10小时左右，竟热退肿消痛止。服药后并无发热感。又照原量冲服三七粉6次，血管瘤平复，至今未发展。（《中医杂志》1994年第3期）

洪钧按：由此案可知，三七对急慢性炎症均有效。

案10：老伤痛

友人某患伤痛10余年，屡经伤科医师治疗皆无效。余给凤尾川三七根1块约30g重，嘱其和鸡肉煮食之，1服而愈。（《福建中医药》1958年第6期）

洪钧按：由此案可知，凡旧伤疼痛，均可试用三七。

案11：瘢痕增生

高某，男，26岁，因左肩部瘢痕增生，伴痒痛6年。经手术切除及瘢痕内注射药物治疗均无效，于1991年5月20日来我院就诊，查体：左肩部有一4×2.1cm大小的瘢痕疙瘩，局部隆起呈瘤样增生，表面光滑，色红润而发亮，质硬如软骨，有压痛，形如蜈蚣。应用三七粉40g，食醋适量，调成膏状外敷患处，1日2～3次。共治疗20天，瘢痕变软变平，痛痒消失。（《中医杂志》1994年第4期）

洪钧按：此证不大，但颇难治。三七外用有效，颇可参考。

案12：面部多发寻常疣

汪某，女，18岁，学生。面部生有绿豆大小赘生物数颗，两下肢膝盖部亦生有数十颗，不仅影响美观，而且给正常活动和衣着带来不便。曾经皮肤科诊断为寻常疣，治疗无明显效果；后因服红花等较多，致使月经淋沥不尽,转来治疗。即以三七粉12g,每服1.5g,日2次,白开水送下。药后,经尽正常,1周后欣告,所生疣不知不觉地消失无迹。(《中医杂志》1983年第1期)

洪钧按:面部多发寻常疣,不碍生命,却颇碍观瞻。单味三七竟有神效。可见寻常疣,与局部供血不佳因而抵抗力降低有关。高年人多见老年斑,也应该是皮肤供血不足所致。下案同。

案13:面部多发寻常疣

胡某,男,3岁。左眼下睑内眦侧生有一颗绿豆大赘生物,其面部也长有绿豆、芝麻大小等10余颗,且有长大趋势,家长带往医院皮肤科诊疗,诊断为"寻常疣"。先后注射次柳酸铋、板蓝根,内服薏苡仁等药,均无明显效果,转来中医科索方。予生三七粉9g,嘱其1日3次,6天服完,停药1周后,寻常疣全部消失,不留痕迹。(《江西中医药》1982年第3期)

案14:痛经

周某,女,35岁,原有痛经病,每次月经来潮,腹痛难忍,经量较多,色紫有块,服三七粉后,经来正常,无腹痛及紫血块。(《中医杂志》1994年第3期)

洪钧按:痛经的治法颇多,但不如单味三七简便且有效。中医说:不通则痛。故痛经必有血瘀。此案的月经"色紫有块",更说明有血瘀,故三七粉效捷。

案15:剖腹产后贫血

黄某,女,28岁,足月怀胎,行剖腹产,娩出一男婴。产后出现贫血,家属认为分娩出血过多,多进营养,便可恢复。但满月后,贫血无改善,血红蛋白为7.8g,于是用富血铁片、维生素B_6、B_{12}、叶酸等治疗,1个月后,仍未见效。症见面色苍白,精神疲惫,心慌心悸,头晕乏力等,授以鸡蛋炖熟三七粉法,日服1次,踰月面见红润,精神大振,气力倍增。查血象,血红蛋白为11.7g/L。(《中医杂志》1994年第2期)

洪钧按:由此案可知,单味三七有生血之效。

三、丹参

丹参是近年很受重视的药物,而且常用于治疗心血管病。不但有复方丹参片,丹参滴丸,还有丹参注射液。今中药学教材中就载有,丹参制剂治疗冠心病、肝炎等大宗病例临床观察结果。

我的经验是，久用丹参和丹参制剂，常见破气作用。

或问：破气是什么意思呢？

答：就是损害全身机能。

患者表现为食少、乏力、心慌、气短、面色苍白等。如果是冠心病，会使心绞痛加重。故我很少用丹参。我认为，丹参治疗冠心病的理论有问题。比如，为什么不能用它治疗脑血管病呢？须知，从西医角度看，心、脑血管病的原因和机理略同。如果它对脑血管病无效，对冠心病的效果，就非常可疑。

《本草纲目》载，丹参主治：

- 心腹邪气，肠鸣幽幽如走水，寒热积聚，破癥除瘕，止烦满，益气（《本经》）。
- 养血，去心腹痼疾结气，腰脊强，脚痹，除风邪留热。久服利人（《别录》）。
- 渍酒饮，疗风痹足软（弘景）。
- 主中恶及百邪鬼魅，腹痛气作，声音鸣吼，能定精（甄权）。
- 养神定志，通利落死胎，止血崩带下，调妇人经脉不匀，血邪心烦，恶疮疥癣，瘿赘，肿毒，丹毒，排脓止痛，生肌长肉（大明）。
- 活血，通心包络，治疝痛（时珍）。

李时珍且谓：一味丹参与四物汤主治相同。今教材又引《妇科明理论》说："一味丹参散，功同四物汤。"

大概因为，李时珍说，丹参"通心包络"，于是有了此药治疗冠心病之说。

今中药学教材谓，丹参的功效是：活血通经，祛瘀止痛，凉血消痈，除烦安神。

或问：你不赞同，古今人对丹参的认识吗？

答：不敢说前人对丹参的认识都不可靠，但是，我不赞同久用丹参。

总之，丹参还有待进一步研究。

以下列举单味丹参验案。

案1：心绞痛

赵某，男，46岁，干部，患冠心病5年，常服用复方丹参片、冠心苏合丸、潘生丁及间断服硝酸甘油等药，心绞痛一直不能很好控制，自4月下旬加服参芦酒［参芦50g泡于500g白酒中，7～10天即可饮用，每天

第七章 理血直解

1~2杯（每杯约15~24g）]1个月后，自觉症状大为好转，心绞痛基本控制，未再用过硝酸甘油，苏合丸亦很少应用，且自感有益肾壮阳之功。(《北京中医》1986年第1期)

洪钧按：此案本来是人参芦验案，已见于第一章人参条下。为证明丹参破气之拙见，这里再次出现。从中可见，长期服用复方丹参片等，未能控制心绞痛，加服人参芦酒后迅速好转。

案2：闭经

徐某之女，39岁。患闭经4个月，体质中等，面色微黄，胸腹满闷，烦躁，食眠稍差，二便尚正常，舌质略淡，苔薄白，脉沉弱。诊为肝郁气滞，胞络闭阻，宜疏肝理气，活血通络，但患者日内要到外地出差，数月后才能返昆，因工作较忙，不便配药，要求介绍成药治疗。窃思紫丹参1味，《妇人明理论》有"功同四物"之说，能调经活血，通络止痛，蠲痹破积。昆明郊区农村，常用此药调经，俗名"沙槟榔"。乃嘱其购生药2市斤，切碎晒干，每日用1至2两，加红糖少许，煎水服用。数月后返昆，因感冒来诊，言所带紫丹参服完大半，月经即来潮，色量尚可，经期仅觉腰酸，轻微胀疼，余无不适。(《李继昌医案》)

洪钧按：此案支持丹参可代四物汤之说，但仍不能证明丹参不会破气。

为进一步说明，丹参破气，把旧作《医学中西结合录》中的一节，附在下面。

附：注意过用丹参导致气虚

【理论说明】

中医原有血瘀之说，近年来西医注重血流变异常。尽管二者实际所指基本上不同，目前中西医却都喜欢用活血化瘀的中药，治疗各种可能有"血液黏稠"或"血瘀"的疾病。其中最常用的是丹参及其制剂。丹参制剂的说明书标明，主要适用于冠心病。但是，时下治疗高血压、动脉硬化、冠心病、脑血管意外及其后遗症等，都喜欢使用丹参或复方丹参制剂。由于这几种病都是慢性病，患者大都长期使用，却忽略了中医所说的"破血即破气"的理论，出现许多因为长期或大量使用丹参或丹参制剂导致的严重气虚患者。

读者大概知道，降压西药也可以导致气虚。但是，据笔者的经验，不长期或大量使用丹参者少见严重气虚。又，降压药对高血压患者势在必用,丹参则不然。故不要见高血压及其并发症,就大量或长期使用丹参及其制剂。

如何纠正此种气虚,请参看下附病案。

【验案】

案1:过用丹参致严重气虚

杨DM,女,58岁,威县芦头村人,1992年6月18日初诊。

患高血压大约10年,长期服用降压西药和复方丹参片。上年3月,突然下肢无力,住县医院按"脑血栓"治疗好转。至7月,又因突然说话不清再次住院。其间曾经给氧13天,输液中长期大量使用丹参注射液。出院后继续使用,病情不见好转,反而加重。患者的"脑血栓"并无偏瘫,主要表现是全身乏力和说话不清。经上述治疗,乏力和语謇日趋严重,以至不能下床。她只能说一两个字,同时严重心悸。

患者身材高大略胖,面色和全身苍白,脉象沉数。心律绝对不齐,率130次/分,舌质淡胖,苔白略厚,血压140/80mmHg。气短并无心肺疾患呼吸困难的表现,而是自觉呼吸无力。说话困难主要因为这种呼吸无力和舌头笨拙。肺部听诊大致正常。下肢轻度凹陷水肿。四肢无瘫痪,但极其无力不能下床。

显然患者是一派气虚之象,于是嘱咐立即停止使用丹参和丹参制剂,服用下方。

党参15g,黄芪20g,麦冬15g,五味子15g,当归15g,川芎10g,白芍15g,附子6g,熟地15g,白术10g,陈皮10g,茯苓10g,怀牛膝10g,首乌12g,葛根15g,甘草5g。常规水煎日一副。

补中益气丸9克,日2次;人参归脾丸9克,日2次。

地戈辛片0.25mg,日2次(3日后改为日1次)

服上方一周即可下床,语言略有改善,面色见好。一个月后,即可料理家务。说话虽然不很流利,但可以与人闲谈。两个月后,除料理家务之外还可以卖冰糕。

约5年后,同村的人来看病,说患者情况仍然比较好,她的丈夫却因为心脏病逝世,而当初是丈夫用驴拉板车送她就诊。那时她的丈夫身体相当好。

案2:久服丹参心绞痛频繁

堂侄某之岳母,邻村张庄人,1994年70岁,侄媳陪同就诊。她患高血压、冠心病 5、6 年，常服降压西药和复方丹参片。近半年心绞痛发作日渐加重。每天发作不计其数。自称如常人走路几步就要发作。用速效救心丸可以暂时缓解，但终日乏力且心慌日渐加重。又食量减少、饱胀并睡眠不佳。几乎不能自理生活。

其人体型中等，面色萎黄，语声低微。脉滑弱稍数，偶见结代，舌瘦而淡。双足无明显水肿，血压 140/90mmHg。

有多次典型心电图，再参看上述症状，冠心病诊断没有疑问。

患者无子，生活几乎不能自理，不欲服中药煎剂。于是嘱其停用丹参片，开人参归脾丸 9 克，日 2~3 次，金匮肾气丸 9 克，日 2~3 次。

3 日后侄媳来说，患者服药当天即自觉大好。心绞痛每天发作 1、2 次，心慌乏力、食少难眠均好转。自理生活已无困难。嘱其自购上方继续服用。

按：患者的冠心病显然很严重，但服用上方后明显缓解 3 年。至 1997 年冬天，出现很难纠正的心力衰竭。治疗月余，虽曾一度缓解，终于未能挽回。

案 3：久服丹参冠心病加重

外甥刘 CX 之岳母，威县王高寨人，1992 年就诊时约 60 岁。

近一个月来常发作胸闷、胸痛并心慌乏力。使用速效救心丸可迅速缓解，但发作日趋频繁且心慌乏力日渐加重。虽然作过心电图，诊为冠状动脉供血不足，近来却因为儿媳患严重甲亢，变得性情古怪（类躁狂症），举家不安。加之治疗花费颇多，顾不上自己的病，只坚持服用丹参片。

患者体瘦面白，脉象弦滑略数，舌淡苔白。血压 140/90mmHg。

这样的家庭条件不宜服中药煎剂。于是嘱咐立即停用丹参片，开人参归脾丸、金匮肾气丸如上案。

数日后，外甥来取药，称患者诸证悉退。

使我惊异的是：2004 年在外甥家见到她，说服上方后一直未犯，故仍在间断服用上方。

案 4：久服丹参致严重气虚

郑 SY，女，58 岁，威县邵固村人，2004 年 12 月 1 日初诊。

患高血压 8、9 年，常服降压西药和复方丹参片、丹参滴丸等。近一年来常感心悸、发冷，又乏力多困，肩背酸沉。在县医院和县中医院诊为"颈椎病"，已经作过牵引、按摩、针刺月余，无明显疗效。近日按"颈椎病"服中药6剂,症状亦无改善。经人介绍,专程就诊。

查一般情况尚可,但面色㿠白,脉象沉细,舌稍淡而胖,舌苔大体正常。血压130/70mmHg。

患者的表现是心、脾、肾气虚,以心脾两虚为主,除久服丹参外,无其他明显原因。

嘱停用丹参片和丹参滴丸,服用下方。

党参10g,黄芪15g,当归10g,白芍15g,熟地15g,川芎6g,茯苓10g,五味子10g,白术5g,陈皮10g,附子8g,桂枝20g,甘草5g,川朴5g。常规水煎日一副。

金匮肾气丸、人参归脾丸各9克,日3次。

12月6日再诊:诸证悉减,脉象沉而不细,舌象正常,血压如前。处理同前。

12月11日三诊:诸证悉退,脉象稍弱,血压如前。嘱继续服上方5日,而后只间断服成药,不要再服丹参片和丹参滴丸。

案5:停用丹参心绞痛好转

刘YM,女,66岁,威县王高寨人,2004年9月30日初诊。

患者是来看尿频的。她曾于2002年农历11月底,患脑基底动脉梗死住院。急性期过后,除说话不很清楚、大口喝水困难之外,又有比较严重的尿频。当时曾经派人来求方子。服药后曾经大好,我已经忘记了,这次就诊才说起。

目前患者勉强可以自理生活,但行动迟缓,精神淡漠,面色萎黄。

使我意外的是,患者六脉皆无。再诊耳前动脉、足背动脉,也完全不见搏动。然而,家属说,她从40来岁就有高血压,至今还在服用有关药物。血压130/80mmHg。

高血压而脉微细者不很少见,完全无脉者在我这大约是第三次经验。

患者还偶尔发作典型的心绞痛——胸骨后闷痛向左臂尺侧放射,用消心痛有捷效。

值得注意的是:家属说从前服用复方丹参片时,心绞痛发作频繁。停用后,明显减轻。

目前患者显然有严重气虚,此种气虚至少和久用丹参有关。心绞痛减轻应该也和停用丹参片有关。

谨再次提请同行注意:

由于高血压及其并发症心脑血管病非常多见，目前活血化瘀中药、特别是丹参和丹参制剂使用偏滥。请注意久用或大量使用丹参会破气。患者主要表现为面色苍白或萎黄、心慌乏力。若有冠心病或脑意外后遗症，都会加重。我几乎从不用丹参及其制剂，希望读者使用时要适可而止。除丹参外，其他活血化瘀药，也要想到它们的破气作用。

案6：久用丹参等严重气虚

张SQ，女，55岁，威县王王目村人，2007年5月28日初诊。

心悸、乏力、气短数年，渐重，近数月尤其严重。自称本人和丈夫为自己切脉即多见结代。患高血压约20年，正在服复方降压片和消心痛各1片日2次。此次加重前曾经服用丹参滴丸等2月，其间心悸、乏力、气短加重。又服中药10余服，每次都有腹泻。服完后心悸等似乎略好。已经停用丹参滴丸2月，病情不见好转。体胖，神倦，面见青黑粗糙，口唇尤重。微喘，说话气不足息。饮食、二便、睡眠可。从无下肢水肿。脉轻取不及，中取滑弱，不任重按，无结代。舌淡紫苔白润。血压100/80mmHg。嘱不要再服丹参及其制剂。降压药改为日1次。其余处理如下：

人参10g，党参10g，黄芪15g，五味子10g，白术5g，苍术5g，当归8g，白芍15g，川芎8g，熟地15g，附子10g，桂枝20g，茯苓10g，陈皮20g，三仙各10g，生甘草4g，生姜20g。常规水煎日一副。

人参归脾丸9克，日3次；金匮肾气丸9克，日3次。

6月2日再诊：自觉大好。面色略见红润，不再青紫粗糙，但口唇仍暗。脉仍不任重按，未见结代。舌可。血压120/80mmHg。守前方。

按：患高血压20年，心脏无疑有了问题。但患者的表现不是心衰——完全没有下肢水肿，此前也没有过。患者有3个儿子，必然家庭负担很重，心悸、乏力、气短等与过劳有关。但服用丹参滴丸后加重，说明气虚与药物有关。不知道前医开的中药为什么每次都见腹泻。一般说来，腹泻也会加重气虚。该案可以照用炙甘草汤。服上方后，自觉大好，血压正常，故上方疗效也满意。

四、红花

红花是尽人皆知的活血药。无论内服外用，均可活血化瘀。由于其可堕胎，孕妇多畏之如虎。其实，红花堕胎作用不大。洪钧曾见不少人用之（包括与麝香同用）堕胎无效。当然，这不是说孕妇对此药不必禁忌。

旧时有藏红花、番红花、西红花之说。其意不是说，红花产于西藏，而是从西藏进口的欧洲红花。盖此药原产于欧洲，到宋代才经西藏输入。旧时医家认为，藏红花药效较强。今日的欧洲已经没有药用红花，我国的红花油等红花制剂，在欧洲和英国颇受欢迎。

在《本草纲目》中，此药的全名是红蓝花。主治：

- 产后血晕口噤，腹内恶血不尽绞痛，胎死腹中，并酒煮服。亦主蛊毒（《开宝》）。
- 多用破留血，少用养血（震亨）。
- 活血润燥，止痛散肿，通经（时珍）。

《本草纲目》还有很简略的番红花一条。时珍曰：番红花，出西番回回地面及天方国，即彼地红蓝花也。

今中药学教材谓其功效是：活血通经，祛瘀止痛。主治血滞经闭、痛经，产后瘀滞腹痛。癥瘕积聚，胸痹心痛，胁肋痛。

现代研究发现，此药含有红花甙等。它能轻度兴奋心脏，对心肌缺血有保护作用。还能扩张周围血管，降低血压等。

以下列举单味红花验案。

案1：高血压

段某，58岁，患高血压，经服药1个月之久，以后1年多未再未复诊。后患者因咳嗽频繁，又来求治。询问高血压病，他说："已经好了，服红花泡茶1年来血压正常。"我测血压，果然如此。（《来春茂医话》）

洪钧按：此案证明了，红花的降压作用。

案2：催产

刘复真遇府判女，产不利已死。刘以红花浓煎，扶女子凳上，以绵帛蘸汤遏之，连以浇帛上，以器盛水又煖又淋，久而苏醒，遂生男儿。盖遇严冬，血冷凝滞不行，温则产，见亦神矣。（《古今医案按》）

洪钧按：此案虽不是内服红花，也说明此药可能有催产作用。下案略同。

案3：血闷

《养疴漫笔》云：新昌徐氏妇，病产晕已死，但胸膈微热。有名医陵氏曰："血闷也，得红花数十斤乃可治。"遂亟购得，以大锅汤盛3桶于窗格下之下，移妇寝其上熏之，汤冷再加，有倾指动，半日乃苏。（《本草纲目》）

案 4：产后脚痛

患者朱某及孙竹匠之妻，茅店乡一妇人，均是产后脚疼痛，用川红花 30g，用水酒 1 碗煎汤，1 日服 2 次，3 剂愈。(《名老中医经验汇编》)

洪钧按：此三案应是红花改善了足部的血液循环，于是止痛。

案 5：产后腹痛

韩某，28 岁，1981 年 6 月 10 日就诊。患者产后 27 天，腹痛当脐左右，窜痛不定，甚则如刺难忍。口渴不喜饮，胃呆纳滞，大便秘结，面色无华。病届半月，经医服药未能奏效。诊其脉沉细弦，舌淡苔腻而润。证属产后血虚，风邪侵入，阻滞经脉。因遵仲师明训，用红花 10g，以米酒 1 碗，煎减半，分 2 次温服。次日腹痛减半，纳增神振，大便得行。药已中病，效不更方，再予 2 剂，腹痛痊愈，诸证平息。(《浙江中医杂志》1986 年第 7 期)

洪钧按："证属产后血虚，风邪侵入，阻滞经脉。"可见红花可治此证。

五、牛膝

牛膝饮片有怀牛膝、川牛膝两种，外观很不同。今中药教材谓，两者均能活血通经，补肝肾，强筋骨，利尿通淋，引火（血）下行。但川牛膝长于活血通经，怀牛膝长于补肝肾，强筋骨。

《本草纲目》载，牛膝主治：

- 寒湿痿痹，四肢拘挛，膝痛不可屈伸，逐血气，伤热火烂，堕胎。久服轻身耐老（《本经》）。
- 疗伤中少气，男子阴消，老人失溺，补中续绝，益精利阴气，填骨髓，止发白，除脑中痛及腰脊痛，妇人月水不通，血结（《别录》）。
- 治阴痿，补肾，助十二经脉，逐恶血（甄权）。
- 治腰膝软怯冷弱，破癥结，排脓止痛（大明）。
- 强筋，补肝脏风虚（好古）。
- 同苁蓉浸酒服，益肾。竹木刺入肉，嚼烂罨之，即出（宗奭）。
- 治久疟寒热，五淋尿血，茎中痛，下痢，喉痹口疮齿痛，痈肿恶疮伤折（时珍）。

今中药学教材谓，牛膝的功效是：活血通经，补肝肾，强筋骨，利水通淋，引火（血）下行。

洪钧以为，牛膝首先是一味活血药，其次是一味补益药。它还能引血下行，故洪钧治高血压，必用牛膝。

现代研究发现，牛膝含有三萜皂苷等。它有兴奋子宫平滑肌，抗早孕作用。此外还有降压、利尿、提高免疫、降血糖、抗炎、镇痛等作用。

《医学衷中参西录》中，有牛膝解，附在下面：

附：牛膝解

属性：牛膝味甘微酸，性微温。原为补益之品，而善引气血下注，是以用药欲其下行者，恒以之为引经。故善治肾虚腰疼、腿疼，或膝疼不能屈伸，或腿痿不能任地，兼治女子月闭血枯，催生下胎。又善治淋疼，通利小便，此皆其力善下行之效也。然《名医别录》又谓其除脑中痛，时珍又谓其治口疮齿痛者何也？盖此等证，皆因其气血随火热上升所致，重用牛膝引其气血下行，并能引其浮越之火下行，是以能愈也。愚因悟得此理，用以治脑充血证（洪钧按：即高血压），伍以赭石、龙骨、牡蛎诸重坠收敛之品，莫不随手奏效，治愈者不胜纪矣。为其性专下注，凡下焦气化不固，一切滑脱诸证皆忌之。此药怀产者佳。川产者有紫、白两种色，紫者佳。

【附案】在辽宁时，曾治一女子，月信期年未见，方中重用牛膝一两，后复来诊，言服药三剂月信犹未见，然从前曾有脑中作疼病，今服此药脑中清爽异常，分毫不觉疼矣。愚闻此言，乃知其脑中所以作疼者，血之上升者多也。今因服药而不疼，想其血已随牛膝之引而下行，遂于方中加䗪虫五枚，连服数剂，月信果通。

友人袁××，素知医，时当季春，牙疼久不愈，屡次服药无效。其脉两寸甚实，俾用怀牛膝、生赭石各一两，煎服后，疼愈强半，又为加生地黄一两，又服两剂，遂霍然痊愈。

以下再举近人使用单味牛膝验案。

案：1 关节炎

患者五某，女，45岁，1990年11月20日就诊。患者3年来右膝关节及髋部酸疼，时轻时重，每值天冷或阴雨或劳累时加重，局部关节活动受限，患肢酸沉无力。视见面色微黄，患处肿胀，不红，活动受限，舌淡润，苔薄白，脉沉缓无力。投怀牛膝50g每日水煎内服，分2次服用；另以50g水煎后浸湿毛巾敷于患处约5~10分钟，再浸再敷，共约30分钟，每晚1次。治疗18天后痛胀消失，随访未见复发。（《河南中医药学报》1995年第4期）

洪钧按：此案内服兼外用牛膝获得满意效果，可见牛膝可治关节炎。

案2：阴道出血

赵某，48岁，已婚。1980年11月25日诊为阴道出血，已40多天，曾经刮宫及服止血、激素等药，效果不显。近日出血增多，混有紫暗血块，时腹痛，乏力，腰膝酸软，面色萎黄，舌淡有瘀斑，脉细涩。每天用牛膝30g，水煎分2次服，2天后血止。1981年1月3日又出血，复按上法治之，2天后血止，后随访10个月，未见复发。（《浙江中医杂志》1982年第17卷第2期）

洪钧按：阴道出血而用活血药，盖因子宫内有慢性炎症。因所谓血瘀，多半是慢性炎症。患者舌有瘀斑，即血瘀指征。活血药可以消除慢性炎症，炎症消除，血自止。见便血或阴道出血而用活血药，如三七、牛膝等，是中医特色。其说略谓，此种出血是瘀血所致，活血化瘀祛除离经之血，则新血生，血自止。

第三节　理血要方

前已述及，本节主要讲桃仁承气汤、血府逐瘀汤、补阳还五汤和十灰散共四方。

一、桃核承气汤①（桃仁承气汤）

桃仁承气汤首见于《伤寒论》，适应证是：太阳病，外已解，其人如狂，血自下，少腹急结。

或问：自西医看，此证可能是什么病呢？

答：我猜测，可能性有三：一是急性肾盂肾炎；二是下腹部腹膜炎；三是肠伤寒伴肠穿孔。

问：自西医看此方治此病，正确吗？

答：除肠伤寒之外，可以说正确。因为按西医所说，肠伤寒不宜用下法。怕的是引起出血或肠穿孔。但中医不这样看。我没有用此方治肠伤寒的经验，不敢说用此方治肠伤寒正确与否。

---

① 桃核承气汤：桃仁（去皮尖）五十个、大黄四两、桂枝（去皮）二两、甘草（炙）二两、芒硝二两
水七升煮取二升半，内芒硝，微沸；先食温服五合，日三服（《伤寒论》）
【按：1两（3帖/1帖）≈13.8g/4.6g；桃仁50个≈15g/5g】

问：后世中医就用此方，治疗外感合并少腹急结吗？

答：后世中医，扩大了此方的应用范围。凡诊为少腹血瘀、血盛上冲乃至某些腑实证，都可以用此方。

今方剂教材谓，此方的功用是：破血下瘀。主治：下焦瘀血。少腹急结，小便自利，谵语烦渴，至夜发热，甚则其人如狂。

以下列举此方验案。

案1：醉酒厥倒，腹硬便秘（吉益南涯医案）

一妇人，每好饮酒。一日大醉，忽然妄语如狂人，后卒倒直视，四肢不动，呼吸少气，不识人事。手足温，脉滑疾，不大便十余日，额上微汗出，面部赤，自胸中至少腹硬满，不能食。与桃仁承气汤。

服之五六日，瞳子少动，手足得屈伸；至七八日，大便通；呻吟十余日，诸证渐退。（《伤寒论今释》卷三引《成绩录》）

洪钧按：此案颇危重，很可能与长期饮酒有关。自中医看，下证悉具。但连用十余日渐愈，亦属少见。如果是酒精性肝硬化所致的肝昏迷，则此病又多了一种治法。

案2：腹胀便血（曹颖甫医案）

罗夫人，七月二十三日。腹满胀，转矢气则稍平，夜不安寐，大便行则血随之而下。以症状论，有似脾虚不能统血。然大便鞭，则决非脾脏之虚，以脾虚者便必溏也。脉弦，宜桃仁承气汤。

桃仁泥三钱，生川军二钱（后下），川桂枝三钱，生甘草一钱，芒硝钱半（冲）。

病者服二剂后，大便畅而血止矣。（《经方实验录》）

洪钧按：如果是轻病，此案可能是内痔出血。桃仁承气汤一般有效。如果是重病，则西医诊断不明。

案3：衄血（滑伯仁医案）

一妇体肥而气盛。自以无子，尝多服暖宫药，积久火盛，迫血上行为衄，衄必数升余，面赤，脉躁疾，神恍惚如痴。医者犹以上盛下虚，丹剂镇坠之。伯仁曰：经云上者下之，今血气俱盛，溢而上行，法当下导，奈何实实也？即与桃仁承气汤三四下，积瘀去；继服既济汤①，二十剂而愈。（《古今医案按》卷四）

---

① 既济汤：川芎、白芍药、生地黄、当归、黄柏、知母。

第七章 理血直解

洪钧按：此案用下法治鼻衄，扩大了桃仁承气汤的应用范围。

案4：头痛发热，腹硬便秘（大塚敬节医案）

30岁妇女，主诉7日前在田地里工作中，突然剧烈头痛，并呕吐2、3次。体温39℃以上，持续2~3日。现为37.7℃，意识朦胧，后头部剧烈疼痛。

腹诊，全腹壁坚硬，左下腹部之少腹明显急结。从卧床开始大便一次未解，月经不调。内科医生诊断疑为蛛网膜下腔出血。中医认为瘀血上冲证，故与桃仁承气汤（大黄、芒硝各2克）。

服药后当夜至翌日大便数次，意识渐渐清醒，头痛亦减轻。服用一周间病情大致平稳。用大黄、芒硝各1克，服用1个月治愈。

洪钧按：此案确实可能是蛛网膜下腔出血，用桃仁承气汤效果满意。可见，中西医治病思路不同。下法有时会取得惊人效果。当然，此案下证悉具。

案5：少腹满痛（易巨荪医案）

谢妻，癸未三月腹痛，杂药乱投，月余不效。余诊脉带涩，少腹满痛，拒按，大小便通利。断为瘀血作痛。投以桃仁承气汤，二服痊愈。

盖拒按本属实证。大便通，知不关燥屎，小便通利，知非蓄水，其为瘀血无疑。（《广州近代老中医医案医话选编》）

洪钧按："脉带涩，少腹满痛，拒按，大小便通利"，应按血瘀治疗。

案6：伤寒神昏谵语（范文甫医案）

顾姑娘伤寒不解，热结膀胱，神昏谵语，其人如狂。

桃仁15g，生大黄9g，桂枝6g，炙甘草3g，元明粉6g。

二诊：泻下数次，较昨日为瘥，神志清。

生大黄9g，桃仁9g，元明粉3g，炙甘草3g，桂枝3g，白芍4.5g，柴胡9g。

洪钧按：热结膀胱，是桃仁承气汤的主要适应证。只是此案未见下血。

案7：热病后腹痛便秘（将仲方医案）

萧氏妇，年二十余，素虚弱，患热病将一月。一夕忽厥，竹沥生姜灯芯汤灌之，下咽少顷微动，细查之，腹痛甚。问其大便，云二十日不食，亦不行矣。以大黄一两，芒硝五钱，桃仁、当归各三钱与之。众骇曰：素有弱症，且病久，何能堪此？曰：更有法在。强与之，遂去黑物半桶。即用人参五钱,煎汤补之。盖因素弱,急下后不得不进补也。调理月余而愈。今连生三子。此诸医因其虚而不治其实之误也。(《续名医类案·热病》卷四)

洪钧按:急下之后急补,可见虚实之辨重要。今日之中医,不易见此证。盖因多先经西医处理,极少见腑实证。

二、血府逐瘀汤①

血府逐瘀汤首见于《医林改错》,是清代名医王清任所创。他用来治疗很多病。比如,头痛、胸痛、梦多、呕逆、心里热、不眠、肝气、小儿疳症等。他认为,这些病症都可以因为胸中血府血瘀所致。

今方剂教材谓,此方的功效是:活血祛瘀,行气止痛。主治:胸中血瘀,血行不畅。

或问:怎么一个方子可以治那么多种疾病呢?

答:从理论上讲,活血化瘀之法,适应证应该比较广泛,因为很多病症都可以因为瘀血引起。从西医角度看,血瘀既然大多是很常见的慢性炎症,活血化瘀之法对它们应该有效。加之还有非炎症的血瘀,于是此方的适应证更广。总之,血液循环无处不至,如果把活血化瘀看作改善血液循环,此方就会对各种血液循环不好所致的病症都有效。当然,如果没有血瘀,特别是有气血不足者,不宜照用此方。

以下列举此方验案。

案1:厥证(颜德馨医案)

赵某,女,40岁,阵发性昏厥频作六载,发作时精神恍惚无主,有濒死之感,血压骤升。曾经当地多家医院会诊,不明其所以。遍用镇静药及中药补益之品,无效。于1988年10月6日请余会诊。症见眶周色素沉着,口唇青紫,脉细涩,舌紫苔薄。与王清任所云脑气与脏气不接者吻合,取血府逐瘀汤去牛膝,加失笑散②、郁金。14帖。药后,厥未再作。原方加葛根、紫贝齿调治,6年之宿疾得愈。(《颜德馨诊治疑难病秘笈》)

洪钧按:此案很像焦虑症,可见此症可以因为血瘀而致。

---

① 血府逐瘀汤:当归三钱,生地三钱,桃仁四钱,红花三钱,枳壳二钱,赤芍二钱,柴胡一钱,甘草二钱,桔梗一钱半,川芎一钱半,牛膝三钱。水煎服。(《医林改错》)
【按:1钱≈3.7g】
② 失笑散:五灵脂、蒲黄。

第七章 理血直解

案2：顽固头痛（颜德馨医案）

王某，女，38岁，头痛时作时止年余，发则头痛欲裂，兼有胸闷欲怒，失眠多梦，经潮时症状加剧，伴少腹胀痛，有血块。患者颜面晦滞，舌紫，脉细弦。瘀血搏结脑络，清阳难以上升。用血府逐瘀汤加全蝎1g吞服。三服头痛明显减轻，再服6剂即愈。（《颜德馨诊治疑难病秘笈》）

洪钧按：此案很可能有高血压，因血府逐瘀汤对高血压应该有效。方中川芎、红花、牛膝等，都有降压之效。

案3：冠心病心绞痛（颜德馨医案）

苏某，女，48岁。

病史：经常胸闷、心绞痛，反复发作。近因爱人病逝，忧伤不能自已，症状加剧，彻夜不寐。用西药无效而来就诊。

初诊：冠心病有年，心气不足，气滞血瘀，脉道不畅，不通则痛，故见胸痛时作。近以忧伤而后，气郁瘀阻，虚阳上越，神失所舍，故彻夜不寐。脉沉结代，舌淡苔薄而紫。王清任称血府逐瘀汤能愈"忽然胸痛""不眠"，故投之。

方药：柴胡9g，川芎12g，枳壳9g，当归6g，桃仁9g，红花9g，桔梗4.5g，生地12g，生草3g，牛膝6g，赤芍12g。

二诊：心绞痛未作，夜寐欠酣。脉细弦结代，舌紫苔薄。气滞血瘀，心肾失交，再取前章加味。

方药：前方加琥珀1.5g（临睡时吞）。四帖。

加琥珀后能睡6~7小时，脉结代亦消失，心绞痛未作。因琥珀来源紧张，停服效果即差，再用后疗效相同。（《中华名中医治病囊秘·颜德馨卷》）

洪钧按：此案离不开琥珀，故疗效不算很好。

案4：不寐（范文甫医案）

徐，江北岸巨商，壮年。己亥仲秋，由沪来诊。据述经营棉纱事业，因行情早晚莫测，日夜操心，久之酿成失眠。往往终夜不能合目。西药疗治可取效数时，过后益增疲乏。今岁入夏以来，失眠加厉，历经医治无效，衣不知暖，食不知味。余视徐君，面色虽苍白，而神采飞扬，谈笑自若，双目隐隐现红丝，舌胖，脉两关均弦长。谓徐君曰：前医用药勿乃一派归脾、补心、酸枣仁汤，益血、养心、安神之剂乎？彼非是药不用，尔非是药不服，迎合富贵人家心理，古今同慨。夫子之证，形气有余，何可犯实实之戒？经谓疏其气血，令其条达，而致和平。因授血府逐瘀汤去桔梗，加参三七9g。

一服即卧泰然。连服15剂，得能深睡，乃回沪。(《近代名医学术经验选编·范文甫专集》)

洪钧按：日夜操心，则血瘀于脑。劳心不劳力，则他处亦可瘀血。故活血化瘀治法效捷。

案5：闭经（贡子明医案）

齐某，女，23岁。初诊：1980年12月19日。

主诉：月经三个月未行。十六岁初潮。末次月经8月26日，量少，色紫黑，一天净。伴有胸胁满闷，少腹不适。

诊查：面色青黯，舌质红，有瘀斑，脉沉滑有力。

辨证：气滞血瘀。治法：行气化瘀。

处方：当归15g，川芎15g，赤芍15g，熟地黄15g，桃仁10g，红花10g，牛膝25g，枳壳15g，香附15g，柴胡10g，甘草7.5g。三剂，水煎服。

二诊：药后满闷减轻。守方继服药六剂。

三诊：服药九剂，今月经已行两日，量少，色紫黑有血块，少腹胀痛。上方加元胡15g，继服三剂。

四诊：月经已净两天，诸证消失。（《中国现代名中医医案精华（六）》）

洪钧按："面色青黯，舌质红，有瘀斑"，再加月经色紫黑，可断为血瘀，故活血化瘀有效。

案6：头汗（丁士镛医案）

李某，男，35岁。初诊：1968年10月25日。

主诉：头面部经常汗出不止十余年。

诊查：面无华色，神情倦怠，口干欲饮，颈项以上汗出淙淙，白天为重，进食或活动之后出汗更多。舌苔黄腻，边瘀紫，脉浮、中、沉取皆无力。夜寐尚可，病起于梦遗之后，症经十年。

辨证：营阴瘀滞，卫外不固，久病多瘀。

治法：活血化瘀，益气止汗。

处方：桃仁6g，红花6g，当归10g，生地黄12g，赤芍10g，怀牛膝10g，川芎5g，枳壳6g，桔梗5g，炙甘草3g，黄芪15g，浮小麦30g，糯稻根30g。十四剂。

二诊：头面汗出已少，精神亦振，苔黄腻已化，时有腰痛，梦遗次数减少。前方既有效，再为增损。

处方：上方加川续断10g，杜仲10g，黄芪增至30g。十四剂。

三诊：汗出已止，纳眠均调，再以益气补肾之剂调理一月，多年痼疾未再复发。

洪钧按：丁氏认为，久病多瘀，故开始使用活血化瘀法。但此后方向转变为补肾益气，故不能说此案是血府逐瘀汤治愈。

由于膈下逐瘀汤①和血府逐瘀汤接近，把我自病自医的病案附在下面：

附：治愈自己的肝脾肿大

洪钧出生于1945年，家境贫寒，小时候常有发烧、闹肚子等。那时农村缺医少药，多子女的贫寒人家不大可能给孩子看病。我不记得小时候吃过什么药。（2、3岁时患麻疹，曾经扎过一次针，我至今记得那位医生用酒精灯消毒注射器）1958～1964年，正值上中学，也是长身体的时期，恰好遇到中国经济最困难的时期。6年中，有3年处于半饥饿状态。又，其间曾经患过西医说的伤寒，两次患疟疾。后3年中，亚急性发作性慢性痢疾迁延不愈。伤寒和疟疾都可以造成脾肿大，长期营养不良也可以造成肝肿大。1960年代初，又是肝炎流行的时候。1967至1968年，还患过严重的肺结核，几乎要命。治疗结核的雷米封也可以损害肝脏。所以，至今自己也不很清楚肝脾肿大到底是什么原因造成的。不过，我升学、参军都查过肝功，后来在医院工作时自己也查过肝功。没有明显肝功受损。又没有出现过黄疸，大体可以肯定不是甲肝所致。总之，当我1970年参加工作时，肝脾肿大都比较重。肝脏肋下三指，硬度中等偏上。脾脏常常可达肋下四指（不很严重的脾脏肿大，大小可以变化）。

不过，我从来没有把自己当作病人，也从来不相信疾病会要了我的命。即便肺结核严重——两侧中上段肺结核，右侧空洞不能排除——住院告病危时，我也没有放弃临床实习，还每天吹拉弹唱。医护人员、同学和其他病人都感到难以置信。这种精神状态确实创造了奇迹。我的肺结核只经过50天的治疗就基本痊愈。由于我对雷米封和链霉素都很敏感（副作

---

① 膈下逐瘀汤：灵脂、当归、川芎、桃仁、红花、丹皮、赤芍、乌药、元胡、甘草、香附、枳壳。

用明显),此后几乎没有用过,也没有用过其他抗结核西药。

所以,刚工作时,首先自己试用中药让结核除根。具体方剂记不清楚了,总之是平补气血略加活血化瘀之剂。我不怕服中药,每次都是一大剂,煎成一大碗,服了一个月还是觉得怵了。加之自觉精神体力好转,又没有其他症状,就停了。

刚参加工作,很年轻,不是什么名医,工作却很繁重。那时提倡打破医护界限、打破科室界限。曾经有半年多,我一个人带着两个护士管病房。常常一天出入院各10个左右病人,文字记录和重要治疗大都是我的事。后来我进修时,人们见我可以在10分钟左右完成一个不太复杂的入院病历,表示赞赏,其实是得益于长期繁重工作磨炼的硬功夫。

我至今难忘:一天夜班,一位破伤风病人窒息20次;一位溃疡病大出血急症入院给她采血、合血、输血;一位胎盘早剥患者临产;一位破伤风患者急症入院,要亲自给他抓中药,看着赶快煎药,尽快服下,以免很快就牙关紧闭不能服药;还有一位亲戚的孩子剧烈呕吐腹泻脱水,就在我的工作台上输液。她不算住院病人,可以少花几块钱。偏偏我自己接班时发作急性痢疾。除了合血之外,上述工作都只能靠自己一个人完成。

那时,县医院停电的时间比有电的时间还多,那天夜间就一度停电,县里也没有自来水。目前的青年同行或在大医院工作的大夫,很难想象那时县医院的工作条件。可能会问:为什么自己患痢疾还要值班呢?不怕传染给病人吗?实际上是确实人手不足,没有人接替你,除非第二天黎明你再接班。所以,只有咬着牙支撑。

顺便说明,笔者不是鼓励有病不治。比如我的肺结核是1967年得的,当时因为高烧住院,发现右上肺阴影。出院时让我两个月后复查,我却没当回事儿。结果一年后病情严重。我是在一次为一位双胎的产妇接完生之后,自觉不支才主动要求胸透的,因为结核病的症状——午后潮热、夜间盗汗、两颧潮红、食少乏力、不断消瘦等太典型了。及时复查,本来不会发展到那么严重。

所幸上述重病最后都痊愈了。

然而,我的肝脾肿大渐渐有点加重。

1978年,33岁时考上了中国中医研究院的首届研究生。不得不再次奋斗,必须解决肝脾肿大的潜在危险,于是自己处方治疗。这次用的方子记得比较清楚。就是膈下逐瘀汤加参芪再加三七。那时北京的药店里元胡有

第七章　理血直解

细粉，三七没有细粉。因为三七很难自己加工成细粉，有时代以云南白药。服用20多天，脾脏就不能触及了，肝脏也略见缩小，硬度中等偏软。

这是我后来治疗肝脾肿大的经验基础。

三、补阳还五汤①

此方首见于《医林改错》，也是清代名医王清任创制的方剂。它的适应证，就是中风所致的半身不遂，以及常常伴有的口眼歪斜、语言謇涩、小便频数、遗尿不禁等。

问：补阳还五汤这个方名是什么意思呢？

答："补阳"在这里就是补气。"还五"就是要补还偏枯侧的五分元气。王清任以为：人之元气，全体原十分。有时损去五分，所余五分，虽不能充体，犹可支持全身。而气虚者，经络必虚，有时气从经络处透过，并于一边，彼无气之边，即成偏枯。

问：此方适用于所有半身不遂患者吗？

答：此方补气为主，活血为辅，故适用于气虚明显的半身不遂。自西医角度看，此方适用于缺血性脑血管病，特别是血压不高者。

顺便说明，即便患者的血压高，也可以用此方。当然，最好是中西医结合治疗。以下列举此方验案。

案1：中风（范文甫医案）

陈老师母，风中于脏腑，卒然而倒，不省人事，牙关紧闭，喉中痰鸣，遗溺。证已到危险极巅，按脉幸尚不散，还有希望。先用苏合香丸②1粒，鲜竹沥24g，生姜汁1匙灌服。醒后服下方。

生黄芪30g，赤芍9g，归身6g，地龙6g，淡附子9g，炙甘草3g，半夏9g。

二诊：见效，神清。惟半身偏瘫，舌强言謇。补阳还五汤。（《近代名医学术经验选编·范文甫专集》）

洪钧按：此案留下了后遗症，故实际上没有治愈，只是急性期没有死

---

① 补阳还五汤：黄芪（生）四两、归尾二钱、赤芍一钱半、地龙（去土）一钱、川芎一钱、桃仁一钱、红花一钱

水煎服（《医林改错》）

【按：1两≈36.9g；1钱≈3.7g】

② 苏合香丸：苏合香、安息香、冰片、乌犀屑、麝香、檀香、沉香、丁香、香附、木香、乳香（制）、荜茇、白术、诃子肉、朱砂。

亡。

案 2：中风（窦伯清医案）

陈某，男，40岁，干部，1972年8月门诊。

近日来兰州探亲，访友会客，甚为疲劳。一日晨起，突感右侧颜面麻木，口眼歪斜，右半身活动力弱，步履迟缓，语言略有謇涩，今来就诊。诊脉沉弦，舌淡，苔白微腻。

邪之所凑，其气必虚。气虚则血行不畅，脉络瘀滞。轻症则出现口眼歪斜，语言不利，半身肢体行动迟缓的经络证候。脉沉，舌淡为里虚之证。治以补益气血，消瘀通络，用《医林改错》补阳还五汤加味。

处方：黄芪一两，赤芍四钱，川芎二钱，当归三钱，地龙三钱，桃仁三钱，红花三钱，白附子三钱，僵蚕十五条，全蝎十五条。

服药十剂，颜面自觉舒适，语言逐渐流利，但口眼开合还不自如，步履欠灵活，脉沉迟。沉为气虚不达，迟为血行不畅。仍按虚证处理。上方加黄芪为二两，另加细辛五分，以温经通痹，入络搜风。连服十剂，自感效果显著，口眼开合自如，唯觉口干，头眩。脉沉略数，苔薄白。上方去细辛、白附子，加天麻二钱，石斛三钱，以祛风滋阴。连服十剂，头眩、口干减轻，腿脚活动接近正常。脉沉略数，苔薄白。又服十剂，诸证悉愈，未留后遗症。（《老中医医案医话选》）

洪钧按：此案疗效比较满意，但不如中西医结合效果更好。

由于查不到较好的验案。以下附上我的10个验案。拙案都是中西医结合治疗的。中医方面的治则和方药与补阳还五汤略异。

案 1：低血压小中风

朱某，女，72岁，威县马塘寨村人，1994年8月11日初诊。

近两天发生一过性左半身瘫痪共4次，每次半小时左右，偶有头晕，此外无特殊不适。身形不胖，精神困倦。脉象滑弱，舌淡苔少。血压100/70mmHg。

西医辨病：小中风。

中医辨证：气血虚弱中风。

中西医结合治疗：

中药煎剂：党参15g、麦冬15g、五味子15g、黄芪15g、葛根20g、当归15g、川芎12g、白芍15g、桂枝15g、山萸肉20g、桔梗8g、熟地15g、生山药15g、红花5g、柴胡5g、升麻3g、甘草5g。常规水煎日一副。

成药：人参归脾丸 9g，日 2 次。

另嘱每天在家输脉通液 500ml。

8月 13 日再诊：服药后再没有出现偏瘫。输液时曾有轻度不适，此外自觉一切大好。脉象接近正常，舌心苔灰黑。血压 115/75mmHg。停止输液。中医处理如前。

8月 15 日三诊：自觉大好，脉舌象均接近正常。血压 120/80mmHg。仍予上述中药四日量，嘱服完即可停药。

按：一直血压偏低而发生中风的相当少见。高血压伴动脉硬化发生中风主要因为动脉痉挛狭窄、血栓形成、栓塞或破裂，低血压发生中风主要是某一条较大的脑动脉供血不足，老年患者也可能有动脉硬化因素。

西医把脑血管病分为缺血性和出血性。低血压中风都应该是缺血性的。但和高血压动脉硬化、血管狭窄导致的中风原因不同。高血压患者中风时，血压多见突然升高。如果低于正常就是危险情况，中医所谓脱证是也。

在王清任看来，这个病人应该使用补阳还五汤。那样疗效也应该比较好，我的方子与王氏不同。浅见以为，既然是气血虚弱所致，补益气血再加上升阳药效果就会满意。

案 2：高血压小中风

王某，男，53 岁，威县东关人，2002 年 6 月 11 日初诊。

近半月来出现头晕并一过性右侧偏瘫 4 次，每次约 10 分钟。一直输液无效，近日又觉右腿麻木。体型中等，神情困倦，脉象略见洪大，舌苔白润稍厚。血压 150/100mmHg。

患者曾经是一位身体很好的体力劳动者。50 岁前没有高血压史，近年改为经商。他嗜烟酒、好竹战。故出现小中风和不良生活习惯有关。于是再三嘱咐戒除不良习惯，同时服下方。

川芎 10g、牛膝 15g、黄芪 20g、葛根 10g、红花 5g、丹参 8g、五味子 10g、白芍 15g、茯苓 10g、丹皮 8g、陈皮 10g、枳实 5g、甘草 5g。常规水煎日一副。

心痛定片 10mg，日 3 次；地巴唑片 10mg，日 3 次；龙胆泻肝丸 6g，日 2 次。

后来曾经加用复方鲜竹沥，病情逐渐好转。服上方后仅 6 月 14 日发作偏瘫一次，约 5 分钟。至 7 月 9 日，一切症状消失。脉象舌象大体正常，血压120/80mmHg。继续服药一周后停药，至2007年未见反复。

案3：中风先兆

本村村民赵某，男，68岁，2001年3月23日初诊。

3年前患脑血栓基本恢复，近来曾患感冒、胃炎，经他医治疗好转。22日突然头晕乏力、不能食，并尿床一次，说话不很清楚，走路蹒跚。脉象弦滑有力，舌淡苔白黏。血压220/110mmHg。

此证属于中风先兆应无疑问。问题是为什么血压突然升高。患者的感冒是别人治疗的。结果是不但感冒不好，反而食欲不振，在县医院检查为胃炎。其实，胃炎不过是感冒治疗不当的结果。近来治感冒盛行使用激素，故血压突然升高和食欲不佳，应是激素的副作用所致。处理如下：

川芎10g、怀牛膝15g、丹参10g、陈皮10g、茯苓10g、泽泻6g、香附10g、半夏10g、白芍15g、苍术10g、甘草5g、生姜20g。常规水煎，日一副。

香砂养胃丸9g，日2次；人参健脾丸9g，日2次。

复方降压片2片，日3次；心痛定1片，日3次；地巴唑1片，日3次。

输液如下：25%甘露醇250ml（30分钟输完），日1次。

10%葡萄糖450ml＋门冬钾镁1支（10ml）＋刺五加注射液20ml×3支＋曲克芦丁注射液300mg，日1次。

3月30日：诸症悉退，血压180/100mmHg。停用煎剂和输液，其余药物继续服用。

如果不能及时截断先兆中风，后果必然严重。

2006年11月27日：近2日发生一过性头晕和短时昏迷3次，自称平卧即不适，容易发作。脉象略见滑而有力，舌可。血压190/90mmHg。处理如下：

川芎12g、怀牛膝15g、葛根20g、菊花20g、钩藤20g、丹参15g、白芍15g、五味子10g、黄芪15g、三仙各10g、甘草4g。常规水煎日一副。

立即输液如2001年，立即煎服中药。1小时后输完甘露醇，中药服完第一煎，自觉大好。

案4：中风后遗症

本村村民赵某，男，69岁，2006年3月16日初诊。

患者有典型的中风家族史。他家现存四代人中，中年以上的男子都发生过脑血管病。上案就是他的堂兄。三年前，他曾经左侧轻度偏瘫，经中西医结合治疗完全恢复。此次发病于2月前，适值我回省城赶写《中西医结合二十讲》，曾住县医院治疗2周。病情不重，没有昏迷，也没有全瘫，但治疗效果不好。就诊时仅可勉强扶杖步行。自称严重乏力并头晕。脉象略见洪大有力，舌胖嫩色淡。血压150/95mmHg。

处理如下：

川芎10g、怀牛膝15g、黄芪20g、当归10g、白芍15g、钩藤20g、菊花15g、葛根20g、茯苓10g、红花5g、陈皮10g、甘草5g、三仙各10g。常规水煎日一副。

3月19日再诊：情况大好。头晕消失、体力改善。不再扶杖行走。脉象略见有力。血压130/80mmHg。上方加党参10g。

患者服中药一周，基本恢复。

顺便说明，目前防治脑血管病大多喜欢大量使用活血化瘀中药制剂。特别是常常大量使用丹参制剂。此外还有脉络宁、尿激酶等。

上文已经指出，防治脑以外的关键措施之一是控制血压。此患者治疗两个月，包括住院2周，血压还是未能控制（患者的血压一向不很高），就是没有抓住要害。严重乏力，很可能与大量使用活血化瘀药物有关。

又，此患者照用补阳还五汤效果也应该不错。但最好加上菊花、钩藤等。陈皮、三仙等可有可无。对高血压和脑血管病，川芎、牛膝可以不辨证使用。葛根是按照现代研究使用的。它可以改善脑血供。

案5：先兆中风

上案患者之弟赵某，56岁，2006年10月5日发病。

近24小时内，头痛、头晕，右手、右臂、右脸面麻木无力，共发作3次，每次持续半小时至2小时不等。脉弦滑有力，舌可。血压190/110mmHg。

处理如下：

输液：25%甘露醇250ml，培他啶盐水250ml（含培他啶2mg），10%葡萄糖500ml+氯化钾1g+刺五加注射液60ml。

中药煎剂：川芎12g、怀牛膝15g、葛根20g、红花5g、当归10g、白芍15g、茯苓10g、黄芪15g、丹皮10g、菊花10g、茵陈10g、三仙各10g。水煎即服。

口服西药：复方利血平1片，日3次、心痛定10mg，日3次、脉通丸

1粒，日3次。

患者不能耐受输液（头痛较重），没有输完。

11月6日再诊：心悸、左口角麻，脉略见洪数。血压120/80mmHg。煎剂仍守上方。加成药人参归脾丸、天王补心丸各9g，日3次。

11月15日再诊：曾经大好，仅剩指尖麻。近日反复。麻至上臂。脉滑略大。血压160/100mmHg。西药自备，只取上方煎剂。

按：患者自5月份多次就诊。此前以心悸为主，主要因为家庭多事。他的妻子也同期出现高血压心脾两虚，见"高血压病"案35。

又，2004年患者即有类似发作，处理略同，痊愈。

案6：中风先兆

本村村民赵某，男，58岁，2005年8月23日初诊。

就诊前一天，突然左侧肢体麻木。当天晨起，又感左口角麻木并头晕。血压120/80mmHg。脉舌象正常。

患者一向身体强壮，血压偏低。但小中风表现如此典型，还是要抓紧治疗。又，患者发病有明显诱因。主要是他不好饮酒，却因为连续数日处理村里的丧事等，饮酒较多，又有些心情不畅，于是发病。立即处理如下：

输液：10%葡萄糖500ml+氯化钾1g+曲克芦丁300mg+刺五加注射液60ml，培他啶盐水250ml（含培他啶2mg）

中药：柴胡6g、当归10g、白芍15g、川芎12g、怀牛膝15g、五味子10g、葛根30g、党参10g、黄芪20g、半夏8g、陈皮15g、川朴8g、三仙各10g。常规水煎，日一副。

逍遥丸6g，日3次；人参健脾丸12g，日3次。

24日患者去县医院做了CT，无明显异常。继续处理如上。共服中药20天，输液6天。完全康复。

案6：轻症脑血管病康复

本村村民赵某，男，2002年春天发病时75岁。

患者的身材比较瘦小，此前从未发现高血压。起病是吃饭时突然自觉头晕并左侧肢体麻木、乏力。右手不能持箸。左面部也感到麻木，左侧咀嚼不便——食物停留在左腮内。他医治疗两天，不见好转，肢体轻瘫加重，求治于我。

脉象沉弦，舌暗苔白厚。血压150/100mmHg。处理如下：

第七章 理血直解

输液：25%甘露醇250ml，培他啶盐水250ml，10%葡萄糖500ml+氯化钾1g+刺五加注射液60ml，日1次。

中药煎剂：川芎12g、怀牛膝15g、葛根20g、红花5g、当归10g、白芍15g、茯苓10g、黄芪25g、菊花10g、三仙各10g。常规水煎，日一副。

口服西药：心痛定10mg，日3次、脉通丸1粒，日3次。

次日血压正常，停用甘露醇。共输液8天，服中药煎剂20付，完全恢复。至2007年健在。

按：输液中最好再加入黄芪注射液20ml——当时威县尚无此药。

案8：轻症脑血管病基本康复

本村村民赵某，男，2004年初冬发病时66岁。

患者有多年不太严重的高血压，一直坚持服西药。较重时则加服中药。夜间起病——睡醒后翻身困难。早起自觉头晕并左侧肢体麻木、乏力。吃饭时不能持箸。左面部也感到麻木，左侧咀嚼不便——食物停留在左腮内。脉象洪滑有力，舌暗苔白厚。血压190/110mmHg。处理如下：

输液：25%甘露醇250ml，培他啶盐水250ml，10%葡萄糖500ml+氯化钾1g+刺五加注射液60ml，日1次。

中药煎剂：川芎12g、怀牛膝15g、葛根20g、红花5g、白芍15g、丹皮10g、茯苓10g、黄芪20g、菊花15g、钩藤20g、三仙各10g。常规水煎，日一副。

正在服用的复方利血平1片，日3次，心痛定10mg，日3次，继续服用。

次日血压降至150/90mmHg。停用甘露醇。

共输液10天，服中药上方30付。仅遗留左手轻微麻木无力。

患者平时比较注意，此次发病因为多饮酒。原来是，发病的前一天，他的侄孙女出嫁。他这位经常义务处理村里红白事的家长，不得不陪客人多饮几杯。

案9：脑血管病康复后不注意

本村村民赵LF，2001年首次发生脑血管病时77岁。

患者是退休教师，社会经验丰富，又热心公益，是村里少有的明白人。他又善于处世，任教30多年，一直在一个学校。他没有高血压家族史。发病前血压从来不高，又精力充沛，发病前还可以和年轻人一样下地劳动，而且常年每天睡眠不足6小时。

义务处理村里的红白事近 20 年,他一向控制饮酒。不知道为什么,自该年开始不再控制,多次酒醉。于是,秋末发病。病初血压一度高达 200/100mmHg。

他没有出现昏迷和全瘫。处理略如上案。

基本恢复相当快,数月后他告诉我,只有右手食指尖有一点点麻木感。

这时他还是不断竹战——他的第一嗜好,只是右手略颤。

更难解的是,他更加不控制饮酒,而且多次酒醉。由于他德高望重,别人也不好阻止他。于是,次年再次发病。

这次还是基本康复。但是,我告诉病家,如果患者不能控制饮酒,不能保证他活到 80 岁。

果然,79 岁时,他第 3 次发病致死。当时我不在籍,不清楚逝世前的情况。

附:脑梗死复发

张 BR,男,58 岁,威县王王目村人,2008-02-14 初诊。

突然口眼歪斜,在本村输液一周无效。患者称,约四年前有类似发作,只就诊一次即愈。当时,他问我是什么病,我说是脑梗死。到县医院做 CT,果然诊为脑梗死。那次他服中药一周,同时按我的处方输液一周,即大体恢复——只遗留左腿走路不很方便。目前患者神志清楚,说话无困难。双上肢肌力和共济运动正常。只是面部明显向左歪斜。食欲略差,睡眠不佳。其余无大不适。脉象略见洪滑,舌红暗苔少。患者求治迫切。血压 130/80mmHg。断续服用降压、活血西药多年。处理如下:

川芎 12g、怀牛膝 20g、当归 10g、白芍 20g、丹皮 10g、五味子 10g、山萸肉 15g、生地 15g、熟地 15g、麦冬 15g、黄芪 30g、茯苓 10g、生甘草 6g。常规水煎,日一副。

六味地黄丸、天王补心丸各 9g,日 3 次

回家输液处方如下:

10%葡萄糖 900ml + 黄芪注射液 20ml + 刺五加注射液 80ml + 10%氯化钾注射液 15ml。每日一次。7 日后复诊。

2 月 21 日再诊:口眼歪斜大好。脉舌象大体正常。血压 124/80mmHg。继续输液 3 日,服中药上方 1 周。

按:若无旧年的病史,此案一开始不会诊为脑梗死。4 年前立即断为脑梗死,应该是高血压较重而且有较轻的肢体瘫痪。

第七章　理血直解

目前患者表现为肝肾阴虚，故处理如上。

近年我常规给缺血性急性脑血管病患者输液如上。经验证明，该处方比其他处方都好而且显然是中医结合的。

案10：脑血管病后遗症气虚

司某，女，59岁，威县管安陵村人，2002年8月13日初诊。

二年前发生脑血管病就诊，经中西医结合治疗不但生活可以自理，还可以洗衣、做饭、骑三轮车走亲戚。十天前病情加重，在他处输液一周病情益加严重。主要是极其乏力、吞咽呛咳，原患侧肢体几乎全瘫，说话不清楚，轻度小便失禁，口黏多痰等。脉象细弱，舌淡苔白。血压160/100mmHg。处理如下：

川芎10g、怀牛膝15g、当归10g、白芍15g、丹皮6g、党参10g、黄芪25g、茯苓10g、五味子10g、山萸肉10g、大云15g、枳实10g、淡豆豉10g、甘草5g。常规水煎，日一副。

补中益气丸9g，日3次；金匮肾气丸9g，日3次。

输液：10%葡萄糖1000ml、10%氯化钾20ml、刺五加注射液4支（80ml）、黄芪注射液20ml、曲克芦丁注射液200mg、维生素C注射液2g，日1次。

如上处理一天即明显好转，患者可以自己坐起，饮水不再呛咳，说话比较清楚。7日后不再输液，共服中药18剂，大体恢复到此次发作以前的情况。

此后至2006年8月，患者又病情加重5次，但不是中风复发，再没有出现过吞咽呛咳。主要是全身乏力，气不足息，瘫痪肢体加重和头晕、心悸等。均按上方处理，且不再输液。每次都是服用上方1~2日即明显好转，一般服中药10日暂停。降压和软化血管的西药则嘱咐她坚持服用。偏瘫渐渐加重，但仍可生活自理。

按：患者的脑血管病有明显的家族史。她的嫁在我村的妹妹就是在她首次发病前两个月出现脑血管病。她的妹妹是典型的高血压体质——身材矮胖、肌肉发达、性情暴躁。她的体质不像妹妹那样典型，但绝对不是高瘦体质，发病前精神和体力也相当好。但是，这样体质的人，发生脑血管病之后，照样可以以气虚为主。

此次发作在他处输液一周病情益加严重，应该是他医一味活血化瘀（多数还常规使用甘露醇等降颅压药）的缘故。

王清任的补阳还五汤，方名就是补阳气之义，故补气的黄芪用量特大，他药（活血为主，补血为次）用量很小。此患者照用先贤的方子，疗效也应该比较好。我没有照用补阳还五的理由如下：

①方中也重用了黄芪，虽然用量比先贤小。

②凡高血压患者，我一律不辨证使用川芎、怀牛膝，而且用量比较大。

③五味子、山萸肉和刺五加重在补肝肾之阴，凡高血压、脑血管病见脉有虚象或舌红苔少，即应该使用。盖脑血管病后遗症日久，大多也有肝肾阴虚。必要时还可以加上枸杞。大云虽然补肾阳，但不同于桂附，即便有热象也可以使用。对该患者来说，这几味药用量再大一倍也不必顾忌。

④脉证明显属虚，即便血压较高，党参甚至人参也要用，即补气不限于黄芪。

⑤成药用补中益气丸、金匮肾气丸也是重在补阳、补气。

又，先贤明言，补阳还五汤可以而且应该长期断续服用。笔者认为，如此服用对多数脑血管病后遗症患者肯定有好处。以上拙拟之方，也大体如此。

四、十灰散①（十灰丸）

十灰散首见于《十药神书》，是元代名医葛可久所创。

此方是临时止血之剂，虚寒证出血忌用。实际上，当代中医很少使用它。

今方剂教材说，此方的功效是：凉血、止血。主治：肝胃火旺，损伤血络，血热妄行所致的各种出血证。尤宜于气火上冲，迫血上逆之呕血、咳血、衄血等上部出血证。又说，本方主治热证出血，以治标为主。血止之后，还当审因图本，方能巩固疗效。

我只查到此方验案一案如下。

支气管扩张咳血（刘树农医案）

30年前我曾因支气管扩张，大量咳血，住院治疗，用了各种止血药，均无效。后服十灰丸，1日2次，每次9g。次日，咳血即止。惟连服几天后，引起大便干结难下，灌肠始通。（《内科名家刘树农学术经验集》）

洪钧按：患支气管扩张症者，都不是壮旺之体。加之大咳血，必有气

---

① 十灰散：大蓟、小蓟、柏叶、荷叶、茅根、茜根、大黄、山栀、丹皮、棕榈皮各等分烧灰，以白藕汁或萝卜汁磨真京墨半碗调灰五钱，食后服（《劳证十药全书》）

【按：1钱≈4g】

第七章 理血直解

血不足。故十灰散及丸，可用于虚证出血，因为大出血是当务之急。

洪钧又按：由于找不到较好的止血验案，把我的4个验案附在下面。只是，我用的不是十灰散。洪钧自信，拙案会给读者提供更多的信息，因而对如何治疗大出血有更深刻的认识。

案1：消化性溃疡合并大出血

本村村民赵GH，男，50岁，2003年4月18日初诊。

患者有典型的消化性溃疡家族史，他的父亲和哥哥都是老溃疡病人。他的溃疡病间断发作近20年，但一直不严重。主要表现是：每开春、初冬或生气后出现烧心吞酸、上腹饱胀和疼痛，晚饭前和夜间尤其严重。较轻时少量进食即可缓解。约10年前服用痢特灵后没有复发。近来因为内外交困和劳累复发，但没有就医。18日上午，突然呕血请出诊。我赶到时，见地下有混有食物的血样呕吐物约一大碗。其中血块较多。他面色苍白、自觉心慌、浑身出汗。脉细数无根。舌淡苔黄白。血压100/70mmHg。建议他急诊住县医院，他和家属坚持要我在家治（经济困难）。于是处理如下：

1. 禁食水——服药除外。
2. 立即肌内注射安定10mg。
3. 支持输液中加入西咪替丁1g。
4. 中药煎剂如下：

生大黄10g，黄连5g，黄芩10g。

上3味急煎20分钟，再缓煎40分钟，共剩药液约200ml，冲服三七细粉6g，一次服下。

服药当天排稀大便3次。第一次为典型黑便。第二次略呈棕色。第三次为黄色。再未呕血。于是，从次日起改服煎剂下方。

党参10g，黄芪15g，当归10g，吴茱萸5g，陈皮10g，茯苓10g，桂枝10g，白芍12g，半夏8g，生甘草4g，生姜15g，大枣7枚。常规水煎，日一副。

同时口服西咪替丁片100mg，日3次。

如上处理至21日，停止输液，进流食。共服中药第二方14付痊愈。至2008年未复发。

按：中药煎剂第一方是泻心汤加三七。凡急性上消化道大出血，要首选此方。服此方后，以见排稀便为应。一般效果较好。出血停止后再另行处理。如果像本案这样是消化性溃疡所致。出血停止后，一般服用黄芪桂枝五物汤加味如上第二方。

案 2：消化性溃疡合并大出血

本村村民赵 YP，男，24 岁，2003 年 10 月 21 日初诊。

他就是案 1 的儿子，可见此病的家族倾向很明显。不过，他的病情加重且大出血也和家庭多事有关。先是近 1 年多次发作典型的溃疡症状——烧心吞酸、有规律的疼痛、上腹饱胀等。上消化道造影确诊为十二指肠球部溃疡。他医给西咪替丁等有效。10 月 13 日先有黑便，14 日突然呕血并休克，于是住县医院。7 天后出院就诊。这时他体倦乏力、贫血明显：面色和睑结膜苍白。仍有上腹饱胀且疼痛。脉滑弱略数，舌淡苔白。处理如下：

党参 12g　黄芪 15g　白术 5g　苍术 5g　吴茱萸 3g　陈皮 15g　桂枝 15g　白芍 10g　当归 10g　川芎 8g　熟地 15g　甘草 3g　生姜 20g　大枣 7 枚。常规水煎，日一副。

香砂养胃丸 6g，日 2 次。

补中益气丸 9g，日 2 次。

西咪替丁片 100mg，日 3 次。

10 月 24 日再诊：服上方 1 日，自觉症状消失。连续服用 1 个月停药。

2004 年 3 月 10 日：旧病复发，包括黑便和呕血。再次处理如上约 1 个月停药，至 2008 年 7 月再未就诊。

按：消化性溃疡合并大出血之后，有个贫血的问题。这是失血性贫血，按说需要补充铁剂。但所有铁剂都于溃疡不利，故尽量不要用，而使用中药如上。即便使用，也要等到溃疡症状消失而且饭后即服，并且最好与香砂养胃丸同用。

又，由于此病很难一劳永逸，要多次告知患者注意事项。其中最重要的有三点：一是避免不良精神刺激；二是饮食周到；三是自备西咪替丁类西药，一旦发病立即服用。不严重的都会迅速见效。

案 3：软肝散治愈门脉高压大出血

张 LF，女，58 岁，威县中章台村人，2002 年 7 月 21 日初诊。

近 5 年来多次出现黑便，上年曾经呕血三次，均紧急住院抢救，结果还是出现腹水。大约 10 日前，又见黑便，同时大量呕血，住院期间听说我曾经治愈此类患者，专程求治。

主要症状是：乏力、食少、饱胀、睡眠不佳，其余无大不适。

患者身体瘦弱，面色萎黄，精神倦怠，脉象细弱，舌质稍淡，舌苔大体正常。腹部检查：无明显腹水，肝脾未触及。

西医辨病：肝硬化、门脉高压、上消化道出血、失血性贫血

中医辨证：脾虚不能统血、气血不足

西医治疗：食母生每天 60 片；维生素 K_2 片 4 mg 日 3 次；力勃隆 3 片日 3 次。力勃隆是一种复方铁剂，又叫"复方肝浸膏片"，很便宜，疗效比眼下广告鼓吹的类似药物都好。患者自己备有肝泰乐等，继续服用。

中医治疗：

煎剂：茯苓 15g，熟地 30g，首乌 20g，当归 10g，党参 10g，黄芪 15g，白术 10g，白芍 15g，川芎 5g，五味子 15g，三仙各 10g，陈皮 10g，甘草 5g。

上方两煎分服，各送服三七粉 5 克。

成药：人参健脾丸 12g，日 3 次。

服上方 10 日，诸症悉减。于是停用煎剂，改服软肝散。其余西药照服。50 天后，不再贫血，停用力勃隆。

软肝散为上述煎剂的简化。要点是重用熟地、当归、首乌、黄芪、茯苓、三七，其余随症加减。制成粗散或细末，前者适于泡服，后者适于冲服。

患者连续服软肝散约 6 个月，病情逐渐好转。2003 和 2004 年又各服一个月，再没有出现黑便、呕血或腹水，而且精神、体力、食欲均好，完全可以胜任家务，还可以做较轻的田间劳动。

2006 年 4 月附记：患者断续服用软肝散 4 年，从未出现消化道出血和腹水。体质逐渐改善，不但能看孩子，农忙时还能摘棉花。

案 4：肝脾消癥散治愈肝硬化脾肿大

按：慢性肝病最后死于三种并发症。一是肝硬化腹水；二是肝昏迷；三是上消化道大出血。三者具其二，甚至全见的情况也不罕见。按常识或医理理解，三者中以大出血最为危急。但是，我曾经见过不少多次大出血的患者长期生存。按西医理解，大出血时要及时输血，然而，肝脏功能不会因为输血得到改善。不少患者输血后不久会再次大出血。显然，最好设法解决门脉高压。

门脉高压出血患者常常伴有脾脏肿大。

西医外科治疗此证，有脾切除并脾肾静脉吻合术。笔者亲见此种手术

不多，总的印象是效果不好。其理论根据是，肿大的脾脏加重门脉高压，切除脾脏，同时吻合脾肾静脉（有时还要缝扎胃底静脉）就大大减轻了门脉高压。然而，这是一个创伤很大的手术，需要肝脏功能较好。所以，肝脏功能严重受损再做这种手术不是好的选择。手术的前提是没有腹水，没有贫血，否则手术创伤很难愈合，结果必然是加速死亡。而此类患者常有腹水和贫血，术前紧急纠正，不等于肝脏功能好转。术后还可以出现腹水。况且，即便手术成功，还可以出现肝昏迷（脾静脉血不经肝脏解毒即进入下腔静脉之故）。又，吻合的脾肾静脉常常不能保持长期通畅，此种手术的价值更值得怀疑。

于是，注意古今中医如何处理此类大出血和脾肿大。

中西医结合治疗门脉高压出血急症，止血用生大黄粉，这也是发掘的古方。

张锡纯先生治吐血最喜用生赭石粉和三七。其说谓，生赭石降逆止血，三七祛瘀血又生新血。

于是，我试用活血化瘀消癥瘕的办法治疗肝硬化，特别是有脾肿大而且有门脉高压出血者。试看下案。

患者马某，男，36 岁，广宗县牛寨人，1997 年 4 月 2 日初诊。

诊断方面无须多说，因为他医早已明确诊断为肝硬化、脾肿大。自然，必然有门脉高压。患者曾经发生黑便和呕血各一次。只是患者的脾脏异常肿大——下沿平脐，内沿过脐。患者自己就能摸得很清楚。虽然如此，肝病面容不严重，食欲尚可，腹水不明显，无黄疸，无下肢水肿。

因为经济条件不好和可能出现的不良后果等，患者不愿意接受脾切除手术，前来求治。

在改善肝脏功能方面，治疗方案就是上述中西医结合综合治疗。

为了软化、缩小脾脏——中医叫做消癥瘕，给他使用了肝脾消癥散。此方的基本药物是：三七、山甲珠、五灵脂、三棱、莪术、红花等。

服上方约一个月，患者突然大呕血一次，黑便 3 天，脾脏却摸不到了。大呕血后，曾有短时间心慌，但是，3 日后就诊时贫血不严重。

按中医理论，三七可以在祛瘀血的同时生新血。古人和张锡纯先生使用它都说明常常会出现下血或呕血，因而是好现象。

患者又坚持中西医结合综合治疗大约一个月，再未就诊。

（本章完）

第八章 祛痰新说

痰是疾病过程中的、有害的中间产物。它可以进一步损害机体，需要治疗。中西医都有祛痰之说。

第一节 理论要点

问：祛痰就是去除咳嗽吐痰的痰吗？

答：不完全是。无论中西医都有祛痰之说。只是西医说的痰，限于咳嗽吐出的痰。按中医理解，痰之为病，无处不到，胸膈肠胃，经络四肢，皆可有之。当然，还是以咳出的痰最常见。

问：如此说来，痰是一种病因，是吗？

答：似乎可以这样看，但又有些勉强。试看中医的三因说，外感病因不可能有痰。内伤是情志过度，也与痰无关。至于不内外因，更不包括痰。所以，痰不是初始病因。

问：那么，痰只是疾病过程中，有害的中间产物吗？

答：是的。今方剂教材也说："痰的成因很多"。于是，痰不是导致疾病的初始原因。

问：那么，治痰必须设法祛除引起痰的原因，是吗？

答：据理言，是的。今中药教材，分祛痰药为温化寒痰药和清化热痰药两类。今方剂教材，把祛痰剂分为：燥湿化痰、清热化痰、润燥化痰、温化寒痰、治风化痰五类。

问：这五类化痰方剂，针对的都是外因。莫非痰不能因内伤引起吗？

答：自然可以。李中梓说："脾为生痰之源，治痰不理脾胃，非其治也。"

问：李氏的看法正确吗？

答：我认为，他的说法很偏颇。其说来自他继承的李东垣的学术思想：脾胃内伤，百病由生。

问：关于内伤生痰，还有别的说法吗？

答：有的。张景岳说："五脏之病虽具能生痰，然无不由乎脾肾。"于是生痰的内脏又多了一个肾。

问：中医关于痰的理论不能自圆其说，如何中西医结合地说明这个问题呢？

答：自西医看待痰，相当简单：痰就是黏膜的炎症分泌物。无论什么地方的黏膜，出现了炎症，都会生痰。于是，祛痰必须消除炎症。炎症是最常见的病理变化，于是，痰受到特别重视。这就是为什么，中西医都有祛痰之说。中医方药学均有祛痰一章。

其实，其他地方的炎症，也会生痰。比如，滑膜炎积液，就是积聚了黏滑的液体。慢性骨髓炎，常常流出稀稠不一的脓液。就是一般软组织感染化脓，也可以看作痰。因为咳嗽所吐，也常见脓性痰。痢疾更是常排出，脓血样大便。它们都可以归入中医说的痰。

至此，我们就不难理解，为什么痰饮并提。盖痰比较稠厚，饮则比较稀薄。它们都是炎症产生的黏液或脓性分泌物。

问：此说可以结合中医解通吗？

答：完全可以，而且追溯到了"痰"字的源头。甲骨文的病字，就是今病字去掉丙字。于是"痰"这个字，就是病+炎。"痰"自然是炎症的产物。至此，中西医对痰的认识就一致了。

问：如此说来，消除炎症，痰就自动消失，可以这样说吗？

答：当然可以。只是痰这个中间产物，有时成为当务之急，必须急则治其标。最简单的如痰多阻塞气管，严重影响呼吸，西医有吸痰法，就是常识即可理解的急则治其标。

问：西医消除炎症的办法，就是使用抗生素吗？

答：不是。抗生素不是直接消除炎症。换言之，抗生素不是消炎药。它的作用是抗击致病微生物。炎症也不是都因为微生物感染引起。比如，冻伤、烧伤、电击伤，乃至机械打击等都可以引起炎症。

问：西医怎样缓解或消除炎症呢？

答：最常用的有湿热敷，也有冷敷。它们适用于缓解体表的炎症。消除风湿性关节炎，常用解热镇痛药。特别是阿司匹林等，消炎效果较好。对抗体内炎症，还可以用肾上腺皮质激素。只是此法，有多种副作用，一般不宜使用。其余的详细知识，请参看有关西医书。

问：那么，有了痰，根本不用抗生素吗？

答：如果痰是细菌感染引起的炎症所致，自然要使用合适的抗生素，因为这是，消灭引起炎症的病因。

问：中医有作用于肺脏之外的祛痰法吗？

答：有的。比如，很常用的橘皮或二陈汤，可以同时探吐呕出痰液。再如，滚痰丸就是利用下法通过胃肠泻火逐痰。此法用于治疗多种疾病。即祛痰不限于祛除肺中之痰。

问：中医对痰的看法，有明显错误之处吗？

答：有的。比如，中医说瘰疬是痰所致，称之为痰核。于是用祛痰法治疗。而瘰疬是西医说的皮肤或淋巴结核病。

问：你对尊见毫无疑问吗？

答：唯一的疑问是：癌瘤也多见分泌黏液。似乎不能说这种痰也是炎症所致。把这个问题留在这里以待高明。

问：中医有"怪病为痰"之说，此说正确吗？

答：这种看法是一种假说。盖有的病，久治不愈，诊断不明确，可以用祛痰法试一试。此说有一定道理，因为按其他治则久治不愈，就很有可能是慢性炎症。于是，祛痰法可以有效。

类似说法还有"久病为瘀"之说。其中的"瘀"也大多指慢性炎症。对此已在"理血直解"中交代过。

第二节　祛痰要药

祛痰要药就是最重要，因而最常用的祛痰药物。本节主要讲半夏、贝母、桔梗、礞石四味药。最常用且祛痰疗效可靠的陈皮，已经在理气药中讲过，不再讲。以下逐次讲解。

一、半夏

半夏是很常用的祛痰药，它的更值得重视的功用是，止呕和调理胃肠。只是习惯上把它归入祛痰药，于是在这里讲解。只是须知，半夏调理肠胃和祛痰有内在联系。我猜测，半夏的健脾开胃作用，也和它的祛痰作用有关。如前所说，祛痰就是消除炎症。由下举验案可知，半夏还能治便秘。于是它还有点理气作用，故教材说，它可以消痞散结。

《本草纲目》载，半夏主治：

- 伤寒寒热，心下坚，胸胀咳逆，头眩，咽喉肿痛，肠鸣下气，止汗（《本经》）。
- 消心腹胸膈痰热满结，咳嗽上气，心下急痛坚痞，时气呕逆，消痈肿，疗痿黄，悦泽面目，堕胎（《别录》）。
- 消痰，下肺气，开胃健脾，止呕吐，去胸中痰满。生者：摩痈肿，除瘤瘿气（甄权）。
- 治吐食反胃，霍乱转筋，肠腹冷，痰疟（大明）。
- 治寒痰，及形寒饮冷伤肺而咳，消胸中痞，膈上痰，除胸寒，和胃气，燥脾湿，治痰厥头痛，消肿散结（元素）。
- 治眉棱骨痛（震亨）。
- 补肝风虚（好古）。
- 除腹胀，目不得眠，白浊，梦遗，带下（时珍）。

今中药学教材谓，半夏的功效是：燥湿化痰，降逆止呕，消痞散结；外用消肿止痛。

现代研究发现，半夏的主要成分是3-乙酰氨基-5-甲基异恶唑、生物碱等。它可以抑制呕吐中枢，还可以抗肿瘤，抗溃疡。

以下列举单味半夏验案。

案1：失眠

王某，女，45岁，数年前因与人口角，心情一直郁闷不畅，遂致失眠。饮食少进，卧则心下满闷不适，心中悸动，时常昼夜不眠，偶尔勉强入睡，亦因噩梦而惊醒。多方求医，屡治未效。就诊时见其颜面潮红（面部有血管瘤）。形体较胖，舌偏红，苔白，脉细滑。投以半夏汤：半夏10g，糯米（代）30g，连服3剂。3天后复诊，患者喜形于色，告之服上方后顿觉心中畅快，心下满闷不适亦除。不但能入睡，且无噩梦惊扰，可一觉酣睡至天亮。仍予原方5剂巩固疗效。（《江西中医》1984年第2期）

洪钧按：此案单味半夏效捷，可见半夏有改善睡眠之功。此法可以追溯到《黄帝内经》。《灵枢·邪客第七十一》有半夏汤，就是用一味半夏治失眠。该案患者的失眠，始于情志因素。继则出现"饮食少进，卧则心下满闷不适，心中悸动"。这些症状都因气郁生痰所致，故单味半夏有效。

第八章 祛痰新说

案2：呕吐便秘

渡某，72岁，女，初诊于1980年3月。体型瘦弱，面色不佳，表现十分疲倦。患者有25年糖尿病史，又因胃溃疡两次做手术，现在胃仍不适，有钝痛，时常呕吐。有严重的全身倦怠感，无食欲、失眠、肩凝、头痛、腰痛、严重便秘，虽使用各种下剂仍难于排出。夜尿约3次。初诊时血压140/70mmHg。检尿结果：蛋白（±），未检出尿糖。患者称，便秘很奇特，用一般下剂根本无效。经旁人介绍，将半夏粉碎后取一小匙，用米纸包后服用，果然便通，顺利排出。（《汉方临床治验精粹》）

洪钧按：用下剂无效的便秘，竟然单味半夏效捷，可见半夏有调理胃肠并通便之功。

案3：呕哕

一病人似喘不喘，似呕不呕，似哕不哕，心中愤愤然无奈。医人用半夏半斤，生姜一斤，水三升，先煎半夏二升，入姜汁共煎至一升半，少冷，分四服，日三服，夜一服，病止停服。（《惠直堂经验方》）

洪钧按：此案实则《金匮要略》的一条经文。原文是：

"病人胸中似喘不喘，似呕不呕，似哕不哕，彻心中愤愤然无奈者，生姜半夏汤主之。

生姜半夏汤方。

半夏半斤，生姜汁一升。

上二味，以水三升，煮半夏，取二升，内生姜汁，煮取一升半，小冷，分四服，日三夜一服。止，停后服。"

显然，今日不宜照用仲景用量。据考证，汉代的1两约等于13.8g。但须知，仲景时代的一斤是16两。仲景时代的一升，约等于200ml。即便如此推算，用量还是太大。读者最好参照今方剂教材用量。

又须知，生姜半夏汤和小半夏汤用药相同，但分量不同。

案4：儿童偏瘫

邻村王姓童子，年十二三岁，忽晨起半身不能动转。其家贫无钱购药，赠以自制半夏。俾为末每服钱半，用生姜煎汤送下，日两次。约服二十余日，其病竟愈。盖以自制半夏辛味犹存，不但能利痰，实有开风寒湿痹之力也。（《医学衷中参西录》）

洪钧按：因病史过于简略，不便判断此案是何病。张锡纯先生用的，实际上也是小半夏汤。

案5：猝死

刘太丞，昆陵人，有邻家朱三者，只有一子，年30余，忽然猝死，脉全无，请太丞治之，取齐州半夏细末一大豆许，纳鼻中，良久，身微暖，气下，更苏，迤丽无事。(《名医类案》)

洪钧按：此案并非真的死亡，只是脉闭而已，很可能是歇斯底里，病因为剧烈恶性精神刺激。半夏有刺激性，塞入鼻腔犹如针刺人中，可使昏迷者苏醒。

案6：结核性瘘管

郑某，男，胸部结核性瘘管。症见：形体消瘦，面色㿠白少华，左侧胸部（乳房下）可见疮面约2.0×1.5cm大小，脓液淋漓。用生半夏10g研细末，加面粉适量，用冷开水调制成条索状药捻。用时将疮面用生理盐水或冷茶清洗干净，然后将药捻缓缓插入瘘道至深部，外用纱布固定，隔日换药1次，至脓液净，疮面愈合为止。内服抗痨药，开始隔日换药1次（注意保持瘘道通畅，药捻不可做得太粗，塞得不能太紧；药捻一定要插到瘘管根部；如遇脓腔太大，可用药粉加凡士林纱条塞入腔内，隔日换药1次；配合抗痨药物治疗原发病灶，以杜再发）。半月后改3日换药1次，1个月后脓净疮口愈合，至今未复发。(《安徽中医临床杂志》1995年第2期)

洪钧按：因为同时用了抗痨药，此案治愈，不便肯定完全是半夏的作用。

案7：碰伤

苏某，男，43岁，1985年3月2日诊。述其1天前被手扶拖拉机碰伤右足，疼痛难步。查：自右踝关节至脚面青紫肿胀，表皮有擦伤痕迹。经用半夏（治疗方法：生半夏30g，研极细面，陈醋适量调糊敷患处，包扎固定，每天换药1次。主治：内挫伤筋及跌打损伤表皮未破者。）3天肿消痛止而愈。(《四川中医》1987年第10期)

洪钧按：此案证实了半夏外用的消肿止痛作用。

案8：癣疮

刘某，男，25岁。项后耳边，患癣疮二处，经久不愈。初起很痒，抓时落白屑，4天后，患部蔓延如钱大，起红圈。曾内服及外敷荆防散、甘露等，时瘥时愈，已有3年，缠绵不愈。后耳又发一处，用鲜土大黄根擦搽，亦无效。经用鲜生半夏加醋三、四滴，置碗底内磨取汁，擦搽患部，

1日3次，7天痊愈。(《浙江中医杂志》1960年第4期)

洪钧按：此案不是典型的皮肤真菌感染（体癣），外用半夏效捷，可供选用。

案9：宫颈糜烂

李某，女，48岁，主诉白带过多，下腹部坠胀，经常腰酸腹痛，中西医治疗效果不著。检查：宫颈肥大，糜烂面积占宫颈面的2/3，呈乳头状，有脓性黏液白带。诊断为重度糜烂。用药（把生半夏洗净晒干，研粉过筛，装瓶备用。用时，先将宫颈糜烂面分泌物擦净，再用带线的大棉球蘸上半夏粉适量，对准宫口置入，紧贴糜烂面，把棉球的线头露在阴道外，24小时后自行取出。每周上药1~2次，8次为1个疗程。）5次，痊愈。(《新医药学杂志》1977年第3期)

洪钧按：白带过多，亦可认为是痰湿，故半夏有效。

为说明半夏、生姜治呕吐很有效，谨把小半夏加茯苓汤一案再次附在下面。

附：小半夏加茯苓汤验案

东洋野津猛男曰：英国军医官阿来甫屡屡吐，绝食者久矣。其弟与美医宁马氏协力治疗之，呕吐卒不止，乞诊于余。当时已认患者为不起之人，但求余一决其死生而已。美医宁马氏等遂将患者之证状及治疗之经过，一一告余。余遂向两氏曰：余有一策，试姑行之。遂辞归检查汉法医书，制小半夏加茯苓汤，贮瓶令其服用。一二服后奇效忽显，数日竟回复原有之康健。至今半夏浸剂，遂为一种之镇呕剂，先行于医科大学，次及于各病院与医家。（转引自《医学衷中参西录·半夏解》）

读者须知，在没有支持输液手段时，顽固呕吐日久不愈，就是危及生命的大证。此案就是当时的美国医生认为无望时才寻求日本汉医一试的。换言之，就是"死马当作活马医"，没想到"马活了"。

二、贝母

贝母有浙贝母、川贝母之别，二者功用相近。

《本草纲目》载，贝母主治：

- 伤寒烦热，淋沥邪气，疝瘕，喉痹，乳难，金疮风痉（《本经》）。
- 疗腹中结实，心下满，洗洗恶风寒，目眩项直，咳嗽上气，止烦热渴，出汗，安五脏，利骨髓（《别录》）。
- 服之不饥断谷（弘景）。

- 消痰，润心肺。末和砂糖丸含，止嗽。烧灰油调，敷人畜恶疮，敛疮口（大明）。
- 主胸胁逆气，时疾黄疸。研末点目，去眼翳。以七枚作末酒服，治产难（时珍）。

今中药学教材谓，贝母的功效是：清热化痰，润肺止咳，散结消肿。

现代研究发现，贝母含有多种生物碱，有镇咳、祛痰、解痉、降压、抗溃疡等作用。

洪钧以为，咳嗽吐痰因于实热者少见，故不喜用贝母，即便使用也佐以补益药。

洪钧未能查到，单味贝母验案。

三、桔梗

桔梗是比较常用的祛痰药。

《本草纲目》载，桔梗主治：

- 胸胁痛如刀刺，腹满肠鸣幽幽，惊恐悸气（《本经》）。
- 利五脏肠胃，补血气，除寒热风痹，温中消谷，疗喉咽痛，下蛊毒（《别录》）。
- 治下痢，破血去积气，消积聚痰涎，去肺热气促嗽逆，除腹中冷痛，主中恶及小儿惊痫（甄权）。
- 下一切气，止霍乱转筋，心腹胀痛，补五劳，养气，除邪辟温，破症瘕肺痈，养血排脓，补内漏及喉痹（大明）。
- 利窍，除肺部风热，清利头目咽嗌，胸膈滞气及痛，除鼻塞（元素）。
- 治寒呕（李杲）。
- 主口舌生疮，赤目肿痛（时珍）。

今中药教材谓，桔梗的功效是：宣肺，祛痰，利咽，排脓。

现代研究发现，桔梗含桔梗皂苷，能反射性地刺激支气管使痰液稀薄，容易排出。还有抗炎、免疫、镇静、镇痛、解热作用。

洪钧未查到，单味桔梗验案，谨以桔梗汤（只用桔梗、甘草两味）案代之。

案1：肺痈（薛己医案）

武选汪用之，饮食起居失宜，咳嗽吐痰，用化痰发散之药。时仲夏，脉洪数而无力，胸满面赤，吐痰腥臭，汗出不止。余曰：水泛为痰之症，而用前剂，是谓重亡津液，得非肺痈乎？不信，仍服前药。翌日果吐脓，脉数，左寸、右寸为甚。始信。用桔梗汤。

一剂，（吐）脓（脉）数顿止，再剂全止，面色顿白，仍于忧惶。余曰：此症面白脉涩，不治自愈。又用前药一剂，佐以六味丸而愈。（《内科摘要·脾肺亏损咳嗽痰喘等症》卷上）

洪钧按：肺痈一般是肺炎的后果，必有发烧。此案完全不见寒热，故薛己不很肯定是肺痈。但桔梗汤对肺痈会有效，只是多数医家，治肺痈不会仅用桔梗、甘草两味。

案2：喉痹（汪石山医案）

一人年三十九，久疟，医用补中益气汤，或止或作，延及半年。因解发结，劳伤咳嗽。医以前方加半夏、五味，遂至喉痛声哑，夜不能寝。请汪视之，右脉浮濡，左脉小弱。曰：经云阴火之动，发为喉痹是也。此必色欲不谨，久服参、芪，徒增肺中伏火耳。令以甘桔汤，加鼠粘子、蜜炙黄柏煎服。

二帖，喉痛除而声出，继取保和汤五帖而安。（《名医类案·疟》卷三）

洪钧按：古时患疟疾，常可迁延不愈。此类患者必然虚弱，用补益法，原则上是正确的。只是患者因为大虚，常可变生它症。此案发为喉痹，不算严重。改用清热剂喉痹愈。保和汤有多种，不知道汪氏所用是何种。

四、礞石

礞石实际上是一味攻下药。

《本草纲目》载，礞石主治：

- 食积不消，留滞脏腑，宿食癥块久不瘥。小儿食积羸瘦，妇人积年食症，攻刺心腹。得巴豆、砂、大黄、荆三棱作丸服，良（《嘉》）。
- 治积痰惊痫，咳嗽喘急（时珍）。

今中药教材谓，礞石的功效是：坠痰下气，平肝镇惊。

现代研究发现，青礞石的主要成分为硅酸盐；金礞石的成分主要为云母和石英。它们通过促进阳离子交换，产生吸附作用，因而化痰利水。

洪钧未能查到，单味礞石验案。

第三节 祛痰要方

祛痰要方,指最重要因而最常用的祛痰方剂。本节主要讲二陈汤、小陷胸汤、消瘰丸、滚痰丸四方。以下逐次讲解。

一、二陈汤①

此方是很常用的祛痰方。今方剂教材谓,此方的功用是:燥湿化痰,理气和中。其实,此方作用广泛。有一句俗话叫做:背熟二陈汤,钱往袋里装。多年前,我曾经就此在网上发了一个帖子如下:

附:二陈汤现象

(一) 是否有二陈汤现象?

我把"背熟二陈汤,钱往袋里装",即背熟二陈汤就可以成为一方名医,叫做"二陈汤现象"。有无这个现象呢?确实有的。古人和今人都不是在欺骗我们。即背熟二陈汤(或对金饮子②、或全息汤③等)确实可以在相当长的时期内成为一方名医。

还有一句顺口溜是:学会柴胡汤,见病就有方,和二陈汤这句顺口溜差不多。

总之是说:学会或者自己摸索出,一个适应面比较广的方子,而且基本上一直使用它,可以在一个地区获得相当好的声誉。自然,收入——装进袋里的钱——也不错。

不过,这样的中医最多也只能是"一方名医",而不可能成为一代名医或一国名医。

比如,那位 X 大夫,我相信他在当地颇有医名。他也是一个实在人,和某博士、L 神医、二十一神医完全是两回事。

但是,把他的心得拿出来向整个中医界示范,即把他当作一代名医,或者如有人说的大师,就不行了。因为,他的心得和见解经不起历史的和

---

① 二陈汤:半夏(汤洗七次)、橘红各五两,白茯苓三两,甘草(炙)一两半
上为末,每服四钱,水一盏,生姜七片,乌梅一个,同煎六分(《和剂局方》)
【按:1 两≈39.6g;1 钱≈4g】

② 对金饮子:姜厚朴、苍术、炙甘草、陈皮

③ 全息汤:见民间老中医薛振声著《十年一剑全息汤》:柴胡、桂枝、白芍、瓜蒌、薤白、枳实、苍术、陈皮、厚朴、白术、茯苓、猪苓、泽泻、生地、丹皮、甘草、生姜、大枣。

第八章 祛痰新说

现实的、理论的和实践的检验。

假如真的经得起检验，学中医、做中医就太简单了。

学会一个方子就可以通行无阻，何必有十万古今方法呢？何必有汗牛充栋的中医书呢！

二陈汤之类至今没有成为主流，更火的"火神派"终于逐渐销声匿迹，就是因为他们终于经不起检验。

（二）为什么会有二陈汤现象？

要明白这一点，首先要知道，多数疾病的痊愈或缓解，主要不是医生的功劳。换言之，

病主要不是药治好的。即便是危急大证获得速效，也不能说完全是药物的作用，更不能说非用某药、某方不可。

至此，朋友可能会问。

你为什么也介绍自己的医案呢？莫非那些医案不是你治好的，而是自己好的吗？故在此郑重声明：

除了个别极其危重、复杂的情况，拙案大多是我的方法给了病人一点帮助。这些病，不是非用我的具体方子不可。拙案中大都有说明。就是极其危重、复杂的情况，病也不是完全靠药物治好的。假如机体完全失去抗病能力，什么药物也无用。

反过来看这个问题就是：假如医家的方法可以在不少情况下，从不同的方面给机体以某种帮助，他的方法就可以"治好"很多病，即在很多情况下他的方法都可以有效，因而他可以成为一方名医。于是，收入不错。二陈汤之类就是这样的方法。

中医如此，西医也如此。

我知道好几个在某一个小范围内——比如几个或十几个村子中——有名的西医，不过是只会开抗生素、激素、维生素，或者再加上输液。他们也偶尔治死人，但群众还是很尊信他们。因为群众没有更好的选择。总不能有病就跑到几十里、数百里之外。

然而，这样的西医显然不能被当作典范或大师。其实，他们的错误或偏颇很明显，完全不足为法。

（三）二陈汤等为什么适应证很广？

关于对金饮子，前帖引用的很全，不想再多说。总之，说它能治百病虽然不正确，说它对很多常见病、一般的病有效则有道理。况且，它的加

减也包含着辨证论治因素。

至于二陈汤，则说来话长。我们先看它的源流。

1. 二陈汤及其源流

（1）二陈汤出处和最初的功用

二陈汤是宋代以后的医家很熟悉的方子。它最早见于《太平惠民和剂局方》"治痰饮"方类，是南宋绍兴年间续添的方子。关于它的组方和功用等原文如下：

二陈汤：治痰饮为患，或呕吐恶心，或头眩心悸，或中脘不快，或发为寒热，或因食生冷，脾胃不和。半夏（汤洗七次）、橘红各五两，白茯苓三两，甘草一两半。

上为㕮咀。每服四钱，用水一盏，生姜七片，乌梅一个，同煎六分，去滓，热服，不拘时候。

（2）二陈汤的源流

二陈汤很明显地源自经方。《金匮要略》中有：

橘皮汤：治干呕、哕等。橘皮四两，生姜半斤。

生姜半夏汤：治似呕、似喘、似哕。生姜汁一升，半夏半升。

小半夏汤：治心下支饮，呕而不渴。半夏一升，生姜半斤。

小半夏加茯苓汤：治呕吐、心下满。半夏一升，生姜半斤，茯苓四两。

由上述四方可知，橘皮、半夏、生姜主要治痰饮所致的呕吐，也可以治喘。

然而，《千金方》卷第十二"胆腑病"中，出现了同样以半夏、陈皮为主组成的温胆汤。此方主要不治痰饮，而治不眠。原文如下：

温胆汤：治大病后，虚烦不得眠，此胆寒故也，宜服温胆汤方。

半夏、竹茹、枳实各二两，橘皮三两，生姜四两，甘草一两。

上六味，以水八升，煮取二升，分三服。

今教材关于温胆汤的功用如下说：

燥湿化痰，清热除烦。主治痰热上扰虚烦不得眠。

怎么半夏为君的方子用于治不眠了呢？这又要追溯到《内经》去。

《内经》有所谓十三方。其中之一是半夏汤，见《灵枢·邪客第七十一》。此方只用半夏一味，是治不眠的。于是温胆汤治失眠就不值得奇怪。

（3）《景岳全书》所列二陈汤系列

二陈、加减二陈、加味二陈、二术二陈、黄芩二陈、柴葛二陈、桂附

第八章 祛痰新说

二陈（具体组方略）

总之，到明末，二陈汤已经是使用频率很高的方子，因而熟知此方的人也很多。所谓二陈汤，就是二陈汤系列。很多近现代名医也喜欢二陈汤系列。这时出现"背熟二陈汤，钱往袋里装"之说，就毫不奇怪。

（四）如何看二陈汤功用？

如上所说，古人认为二陈汤是治痰饮的。今教材大体上仍主此说。谓"燥湿化痰，理气和中"或近似说法。如何中西医结合地看二陈汤呢？

就是它可以缓解呼吸道、消化道等器官的炎症——慢性炎症或比较轻的急性炎症，因而调整消化和呼吸功能。它对睡眠不佳也有一定的疗效，即又可以调整神经系统。呼吸道和消化道疾病是最常见的病种，于是10个病人可以有6、7个以二陈汤系列治疗。况且它还可以调整神经系统呢！假如医家对它再有某种偏爱和更多一些加减，二陈汤系列看起来几乎可以治百病了。其实，看看《局方》关于二陈汤的功用说明，也能知道它适应证相当多。

为此，再把原文引用如下：

"治痰饮为患，或呕吐恶心，或头眩心悸，或中脘不快，或发为寒热，或因食生冷，脾胃不和。"

中医常把杂病病因分为气、血、痰、郁（瘀），二陈汤对痰郁都有效，还有一定的健脾（即补中气）作用。故它从理论上就可以占据杂病治法的半边天。

下面再说一下什么是中医治痰。

痰者，炎也。咳嗽吐痰是因为气管、支气管发炎。呕吐黏液，是因为食管和胃发炎。泻下黏液，是因为大肠发炎。赤白带下，是因为阴道、子宫颈发炎。多流浊涕，是因为鼻腔、副鼻窦等发炎。多流浊泪，是因为外眼发炎。

故去痰实则去炎——消炎——当然，还有其他消炎法。

但是，由此可见二陈汤适应证之广。它适用于临床上最常见的呼吸道、消化道的炎症，教材上有明文。我看，它对其他急慢性炎症，特别是较轻的慢性炎症，都有效。

以下列举二陈汤验案。

案1：痛证（王堉、李友兰医案）

同年李友兰，亦精医理。辛亥秋在会垣闲寓，得痛病，或手或足，或

353

头或腹,或腰或胁。发无定时,亦无定处。自以为痹病,用续命汤①不效。又以为寒,用麻黄汤亦不效。一日与余闲谈,告余曰:弟病实不可测。余请一诊,则缓而滞,乃告友翁曰:君之病乃湿痰流注也。欲再言,友兰顿悟曰:不差!不差!余已知之。君破题,下文我自作也。相与一笑。

越两日,病良已。问服何药,友兰曰:个中人岂烦明言,君试言何药?余曰:不过二陈汤加苍术、姜黄、羌活、独活也。友兰出方示之,种种不谬。石虞琴广文在座,叹曰:二公可谓心心相印矣。(《醉花窗医案》)

洪钧按:此案即所谓痰湿流注,故二陈汤加味有效。盖二陈汤加味,还有改善血液循环的作用。由此可见,二陈虽然平和,却对多种轻症有效。

案2:遍身关节肿痛(朱丹溪医案)

一人,素耽于酒,患遍身关节疼痛,此愈彼剧,胸膈不宽。此酒湿症,痰饮在胃,流注经络,即留饮症也。用二陈汤加酒芩、苍术、羌活、威灵仙、泽泻,倍葛根而愈。(《续名医类案饮》卷十六)

洪钧按:此案较上案为剧,但同属痰饮流注。不过,不能说照用二陈原方即可治愈。因为所加药味较二陈更多,已经不限于二陈的功用。故二陈可以看作基础方剂,视具体病症加上对症药,方达目的。

案3:久嗽(萧伯章医案)

矿工扬州黄某之妻,患咳嗽,久而不愈。据云毫无余症,惟五更时喉间如烟火上冲,即痒而咳嗽,目泪交下,约一时许渐息。发散、清凉、温补备尝之矣,率无寸效。脉之弦数,舌色红而苔白。曰:此有宿食停积胃中,久而化热,至天明时,食气上乘肺金,故咳逆不止。医者不究病源,徒以通常止咳之药施之,焉能获效?为授二陈汤加姜汁、炒黄连、麦芽、莱菔子,一贴知,二帖已。上症验案甚多,聊举其一,不复赘云。(《邂园医案》卷下)

洪钧按:此案即西医所谓慢性气管炎,萧氏断为宿食所致,却使用二陈汤加味,可见其方对宿食有效。盖中医认为,宿食可以生痰。

案4:左臂及指拘挛(陈洪章医案)

沈沃田,年七十余,左臂及指不能伸舒,食减神倦。或谓老人虚弱,

---

① 续命汤:人参、甘草、干姜、麻黄、独活、当归、川芎、石膏、附子、桂心、白术、细辛、防风、芍药、秦艽、杏仁、黄芩

用补剂以致日甚。陈诊之曰：此湿痰生热，热生风也。用二陈汤加芒硝、砂仁，以薏苡仁三两煎汁煎药，连服四剂，病去大半。去硝，仍用二陈，又服六剂而痊愈。(《续名医类案痛痹》卷十三)

洪钧按：此案应系轻症偏瘫，陈氏断为"湿痰生热，热生风"，服用二陈汤加味痊愈，足证此方适应证广泛。

案5：妊娠恶阻（矢数道明医案）

34岁妇女，妊娠4个月。曾妊娠2次，2次均因妊娠恶阻严重，行人工流产术。此次要求保胎，家属亦希望安产，故拒绝再行人工流产术。然而，此次妊娠恶阻严重已2月余，进食很少，吐物夹血。极度消瘦而衰，颜面苍白，腹软，脉弱。心下有停水，略膨满。舌苔白，便秘且脱肛。

余考虑虽可与小半夏加茯苓汤，但对心下停饮、痞满、胃热，以二陈汤加味方为宜，故与二陈汤加减。

半夏，茯苓，陈皮，甘草，干生姜，砂仁，连翘，黄芩。3日量。以1杯量，缓慢冷服。(洪钧按：原方未注用量)

服1杯，再服1杯，初则欲吐未出，其后渐能进食，3日后剧吐基本痊愈。(《临床应用汉方解说》)

洪钧按：矢数道明为现代日本汉方名医，他见到恶阻，首先想到小半夏加茯苓汤。最后用二陈加味取得满意疗效。读者必能看出，此案很重，不知国内中医是否敢于如此治疗。从案中又可知，因恶阻严重，西医不得已使用人工流产，停止妊娠者不在少数。中医用很平和的小半夏或二陈加味即可迅速解决问题。足见中西医结合的重要性。日本汉医敢用半夏治恶阻，中国中医反而诸多顾虑，实在可叹。

案6：妊娠恶阻（吴□医案）

皖臬广定山夫人，经闭不行，恶心呕吐。余诊六脉滑疾不散，心部独动而甚，其胎已结三月。伊云：内子续娶十载，从未坐喜，近服通经之药，尚且不行，其非胎可知。余答：以脉见滑数，症见恶阻，且左手脉大于右，必是男胎无疑。通经破血之药切不可服。即用二陈汤，加竹茹、砂仁、姜汁以和胃止呕。遂服数剂，甚效。继以养血安胎调理而愈。嗣获男喜，母子安然。(《临证医案笔记·胎孕类》卷五)

洪钧按：二陈汤可治恶阻。洪钧治恶阻，最喜用二陈与十全大补合剂，无不随手而愈。但近来有人认为其中的半夏可致流产。于是很多人治恶阻，不敢用半夏。对此，洪钧曾在网上与人争论。兹不惮烦，把帖子和网友的附言附在下面。

附：半夏、恶阻与妊娠禁忌

经云：妇人重身，毒之何如？岐伯曰：有故无殒，亦无殒也。帝曰：愿闻其故何谓也？岐伯曰：大积大聚，其可犯也；衰其太半而止。意思是说，孕妇患病该用的药物还是要用，即便所用药物有些毒性。

然而，自古对于孕妇用药还是有些禁忌。

目前，中药店里的墙上大都大书孕妇禁忌歌如下：

乌头附子与天雄，牛黄巴豆并桃仁，芒硝大黄牡丹桂，牛膝黎芦茅茜根，槐角红花与皂角，三棱莪术薏苡仁，干漆蜘茹瞿麦穗，半夏南星通草同，干姜大蒜马刀豆，延胡常山麝莫闻，此系妇人胎前忌，常须记念在心胸。

这个歌出于清代人程国彭《医学心悟》。

程氏说："妊孕药忌歌，凡数十种。推之尚不止此。然药中如斑蝥、水蛭、蛇蜕、蜈蚣、水银、信砒等药，皆非恒用之品，姑置勿论。……然安胎止呕有用半夏者，妊孕热病有用大黄者，妊孕中寒有用干姜、桂、附者，是何说也？"

程氏也引用开头的经文为据。云：有故者，谓有病。无殒者，无损乎胎也。

尽管如此，当代中医还是把妊娠禁忌看作金科玉律。临床上胆战心惊。

对半夏的认识尤其能说明问题。

年初，我曾以"赵洪钧治恶阻"为题发帖。

跟帖者首先发问：用半夏引起官司怎么办？

有的朋友更说：一旦引起官司，医生毫无胜算。

这说明当今中医毫无自信心，对前人如何论述有关问题也知之甚少。

中国料理多半要用姜桂，若孕妇不能捱姜桂，饭店前不是要挂上"孕妇不宜"吗？

况且《内经》本来有"有故无殒亦无殒"给你撑腰，还有什么可怕呢？

近代名医祝味菊常常"具结"——即立下合同——看病，当然都是危重病人。他要冒着名誉、法律和经济三重危险，必然是因为相当自信。

当代中医大多在医院工作，出现了医疗纠纷有组织出面周旋，还如此

第八章 祛痰新说

胆小，只能说自己毫无把握。临证处方，但求无过，水平还能提高吗！这恐怕是中医临床水平越来越差的重要原因之一。

以下接着说半夏。

宋代之前并无半夏动胎之说。自仲景到孙思邈，治妊娠恶阻都首重半夏。

《金匮》治恶阻主方就是干姜人参半夏丸①；《千金》治恶阻主方是半夏茯苓汤和茯苓丸（也含半夏）。

到宋代人陈自明的《妇人良方》，才有半夏动胎之说。但是，就是这本书里，照样主张恶阻可以用半夏。明代人薛己为此书作按语，也尊重《金匮》和《千金》，并且举了他自己用半夏治恶阻的验案。

按说不应该再有问题，然而今中药和中药药理教材都一再强调半夏有碍生育。

于是，当代中医见恶阻不敢用半夏更有了实验依据。

口口声声反对实验的人，对此也不作声了。

孕妇禁忌歌更加被看作金科玉律。

我治恶阻从来用半夏，从来没有见过动胎者。

至于牛膝也列入禁忌，我觉得更加毫无道理。

干姜、官桂可治不育，也可保胎，请看《医林改错》少腹逐瘀汤。

我也从来没有嘱咐孕妇不要吃大蒜。

下面再贴一次"赵洪钧治恶阻"。这是我的手稿片段。

附：早孕反应——恶阻

西医又称为早期妊娠中毒，中医称为妊娠恶阻或简称恶阻。恶阻之意就是恶心、呕吐、不能食。即此证的主要症状是恶心、呕吐。治此证首先要解决恶心、呕吐。平均出现恶阻的时间，是怀孕后（自末次月经来之日算起）42天。持续时间一般不超过怀孕后3个月。轻证可以自愈，重证可以持续至生产。笔者年轻时，曾经见过妇女因此死亡。群众都有关于此病的常识。但常有人认为此证不宜服药否则于胎儿不利。其实大误。胎儿的营养只能来自母体，孕妇长期不能正常进食，营养自顾不暇，胎儿岂可正常发育！

西医治疗此证主要使用维生素B_6，还有盖胃平可用于烧心严重时。但

---

① 干姜人参半夏丸：干姜、人参、半夏。

总的来说疗效不够满意。故不得已时，需终止妊娠，即人工流产。数十年前，支持输液方法不完善而且方便时尤其如此。

总之，西医治疗此证不如中医。笔者从医以来，以中医为主治疗此证应没有一千也有数百例，从未见过服药无效者，而是绝大部分速效。

我开的方子一般如下：

半夏、生姜、陈皮、茯苓、党参、黄芪、当归、白芍、川芎、桂枝、三仙、甘草。

半夏最好用清半夏，生姜可以用至30克，其余在常用量范围内即可。

此方大体可以通用治恶阻，理由如下：

1. 凡求医者，必有较严重的呕恶，小半夏汤是必用的，即治此证当首选半夏、生姜。小半夏见于《金匮·痰饮咳嗽病脉证并治》，是专门治呕而不渴的。此方虽然不见于"妇人妊娠病"，但中医治恶阻，还是首选小半夏。

2. 《金匮》还有生姜半夏汤（生姜汁，半夏两味）、橘皮汤（橘皮，半夏两味）又有橘皮竹茹汤（也用生姜，半夏），都用于呕吐。后世更有二陈汤和温胆汤，都是治痰饮、呕恶的代表方，而且非常常用。不少人喜用此二方治很多病。故治恶阻一般再加上陈皮、茯苓。

3. 早孕严重呕恶不能食，必然属虚，故一般可以再加用桂枝汤。加用参芪也顺理成章。

4. 仲景谓：妇人妊娠，宜常服当归散[①]。其中有当归、芍药、芎藭。故后世所谓四物汤也可以加用。盖孕妇尤其需要补血。故上方中虽然没有地黄，用上也无不可。

5. 《金匮》有干姜人参半夏丸治"妊娠呕吐不止"，可见仲景治此证还是重视姜夏，而且用人参补虚。

或问：足下何不照用仲景方？

答曰：照用也应该比较好，但《金匮》所用是丸剂，不但市场上没有，呕吐严重或不能服丸剂者服用会有困难。又生姜不能入丸散，这应该是仲景为什么用干姜。故煎剂治呕吐，还是最好用生姜。上引其他经方，也证明仲景更多用生姜止呕。

如果嫌药味多，或孕妇不能耐受浓重的气味，可减去气味浓重的当

---

① 当归散：当归、黄芩、芍药、川芎、白术

归、川芎和桂枝等。最简单的方子，就是照用小半夏或半夏生姜汤。不过，一旦呕恶缓解，最好再服几剂小半夏、桂枝、四物合剂加参芪，即上述拙拟之方。

教科书上说，恶阻有寒热不同。笔者偶用竹茹或鲜竹沥（偏凉），但从不用其他苦寒药，包括古今人都喜欢用的白术、黄芩。即此证有明显热象者极少。仲景用干姜半夏人参丸治之，也说明不宜寒凉。当然，用上白术和小量黄芩，也没有问题。

以下试举最近治的几例：

案1：郭XN，女，24岁，威县马安陵村人，2006年6月24日就诊。

新婚2月余，末次月经50天前。近10日有典型的早孕反应。进食水都迅速呕吐，并有严重的烧心。患者无明显消瘦，但精神困顿。脉滑而弱，舌象大体正常。处方如下：

半夏10g，生姜30g，陈皮10g，茯苓10g，党参10g，黄芪10g，当归10g，白芍15g，川芎8g，桂枝10g，三仙各10g，甘草5g。

维生素$B_6$2片（0.2），日3次

盖胃平，烧心时嚼服4片

7月29日再诊：服上方后病情大好，近4日又反复如前。患者要求只服煎剂，说服西药立即呕吐。特别是盖胃平，不能缓解烧心，似乎还加重呕吐。这一点与此药说明书所说很不相符。于是，只取煎剂。

案2：刘YC，24岁，威县五里台村人，2006年8月4日初诊。

新婚7个月，末次月经约5个月前。前3个月常恶心呕吐，但吐后可以再食。故虽然一直食少，未治疗。2天前呕吐加重，头晕、头痛、乏力，不能起床。体型消瘦，精神倦怠。大便数日一行。脉滑，舌象大体正常。宫底平脐，胎心正常。处理如下：

半夏10g，生姜30g，陈皮10g，茯苓10g，党参10g，黄芪10g，当归10g，白芍15g，川芎8g，桂枝10g，三仙各10g，甘草5g。

维生素$B_6$2片，日3次

8月9日再诊：仍有头晕、头痛、心烦，进食后仍欲呕，但呕不出。早已下床，一般情况大好。上方加力勃隆3片日3次。

2006年11月10日，患者的婆婆来看病，称儿媳再诊后2日，食量大增，再无恶心、呕吐、头晕、头痛等。

案3：张 AH，29 岁，威县马寨村人，2006 年 8 月 26 日初诊。

有一女 5 岁，平时月经正常，末次月经 62 天前。B 超诊为早孕。近 10 余日呕吐不能进食，在家输液 7 天无效。就诊时呕吐数次。体瘦，神可。脉细弱，舌淡略胖。处理如下：

陈皮 10g，茯苓 10g，半夏 10g，党参 10g，黄芪 10g，当归 10g，白芍 10g，桂枝 15g，川芎 8g，三仙各 10g，生姜 30g，甘草 4g。

患者没有再诊，10 月 2 日介绍他人来诊。说患者服上方一日呕吐即止，此后进食正常。

大千世界："这说明当今中医毫无自信心，对前人如何论述有关问题也知之甚少。"说的好！关键是医生缺少经历和不明药理。掌握用药指针和分量。

罗本逊：经过了药理学的实验，说半夏可以致畸胎，这才是要命的。虽然说是实验室和临床实际完全是两回事，但有这个证据后，人家就可以依之为口实了。何况现代社会致畸的因素太多，最后这锅黑水难免不泼到半夏头上。我记得我听课的时候，听过一位西医学的教授说，一个心衰的病人用心律平死了，然后打官司。病人就是凭一本手册上所说心律平慎用于心衰病人，尽管实际死亡原因可能根本与此无关，但人家还是胜诉了。目前从没有半夏致畸胎的临床报道，但既然有实验室报道，就很难说官司谁输谁赢。

又：目前半夏多半不是正品的旱半夏，根本就没有了止呕的功效，务请注意。而且中医虽然姜、夏是治呕的圣药，但也未必就没有了替代的药物。如伏龙肝性稍温，而黄连、苏叶治热性呕吐更是尽人皆知。

言至于此，并不是为了说赵先生所言非是，只是为广大临床的中医提供一个借鉴。如果按照法律的告知权，是否可以明确告知患者文献报道内容，让其自行选择吧。

海升：罗先生的话应引起注意。我对"有故无殒，亦不殒"存在疑问，甚至是反对。妊娠用药当慎之又慎！

二、小陷胸汤[①]

此方首见于《伤寒论》，如方名所说，是治小结胸证的。经文为："小结胸病，正在心下，按之则痛，脉浮滑者，小陷胸汤主之。"

显然，此病就在胃里。按之则痛，属于实证（喜按属虚）。脉浮滑，也提示有实邪（脉涩属虚）。故用黄连一两，半夏半升，瓜蒌实一大枚。此方显然是清热，止呕，祛痰方。按西医理解，是治疗急性胃炎。胃炎必有心下疼痛而且拒按。一般也会伴有呕逆。此时胃中，必有过多的黏液，此即中医所谓痰饮。

或问：伤寒属于外感，为什么会引起胃炎呢？

答：须知，西医也有胃肠型流感之说，这时就可以出现胃炎乃至胃肠炎的表现。

以下列举小陷胸汤验案。

案1：伤寒头痛身热，胸膈饱闷（缪仲淳医案）

姚平子伤寒，舌上黄苔，胸膈饱闷，三四日热不解，奄奄气似不属者。一医以其体素弱，病久虚，其意欲投参少许。缪叱曰：一片入口死矣。亟以大黄一两，瓜蒌二枚连子切片，黄连、枳实下之。主人惊疑，不得已，减大黄之半。

二剂便通，热立解，遂愈。（《续名医类案·伤寒》卷一）

洪钧按：虽然少许人参不至于死人，但此时用之是错误的。此案用小陷胸汤加大黄、枳实，较小陷胸汤为峻。二剂便通，可见不是大攻下。其效果令人满意。

案2：胃脘痛（刘渡舟医案）

孙某，女，58岁。

胃脘作痛，按之则痛甚。其疼之处向外鼓起一包，大如鸡卵，濡软不硬。患者恐为癌变，急到医院作X光钡餐透视。因需排队等候，心急如火，乃请中医治疗。切其脉弦滑有力，舌苔白中带滑。问其饮食、二便，皆为正常。刘老辨为痰热内凝，脉络瘀滞之证。为疏小陷胸汤。

糖瓜蒌30g，黄连9g，半夏10g。

此方共服三剂，大便解下许多黄色黏液，胃脘之痛立止，鼓起之包遂

[①] 小陷胸汤：黄连一两、半夏（洗）半升、栝蒌实（大者）一枚
水六升，先煮栝蒌，煮取二升，分温三服（《伤寒论》）
【按：1两（3帖/1帖）≈13.8g/4.6g；半夏半升≈42g/14g；栝蒌实≈80g】

消，病愈。

洪钧按：此案不是外感，但也是小陷胸证，故疗效甚好。

案3：咳引腹痛，胃脘痛（荒木性次医案）

7岁男孩，受风邪有热象，咳嗽数日不愈。病之初给予麻黄汤，热不去，以调胃承气汤下之亦不解。由于渴欲饮水，给予白虎加人参汤亦不愈，再与小柴胡汤也无效。发热38.5℃，主诉咳引腹痛，按之胃脘处痛，不欲食，心烦，哼哼呻吟，夜不入睡，脉浮滑。考虑其性情过于郁闷，哼哼呻吟，难以入睡状，正是黄连所治之心烦症。再结合脉浮滑与心下痛等症状，符合小陷胸汤证，故与之，获得意外之疗效。（《临床应用汉方处方解说》）

洪钧按：此案颇复杂。汗、下、和以及白虎法均无效。荒木氏看准是小陷胸证，获得意外效果。可见，虽经汗、下、白虎、小柴胡法，仍未解除胸膈之热。

案4：心下苦满，不能饮食（黎庇留医案）

黄植泉之母……形神疲倦……诊其脉则滑，症则心下苦满，按之极痛，不能饮食。举家仓惶！余拟与小陷胸汤，家人曰：老人久病，可任此凉药乎？余曰："此乃小结胸病，是太阳证而入结于心下者。"此方导心下脉络之结热，使之从下而降则愈。果一服结解不痛，不用再服。调养数日，渐起居如常。（《黎庇留医案》）

洪钧按：由此案读者须记住，小陷胸证的要点有四：一为心下痛；二为痛而拒按；三为脉滑；四为舌苔黄腻或滑。见此四点，即急用小陷胸汤。此方不是很峻烈，只是比较寒凉。

三、消瘰丸[①]

此方见于《医学心悟》，用于治瘰疬（淋巴结核），是作者程钟龄所创。虽然程氏说："此方奇效，治愈者不可胜计。"但洪钧未查到后人验案。以下所附只是类似者，且只有一案。足见瘰疬难治。由于西医抗痨药普及和生活条件改善，结核病接近消失，近年很少见此病。

血瘤（马光亚医案）

单孩，1岁，住日月潭胜利路某巷某号。初诊：1977年2月15日。

[①] 消瘰丸：元参（蒸）、牡蛎（煅，醋研）、贝母（去心，蒸）各四两
炼蜜为丸，每服三钱，开水下，日二服（《医学心悟》）
【按：1两≈36.9g；1钱≈3.7g】

症状：右鬓发内长了一个黑色的血瘤，像一片瓜子贴着，扪之，比瓜子厚一倍以上，是生在肌肉之内。

此孩曾由家长抱往医院诊察，医院认为生瘤的地方太重要，不能轻易开刀割治。因为听见姓陈的朋友说，我可以治血瘤，故写信要求处方寄给他治疗。我回信叫他抱患儿来诊断，而后医治。我看这样的血瘤，是瘀血结成，也是疬疬的一种，乃处方如下：

牡蛎 1g，贝母 1g，玄参 1g，红花 0.6g。

这是消瘰丸加红花。消瘰丸由牡蛎、贝母、玄参三味药组成，原方见《医学心悟》，与《疡医大全》的消瘰丸不同。陈修园氏亦甚赏识这条药方，为治瘰病的良方。加红花是化瘀血。单孩服药10日，血瘤消去过半；再来配药10日，服未终剂，就完全消了。（《台北临床三十年》）

洪钧按：此病不大，但不好治。消瘰丸加红花效果好，可供读者参考。

四、滚痰丸①（礞石滚痰丸）

此方见于《泰定养生主论》和《增补痘疹金镜录》，两家之方小异。前者名滚痰丸，后者名礞石滚痰丸，均属于豁痰法，可治多种疾病。滚痰丸不是大泻下，而是排出较多的黏液，即中医所谓痰。不过此法总属霸道，病家不易接受，一般医家亦少用。洪钧曾经听病人说过，威县民间有类似秘方。服其方，无不泻下黏液如凉粉，每见良效。

以下列举验案。

案1：心腹冷痛，呕吐清涎（王□医案）

尝有宦家妇人，忽患心腹冷痛，遂呕吐，去尽宿汁不已，而又吐清涎如鸡子清之状。一呕一二升许，少顷再呕，百药不纳，咽唾亦不能顺下，已经三日。但聪明不昧，一一吩咐家事，已备周身之具，将欲就木。得余诊其脉，六部弦细而长。令服滚痰丸三十丸，并不转逆，须臾坐寐移时，索粥食之。

次日再进三十丸，只服《局方》茯苓半夏汤②，次日服《小儿方》

---

① 滚痰丸：大黄、黄芩各八两，沉香半两，青礞石（硝煅）一两
上为细末，水丸，如梧桐子大，每服80~120丸（《玉机微义》）
【按：1两≈36.9g；1钱≈3.7g】
② 茯苓半夏汤：茯苓、半夏。

（指《小儿药证直诀》）白术散①。下四五日，饮食如旧。（《泰定养生论·豁痰汤治法》卷十五）

洪钧按：此案不过是心腹冷痛，呕吐严重。自西医看，一时难断定是何病。今日看西医，必然支持输液，或者再加禁食水。如此治疗，三日内亦可大好。一般中医看此病，不会使用豁痰法。但豁痰四五日，其病竟愈。只能说，此病是顽痰所致。

案2：胃脘痛（张三锡医案）

一妇胃脘痛，凡一月，右关寸俱弦而滑。乃饮食不节所致。投滚痰丸一服，下痰及宿食三碗许。节食数日，调理而愈。（《续名医类案·心胃痛》卷十八）

洪钧按：此案与上案接近，只是病史较久。一般医家，不会使用滚痰丸，因为即便是饮食不节所致，如此病久，也要顾忌患者正夺，不宜用峻下。但张氏用滚痰丸见效。观以上两案，均见脉有实象，此或为用峻下的依据。读者或问，此法取效的西医机理。洪钧以为，此法解除了顽固的炎症，即中医所谓顽痰。如前所说，痰者，炎也。

案3：中满气喘（程明佑医案）

张丙患中满气喘，众医投分心气饮②、舟车丸③，喘益甚。一医曰：过在气虚，以参、芪补之，喘急濒死。程诊之曰：病得痰滞经络，致生䐜胀。投滚痰丸，初服腹雷鸣，再服下如鸡卵者五六枚，三服喘定气平。继以参苓平胃散出入，三十日复故。所以知丙得之痰滞经络者，切其脉沉而滑，痰候也。（《名医类案·喘》卷三）

洪钧按："所以知丙得之痰滞经络者，切其脉沉而滑，痰候也。"这就是张氏使用滚痰丸的依据。因为病史过于简单，不知道自西医看是何病。从前医使用分心气饮、舟车丸看，患者应该有大小便不通并水肿，有可能是心力衰竭。此证最好使用，金匮肾气丸加味或炙甘草汤。西医自然用强心药和利尿药。一般说来，效果满意。即可以在三日内明显缓解。程氏之法三十日才好，不能说疗效满意。但滚痰丸有效，也给治心衰多了一法。由此可知，滚痰丸可用于多种顽固疾病。

---

① 白术散：人参、白茯苓、白术、藿香叶、木香、甘草、葛根。
② 分心气饮：木香、桑白皮、丁香、大腹子、桔梗、麦门冬、草果仁、大腹皮、厚朴、白术、人参、香附子、紫苏、陈皮、藿香、甘草。
③ 舟车丸：大黄、甘遂、大戟、芫花、青皮、陈皮、牵牛、木香。

第八章 祛痰新说

案4：心悸，脉不整（马光亚医案）

陈雨生，男，75岁。

1960年患心悸，住某医院治疗多日，心跳不已，脉搏不整，三至一停，五至一停。患者为家父老友，其公子子忠请我往诊。我认为是痰火为病，其脉促，舌苔黄厚，口气甚浊，腹胀便秘。我赠礞石滚痰丸百粒（丸小于绿豆），服之，下黏便甚多，其脉即正常了。

心悸，脉搏不整，不一定是心脏病……痰火也能使脉搏不整。这是我临床见到的一个例证。(《台北临床三十年》）

洪钧按：心悸，脉搏不整，当然是心脏病。最可能是，冠心病引起的房颤。不知道为什么，某医院治疗多日无效。无论如何，礞石滚痰丸治好了此证，只好用顽痰致病来解释。

案5：神志失常（李中梓医案）

李少春女以丧子悲伤，忽雷雨交作，大恐，苦无所避。旦日或泣或笑，或自语或骂詈，如见鬼祟。诊其心脉浮滑，余皆沉细。此气血两亏，忧恐伤心，心伤则热，热积生风也。以滚痰丸，用桔梗、延胡索、陈皮、杏仁煎汤送下，出痰积甚多而愈。(《续名医类案·癫狂》卷二十一）

洪钧按：《皕一选方治验实录》，还载有滚痰丸治精神病多例，不再举。可见此方治精神病有效。

中医有怪病为痰之说，既然是怪病不可以常法治。凡久病，久治，百治不效者，可试用滚痰丸。

（本章暂完）

第九章 除湿秘要

古人说:"治湿不利小便,非其治也",此说不大正确。除湿远不限于利小便。本章将扼要交代重要的除湿方药,并尽量中西医结合地说明其机理。

第一节 理论要点

问:古人说:"治湿不利小便,非其治也。"那么,除湿就是利尿吗?

答:不完全是。此话出自,明代医家虞抟所著《医学正传》,上溯可以追寻到《金匮要略》。治湿自然包括利尿,其适应证是各种水肿,小便不利。但中医所谓湿不限于水肿。

问:水肿之外,还有哪些湿邪致病呢?

答:湿邪是六淫之一,故外感病可因湿邪引起。这时,治湿就不是使用利尿药。

问:湿邪之说可以追溯到哪里呢?

答:可以追溯到《黄帝内经》。《素问·阴阳应象大论篇第五》说:"冬伤于寒,春必温病;春伤于风,夏生飧泄;夏伤于暑,秋必痎疟;秋伤于湿,冬生咳嗽。"《素问·生气通天论篇第三》说:"因于湿,首如裹,湿热不攘,大筋緛短,小筋弛长,緛短为拘,弛长为痿。"其中的湿,就是外感病因之一。

问:伤寒家有湿邪之说吗?

答:有的。《伤寒论》中,有两条经文如下:

伤寒八九日,风湿相搏,身体疼烦,不能自转侧,不呕不渴,脉浮虚

第九章 除湿秘要

而涩者，桂枝附子汤①主之。

风湿相搏，骨节烦疼，掣痛，不得屈伸，近之则痛剧，汗出短气，小便不利，恶风不欲去衣，或身微肿者，甘草附子汤②主之。

今《金匮要略》中有："辨痉湿暍脉证并治"一篇。此篇本应在《伤寒论》中。后人移入《金匮要略》。其中有几条经文如下：

太阳病，关节疼痛而烦，脉沉而细（一作缓）者，此名湿痹（《玉函》云中湿）。湿痹之候，小便不利，大便反快，但当利其小便。

湿家之为病，一身尽疼（一云疼顿），发热，身色如熏黄也。

湿家，其人但头汗出，背强，欲得被覆向火。若下之早则哕，或胸满，小便不利（一云利），舌上如胎者，以丹田有热，胸上有寒，渴欲得饮而不能饮，则口燥烦也。

湿家下之，额上汗出，微喘，小便利（一云不利）者死；若下利不止者，亦死。

风湿相搏，一身尽疼痛，法当汗出而解。值天阴雨不止，医云此可发汗，汗之病不愈者何也？盖发其汗，汗大出者，但风气去，湿气在，是故不愈也。若治风湿者发其汗，但微微似欲出汗者，风湿俱去也。

湿家病身疼发热，面黄而喘，头痛鼻塞而烦。其脉大，自能饮食，腹中和无病。病在头中寒湿，故鼻塞，内药鼻中则愈。（《脉经》云：病人喘。而无"湿家病"以下至"而喘"十一字）

湿家身烦疼，可与麻黄加术汤，发其汗为宜，慎不可以火攻之。

问：温病家有湿邪之说吗？

答：不但有，而且湿邪很受温病家重视。清代人王孟英著有《湿热经纬》，专门讨论湿热致病。

问：仲景法和温病家治湿的方法相同吗？

答：不同。仲景法多用附子、白术（洪钧按：仲景时代没有苍术之说）温散寒湿。温病家说的湿常与热合称，故温病家常用清热燥湿之剂。对此将结合方药进一步说明。

问：西医有无湿的概念呢？

答：西医借用了中医的术语。比如，西医有风湿性和类风湿性关节

---

① 桂枝附子汤：桂枝、附子、生姜、大枣、甘草。
② 甘草附子汤：甘草、附子、白术、桂枝。

炎。只是，西医不认为，它们是湿邪所致。

问：西医的水肿不属于湿吗？

答：西医把水肿分为肾源性、肝源性、心源性、营养不良性、黏液性、特发性、药源性、老年性等。但是，不认为水肿是湿。

问：中西医说的湿，都是初始病因吗？

答：不都是。湿也常常是疾病过程中的产物而且有害，故要设法祛除。

问：今中药学教材有三章涉及湿。分别是：祛风湿、化湿和利水渗湿，都在本章讲吗？

答：是的。本书为求简明，把它们都归为除湿。

问：尊意似乎不很重视湿，这是为什么呢？

答：与寒热相比，作为初始病因的湿，确实不太重要，即湿邪致病远较寒暑少见，且很少引起危急大证。又，我认为，湿近于寒。试看日常生活中，除湿的最好办法是烘烤，即提高温度，湿会自去。这就是为什么，伤寒家用温热药除湿。再加之，我认为，风的本质也是寒，于是治风湿也宜用温热散寒药。

第二节　除湿要药

除湿要药指最重要因而最常用的中药。本节主要讲：独活（羌活）、苍术、藿香、茯苓、猪苓、泽泻等6味药。以下逐次讲解。

一、独活（羌活）

《本草纲目》中没有单列羌活，而认为独活即是羌活。今中药学教材中，羌活和独活是两种药，但功用大体相同。它们都治风湿痹症，常常同用。

独活主治：

- 风寒所击，金疮止痛，奔豚痫痓，女子疝瘕。久服轻身耐老（《本经》）。
- 疗诸贼风，百节痛风，无问久新（《别录》）。
- 独活治诸中风湿冷，奔喘逆气，皮肤苦痒，手足挛痛，劳损，风毒齿痛。羌活治贼风失音不语，多痒，手足不遂，口面斜，遍身痹、血癞（甄权）。

- 羌、独活治一切风并气，筋骨挛拳，骨节酸疼，头旋目赤疼痛，五劳七伤，利五脏及伏梁水气（大明）。
- 治风寒湿痹，酸痛不仁，诸风掉眩，颈项难伸（李杲）。
- 去肾间风邪（时珍）。

今中药教材说，独活的功效是：祛风除湿，散寒止痛。羌活辛温升散，故此药是一味温散药。其功效是：散寒解表，祛风除湿，止痛。

现代研究发现，羌活含挥发油，对布鲁氏杆菌，结核杆菌、皮肤真菌有抑制作用。独活有抗炎、镇痛、镇静及催眠作用。

洪钧只查到，单味独活验案一案如下。

产后瘛疭　尝见杜任作《医准》一卷，记其平生治人，用药之验。其一记郝质子妇产四日，瘛疭戴眼，角弓反张。任以为痉病，与大豆紫汤①独活而愈。政和间，余妻才分娩，犹在蓐中，忽作此证。头足反接，相去几二尺。家人惊骇，以数婢强拗之不直。适记所云，而药囊中有独活，乃急为之。召医未至，连进三剂，遂能直。医至则愈矣。更不复用大豆紫汤，二方皆在《千金》第三卷。（《避暑灵话》）

洪钧按：此案所述，应该是产后子痫。其核心病理是：脑血管痉挛，通透性增加，脑水肿、充血、局部缺血、血栓形成及出血等。脑血管阻力及灌注压均增加，脑血管自身调节功能丧失。此病曾经是，产妇四大死亡原因之一（其余是：大出血、破伤风和产褥热）。

此案用独活有效，其机理尚待研究。据理言，应该是独活有降压作用且改善脑供血。

二、苍术

苍术是很常用的中药。用之得当，常有卓效。

《本草纲目》载，苍术主治：

- 风寒湿痹，死肌痉疸。作煎饵久服，轻身延年不饥（《本经》）。
- 主头痛，消痰水，逐皮间风水结肿，除心下急满及霍乱吐下不止，暖胃消谷嗜食（《别录》）。
- 除恶气，弭灾（弘景）。
- 主大风痹，心腹胀痛，水肿胀满，除寒热，止呕逆下泄冷痢（甄权）。

---

① 大豆紫汤：大豆、酒。

- 治筋骨软弱，癖气块，妇人冷气癥瘕，山岚瘴气温疾（大明）。
- 明目，暖水脏（完素）。
- 除湿发汗，健胃安脾，治痿要药（李杲）。
- 散风益气，总解诸郁（震亨）。
- 治湿痰留饮，或挟瘀血成窠囊，及脾湿下流，浊沥带下，滑泻肠风（时珍）。

今中药教材谓，苍术的功效是：燥湿健脾，祛风除湿，散寒解表。

现代研究发现，苍术利尿作用不明显，但能增加钠、钾从小便排出。它含有丰富的维生素 A。

以下列举单味苍术验案。

案1：窦性心动过速

施某，女，27岁，两年来有心悸、气短、头晕、失眠及恐惧感，曾用安定、利血平、谷维素、心得安等药物治疗无效，心率仍在 120～130 次/分。心电图示"窦性心动过速"。遂予苍术注射液治疗，15 天后症状减轻，心率恢复至 84 次/分。继续连续用药 7 天，临床症状消失，心电图正常。8 个月后随访，复查心电图正常。（《江苏医药》1977 年第 9 期）

洪钧按：《江苏医药》1977 年第 9 期载有，临床观察报告"苍术治疗窦性心动过速 19 例小结"。作者用苍术注射液治疗窦性心动过速（由心电图证实，心率为 120～130 次/分，无其他心电图异常改变）共 19 例。剂量为每次 4 毫升，每日二次肌肉注射。用药 3～5 天即恢复正常者 18 例，好转 1 例。17 例于治疗后八个月复查心电图正常。此案即其中的典型病例。

案2：喜食生米

男子妇人因食生熟物，留滞肠胃，遂致生虫。久则好食生米，否则终日不乐，致憔悴萎黄，不思饮食，以害其生。用苍术米泔水浸一夜，剉焙为末，蒸饼丸如梧子大，每服五十丸，食前水饮下，日三服。益昌伶人刘清啸一娼，名曰花翠，年逾笄病此。惠民局监赵伊以此治之，两旬而愈。（《本草纲目》）

洪钧按：此案应系苍术燥湿健脾作用奏效。

案3：脐部发炎

罗某某，男，3 岁，1976 年 5 月 25 日初诊。患儿半岁起患脐湿，已有两年半了，常用龙胆紫药水、滑石粉、炉甘石、消炎膏、消炎粉外治无效。即用苍术 30g 煎服，1 周后痊愈，2 年后随访未复发。（《四川中医》

1985年第3期)

洪钧按：此案也应是苍术的燥湿健脾作用奏效。

案4：口腔溃疡

张某某，女，23岁，1992年7月12日初诊。患口腔溃疡1个月余，曾用核黄素、抗生素、灰黄霉素及外用冰硼散等，屡治不愈。查口腔两侧、下唇内缘、舌尖边及舌系带两侧等多处溃疡。色红白相兼，流涎，痛疼，舌质淡红，苔薄白而润，脉濡缓，舌强不能伸，语言受限，影响进食。遂用煨苍术粉外敷患处，每日3次，5天而愈。(《湖南中医杂志》1995年第6期)

洪钧按：此案可能是，苍术中的维生素A起作用。

案5：夜盲

李某，男，16岁。1972年初，患夜盲已达半年。其用苍术6钱，水煎后，每日于上午1次服下，治疗6天而愈，未见复发。(《新医药学杂志》1976年第6期)

洪钧按：苍术富含维生素A，故治夜盲有捷效。下案同。

案6：夜盲

曹某，男，8岁，每到天黑两眼视物不明，1965年4月18日来诊。用苍术每次9~15g，加水300~500ml，文火煎至70~100ml 于上午1次或2次服下，1次即见效，2~3次可痊愈。(《浙江中医杂志》1966年第9卷第4期)

三、藿香

藿香味辛，性温，为常用的芳香化湿药。

《本草纲目》载，藿香主治：

- 风水毒肿，去恶气，止霍乱心腹痛(《别录》)。
- 脾胃吐逆为要药(苏颂)。
- 助胃气，开胃口，进饮食(元素)。
- 温中快气，肺虚有寒，上焦壅热，饮酒口臭，煎汤漱口(好古)。

今中药学教材谓，藿香的功效是：化湿止呕，发表解暑。

现代研究发现，此药含有挥发油，有促进胃液分泌、解痉、发汗和抑菌作用。

洪钧以为，藿香有类似麻黄促进代谢的作用。

有必要在此说一下解暑。藿香(包括藿香正气散等)的解暑，不是解除暑热，而是用于暑热天容易出现的急性胃肠炎。如果真的是西医说的中暑（包括日射病、热射病、热痉挛和衰竭性中暑），不宜用藿香，因为其辛温之性会加重中暑。

洪钧未能查到单味藿香验案。盖此药的主要有效成分为挥发油，单味水煎会使挥发油挥发而失效。

四、茯苓

茯苓是很重要因而常用的中药。其味甘、淡，性平，为除湿要药，且有安神、补益等作用。其除湿作用，主要通过利尿。

《本草纲目》载，茯苓主治：

- 胸胁逆气，忧恚惊邪恐悸，心下结痛，寒热烦满咳逆，口焦舌干，利小便。久服安魂养神，不饥延年（《本经》）。
- 止消渴好睡，大腹淋沥，膈中痰水，水肿淋结，开胸腑，调脏气，伐肾邪，长阴，益气力，保神守中（《别录》）。
- 开胃止呕逆，善安心神，主肺痿痰壅，心腹胀满，小儿惊痫，女人热淋（甄权）。
- 补五劳七伤，开心益志，止健忘，暖腰膝，安胎（大明）。
- 止渴，利小便，除湿益燥，和中益气，利腰脐间血（元素）。
- 逐水缓脾，生津导气，平火止泄，除虚热，开腠理（李杲）。
- 泻膀胱，益脾胃，治肾积奔豚（好古）。

今中药学教材谓，茯苓的功效是：利水渗湿，健脾，安神。

现代研究发现，茯苓有温和而持久的利尿作用。此外还能提高免疫、镇静、降血糖等。

洪钧以为，茯苓是很安全的利尿、镇静药。它的补益作用未能受到重视。

以下列举单味茯苓验案。

案1：产后壮热

友人竹××曰："嵊县吴氏一家，以种苓为业。春间吴氏之媳病，盖产后月余，壮热口渴不引饮，汗出不止，心悸不寐，延余往治。病患面现红色，脉有滑象，急用甘草、麦冬、竹叶、柏子仁、浮小麦、大枣煎饮不效；继用酸枣仁汤，减川芎加浮小麦、大枣，亦不效；又用归脾汤加龙骨、牡蛎、萸肉则仍然如故。当此之时，余束手无策，忽一人进而言曰：'何不用补药以缓之'？余思此无稽之谈，所云补药者，心无见识也，姑漫应之。时已届晚寝之时,至次日早起,其翁奔告曰:'予媳之病昨夜用补药医痊矣。'余将信将疑,不识补药究系何物。乃翁持渣来见,钵中有茯苓四五两。噫!茯苓焉,胡为云补药哉?余半晌不能言。危坐思之,凡病有一线生机,皆可医治。茯苓固治心悸之要药,亦治汗出之主药。仲景治伤寒汗出而渴者五苓散,不渴者茯苓甘草汤。伤寒厥而心下悸者宜先治水,当服茯苓甘草汤。可知心悸者汗出过多,心液内涸,肾水上救入心则悸,余药不能治水,故用茯苓以镇之。是证心悸不寐,其不寐由心悸而来,即心悸亦从汗出而来,其壮热口渴不引饮、脉滑,皆有水气之象。今幸遇种苓家,否则汗出不止,终当亡阳,水气凌心,必当灭火,是谁之过欤?余引咎而退。"观竹××此论,不惜暴一己之失,以为医界说法,其疏解经文之处,能将仲景用茯苓之深意,彰彰表出,固其析理之精,亦见其居心之厚也。(《医学衷中参西录》)

洪钧按:由此案可知,茯苓作用广泛,它的补益作用应该受到重视。

案2:头目眩晕、心中怔忡、呕吐涎沫

湖北天门县崔××来函云:一九三〇年,李姓妇,头目眩晕、心中怔忡、呕吐涎沫,有时觉气上冲,昏愦不省人事。他医治以安神之药无效,继又延医十余人皆服药无效,危险已至极点。生诊其脉,浮而无力,视其形状无可下药。恍悟《衷中参西录》茯苓解中,所论重用茯苓之法,当可挽回此证。遂俾单用茯苓一两煎汤服之,服后甫五分钟,病即轻减,旋即煎渣再服,益神清气爽,连服数剂,病即痊愈。后每遇类此证者,投此方皆可奏效。(《医学衷中参西录》)

洪钧按:"单用茯苓一两煎汤服之,服后甫五分钟,病即轻减",可见大剂量单味茯苓,每见神效。

案3:中风后遗症

(钱)乙本有羸疾,每自以意治之而后甚,叹曰:"此所谓固瘠也,入脏者死,吾其已夫!"既而曰:"吾能移之使在末。"因自制药,日夜饮之,左手忽挛不能用。喜曰:"可矣。"所亲登东山,得茯苓大踰斗,以法啖之尽,由是虽偏废,而风骨悍坚如全人。(《宋史·方技钱乙传》)

洪钧按:钱乙所患,应是西医所谓急性脑血管病。终于左手偏瘫,不能说此前他的治法有效。但偏瘫后风骨悍坚如全人,则很可能是受赐于大量服用茯苓。

案4：斑秃

徐某，男性，21岁，于1974年7月6日初诊。患者系发秃症，头顶上如胡桃大圆圈，连结成片，渐成光秃。见者多说此症难愈。心情懊丧，忧郁得很。切其脉数，苔稍白，无其他痛苦。为处一味茯苓500～1000g。为细末，每服6g，白开水冲服，1日2次，坚持服一个比较长的时期，以发根生出为度。服药2个月余，来复诊，发已丛生，基本痊愈。（《名中医治病绝招》）

洪钧按：斑秃是一种很难解释的疾病，虽然无痛苦，也使患者尴尬。此病常可自愈。故不能断言，单味茯苓有效。但可供一试。案5、6略同。

案5：斑秃

李某某，男，20岁，煤矿工人，1978年7月1日来诊。突发斑秃，头顶左侧始由伍分硬币大一圆形发秃，逐渐连片成块，仅3天内，整个头部约3/4处发秃；经治疗半月无效，求治于余。遂用岳老验方一试，嘱以：茯苓2000g，研细末，每服8g，白开水冲服，日2次，嘱坚持服至以发根长出为度。服药74天，复诊时，发秃处均有发根生出，嘱再服药10天，随访基本治愈。（《湖南医药杂志》1983年第5期）

案6：斑秃

治一10余岁少儿，亦患发秃，脱去3～5片，即投以1味茯苓饮，3个月后发生。（《名中医治病绝招续编》）

五、猪苓

猪苓味甘、淡，性平，为常用的利水消肿、渗湿药。

《本草纲目》载，猪苓主治：

- 疟，解毒蛊疰不祥，利水道。久服，轻身耐老（《本经》）。
- 解伤寒温疫大热，发汗，主肿胀满腹急痛（甄权）。
- 治渴除湿，去心中懊（元素）。
- 泻膀胱（时珍）。

李时珍曰：猪苓淡渗，气升而又能降。故能开腠理，利小便，与茯苓同功，但入补药不如茯苓也。

今中药学教材谓，猪苓的功效是：利水消肿，渗湿。

现代研究发现，此药含有猪苓葡聚糖1、甾类化合物等。其利尿作用，是抑制肾小管对水及电解质的重吸收所致。此药还有抗肿瘤、防治肝炎、促进免疫等作用。

洪钧未能查到单味猪苓验案。

六、泽泻

泽泻是比较常用的利尿药。

《本草纲目》载，泽泻主治：

- 风寒湿痹，乳难，养五脏，益气力，肥健，消水。久服，耳目聪明，不饥延年，轻身面生光，能行水上。（《本经》）。
- 补虚损五劳，除五脏痞满，起阴气，止泄精消渴淋沥，逐膀胱三焦停水（《别录》）。
- 主肾虚精自出，治五淋，利膀胱热，宣通水道（甄权）。
- 主头眩耳虚鸣，筋骨挛缩，通小肠，止尿血，主难产，补女人血海，令人有子（大明）。
- 入肾经，去旧水，养新水，利小便，消肿胀，渗泄止渴（元素）。
- 去脬中留垢，心下水痞（李杲）。
- 渗湿热，行痰饮，止呕吐泻痢，疝痛，香港脚（时珍）。

今中药教材谓，泽泻的功效是：利水消肿，渗湿，泻热。主治水肿，小便不利。泄泻，淋证，遗精。

洪钧只查到单味泽泻验案一案如下：

遗精　韩某，男，19岁，农民，1982年1月14日来诊。主诉失眠，多梦，阳事易起梦遗（1夜1~2次）1年余，经多处医治无效，有时服药后梦遗反而加重。自觉身软无力，精神不振，有时自汗，脉虚数。嘱每日用泽泻10g，水煎，早晚分服。药10剂后，睡眠好转，梦少，起阳减少。10天共遗精1次，脉数有减。原方继服，调理月余病愈。（《中医杂志》1983年第7期）

洪钧按：泽泻性寒，泻下焦湿热。此案的遗精，可能是下焦湿热，故单味泽泻有效。

第三节　除湿要方

本节主要讲平胃散、藿香正气散、茵陈蒿汤、八正散、五苓散、独活寄生汤、茯苓桂枝白术甘草汤等七方。

赵洪钧医学真传(续)

一、平胃散①

此方首见于《太平惠民和剂局方》，治胃气不和，是个相当平和的方剂。加之，原方是散剂，每服二钱。故针对的是，相当轻浅的脾胃病。不过。不要以为，轻浅之病不重要。小病误治，会变为大病。小病治不好，大病更不能治好。第八章讲二陈汤时，花了很大篇幅讲解此理。

今方剂教材谓，此方的功效是：燥湿运脾，行气和中。主治：湿阻困脾。症见脘腹胀满、不思饮食、口淡无味、呕哕恶心、嗳气吞酸、肢体沉重、怠惰嗜卧、常多自利、舌苔白腻而厚、脉缓。

只要掌握了此方机理，换个方子，也会有效。

比如，单味陈皮对平胃散证也会有效。再加上一味理气药，效果更好。照用二陈汤原方，也不算错误。枳术丸、保和丸也可以用。即便是下面紧接着要讲的藿香正气散，也对此证有效。总之，只要用上燥湿、理气之药，就是大方向正确。反之，如果给中气不足者用平胃散，就是大方向错误。

以下列举此方验案。

案1：厥证（江应宿医案）

江应宿弟妇，年二十五岁，寡居，因事忤意愤怒，腹胀如鼓，呕哕，大叫而厥，少顷复苏，昼夜扶立，不能坐卧。医莫能疗，将就木。宿适从外归，闻喊声，问其状，知痰涎闭塞，火气冲逆而发厥耳。急煎姜汤，磨紫金锭，一匕而愈。后旬日，遇事忤意，激怒复举。制平胃加姜炒黄连、半夏、香附米为丸，服半料，不复举矣。（《名医类案·厥》卷三）

洪钧按：此案是典型的歇斯底里，最后以平胃散加味治愈。其实，不一定非用此方不可。试看第二章桂枝条下，有张锡纯先生单用桂枝治愈，故对患者的安慰和诱导很重要。江应宿是当时名医，弟妇守寡，他的关心和照顾很重要。

案2：胃脘胀痛（钱受之医案）

程沙随在泰兴时，有一乳娘，因食冷肉，心脾胀痛不可忍。钱受之以陈茱萸五六十丸，水一盏煎，取汁去渣，入官局平胃散三钱，再煎热服。

---

① 平胃散：苍术（去黑皮，捣为粗末，炒黄色）四两，厚朴（去粗皮，涂生姜汁，炙令香熟）三两，陈橘皮（洗令净，焙干）二两，甘草（炙黄）一两（《医方类聚》）

捣为散，每服二钱，水一中盏，入姜二片，枣二枚，同煎至六分，食前温服。

【按：1两≈36.9g；1钱≈3.7g】

一服痛止，再服无他。云高宗尝以此赐近臣，愈疾甚多，真奇方也。（《续名医类案·心胃痛》卷十八）

洪钧按：此案不是大病，也不是非服平胃散不可。既然是冷食积，用温散理气药即可有效。今日用槟榔四消丸，更简便。洪钧曾治一人，冬天进食冷糖糕，不久即胃痛、胀满，服槟榔四消丸一次即愈。又，古人病案中，偶见心脾痛之说。此所谓脾，即胃也。

案3：伤食胸满不食（温载之医案）

官竹农大令，年逾耳顺，夜间吃水饽饽，因此伤食，饮食少思。延医诊治，见其年高，谓脾虚脉弱，遂用理中汤以温之，服后胸愈作胀。连更数医，均云脾虚宜补，于是精神困倦，饮食不思，更加微热头昏，寒热互用，邀余往治。诊其胃脉，沉细兼迟。细问起病根由并曾服何药，遂述其所以。余曰：右关脉固是沉迟，却非虚也，乃误服补剂，气不充畅故耳。当舍脉从证，应用平胃散加楂肉、麦芽、莱菔子、枳壳以推荡之。

服二剂，延余复诊，云及胸胀已消，略进稀粥。余用半消半补之剂，数日而愈。今之市医，一见年高减食，不问病从何起，不辨虚实，遽谓脾虚宜补，因而补死者不知凡几。（《温病浅说温氏医案·伤食》）

洪钧按：此案与上案略同，只是年高。初起最好用平胃散，好转后，即宜照顾正夺。此所以后来温氏使用，半消半补之剂。所谓半消半补，即于补益方药中，加消导、理气之药。

案4：胃及十二指肠溃疡（矢数道明医案）

24岁男子，3年来胃之情况恶化，诉心下部疼痛，胸部紧缩感，两肩剧烈酸痛，腹部胀气，多漉漉作鸣。经内科仔细检查，据云有胃溃疡及十二指肠溃疡。经各种治疗无效，来院。

体格营养皆中等，颜面苍白，贫血貌，脉弱，舌无苔。腹症：心下两季肋下部有轻度抵抗，既无胸胁苦满，又无心下痞硬。

从前用健胃剂无效。此时与平胃散加茯苓、白术、黄连、山栀。心下部疼痛减轻，体重增加，精神活动良好，约6个月痊愈停药。（《临床应用汉方解说》）

洪钧按：平胃散加味，治愈消化性溃疡，故此方不仅适用于湿阻困脾。

赵洪钧医学真传（续）

二、藿香正气散①

此方是个很好的方剂。特别是后人改造为丸剂，服用更加方便。近数十年来，更研发了藿香正气水和藿香正气软胶囊，服用尤其方便且疗效更好。为了帮助读者认识此方，先举现代名人萧乾的一次亲身体验说明此方重要。

1956年举行鲁迅逝世二十周年纪念活动时，中国作协外委会派我陪同两位德国诗人赴全国各地旅行……岂料刚抵南京，我就大闹腹泻，这种病对于陪外宾可不相宜。南京友协和作协的朋友想尽办法为我医治，吃了种种药都不见效。我只好挂了个长途电话，请北京另派人接替我。负责人指示说，在上海治治看，实在不行再换人。

到了上海，朋友们安慰我说，请放心，我们这儿有的是进口药。我就照大夫的嘱咐服下去。唉呀，不得了！次数加倍了，我几乎离不开卫生间。

这时，我想起当年在复旦教授休息室里遇到的那位救星（洪钧按：指当年萧乾患严重牙痛用针刺立竿见影地治愈）。我向东道主提出，可否让我去看看中医。他们马上就把我送到静安寺路一家不大的医院。好像还不是一家中医院，而只是医院里的中医科。大夫号完脉，开了几味药，另外还加服两粒藿香正气丸。

服下去不久，腹泻止住了，很快我就康复了。从此，我对中医佩服得五体投地。（萧乾：我的治病哲学）

洪钧以为，萧乾单服藿香正气丸也会很快治愈。

那么，此方是否可用于急性腹泻呢？

今方剂教材谓，此方的功效是：解表化湿，理气和中。主治：外感风寒，内伤湿滞。症见发热恶寒、头痛、胸膈满闷、脘腹满闷、恶心呕吐、肠鸣泄泻、舌苔白腻等。

显然，此方既治感冒，也治胃肠炎，对胃肠型感冒最相宜。

或问：只有外感风寒是否也可以使用此方呢？

答：我的看法是也可以，而且有切身体会。下面先列举我的验案。

---

① 藿香正气散：大腹皮、白芷、紫苏、茯苓（去皮）各一两，半夏曲、白术、陈皮（去白）、厚朴（去粗皮，姜汁炙）、苦梗各二两，藿香（去土）三两，甘草（炙）二两半
上为细末，每服二钱，水一盏，姜三片枣一枚，同煎至七分，热服《和剂局方》）
【按：1两≈39.6g；1钱≈4g】

第九章 除湿秘要

案1：用藿香正气水切身体会（赵洪钧医案）

1994年夏末一天，洪钧因吹风扇感冒。自觉恶寒、全身酸楚不适且无汗，即取藿香正气水2支（20ml）服下。大约30分钟后，汗出病解。这样的切身体会在我有多次。2007年6月中旬我因感冒小流行受染，也是只服此药1支大好，2支即愈。

案2：真是神水（赵洪钧医案）

患者是一位十七八岁的青年男子，有肝炎家族史，本人也因曾患肝炎而比较瘦弱。1995年夏天，因比较严重的呕吐、腹泻就诊。进诊室前还呕吐一次，量比较大，为所进食物。立即让他口服藿香正气水1支。3天后，他的叔父就诊时说：您给我侄子喝的真是神水！前天他到家就觉饿，喝了一大碗面，再没有吐泻。患者及其父亲的肝炎都曾经我治疗，是邻村王王母人，记不清姓名了。

案3：藿香正气和补中益气同用治表虚（赵洪钧医案）

孟某，男，35岁，威县职教中心教员，1997年3月19日就诊。

感冒2日，饮食可，流涕，有汗，不恶寒，乏力，脉弱。T 36.4℃。

按伤寒法，此证当按表虚治。但是，病情不严重，患者不欲服煎剂，即开藿香正气水1支、补中益气丸1丸，糖水送服，日2~3次，次日即愈。

案4：不明原因突然腹泻（赵洪钧医案）

2004年12月6日，二哥突然腹泻数次。除了适逢"大雪"节气之外，找不到任何原因。立即给他口服藿香正气水20ml。服药时已是晚上9点，次晨即完全恢复。

由于我经常用藿香正气水，很多村民知道它"管用"，常常指名来买，但冬季往往供应不足。又，厂家制此药获利很少，近来有停产的迹象。

案5：普通感冒服藿香正气水一次即愈（赵洪钧医案）

村民某，男，50岁，2008年6月18日中午就诊说：昨晚着了凉，现在有点发烧，全身不舒服。查体温38.5℃，脉浮，舌可。于是给他藿香正气水2支，嘱用糖水一次服下。下午就见他在田间劳动而且对我说：那药很管事儿，喝下去不大会儿就好了。

以下列举前人验案。

案6：厥证（北山友松医案）

河州佃户宗，是年七十三，因赴佛会于大阪婿家信宿。早饭后，忽尔卒倒，不省人事，牙关紧急，身冷，脉沉滑。急请予诊，便以苏合香丸，姜汁调灌之，稍醒而能饮药。时见一妇手捧煎成汤药将使饮之。予问婿曰：何物也？曰：乃某医使服三生饮①也。予急止之云：此乃七情气逆，且因食滞而然，不可妄用急剂以伐无过。病者于今人事醒矣，药能啜矣，药病投机，可立待其痊愈矣。为其生平居乡，不以酒为浆，不以妄为常，守己乐业，安分养性，故年虽七十，比市井放肆之徒，尤未艾也，何必浪投急剂乎？婿曰：是何病耶？予曰：凭脉与症，乃似中气，而实食滞也。夫中气症，大略与中风，亦自难辨矣。法曰：风中身温，气中身冷；风中多痰涎，气中无痰涎；风中多有汗，气中则无汗；风中脉浮，气中脉沉。又曰：以气药治风或可，以风药治气则不可也。今夫不论气中食中，一药双治也。将藿香正气散，去白芷加香附，每一帖重五分，生姜一分，水一盅半，煎八分，作数次服之，何如？婿曰：惟命是从。予撮与服至五帖，诸症平复。后用钱氏异功散②收功。(《北山医案》卷上)

洪钧按：北山氏断此案为食滞，用藿香正气散加减治愈。所当注意者，北山氏于中医医理造诣颇深。又可见日本汉医用量颇小。文中中气，即恶性精神刺激如生大气所致，也可称为气中。风中即中风。

案7：霍乱（王堉医案）

管香病愈未一月，其兄伟卿大令，在都候选。忽有友人招饮，醉饱之余，又苦炎热，自恃气壮，吃西瓜一颗。卧后觉腹中绞痛，吐泻并作。夜已四更，遣人召余。余询其由，知为霍乱，命服藿香正气丸，不必往视也。其家人逼之不已，疑余深夜懒行，因随之去。见伟卿呻吟不已，腹膨胀如鼓。余笑曰：西瓜作怪也。问其小便利否？曰：否！乃命其家人循腹极力推下之，不十度，腹中漉漉有声，溺下数碗，而痛少止矣。因仍使服藿香正气丸。次午衣冠来谢曰：西瓜如此可恶，余当与绝交也。为之一笑。(《醉花窗医案》)

洪钧按：此案所谓霍乱，乃急性胃肠炎。盖古时中医，每称急性胃肠炎为霍乱，因二者俱见上吐下泻故也。病史很详细，不必多说。由此案可知，藿香正气丸适用于此病。即只有内伤湿滞，也是其适应证。

案8：霍乱（燕庆祥医案）

病者：吴相水，年三十余岁，江西永修人。

---

① 三生饮：南星、木香、川乌、附子。
② 异功散：人参、茯苓、白术、陈皮、甘草。

病名：时疫霍乱。

原因：其人素系中寒，春伤于风，兼感山岚瘴气，故至六月热盛之时发为呕泻霍乱。大论曰："岁土不及，民病飧泄"。

证候：身热微寒，渴不喜饮，少腹微疼，呕泻并行，手足拘挛。

诊断：六脉沉伏，脉证合参，是土郁发为霍乱也。……

疗法：用藿香正气散加减。方以藿香为君，白术为臣，加吴茱萸以除阴寒而降肝逆，木瓜扶脾伐肝以舒筋。

处方：藿香钱半，焦野术一钱三分，广皮八分，桔梗八分，大腹皮一钱，紫苏八分，川朴八分，香白芷一钱，仙半夏八分，茯苓三钱，吴茱萸一钱，木瓜钱半。

次诊：服两剂，呕泻痊愈，热亦退，手足亦不拘挛，处善后方而归。

效果：嘱其禁米七日。用香砂六君子汤，二剂即复原矣。（《全国名医验案类编·时疫霍乱病案》第十卷）

洪钧按：此案应是真霍乱。可见藿香正气对尚未出现严重脱水的霍乱也有满意的疗效。

案9：小儿发热呕吐（矢数道明医案）

8岁男孩，暑假海水浴，伤暑气，且饮食不节，发热头痛，呕吐不止，意识昏沉，拒绝进食，入小儿科医院，不进饮食已达一周。据说怀疑有脑膜炎，预后不良。对此给予本方（藿香正气散），呕吐乃止，第二天，有了食欲，热已退净，继服此方10日而痊愈出院。（《临床应用汉方解说》）

洪钧按：虽然此案没有腹泻，但呕吐不能进食一周，西医治疗无效，已属危重。藿香正气散效如桴鼓，足见此方很重要。

三、茵陈蒿汤①

此方乃仲景方，是最重要的清热利胆方剂。《伤寒论》中有关经文如下。

阳明病，发热汗出，此为热越，不能发黄也。但头汗出，身无汗，齐颈而还，小便不利，渴引水浆者，此为瘀热在里，自必发黄，茵陈蒿汤主之。

伤寒七八日，身黄如橘子色，小便不利，腹微满者，茵陈蒿汤主之。

---

① 茵陈蒿汤：茵陈蒿六两、栀子十四（擘）、大黄（去皮）二两半 水一斗二升煮茵陈，减半，内诸药，煮取三升，分三服（《伤寒论》）
【按：1两（3帖/1帖）≈13.8g/4.6g；栀子14枚≈7g/2.3g】

由经文可知，此方乃治黄疸的要方。

或问：经文对黄疸的描述是否全面呢？

答：不够全面。读者需记住，凡黄疸必有小便如浓茶色。假如小便清亮，即可排除黄疸。

今方剂教材谓，此方的功效是：清热利湿。主治：湿热黄疸。

或问：黄疸都是湿热吗？

答：不一定。黄疸都属于湿是肯定的，至于是否属热则要看病史和脉证。一般说来，黄疸初起都属于热。特别是见所谓阳黄（即黄色鲜明如橘皮），无不属于热。此种黄疸，一般舌苔黄腻，脉滑。至于阴黄（即黄色黯淡，有的似绿、似黑），则不属于热而多属于虚寒。

问：西医分黄疸为肝源性、胆源性和溶血性等，茵陈蒿汤最适于治疗何种黄疸呢？

答：这三种黄疸初起都宜使用此方，但最宜于此方者，是胆道阻塞性黄疸。即胆道感染和胆石症所致者。当然，此方也宜于急慢性肝炎所致的黄疸。胰头癌或胆总管癌所致者，不久都会呈现为阴黄，用此方时要照顾正气夺，即不能单用、照用此方。

问：仲景治黄疸只有茵陈蒿汤一方吗？

答：还有栀子蘗皮汤①和麻黄连翘赤小豆汤②。主要经文如下：

伤寒身黄发热者，栀子蘗皮汤主之。

伤寒瘀热在里，身必发黄，麻黄连翘赤小豆汤主之。

问：可以举两个使用茵陈蒿汤的案例吗？

答：先把我的两个病案附在下面。

案1：胆囊炎治愈27年再犯（赵洪钧医案）

刘CZ，女，56岁，威县前小辛村人，2004年4月16日就诊。

患者跟随丈夫住在邢台，5天前以突然上腹剧烈绞痛发病。已经在邢台矿务局医院诊断为胆道结石症，院方动员患者手术。由于花钱已经很多，手术风险较大，特别是打听到我就在故乡，于是专程就诊。见面之后自然谈到27年前我治愈她旧病的经过。

那一次的情况大体如下：

---

① 栀子蘗皮汤：栀子、甘草、黄柏。

② 麻黄连翘赤小豆汤：麻黄、连翘、杏仁、赤小豆、大枣、生梓白皮、生姜、甘草。

第九章 除湿秘要

1977年11月,她因为突然上腹剧烈绞痛、呕吐、发烧、腹部胀满住在县医院。内科诊断为胆囊炎。禁食、输液、抗感染、解痉止痛4天之后,仍然没有明显好转。病家异常恐慌。恰好她碰到的业务院长是一个很认真负责的人,知道我有使用中药治疗胆道疾病的经验,请我会诊。

看过患者之后,发现除以上情况外,还有明显的黄疸,又全腹胀满,右肋下胆囊区有明显压痛、反跳痛。总之,胆囊炎的诊断毫无疑问。

再次强调:典型的胆囊炎或胆道感染的诊断,完全不需要复杂的仪器检查检验,甚至不必化验血象、黄疸指数、尿胆原等。上述临床表现和体检所得已经足以确诊了。

再查脉无虚象,舌质暗红,苔黄白厚腻。于是疏方如下:

川朴15g,枳实10g,生大黄15g(碎),茵陈10g,栀子5g,桃仁10g,红花5g,芒硝15g。

此方是小承气、茵陈蒿汤合剂再加活血化瘀药。只要原则上正确,改用其他药物也会有满意的疗效。比如,也可以用大柴胡、茵陈蒿合剂再加厚朴、枳实。

当时已经是夜间10点左右,嘱咐立即抓药,立即煎服。除芒硝外共煎,头煎20分钟即可(用大黄泻下不宜久煎),二煎时间可以稍久。芒硝在服药时冲服。

次日黎明,我还没有起床,忽听有人敲门。听声音似乎是患者的丈夫,连忙起床请进,询问有什么紧急情况。患者的丈夫连声致谢,说患者服药后大便三次,疼痛、胀满、恶心呕吐等完全缓解。自觉几乎完全恢复,已经进食稀粥,无不适。恳请再为诊治。

进一步治疗的原则是:急下有效即不再急下,而以利胆清热、活血化瘀为主。炎症消散之后,活血化瘀药即可减去,但利胆法要使用很长时间。利胆法都是清热的,要注意不可清热太过。同时也要注意不可破气太过,见下文及其他病案。

那一次,患者服中药大约40剂。此后27年没有明显症状。

此次发病前大约半年,患者常感心下满闷、烧心、打嗝,应该是胆石症引起的消化道紊乱。

5天前,患者突然上腹剧痛、恶心呕吐、腹部胀满。因痛苦难忍,在邢台某医院看急诊,诊为胆道结石,住院治疗。其间一直输液并给予抗生素和利胆成药。

就诊时不再明显疼痛，但上腹胀满如前。自觉腹内气不通，不欲饮食，乏力，心悸。

查患者体胖、面红，脉象大致正常，舌质略暗，苔白稍厚。

处方如下：

茵陈10g，栀子3g，生大黄5g，柴胡5g，黄芩10g，厚朴5g，枳实5g，香附8g，川芎7g，茯苓10g，甘草5g。常规水煎日一副。

这是茵陈蒿、大柴胡合剂，略有加减。

或问：为什么这一次没有明显胆道感染也没有黄疸？

答：胆道结石出现绞痛时，不一定造成胆总管阻塞，也不一定导致感染。特别是发病前进食很少时，常常不发生感染。比如，胰头癌或胆总管癌患者的胆道阻塞，多半没有胆道感染表现。如果结石在肝内胆管或胆囊内，就更不容易引起胆总管阻塞，因而不出现黄疸。

没有胆道阻塞所致的黄疸，又没有胆道感染，诊断胆道结石需要借助超声检查。

我确切了解患者的既往史，不做超声也足以诊断为胆道结石症。

读者不难看出，上方用药量偏小。然而，患者服用后仍然每天大便3~4次。这是理气药和生大黄用量太大的缘故。所以，后来减去了厚朴、枳实。用利胆法的原则是大便不能每天超过3次。这个患者虽然体胖、面红，但长期进食很少，自觉乏力、心悸，就更要避免破气。

患者服药30付，症状消失。

案2：胆囊炎治愈28年再犯（赵洪钧医案）

本村村民赵某，1975年曾患典型胆囊炎。急性期有如上案所述的典型表现。发病之初，给予西医支持输液和抗生素治疗大约3天。中药治则大体如上文所说。后来方子简化为四味药：茵陈15g，栀子3g，生大黄5g，枳实10g。这个方子那时只值1毛6分钱。患者共服中药90剂，终于因为经济困难停药去奔走谋生。因为那时很多农民吃饭还是问题，这么便宜的方子，一剂也要花去他一天的收入。

此后28年中，患者一直身体很好，所以，嗜酒的习惯没有戒。

2003年，患者70岁。4月的一天夜间大约10点钟，突然上腹剧烈绞痛难忍，伴有剧烈恶心呕吐和上腹胀满。我迅速赶到时，见患者呻吟不止、体温39℃，黄疸可疑。右肋下肿大的胆囊不但可以清楚地摸到，也可以清楚地看到。只据此一点，再参考既往史，急性胆囊炎的诊断已经毫无

第九章 除湿秘要

疑问。

病情严重,加之患者的经济状况大好,花几千、上万元没有问题。所以,建议急症住院。患者问:病情如何?我说:诊断毫无问题,但在家治疗不敢保险。患者不愿意深夜住院,当即给予支持输液和抗生素,同时开小承气、茵陈蒿汤合剂一副。

患者确实有生命危险。胆囊炎致死,主要是胆囊坏疽——必然破裂穿孔,造成胆汁性腹膜炎而不可收拾。坏疽的直接或主要原因就是胆囊内张力太大,导致囊壁——一般始于底部——缺血坏死。

患者也自觉病危,次日一早,就去县医院了。没想到检查化验一天下来,花了数百元,没有闹清什么病,却一味让他住院。患者很失望,于是回家一切拜托于我。

从纯西医角度看,患者具备胆囊切除的典型指征。

在家没有胆囊切除的条件怎么办呢?

当务之急是尽快解除胆囊张力。于是先给他穿刺抽取胆囊内的脓液。这是变通的微创手术。先后共抽取5次,脓液逐渐减少、变清,粪臭味逐渐减轻。

第一次抽出脓液后,患者的自觉症状就基本消失。体温也接近正常。可以进少量流食。

支持输液等西医疗法使用5天后,即单用中药治疗。

值得提出的是,脓液抽出之后,察舌即不见热象。服大柴胡、茵陈蒿合剂5剂之后,舌质变淡,舌苔略白不厚。再服即自觉不适,甚至呕吐。改用温胃理气之剂,即自觉舒适。患者很不理解,因为上次服药从来没有离开茵陈、栀子、生大黄等。

读者应该理解其中的缘故。用中医的话说,胆囊内的浓液抽取干净后,少阳或肝胆郁火即完全清除,故不宜再用苦寒清热的茵陈蒿汤等。又,抽出就是最直接而有效的利胆,故利胆法也不必再用。用大小柴胡汤也不合适。

后来,当察舌不再见寒象时,也只用过茵陈。

这次患者服中药30多剂,一切症状消失。不久即可劳动。他不要求保证28年不犯,我也不敢保证这么长时间。那时我们都应该作古了。

以下列举前人的验案。

案3：黄疸（中神琴溪医案）

伏见屋重兵卫，年三十，心中懊恼，水药入口辄吐，经日益甚。先生视之，眼中成黄，心下满，按之痛，乳下扇动，紊乱不定。先生为言曰：此瘀热在里也，盖不日当发黄色。乃以食盐三匙调白汤吞之，大吐冷水，更与茵陈蒿汤，身果发黄色，圊黑粪，仍服前方，十有五日而复常。（《伤寒论今释》卷六引《生生堂治验》）

洪钧按：此案可能是急性肝炎，十五天即恢复，可见茵陈蒿汤效佳。又，令患者口服较浓的食盐水，是一种吐法。西医也曾经使用。

案4：酒疸（陈作仁医案）

病者：万方鼎，年六十四岁，安徽人，就幕南昌。

原因：此人好饮酒，数斤不醉，适至六月暑湿当令，又饮酒过量，致有黄疸重证。

证候：壮热不退，面目遍身色如老橘，口渴思饮，大小便秘日渐沉重，卧床不起。

诊断：六脉沉实而数，舌苔黄燥。查其致病之由，参以脉证，知系湿热阳黄重证也。

疗法：阳黄证亦清解，因仿仲景茵陈蒿加大黄栀子汤主之。以茵陈蒿利湿清热为君，以大黄、厚朴通大便为臣，以栀子清心肾之热为佐，加木通利水道，使邪由前阴分走不致停滞为使。

处方：茵陈蒿一两，生锦文三钱，直川朴钱半，炒黑山栀三钱，汉木通钱半。

效果：此方连进二剂，二便均通，黄亦稍退，脉象亦较前柔和。仍照原方减去木通，加云苓三钱、六一散①四钱包煎，续进二剂，至四日黄疸证已退过半，但年高气弱，不宜过于攻伐，因照原方减去大黄，加薏苡仁四钱。又接服四剂，未十日而黄疸证逐渐痊愈矣。（《全国名医验案类编》卷四）

洪钧按：此案应该是酒精性肝炎所致，也可能同时有胆道感染。案中说理颇详。总之，始终不离清热利胆。只是，文中"茵陈蒿加大黄栀子汤"可能有误。茵陈蒿汤就是茵陈、大黄、栀子三味药组成。

---

① 六一散：滑石、甘草。

第九章 除湿秘要

案5：急性黄疸肝炎（林上卿医案）

刘某，男，39岁，福鼎沙埕渔民，1975年10月3日就诊。

诉于20天前，因纳呆、疲乏、尿黄赴某医院就诊。查黄疸指数12U，GPT200U，诊为"急性黄疸型肝炎"而住院。以维丙肝、肝泰乐、能量合剂，维生素类，并配合中药（具体不详）治疗，病情日益恶化。出现腹水，进而昏迷。拟"急性黄色肝萎缩"，转入我院。体检：T 37℃，P 110次/分，R 24次，深度昏迷。皮肤、巩膜黄晦，舌苔腻浊而黑，脉弦数。心肺（-），腹部膨胀，有移动性浊音，肝上界于右第六肋间，下界在右季肋上1.5cm。肝功：黄疸指数80U，凡登白双相阳性，总蛋白7.5g/L，白蛋白3.5g/L，球蛋白4g/L，TTT25U，TFT（+++），ZnTT27U，CFT（+++），GPT372U。此为湿毒弥漫，三焦郁闭，肝胆失疏，水液不行所致。急投茵陈蒿汤合栀子柏皮汤化裁。

茵陈60g，大黄18g，栀子、黄柏各6g。水煎，分二次服，日二剂。

10月14日二诊：药后连续下大便三次，约一痰盂，色黑状如糊，尿量增多，如皂角汁状，腹部稍软，神志略清，口干索饮。药既中病机，仍循前法，乘胜进军。

10月16日三诊：又下大便二次，色状同前，黄疸减退，已省人事，腹水减退。此后每日一诊，俱按前方不变。

10月23日四诊：腹水已消大半，能自行坐卧。日大便二次，其色尚黑，此湿热之毒，大势已去，余毒犹存也。遵去邪务尽之旨，将原方递减一半，日服一剂。

11月3日五诊：黄疸基本消退，大便由黑转黄，小便清长，精神食欲尚佳。至此之际，邪势已去八九，正是恢复阶段，不可过投苦寒，恐伤脾胃。便将原方再减半量，加入银花、蒲公英、丹参、白芍、泽泻、茯苓、甘草等清热解毒，和血扶脾。最后以丹栀逍遥散①收功。1979年7月10日肝功：黄疸指数4U，凡登白试验（-），GPT76U，ZnTT4U，TFT（+）。同年7月超声波检查，肝脏大小正常，能出海捕鱼。随访至1984年，一切良好。（《桐山济生录》）

洪钧按：此案是极严重的肝炎，很难挽回。长期坚持服用茵陈蒿汤加味，竟获彻底痊愈，足见茵陈蒿汤有起死回生之功。

---

① 丹栀逍遥散：丹皮、山栀、柴胡、白术、茯苓、当归、白芍、甘草

四、八正散①

此方首见于《太平惠民和剂局方》。今方剂教材谓其功效是：清热泻火，利水通淋。主治湿热下注，发为热淋、石淋。症见尿频涩痛，淋沥不畅，故对急性尿路感染特别有效。

需注意的是，此方不宜于慢性尿路感染。以下先附上洪钧的几个验案。其要点是，同时使用补益药。

案1：肾盂肾炎（赵洪钧医案）

梁Y，女，37岁，住县城内，2001年3月13日初诊。

反复发作"肾盂肾炎"3、4年。最近一次发作已经半月，中西药物都用过，效不佳。初犯时有恶寒，无高烧。从无肉眼血尿，但一直尿频尿急。体型中等，神可。饮食可。大便常干。睡眠不佳。口渴。工作不重，但常感劳累。脉沉滑有力，舌红苔不厚。血压136/90mmHg。处理如下：

黄柏10g，连翘10g，五味子10g，党参10g，黄芪15g，茯苓10g，陈皮15g，当归10g，川芎8g，白芍15g，生地10g，木香5g，三仙各10g，生甘草4g。常规水煎日一副。

上为散，每服二钱，水一盏，入灯心，煎至七分，食后、临卧温服。

【按：1两≈39.6g；1钱≈4g】

补中益气丸9克，日2次；金匮肾气丸9克，日2次。

呋喃妥因0.1g，日3次；PPA 0.5g，日3次。

3月18日再诊：症状消失，略感乏力。脉不再有力。血压120/80mmHg。守前方。

此后有两次小反复。一直坚持中西医结合治疗如上。但西药每5~10日即更换。至5月初，最后稳定。

案2：尿频尿急尿失禁（赵洪钧医案）

董FQ，男，55岁，威县董李庄人，2001年4月3日初诊。

尿频、尿急、尿失禁2月。曾经服用中西药物多次，包括输液4天，无明显疗效。此前无类似发作史。少腹有冷感，热敷感到舒适。饮食、大便可。偶尔解大脬。近日乏力、咳嗽、痰多。体型中等，神可。脉沉滑重按有力。舌苔稍长。验尿无异常。处理如下：

---

① 八正散：车前子、瞿麦、萹蓄（亦名地篇竹）、滑石、山栀子仁、甘草（炙）、木通、大黄（面裹煨，去面，切，焙）各一斤（《和剂局方》）

第九章 除湿秘要

黄柏 10g，连翘 15g，白芍 15g，当归 8g，陈皮 10g，茯苓 10g，半夏 8g，五味子 10g，党参 10g，黄芪 10g，川芎 8g，熟地 15g，附子 8g，桂枝 15g，三仙各 10g，生甘草 4g。常规水煎日一副。

金匮肾气丸 9 克，日 3 次；补中益气丸 9 克，日 3 次。

呋喃妥因 0.1g，日 3 次；PPA0.5g，日 3 次。

4 月 9 日再诊：病大减。小便微有不适并轻度失禁。脉仍沉滑有力。血压 150/90mmHg。中药如前。西药改服增效联磺片 2 片，日 2 次。

4 月 15 日三诊：病大好。似有小恶心且乏力。脉不再见有力。舌略淡。血压 140/90mmHg。中药如前。西药改服地霉素 0.5g，日 3 次。

洪钧按：此证应非尿路感染，而是"前列腺肥大"。黄柏、连翘和抗菌西药可以不用。

案 3：慢性膀胱尿道炎（赵洪钧医案）

蒋 LM，女，25 岁，威县王王母村人，2000 年 5 月 30 日初诊。

反复发作尿频、尿急、尿痛两个月。约每周发作一次。每次都服西药，但停药即犯。无其他不适。体高瘦，一般情况可。脉滑，舌淡嫩。处理如下：

党参 10g，黄芪 15g，当归 10g，白芍 10g，川芎 6g，白术 10g，茯苓 10g，陈皮 10g，半夏 10g，黄柏 10g，三仙各 10g，生甘草 4g。常规水煎日一副。

补中益气丸 9 克，日 2 次；增效联磺片 2 片，日 2 次。

2 日后症状消失。但还是让患者服药四周。中药没有改方。西药又依次用了 PPA、地霉素、呋喃妥因各一周。至 2007 年没有复发。

案 4：慢性膀胱尿道炎（赵洪钧医案）

赵 YF，女，40 岁，漏记里居，2004 年 11 月 6 日初诊。

近数年每年夏天好犯尿频、尿急、尿血。往年每年一次，今年发作近 10 次，至今迁延不愈。曾服西药多次，偶有暂效，近来服西药后食少恶心。体瘦弱。脉略弦，舌稍淡。处理如下：

党参 10g，黄芪 15g，当归 10g，白芍 12g，熟地 12g，川芎 6g，陈皮 10g，茯苓 10g，半夏 8g，黄柏 8g，生山药 15g，川朴 5g，三仙各 10g，生甘草 5g，生姜 20g。常规水煎日一副。

金匮肾气丸 9 克，日 2 次；补中益气丸 9 克，日 2 次。

地霉素片 0.5g，日 2 次。

11月16日再诊：诸证悉去。继续服中药煎剂6日即停。成药坚持服用3周。西药依次改用增效联磺片、呋喃妥因和PPA各1周。

以下列举前人验案。

案5：尿血（赵守真医案）

廖妇，尿血十余年，乃尿与血并出，血多则腹胀减，然尿血无间日，医治以来，未曾少愈，亦未特别加剧，故时治时不治焉。昨日来诊，脉细数，尿血或痛或不痛，月经常先期，色黯而少，一二日即净，饮食佳，心烦多梦，夜不安眠。当时认为病人必血虚，经少而黑必瘀积，治用补血行瘀之剂，如生化汤①、四物汤加桃仁、红花，补多于攻，而血下反多，又以为攻逐所致，瘀尽或血可止，岂知不然，半月淋沥不已，始知其药之非。因细研诘，乃云："先年曾患梅毒，丹熏虽愈，后多白带，黏滞腥味，从未少间。"从知为湿毒滞留，气血瘀滞，法应清利以养血，不宜攻逐而伤阴。疏用猪苓汤清热渗湿，止血滋阴，信可奏效，却又不然。经一再潜思，始恍然悟，猪苓汤清热而不解毒，止血而不行瘀，治非其道，宜乎不效。为今之计，则勿鳃鳃以虚为虑，宜专力清热利湿、解毒行瘀，齐头并进，作正本清源之筹，遂处八正散加土茯苓、银花、牛膝、茜草等味。

连进五剂，先则尿血加多，后则渐渐减少，十剂尿血全止，小便清利，白带亦无，夜间已能安卧。复进滋血解毒健胃之药二十余剂，食进体健，遂告痊愈。（《治验回忆录》）

洪钧按：抗生素发明前，梅毒是很难治的性病。赵氏几经斟酌试验，终于用八正散加味治愈。

案6：急性肾盂肾炎（何任医案）

郦某，女，33岁。1976年3月2日初诊。

急性肾盂肾炎（尿检有蛋白、红白细胞、脓细胞），尿频急，腰酸痛，小腹胀满，脉数苔黄，宜清热通利。

生山栀12g，车前子9g，萹蓄9g，生甘草6g，川楝子9g，瞿麦9g，净滑石12g（包），木通4.5g，银花9g，生军4.5g，灯芯1束。4剂。

3月7日二诊：上方进4剂后，腰酸解，尿频尿急亦减。再以清热通利续之。

生山栀9g，白茅根9g，萹蓄6g，车前子9g，川楝子9g，滑石12g

---

① 生化汤：当归、川芎、桃仁、黑姜、炙草。

（包），生甘草6g，木通4.5g，灯芯1束。4剂。(《何任临床经验辑要》)

洪钧按：此案没有发热，故不很典型，但系尿路感染无疑。何氏基本照用八正散，效果尚可。

五、五苓散①

五苓散首见于《伤寒论》，是很平和又很重要的方剂。

今方剂教材谓，此方的功效是：利水渗湿，温阳化气。

旧作《伤寒论新解》中有"五苓散新解"一节。其说略谓：

"旧说五苓散证为停饮、为蓄水、为水气不化、为水蓄下焦。今教材仍主此说。试问：此证之水从何处来而能蓄？莫非发汗后，大汗出，胃中干，水仍蓄于太阳（膀胱）？莫非霍乱吐利后，水气停于胃或下焦？莫非下之后复攻痞，渴而口燥，而太阳、阳明有停饮？况且既为蓄水，当见其形，或身肿，或少腹满，或心下有水气。何以经文中无一字言及？即使水蓄于下焦（太阳之表及阳明之胃完全不可能），用五苓散利之，小便一利，蓄水即尽，何以止胃中干、口中燥渴？即使五苓散可化膀胱之水气上承，此时化已蓄之水犹恐不及，服散后岂可多饮暖水？总之，旧说完全不可通。不通之由，乃注家只知药物可以去病邪，不知水谷可以补津血；只知病由邪实起，不知病由正夺生。"

"五苓散实为一种解表和里的权变法。其目的为使患者多饮水且得水而解。此时患者之表不解（脉浮、身疼）因失津不得汗，里不解（烦、渴）因失津不得润。试观服五苓散后，需多饮暖水，使之汗出，便知方义。"

总之，拙见与今方剂教材所说迥异。查历代中医验案，极少用五苓散治水肿者。

或问：五苓散不能利尿吗？

答：此方使用猪苓、泽泻、茯苓等利尿药，应该能利尿。特别是今人多使用煎剂，用量较大，利尿作用较强，但五苓散的作用，远不止利尿。从以下五苓散验案中即可看出。

案1：尿崩症（李克绍医案）

王军，7岁，花平县人，于1975年7月12日来省中医院门诊。

---

① 五苓散：猪苓（去皮）十八铢、泽泻一两六铢、白术十八铢、茯苓十八铢、桂枝（去皮）半两上五味，捣为散，以白饮和服方寸匕，日三服《伤寒论》）
【按：1两（3帖/1帖）≈13.8g/3.4g；1两=24铢；1方寸匕≈1.5g】

赵洪钧医学真传（续）

患儿多饮多尿，在当地医院曾检查尿比重为 1.007，诊断为尿崩症，治疗无效，遂来济南，经余诊视。神色脉象，亦无异常，惟舌色淡，有白滑苔，像刷一层薄薄不匀的浆糊似的。因思此证可能是水饮内结，阻碍津液的输布，所以才渴欲饮水，饮不解渴。其多尿只是多饮所致，属于诱导性的。能使不渴，少饮，尿量自会减少。因与五苓散方。

白术 12g，茯苓 9g，泽泻 6g，桂枝 6g，猪苓 6g。水煎服。

服 2 剂，7 月 14 日其家长来述，上方共服二剂，症状见轻，又与原方两剂，痊愈。(《伤寒解惑论》)

洪钧按：尿崩症而用五苓散煎剂，何其怪哉！尿愈多，愈利尿，于理不通。李氏以为，患儿的病机是"水饮内结，阻碍津液的输布"。此说后半与拙见略同。但水饮内结，应不见渴，或渴不愈饮。又，服此方，当多饮暖水。如此何以能使尿量减少？拙见以为，只有用此方能调节津液输布，使津液分布正常，不再渴，方能解通此案。

案 2：睾丸鞘膜积液（聂惠民医案）

马某，男，2.5 岁。病 2 周余，某医院诊为睾丸鞘膜积液，拟手术治疗。由于患儿家属不同意手术，遂来门诊中医治疗。症见肾囊如鸡卵大（右侧）肿势通明，哭闹时肿胀尤甚。饮食不佳，大便尚可，小便量少，苔薄白，指纹略淡。证属气化失职，水湿蓄聚而致。治以化气行水为宜。宗五苓散化裁。处方：猪苓 10g，茯苓 10g，泽泻 10g，桂枝 3g，炒白术 8g，橘核 6g，炒薏苡仁 10g，川楝子 5g。水煎服。

服三剂后，肿势大减，余症亦轻，继进四剂，积液消失。三年未复发。(《聂氏伤寒学》)

洪钧按：此案可用五苓散利尿来解释，也可以用五苓散调节津液输布来解释。我认为，后者可能性大。

案 3：小儿阴囊水肿（矢数道明医案）

某，男性，3 岁，从生后一年左右开始阴囊肿，后致每 2 月抽水一次。近又肿甚拟将抽水，余诊后首先以半夏厚朴汤浸膏末 10g 分 2 次服，给予 10 日量，服后无效。改用五苓散浸膏末 10g 分 2 次服，仍给予 10 日量。

服后阴囊日渐缩小，10 日后肿已不明显，续服 20 日后恢复正常。停药后又见微肿，遂又服药，服后即消。共服 6 月后未见再发。(《汉方辨证治疗学》)

洪钧按：此案也是鞘膜积液且较上案严重，同样用五苓散治愈。

案4：中心性视网膜脉络膜炎（陆南山医案）

潘某，男，25岁。1972年8月1日初诊。

病史简述：左眼患中心性视网膜脉络膜炎已近2月，曾口服地塞米松及静脉注射ACTH等。目前右眼正常，左眼视力0.4，视网膜黄斑区水肿，生理凹陷反光消失，未见其他明显体征。拟五苓散加味。

处方：炒白术6g，制苍术6g，带皮茯苓12g，猪苓6g，泽泻9g，川桂枝3g，楮实子9g，杭菊花9g。

9月11日复诊：上方共服21剂，左眼视力由初诊0.4进步至1.2，眼底黄斑区水肿消失，生理反光明显出现。（《眼科名家陆南山学术经验集》）

洪钧按：五苓散治愈了眼底病，看来此方颇有妙用。

案5：泄泻（江应宿医案）

余氏仆，年十七岁，五月初患泄泻，至六月骨瘦如柴，粒米不入者五日矣，将就木。诊其脉，沉细濡弱而缓。告其主曰：湿伤脾病也。用五苓散加参、术各三钱，不终剂而索粥，三剂而愈。（《名医类案·泻》卷三）

洪钧按：五苓散加味治泄泻效捷，可见此方不仅利尿。此方内原有白术，加人参即近于四君子或参苓白术散。宜其治泄泻效佳。又，读者须知，古时没有支持输液之法。顽固腹泻或呕吐不能进食日久者，即属危重。五日粒米不进，危在旦夕。今日虽有输液支持，亦应该中西医结合，如此必可迅速治愈。

案6：交肠病兼血痢（张路玉医案）

陆胜祥之女，方四岁，新秋患血痢，而稀粪出于前阴。作冷热不调食积治，与五苓散，服香连丸①，二剂而愈。（《张氏医通·大小府门》）

洪钧按：交肠病即西医所谓膀胱直肠瘘，不是很容易治。此案如此捷效，可见五苓散有出人意料之效。

案7：消渴（吉益南涯医案）

和州人某来谒曰：仆年五十有余，从来未曾有疾。今虽既老，饮食倍少壮时，自以为少壮时好抵角之戏，故血气周流如此。自客岁丁巳春，食饵又三倍于少壮。至今年添渴，饮水数升，未尝腹满。顷自警，以数合为度。夫能食能饮如此，理当肥，而瘦日甚，他无所苦。先生诊之，问其他。答曰：惟腹皮麻痹，小便频数耳。乃与五苓散，服之而渴愈。（《金匮

---

① 香连丸：木香、黄连、诃黎勒、肉豆蔻、丁香

要略今释》卷四引《续建殊录》)

洪钧按：此案是典型的糖尿病表现。即所谓"三多一少"（多食、多饮、多尿，身上肉少）。可见五苓散治糖尿病有效。即或不能根治，迅速缓解症状，亦属难能。由此可见，五苓散每有不可思议之效。

案8：水肿（王堉医案）

赵梅村先生，崞县人。……壬戌夏，定襄县试……与梅翁朝夕聚谈。一日梅翁曰：弟素颇健，近不知何故，两腿连脚作肿，午后益盛，闷滞不能屈伸。余问：皮皱乎？曰：然。光亮乎？曰：然。小便不利乎？曰：然。胸膈发闷乎？曰：然。告曰：此必饮水太多，水气下注，不治则成水肿，渐至腰，至腹，则无救矣。梅翁请一诊。余曰：不必诊脉，但输泻其水，小便利则肿自已。至于茶水，渴而后饮，勿过贪也。因进以五苓散加木通、牛膝、防己、瞿麦，至夜则小便五六次，觉肚腹宽适。天明视之，肿消其半，连服三剂，则肿迹全无，步履矫健。（《醉花窗医案》）

洪钧按：此案为《硒一选方治验实录》所载，唯一典型的水肿验案。至于原因，则作者所云非是。即不是饮水过多所致。如果不再反复，可能是老年水肿。无论如何，五苓散加味，近期效果满意。

六、独活寄生汤[①]

此方首见于《备急千金要方》。今方剂教材谓其功效是：去风湿，止痹痛，益肝肾，补气血。主治痹症日久，肝肾两亏，气血不足。症见腰膝冷痛、肢节屈伸不利、痿软气弱、畏寒喜温、舌淡苔白、脉象细弱。

洪钧以为，今日所见腰腿痛、肩臂痛，十九是劳损所致，也可以用此方。最好再加上补肾阳之药。至于，类风湿关节炎，则十分难治。轻症不难控制症状，却也很难除根。重症大多会残废。此类患者，大多生活条件不好，也是难治的原因之一。

以下列举独活寄生汤验案。

案1：腰痛（赖良蒲医案）

郑某，男，40岁，萍乡人。

症状：一九五三年夏月，腰痛不能转侧，膝痛不可屈伸，四肢沉重，

---

① 独活寄生汤：独活三两，寄生（《古今录验》用续断）、杜仲、牛膝、细辛、秦艽、茯苓、桂心、防风、芎䓖、人参、甘草、当归、芍药、干地黄各二两。

水一斗，煮取三升，分三服（《备急千金要方》）

【按：1两（3帖/1帖）≈41.3g/13.8g】

倦怠无力，脉象濡细，舌苔白腻。

诊断：肾气虚弱，风湿相乘，流于腰膝，着而作痛。

疗法：法宜活血脉，疏风湿，补肝肾，强筋骨，以独活寄生汤加减治之。

党参四钱，干地黄三钱，白芍三钱，川芎二钱，当归四钱，桑寄生六钱，茯苓三钱，杜仲三钱，怀牛膝三钱，金狗脊三钱。水煎服。并送服小活络丹半粒。

服十剂疼痛减轻。原方加减再进。

当归四钱，干地黄三钱，杜仲三钱，怀牛膝三钱，独活二钱，桑寄生六钱，狗脊三钱，淫羊藿三钱，党参四钱，巴戟天三钱。水煎服。（《浦园医案》）

洪钧按：此案可能是类风湿关节炎，很难根治。

案2：痹症（邢锡波医案）

张某，男，30岁，工人。

病史：2年前感受风寒，关节肿痛，每逢寒冷，则疼痛加剧，屈伸受限，得热则舒适。近半个月来各关节肿胀疼痛，以膝踝关节为重。

检查：下肢关节肿痛，活动时明显。脉弦紧，舌淡红，苔薄白。

治宜：祛风散寒，利湿通痹。

处方：独活24g，桑寄生24g，秦艽15g，防风15g，川芎15g，当归15g，赤芍15g，茯苓15g，桂枝10g，牛膝10g，甘草6g，细辛3g。

连服七剂，关节疼痛大减，能下地活动。脉弦滑，舌淡红少苔。前方减当归、赤芍、茯苓、细辛，加制川乌10g，苍术10g，杜仲15g，海风藤15g。

又服七剂，关节肿痛又减轻。仍以前方略有加减，再服七剂，症状消失。继服散风活络丸，巩固疗效。（《邢锡波医案集》）

洪钧按：此案可能是类风湿关节炎，近期效果满意。

七、茯苓桂枝白术甘草汤①（苓桂术甘汤）

此方首见于《伤寒论》，是相当平和的方子。今方剂教材谓其功效是：健脾渗湿，温化痰饮。主治痰饮。症见胸胁胀满、眩晕心悸、短气而咳、

---

① 苓桂术甘汤：茯苓四两，桂枝（去皮）三两，白术、甘草（炙）各二两
水六升，煮取三升，分温三服（《伤寒论》）
【按：1两（3帖/1帖）≈13.8g/4.6g】

舌苔白滑、脉弦滑或沉紧。

以下列举此方验案。

案1：久疟（周小农医案）

蒋声扬舅妗，壬戌年六十八岁。向有停饮胃痛，曾经攻水，仍不能止。夏病疟疾，胃病呕吐，朱医治以大半夏汤，吐减，而疟复数日一发无定期。至秋已饮食不纳，以参汤延挨矣。九月下旬，召余往诊。脉虚弦无神，苔薄，饮食不纳，神情虚弱，而疟复作。勉拟苓桂术甘汤加制常山、半、贝、泽泻，以止其疟。另狗宝末放粥中以养胃。竟愈。（《周小农医案·疟》卷三）

洪钧按：中医有久疟治痰之说，然而周氏对此案实无把握。我以为，此案所用，实乃扶正去邪之法。盖疟疾日久不愈，必须扶正。或问：何以单用参汤无效？我认为，若非参汤支持，患者益加困顿。

案2：劳役后伤风自汗，胸满痰结（张路玉医案）

郁金岩，劳役后伤风自汗，胸满痰结，咳出青黄涕，大如弹丸。此即《内经》所谓劳风，法在肺下也。与茯苓桂枝白术甘草汤，加姜汁、竹沥，二剂而安。（《续名医类案·伤风》卷三）

洪钧按：此案就是感冒并发支气管炎，自中医看自汗属虚。治以健脾渗湿，温化痰饮自然效佳。不过，使用二陈、桂枝合剂亦可。

（本章完）

第十章 消导发微

消导方药比较简单，对它们的现代药理研究，也比较清楚。

第一节 理论要点

问：消导是什么意思呢？

答：就是消食导滞，消痞化积的意思。

问：我们怎么觉得，导滞和消痞有理气的意思呢？

答：是的。此类方药中，有的实际上是理气方药。比如莱菔子，就是典型的理气药。至于枳实导滞丸中的枳实，就在理气药中讲过。还有木香槟榔丸，方名中的两味药，都是理气药。只是它们常用于消导积食，于是归入了消导方药。

问：最典型的消食药食什么呢？

答：主要是山楂、神曲、麦芽等。习惯上称它们为"三仙"。

问：三仙的消食药理相同吗？

答：不同。特别是山楂，药理作用广泛。对此将在各药下讲解。

问：三仙都是常用食物制作，它们没有毒副作用吧？

答：是的。可以说，三仙有益无害。健康人使用它们也没问题。我在使用补益方法时，也时常加上三仙。我觉得，它们有利于其他药物消化吸收。

第二节 消导要药

本节就讲山楂、神曲、麦芽、莱菔子四味药。以下依次讲解。

赵洪钧医学真传(续)

一、山楂

山楂是很常见的果品。国人喜欢吃的"糖葫芦",早先就用山楂制作。故此药很安全,只是不喜酸味的患者,不宜大量使用。

《本草纲目》载,山楂主治:

- 煮汁服,止水痢。沐头洗身,治疮痒(《唐本》)。
- 煮汁洗漆疮,多瘥(弘景)。
- 治腰痛有效(苏颂)。
- 消食积,补脾,治小肠疝气,发小儿疮疹(吴瑞)。
- 健胃,行结气。治妇人产后儿枕痛,恶露不尽,煎汁入砂糖服之,立效(震亨)。
- 化饮食,消肉积、癥瘕,痰饮痞满吞酸,滞血痛胀(时珍)。
- 化血块、气块,活血(宁原)。

今中药学教材谓,山楂的功效是:消食化积,行气散瘀。能治各种饮食积滞,尤为消化油腻肉食积滞之要药。

现代研究发现,山楂含有齐墩果酸,山楂酸,维生素C等成分。脂肪酸能促进脂肪消化,并增加消化酶分泌。此外还有,扩张冠状动脉,强心,降血压,降血脂,增强免疫,收缩子宫,抑菌等作用。

洪钧以为,山楂作用广泛。其消导作用,主要靠脂肪酸以及促进消化酶分泌作用。

以下不惮烦,列举单味山楂验案14案。

案1:冻疮

薛某,男,16岁,1987年1月6日就诊。双手背冻伤月余,皮肤已破,有3处钱币样大小溃疡面,深约0.3cm,上有黏液脓血附着。以30%山楂膏(生山楂研极细粉,凡士林调膏)高压消毒后清洁疮面,外涂包扎,每天1次,7天皮肤敛口变平获愈。(《四川中医》1989年第2期)

洪钧按:此案是外用山楂,其促进溃疡愈合可能是,维生素C促进了肉芽增生。

案2:面部色素沉着

王某,女,23岁,未婚,1990年春,颧颊部发现片状淡褐色色素沉着,即刻前去多家医院治疗,半年未见好转。色素日渐加深,范围扩大到前额和鼻梁,来我院治疗。用生山楂300g研细末,患者先用温水洗面,毛巾揩干,取山楂粉5g,鸡蛋清适量,调成糊状,薄薄覆盖于面部,保留1

小时，早晚各1次。2个月后，上述部位色素沉着消失。(《湖北中医杂志》1994年第5期)

洪钧按：此案应系多种山楂成分促进了皮肤代谢，可供注重养颜者参考。

案3：痛经

张某，女，28岁，痛经5年。每于经前1~2天腹部疼痛，重则全身出汗，头目眩晕，恶心欲吐，四肢麻木。经量少，色黯有血块。舌淡红，苔薄白，脉弦细。予生山楂60g，红糖10g，水煎服。1剂后腹痛缓解，继服2剂以巩固疗效。后每于月经来潮前服药3剂，连服3个周期而愈。(《浙江中医杂志》1992年第5期)

洪钧按：由此案可知，山楂对子宫舒缩有双向调节作用。以下两案，机理略同。

案4：产后少腹痛

毛某，女，25岁，1980年8月20日诊。5天前生产，产后自觉少腹疼痛，近日加剧，按之痛甚。诊见面色青白，四肢欠温，恶露量少。舌黑暗红有瘀点，脉弦涩有力。予焦山楂50g，水煎后加红糖，分早晚2次口服，服1剂后，症安而愈。(《吉林中医药》1990年第5期)

案5：产后少腹痛

郭某，女，21岁，1984年4月18日就诊。因产后起居不慎，感受寒邪，少腹疼痛且胀，上冲胸胁。面色紫暗，手足欠温，恶露量少，舌有瘀点，脉沉紧。治疗方法：取焦山楂30~50g，水煎后加红糖适量，在盖碗中浸泡片刻，分早晚2次口服。3剂后病愈。(《吉林中医药》1990年第5期)

案6：急性胃肠炎

李某，社员，年40余，患急性胃肠炎。病者肠鸣腹痛，吐泻频作，吐物酸臭。西医予输液并抗生素治疗而无效。切脉滑数，舌苔黄腻。证属暑湿秽浊郁遏中焦。余以焦山楂75g煎汤，白砂糖50g冲服，并饮茶杯余。1剂病减大半，2剂后痊愈。(《吉林中医药》1985年第1期)

洪钧按：此案应系过食所致，故山楂效捷。

案7：痢疾

金某，男，39岁，工人，因腹泻2天于9月14日来诊。呈脓血便，伴里急后重，腹痛。查大便常规：红细胞(++)，白细胞(++)，巨噬细胞（+）。大便培养为福氏痢疾杆菌。诊断为急性菌痢。治疗方法：焦山楂120g，水煎服，每天1剂。给山楂3剂，服药后，临床症状明显好转，大便次数明显减少，外观有脓不带血。继服焦山楂3剂后，临床症状完全消失，大便每天1次，大便化验：黄软，镜检（-），大便培养转阴性。共服焦山楂6剂，治愈。（《中草药通讯》1973年第3期）

洪钧按：《本草纲目》载，山楂可治痢疾。由此案可见，古人的经验可靠。其机理可能是山楂有抑菌和调理肠胃的作用。读者须知，旧时痢疾很常见，且不是很容易治。谚云：单方气死名医，故不可小视单方。下三案机理略同。

案8：痢疾

孙某，男，58岁，发病1天，发热，腹痛，里急后重，日解脓血便30余次。镜检：红细胞15~20，脓细胞满视野，诊断为急性菌痢。嘱用山楂2两，红糖2两，白酒1两，将山楂置文火炒略焦时，离火加酒搅拌，再置火炒至酒干即可。服时将焦楂加水一碗（约200ml）煎15分钟，去楂加入红糖再煎至沸，趁温服下。服药1剂，脓血便消失。镜检：脓细胞消失。（《新医学》1975年第2期）

案9：痢疾

张某，男，1岁，患急性菌痢，发热，腹泻，日解脓血便20余次。镜检：脓细胞满视野，如案8服药1剂，脓血便显著减少，服第2剂，脓血便完全消失。（《新医学》1975年第2期）

案10：痢疾

刘某，男，21岁，1990年8月20日诊。腹痛里急，便脓血1天，伴发热恶寒，恶心纳呆，全身乏力。大便日下10余次，舌红，苔黄腻，脉滑数，经便检、血检确诊为"急性菌痢"。用生山楂60g，茶叶5g，水煎服，1剂止，3剂愈。（《浙江中医杂志》1992年第5期）

案11：痢疾

李某，男，32岁，腹痛痢疾，后重异常，服药5天未愈。用山楂150g，红白糖各50g，水煎4次分服，1日服完，2剂治愈。（《中医验方汇选》）

案12：尿路感染

胡某，男，43岁，1972年11月20日以发冷、发热、腰痛、尿急尿频、尿痛10天的主诉就诊。患者于2年前曾寒战、高烧，腰痛，尿频，排尿灼热感持续月余,在某院就诊,经多种检查最后尿培养证实为,大肠杆菌所致急性肾盂肾炎。经用四环素、呋喃坦丁、链霉素等,半月后好转。嗣后,反复发作 4 次,近 1 年来腰酸,乏力,消瘦,贫血,偶有轻度浮肿;头痛,食欲减退,劳动能力下降。最后 10 天增重,应用多种抗生素疗效不著,要求应用山楂疗法。既往无结核病,无肾炎及肾病史。检查:体温 39℃,脉搏 100 次/分,呼吸 36 次/分,血压 160/100mmHg。慢性病容,水肿,贫血貌。五官外查无异常,颈软,心肺(-),腹部柔软平坦,肝肋下 1.5cm,脾未扪及。腰椎无压痛,腰背部无红肿,腰肋角及背肋角均有压痛及叩击痛,以右侧为甚,下肢踝部有指凹性水肿。全身浅淋巴结不肿大。肺部 X 线透视(-),血象:白细胞 15400/mm^3,中性粒细胞 85%,淋巴细胞 15%。尿常规:白细胞脓球、红细胞(++),蛋白(++)。尿培养结果为大肠杆菌(10 万以上/ml 尿液)。

治疗:就诊后,给呋喃坦丁 3 日,症状无改善。于第 4 日开始配给生山楂煎剂。服煎剂后第 2 日,尿量由原来的每日 1600ml 增至 3000ml。第 3 日症状减轻,无尿急、尿痛、尿路灼热感,因恶心故停用呋喃坦丁。第 4 日浮肿消失,尿检查蛋白(-),白细胞(+),红细胞(+)。第 5 日腰痛及肾区叩痛消失。食欲增加,尿检转阴。第 7 日尿培养阴性,血压正常,精神爽快。继服煎剂至 20 日,4 次尿检(-),自我感觉良好。门诊连续观察,随访 8 个月无复发。健康状况良好。(《陕西中医药》1975 年第 1 期)

洪钧按:慢性尿路感染,不是很容易治。此案患者必有正气夺。故抑菌之外,山楂还有补益作用。下案机理略同。

案 13:尿路感染

李某,女,32 岁,1991 年 3 月 26 日诊。尿频、尿急、尿痛 3 日,伴发热、恶寒、腰痛、头痛、口苦口干、乏力。舌红,苔黄腻,脉弦。体温 38℃。尿检:白细胞满视野,红细胞 3~5,蛋白(+)。血检:白细胞 $11×10^9$/L,中性粒细胞 91%,淋巴细胞 9%。诊为急性泌尿系感染。证属湿热淋证。予生山楂 90g,水煎服。1 剂热退证减,3 剂而愈。(《浙江中医杂志》1992 年第 5 期)

案 14:乳糜尿

何某,女,65 岁,1983 年 8 月 4 日初诊。患血丝虫乳糜尿 19 年,经中西药物多方面治疗,但乳糜尿迁延不愈。近月来病情加剧:每溲均作乳糜状，混浊如浆，晨起为甚，无涩痛感。多食油腻则胸腹胀闷，便溏不实，尿浊加深。伴见面目虚浮，四肢酸软，舌淡，苔白腻，脉细缓。尿化验：乳白色浑浊，蛋白（+），乳糜定性（+）。辨证为脾胃气滞，脾不化精，脂膏下流。治以健脾行滞，消导分清。处方单用山楂碾末为蜜丸，每日90g，分3次服。服至半月，小便日渐清澈，乳糜尿完全消失。腹胀改善，饮食较佳。晨尿连检多次均为正常。停药随访2年未见复发。（《上海中医杂志》1987年第8期）

洪钧按：乳糜尿也是比较难治的疾病，单味山楂如此效佳，足可一试。

二、神曲

神曲有多种配方和制作方法，故常见饮片外观很不同，但其作用大体一致。此药都是以谷物为主发酵而成。

《本草纲目》载，神曲主治：

- 化水谷宿食，癥结积滞，健脾暖胃（《药性》）。
- 养胃气，治赤白痢（元素）。
- 消食下气，除痰逆霍乱，泄痢胀满诸疾，其功与曲同。闪挫腰痛者，过淬酒温服有效。妇人产后欲回乳者，炒研，酒服二钱，二日即止。甚验（时珍）。

今中药教材谓，神曲的功效是：消食和胃。

现代研究发现，此药含有酵母菌、淀粉酶和维生素B族等，故有增进食欲，帮助消化等作用。

洪钧未能查到单味神曲验案。

三、麦芽

麦芽就是大麦发芽后，晒干而成。今中药教材载有稻芽，有效成分及功效等略同麦芽，不再专门介绍。

《本草纲目》提及麦芽处很多，但大麦条下无麦芽之说，也不单列麦芽。

今中药教材谓，麦芽的功效是：消食健胃，回乳消胀。

现代研究发现，麦芽含有淀粉酶，催化酶以及维生素B等。

洪钧以为，麦芽的主要有效成分为淀粉酶。它能快速分解淀粉为糊精和单糖。古人早就用麦芽和淀粉制造饴糖。仲景小建中汤用的胶饴即饴糖。旧时"吹糖人儿"用的就是饴糖。

第十章 消导发微

以下是单味麦芽验案。

案1：气结上脘

一妇人年三十余，气分素弱，一日忽觉有气结于上脘，不能上达亦不能下降，俾单用生麦芽1两，煎汤饮之，顿觉气息通顺。（《医学衷中参西录》）

洪钧按：张锡纯先生认为，生麦芽具有升发之气，故能治此证，此外没有更好的解释。

案2：回乳

王某，女，25岁，工人，系住院心衰患者。产后孩子死亡，乳房胀痛，要求回乳，随即（产后3小时）肌注求偶素治疗，连用8天35mg未效。遂每日用炒麦芽1两水煎早晚分服，服5天奶回尽，未再泌乳。

洪钧按：单味生麦芽常用于断奶，我多次用过，疗效满意。断奶时，此药用大量，一般100克以上。其机理有待研究。

四、莱菔子

莱菔子就是萝卜的种子。严格说来，此药属于理气药。由于中药教材都把它归入消导药，本书也从俗。

《本草纲目》载：

李时珍曰：莱菔子之功，长于利气。生能升，熟能降。升则吐风痰，散风寒，发疮疹；降则定痰喘、咳嗽。调下痢后重，止内痛，皆是利气之效。予曾用，果有殊绩。

现代研究发现，此药能降血压、增强肠管蠕动，还有抗菌、祛痰、镇咳、平喘、降低胆固醇、预防动脉硬化作用。

总之，尽管教材说它有消食作用，却未能得到现代研究证实。以下列举了单味莱菔子验案7案，都可以用此药理气来解释，没有一例用以消食。

案1：冠心病

患者谢某，男，64岁。胸闷胸痛半年，西医诊断为冠心病。以莱菔子炒至爆壳，研细末，口服3次，每次9g，于饭后服用。服用60天后，胸痛、胸闷等症状消失，随访未见复发。（《浙江中医杂志》1995年第11期）

洪钧按：由此案可知，莱菔子不仅对胃肠平滑肌有舒缩作用，对冠状动脉也可能有扩张作用。

案2：中脘郁结

奉天许某某，年二十余，得温病。三四日觉中脘郁结，饮食至其处不下行，乃上逆吐出。来院求为诊治。其脉沉滑而实，舌苔白而微黄。表里俱觉发热，然不甚剧。自言素多痰饮，受外感益甚。因知其中脘之郁结，确系外感之邪与痰饮相凝滞也。先投以荡胸汤。两点钟后，仍复吐出，为拟此方：莱菔子生者一两，熟者一两，共捣碎，煎汤一大茶杯，顿服之。一剂结开，可受饮食。继投以清火理痰之品，两剂痊愈。（《医学衷中参西录》）

洪钧按：此案显然利用了，莱菔子的理气和祛痰作用。

案3：便秘

1970年，邑一李姓女婴长期便秘，润肠通便及灌肠皆不效，家长苦其急，邀余诊治。余思小儿脾胃未刚，若投以苦寒攻泻之剂，则更伤脾胃，利少弊多，非可取之法。忽忆莱菔子甘平之品，入脾胃肺三经，功能行滞消食，降气宽肠，祛痰，不妨一试。乃嘱以炒莱菔子3钱，研末晚间以白糖开水冲服1匙，翌日大便得解。如法数次大便渐正常。1973年又遇一3岁男孩，大便3～4天1次，有时1周1次。粪如羊屎，已半年之久，嘱用上法3次，即愈。（《新中医》1975年第一期）

洪钧按：此二案用莱菔子治便秘，显然是利用其理气、通下作用。案4、5、6机理略同。

案4：便秘

1975年夏，一陈氏老翁年近古稀，诉排便困难，3～5日1次，历时已3个月，服蓖麻油只能图一时之快。当即甘油灌肠，仍无法排出，只好用手指将粪块挖出，方解病痛。2日后复发，遂改用莱菔子散（将莱菔子炒黄，研粉），一与吞服，次日排出软便。续服3日，大便自调。1个月后又欲便秘，予服2次，正常至今。（《新中医》1976年第2期）

案5：便秘

陈某，男，63岁，退休干部，1983年11月24日初诊。患便秘10余年，大便常4～5天1次，粪便不甚干硬，但后重窘迫，欲便不得，甚为痛苦。西医诊断为习惯性便秘，长期服用"双醋酚酊"或果导片。初服2～3片有效，后增至10余片亦无通便作用。中药"麻仁丸"①等润肠通便药，

---

① 麻仁丸：麻子仁、芍药、枳实、大黄、厚朴、杏仁

初服亦有效，继则无功。患者精神抑郁，胸胁胀闷，食少，嗳气频作。形体肥胖，舌质淡红，苔白厚腻，脉象弦滑。血压20.8/13.5kPa。此症缘由痰湿内阻，气机升降失常，证属气秘。予炒莱菔子120g，研细末，每天早晚盐开水送服10g。服至3日，矢气频转，大便豁然而下。遂连服3个月有余，从此大便成形，畅通无阻，且饮食倍增，精力充沛。血压下降至19.7/12.0kPa，体重也减轻4.5kg。（《四川中医》1986年第4期）

案6：便秘

一女患者，因分娩后患肛裂而便秘，便血，疼痛难忍，经常发作已近20年。后经某医院手术，术后仍然便秘，影响刀口愈合。故来求诊，以炒莱菔子15g研碎，白水送下，早晚各1次即可。服后果真有效，刀口很快愈合，高兴而归。（《北方医话》）

案7：小便不通

黄承昊（履素）家仆妇，患小便不通之症。时师药以九节汤，腹渐满而终不通，几殆矣。有草泽医人以白萝卜子炒香，白汤吞下数钱，小便立通。此予亲见之者。（《续名医类案》）

洪钧按：此案单用莱菔子通小便，也应该是通过它的理气作用。盖此药也能增强膀胱平滑肌收缩。

第三节　消导要方

消导要方指用来消导积食的重要方剂。本节主要讲保和丸、枳实导滞丸和枳术丸三方。

一、保和丸①

保和丸首见于《丹溪心法》，是作者朱丹溪所创。

今方剂教材谓，保和丸的功效是：消食和胃。

以下列举此方验案。

案1：食厥

一九六九年秋，黄某，男，九岁。

其父代诉：每次发病都在晚间睡中，先发呕吐，所吐为痰水食物，呕

---

① 保和丸：山楂六两，神曲二两，半夏、茯苓各三两，陈皮、连翘、萝卜子各一两
每服七八十丸（梧子大）（《丹溪心法》）
【按：1两≈39.6g；10丸≈1g】

吐未尽，则气闭目直，肢体僵硬战抖，甚则遗尿。即抱送医院，行至中途，续作呕吐，及进医院，已经清醒。医作癫痫治疗。

近几月来，发病三次，每次症状皆同。追询每次发病当日饮食情况，都是晚餐之后，夜又复进食。《黄帝内经素问·五脏别论》有"胃实则肠虚""肠实则胃虚"。今因饱食之后，食尚未消化，又复进食，随即入睡，食物停积不下，胃中淤滞，所以呕逆气闭而为食厥。

教用保和丸后，兼注意饮食，以后再未发作此病。（《临证会要·食厥》）

洪钧按：儿童进食过饱，特别是饱食即睡，发生急性胃炎而呕吐者很常见。洪钧少时，即多次发生此病，只是未发生气闭。家长都知道病因，一般不需治疗。可叹医院做癫痫治，故医家询问病史很重要。

案2：食积不食（王堉医案）

间壁郝源林之继室，虽再醮而抚子孙如己出，内外无间言，里党咸重之。秋初忽得不食症，精神馁败，胸膈满闷。且年过五旬，素多辛苦，以子廷错来求余治。视之则气乏面枯。问头痛发热否？曰：否。诊之，右关独大，余俱平平。知为食积。告曰：病极易治，药需三服，必痊愈。病者摆手曰：余素不能吃药，吃药则吐。余笑曰：既不能服药，此病又非针可除，难道医者只眼一看而病去耶？请易以丸何如？病者有难色。其子曰：请一试之，万一丸药亦吐，则听之矣。病者应允。乃令服保和丸，不一两当愈。其子为入城买保和丸，劝服才三四钱许，则隔间作声。晚则洞下数次，越日而起，精神作，且思食也。后遇其子于途，称神者再再。（《醉花窗医案》）

洪钧按：保和丸乃平和之药，其中惟萝卜子行气作用较大。且服丸剂，用量甚少，而获卓效，故不可小看此丸。

二、枳实导滞丸①

此方首见于《内外伤辨惑论》，乃李东垣所创。它的攻下力量较大。原方治"伤湿热之物，不得施化，而作痞满，闷乱不安"。

今方剂教材谓，此方的功效是：消导化积，清热祛湿。

---

① 枳实导滞丸：大黄一两，枳实（麸炒，去瓤）、神曲（炒）各五钱，茯苓（去皮）、黄芩（去腐）、黄连（拣净）、白术各三钱，泽泻二钱。

每服五、七十丸（梧子大）（《内外伤辨惑论》）

【按：1钱≈4g；10丸≈1g】

第十章 消导发微

以下列举此方验案。

案1：伤食腹痛腹胀（虞抟医案）

一人年三十，因劳倦伤食，致腹痛腹胀，面黄。十日后求诊，得右手气口脉洪盛而滑，右关浮诊，虚大而滑，重按则沉实，左寸关亦弦滑而无力，两尺皆虚而浮。虞曰：此中气不足，脾气弱而不磨，当补泻兼施而治。初与补中益气汤二服，次日与枳实导滞丸八十丸，大便去二次。次日又与补中益气汤。如此补一日，泻一日，二十日服补药十帖，导滞丸千数，腹胀退而安。（《名医类案·内伤》卷二）

洪钧按：洪钧以为，此案或不必隔日补泻交替。于补中益气汤内加消食理气药即可。试看初服二剂补中益气汤，未见腹胀痛加重可知。

案2：脘痞腹胀，疲劳嗜睡（张文选医案）

李某，男，39岁。2005年3月15日初诊。

患者从事管理工作，因工作繁忙，应酬频多，每日饮酒，逐渐疲劳不堪，嗜睡，懒以言语，眼睛涩痛，烦躁易怒，胃脘痞满，无食欲，腹胀，大便溏，黏滞不爽。舌红赤黯有瘀点，苔黄白相间厚腻，脉弦滑略数、关盛大。从脉舌、大便特点辨为枳实导滞丸证。

处方：酒大黄8g，黄连8g，黄芩10g，生栀子10g，苍术10g，神曲10g，茯苓10g，泽泻15g，厚朴10g，枳实12g。7剂。

2005年3月22日二诊：大便通畅，脘痞腹胀消失，全身豁然轻松，有了力气，眼睛不再涩痛，疲劳嗜睡减轻，烦躁止。舌转正红有瘀点，苔黄白相间略微腻，脉弦滑数，寸不足。上方加红参3g，丹参30g。7剂。诸证痊愈。（《温病方证与杂病辨治》中篇）

洪钧按：此案为目前常见的酒客病。盖管理者必多思虑，酒桌上还要多说话。加之饮酒必多食鱼肉油腻，于是湿热蕴于腹中。案中的处方，较枳实导滞丸清热、除湿、行气作用更大，已不限于消导食积。又，患者的休息，停止饮酒对康复也很重要，盖服药期间必不再饮酒，其他应酬也会减少。

三、枳术丸①

此方首见于《兰室秘藏》，是李杲所拟。组方只有枳实、白术两味药。

---

① 枳术丸：白术二两、枳实（麸炒黄色，去瓤）一两
每服五十丸（梧子大）（《内外伤辨惑论》）
【按：1两≈？g；10丸≈1g】

前者理气，后者健脾。故此方是健脾理气方剂。其中并无典型的消导药，但习惯上归入消导方剂。

今方剂教材谓，此方的功用是：健脾消痞。主治：脾虚气滞，饮食停聚。胸脘痞满，不思饮食。

洪钧只查到此方验案一案如下。

痢疾（张畹香医案）

周七香之母，年望八十，九月间患痢，已服过时手药矣。余诊六脉洪大逾分。凡年高之脉，皆洪大也（洪钧按：不一定如此）。舌白浮，面灰色，口不渴。述病未起时食蟹，余以为蟹伤脾胃也。用枳术丸法，复入紫苏以消蟹积，两剂其病若失。（《医病简要·痢》）

洪钧按：痢疾而用枳术丸，乃健脾的同时理气。因此前已经他医治疗，用的大概是芍药汤等。总之是湿热已除，不宜再用清热止痢之剂。断为蟹伤脾胃，故用枳术丸加紫苏。

（本章完）

附录1 重点中药（66）索引

第一章 补益要旨
  补气
    甘草 ………………… 13
    人参 ………………… 19
    党参 ………………… 34
    黄芪 ………………… 36
    白术 ………………… 43
    五味子 ……………… 46
    山茱萸 ……………… 48
    山药 ………………… 51
    大枣 ………………… 54
  补血
    当归 ………………… 57
    熟地黄 ……………… 59
    白芍 ………………… 64
    何首乌 ……………… 67
    阿胶 ………………… 69
  补阳
    鹿茸 ………………… 72
    淫羊藿 ……………… 73
    肉苁蓉 ……………… 74
    补骨脂 ……………… 75
    蛤蚧 ………………… 76

  补阴
    生地黄 ……………… 77
    北沙参 ……………… 78
    麦冬 ………………… 79
    枸杞子 ……………… 79
第二章 解表真诠
    桂枝 ………………… 138
    麻黄 ………………… 141
    荆芥 ………………… 143
    防风 ………………… 143
    生姜 ………………… 144
    葛根 ………………… 149
    柴胡 ………………… 150
第三章 泻下原理
    大黄 ………………… 187
    芒硝 ………………… 192
第四章 温里心得
    附子 ………………… 209
    肉桂 ………………… 217
    干姜 ………………… 219
    吴茱萸 ……………… 221
第五章 清解要诀
    生石膏 ……………… 245

黄连 …………………… 256
　　黄芩 …………………… 259
　　黄柏 …………………… 261
　　连翘 …………………… 262
第六章　理气今释
　　陈皮 …………………… 282
　　厚朴 …………………… 285
　　枳实 …………………… 285
　　木香 …………………… 286
　　香附 …………………… 288
　　乌药 …………………… 289
第七章　理血直解
　　川芎 …………………… 299
　　三七 …………………… 302
　　丹参 …………………… 309
　　红花 …………………… 315
　　牛膝 …………………… 317

第八章　祛痰新说
　　半夏 …………………… 343
　　贝母 …………………… 347
　　桔梗 …………………… 348
　　礞石 …………………… 349
第九章　除湿秘要
　　独活 …………………… 368
　　苍术 …………………… 369
　　藿香 …………………… 371
　　茯苓 …………………… 372
　　猪苓 …………………… 374
　　泽泻 …………………… 375
第十章　消导发微
　　山楂 …………………… 398
　　神曲 …………………… 402
　　麦芽 …………………… 402
　　莱菔子 ………………… 403

附录2　重点方剂（54）索引

第一章　补益要旨

补气
　　四君子汤（［宋］《和剂局方》）·················· 82
　　补中益气汤（［金］《内外伤辨惑论》）·················· 86

补血
　　四物汤（［唐］《仙授理伤续断方》）·················· 107
　　归脾汤（［明］《正体类要》）·················· 110

气血双补
　　炙甘草汤（［东汉］《伤寒论》）·················· 114
　　十全大补汤（［唐］《传信适用方》）·················· 117
　　逍遥散（［宋］《和剂局方》）·················· 124

补阳
　　肾气丸（［东汉］《金匮要略》）·················· 128
　　右归饮（［明］《景岳全书》）·················· 130

补阴
　　六味地黄丸（［宋］《小儿药证直诀》）·················· 131
　　左归饮（［明］《景岳全书》）·················· 132

第二章　解表真诠

　　桂枝汤（［东汉］《伤寒论》）·················· 152
　　麻黄汤（［东汉］《伤寒论》）·················· 161
　　小青龙汤（［东汉］《伤寒论》）·················· 170
　　桑菊饮（［清］《温病条辨》）·················· 174
　　银翘散（［清］《温病条辨》）·················· 176

参苏饮（[宋]《三因极一病证方论》）……………………… 178
人参败毒散（[宋]《和剂局方》）…………………………… 179
麻黄附子细辛汤（[东汉]《伤寒论》）……………………… 182
再造散（[明]《伤寒六书》）………………………………… 184

第三章 泻下原理

大承气汤（[东汉]《伤寒论》）……………………………… 195
小承气汤（[东汉]《伤寒论》）……………………………… 202
调胃承气汤（[东汉]《伤寒论》）…………………………… 204

第四章 温里心得

四逆汤（[东汉]《伤寒论》）………………………………… 222
参附汤（[宋]《严氏济生续方》）…………………………… 232
理中丸（[东汉]《伤寒论》）………………………………… 233
吴茱萸汤（[东汉]《伤寒论》）……………………………… 235

第五章 清解要诀

白虎汤（[东汉]《伤寒论》）………………………………… 264
黄连解毒汤（[唐]《外台秘要》）…………………………… 272
清营汤（[清]《温病条辨》）………………………………… 273
普济消毒饮（[金]《东垣试效方》）………………………… 275
清瘟败毒散（[清]《疫疹一得》）…………………………… 276

第六章 理气今释

越鞠丸（[元]《丹溪心法》）………………………………… 290
半夏厚朴汤（[东汉]《金匮要略》）………………………… 291
枳实薤白桂枝汤（[东汉]《金匮要略》）…………………… 293
天台乌药散（[元]《医学发明》）…………………………… 294

第七章 理血直解

桃仁承气汤（[东汉]《伤寒论》）…………………………… 319
血府逐瘀汤（[清]《医林改错》）…………………………… 322
补阳还五汤（[清]《医林改错》）…………………………… 327
十灰散（[元]《劳证十药神书》）…………………………… 336

第八章 祛痰新说

二陈汤（[宋]《和剂局方》）………………………………… 350
小陷胸汤（[东汉]《伤寒论》）……………………………… 361

消瘰丸（［清］《医学心悟》） ………………………………… 362
滚痰丸（［明］《玉机微义》） ………………………………… 363

第九章　除湿秘要

平胃散（［明］《医方类聚》） ………………………………… 376
藿香正气散（［宋］《和剂局方》） …………………………… 378
茵陈蒿汤（［东汉］《伤寒论》） ……………………………… 381
八正散（［宋］《和剂局方》） ………………………………… 388
五苓散（［东汉］《伤寒论》） ………………………………… 391
独活寄生汤（［唐］《备急千金要方》） ……………………… 394
茯苓桂枝白术甘草汤（［东汉］《伤寒论》） ………………… 395

第十章　消导发微

保和丸（［元］《丹溪心法》） ………………………………… 405
枳实导滞丸（［金］《内外伤辨惑论》） ……………………… 406
枳术丸（［金］《内外伤辨惑论》） …………………………… 407

附录3　关于方剂脚注中药量换算的说明

国务院政令规定全国中医处方用药的计量单位1979年起以500克为一市斤的重量，在16进制下，1两=500/16=31.25克，而两以下的钱/分/厘，则按10进制分别定为3.125/0.3125/0.03125克。此一规定从根本上消除了在现代公制重量单位中应用传统中药称重习惯的复杂性，但在阅读古籍时难免会引起混淆。为此，我们在方剂脚注中加了有关方中重量单位换算的按语。

中药古方中的重量换算问题主要受到3个因素影响：1）度量衡单位名称及数值随朝代的更替而变迁；2）有些药物在古方中用容量或数量为单位；3）有些方子实际上是2~4帖的分量。

值得一提的是，尽管单位名称，尤其是同一个单位名称实际重量的变化有时可达三倍之多，但16两为1斤这个换算规律却始终贯穿各朝代而且恒久不变，这让我们可以一两之重作为抓手，从而简化对照于今天重量单位的换算。

本书所介绍的古方跨越从东汉到清的漫长时期，为给予读者更为接近原方当时用药量的参考，我们根据1992年丘光明编的《历代度量衡简表》，对"斤/两"的克数按朝代给出下面的数值（单位g）：

汉：220/13.8，

唐：661/41.3，

宋金元：633/39.6，

明清：590/36.9。

读者只需记住在宋以前，一两之下的单位为铢（1两=24铢），宋以后才改为钱（1两=10钱）。

附录3 关于方剂脚注中药量换算的说明

对以容量为单位的药物则按上海中医药大学的实测数据计算（见陶御风《临证本草》，2005，人民卫生出版社）。

脚注中把原著中的煎法和服法也列出，并据此把原方中准备用作 N 帖的剂量在换算时以 N 帖/1 帖的格式列出，方便读者参考。

致　　谢

本书出版资助由河北中医学院"双一流"建设资金提供。河北中医学院中医诊断学教研室王少贤、方芳协助整理部分内容，特致谢意。对本书给予资助的还有威县友人刘安朝。门人梁小铁、毛延升、王海印、姚宇军、胡小忠、汪海升、赵卫国、谢锦锋、李峰等也给予了力所能及的资助，一并致以衷心感谢！